Springer-Lehrbuch

Springer
Berlin
Heidelberg
New York
Barcelona
Budapest
Hongkong
London
Mailand
Paris
Santa Clara
Singapur
Tokio

Hans-Georg Boenninghaus

Hals-Nasen-Ohrenheilkunde

für Studierende der Medizin

Gegliedert nach dem Gegenstandskatalog 3 (1993)
Im Anhang 320 Prüfungsaufgaben

Zehnte, überarbeitete und ergänzte Auflage
Unter Mitwirkung von Thomas Lenarz

Mit 163 zum großen Teil vierfarbigen Abbildungen
in 320 Einzeldarstellungen
und 72 Farbaufnahmen

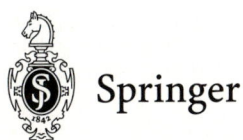 Springer

Vorwort zur zehnten Auflage

Die „Hals-Nasen-Ohrenheilkunde für Medizinstudenten" – erstmals 1970 nach Einführung der neuen Approbationsordnung erschienen – wird jetzt in 10. überarbeiteter und ergänzter Auflage vorgelegt und auf Wunsch mancher als „Hals-Nasen-Ohrenheilkunde für Studierende der Medizin" weitergeführt. Der Text und die systematische Abhandlung der Krankheitsbilder folgen der Numerierung des ab S. 478 abgedruckten Gegenstandskataloges, der ab August 1993 Grundlage der schriftlichen Prüfung ist. Der nach der Neufassung der Approbationsordnung für Ärzte vom 14. 7. 1987 geforderte Prüfungsstoff findet sich auf S. 480.

Das Taschenbuch vermittelt durch Fakten und gesicherte Erkenntnisse das erforderliche Basiswissen. Der Text ist knapp gehalten, praxisnah und übersichtlich gesetzt. Auf ungeklärte und für Studenten unwesentliche Probleme wird verzichtet.

Die zahlreichen und das Wichtigste instruktiv wiedergebenden Zeichnungen und Abbildungen sollen helfen, sich in die schwierigen topographischen Beziehungen der Organe des Faches einzudenken, und dazu beitragen, das Verständnis der pathologischen Zusammenhänge zu erleichtern. In der 10. Auflage wurde eine Reihe von Abbildungen neu erstellt und ein großer Teil der Zeichnungen erstmals in Vierfarbdruck ausgeführt. Die 72 z. T. ausgetauschten Farbfotos im Anhang zeigen die Spiegelbefunde der wichtigsten Krankheiten von Ohr, Nase, Rachen und Kehlkopf. Die Untersuchungsmethoden erfahren eine genaue Beschreibung und sollen als Anleitung beim Spiegeln dienen.

Wie in den letzten Auflagen sind entsprechend der fortschreitenden Entwicklung des Fachgebietes Erweiterungen bei vermehrt auftretenden Krankheitsbildern (z. B. Dysphagie, Schwindelzuständen, verschiedene Rhinitisformen, AIDS) und moderne Erkenntnisse der Tumortherapie aufgenommen worden. Auch die vorliegende 10. Auflage wurde durch neue Ergebnisse der Hörphysiologie, der audiologischen Methoden und der Untersuchungstechniken mit Abbildungen über Sonographie, Computertomographie und Kernspintomographie ergänzt – ohne die Gesamtseitenzahl des Buches zu erhöhen.

Nach der Besprechung der Krankheiten wurde eine Zusammenstellung der Diagnosen nach Symptomen eingefügt, um differentialdiagnostische Überlegungen zu erleichtern. Es finden sich außerdem Hinweise, die „vom Hauptsymptom zur häufigsten Diagnose" führen.

In den Absätzen über die medikamentösen Therapien werden stets die Generica – zusätzlich einige bewährte Präparatenamen – genannt.

Nach wie vor wird im Lehrbuch die C-Schreibung benutzt, um die sprachliche Herkunft der Begriffe zu berücksichtigen. Die verwendeten anatomischen Begriffe entsprechen den 1988 festgelegten international geltenden offiziellen Nomina Anatomica (FENEIS 1992).

Das Buch enthält das im „Praktikum der Hals-Nasen-Ohrenheilkunde" den Studierenden zu vermittelnde Wissen. Die 320 praxisbezogenen Prüfungsaufgaben entsprechen ausschließlich den Vorschriften des Instituts für medizinische und pharmazeutische Prüfungsfragen, Mainz. Eine Reihe von Fragen wurde in der 10. Auflage erneuert oder ausgetauscht. Für jede Aufgabe werden fünf mögliche Lösungen angeboten, von denen nur eine einzige richtig ist.

Ich hoffe, daß auch diese 10. Auflage des Taschenbuches den Studierenden der Medizin das Gebiet der Hals-Nasen-Ohrenheilkunde und der 1992 selbständig gewordenen Phoniatrie/Pädaudiologie näher bringt. Das Lehrbuch soll eine Hilfe bei der Examensvorbereitung sein und darüberhinaus dem Allgemeinarzt das zur Ausübung des ärztlichen Berufes in der Praxis notwendige Wissen dieses Teilgebietes der Medizin vermitteln.

An der Überarbeitung der 10. Auflage war wieder Prof. Dr. Th. LENARZ beteiligt.

Heidelberg, im Januar 1996   H.-G. BOENNINGHAUS

Inhaltsverzeichnis

Die halbfetten Zahlen am linken Rand entsprechen den laufenden Nummern des Gegenstandskatalogs 3 (1993) für den zweiten Abschnitt der Ärztlichen Prüfung „Hals-Nasen-Ohrenheilkunde" (siehe S. 478). Die Nummern finden sich außerdem in Kästchen jeweils oben auf den Textseiten.

Geschichte der Hals-Nasen-Ohrenheilkunde

Mitte des 19. Jahrhunderts wurden durch die **Entwicklung der Untersuchungsmethoden** Diagnose und Behandlung der Krankheiten von Ohr, Nase und Kehlkopf möglich. 1841 konstruierte der Kreisphysikus HOFMANN einen perforierten Hohlspiegel mit Griff, 1851 erfand HELMHOLTZ den Augenspiegel. VON TRÖLTSCH führte 1855 den in der Mitte mit einem Loch versehenen Spiegel zur Beleuchtung und Betrachtung des Trommelfells (Stirnreflektor, „Ohrenspiegel") in die Klinik ein. Der im gleichen Jahr von dem spanischen Gesanglehrer GARCÍA erstmals an sich selbst erprobte Kehlkopfspiegel wurde von TÜRCK und VON CZERMAK 1858 systematisch für die indirekte Laryngoskopie eingesetzt. Den Ausbau der direkten Laryngoskopie, Bronchoskopie und Oesophagoskopie mit starren beleuchteten Rohren verdanken wir KILLIAN, der 1897 als erster auf diese Weise endoskopisch einen Bronchialfremdkörper entfernte. In den letzten Jahren werden vor allem zu diagnostischen Zwecken flexible Endoskope verwandt.

Otologie und Rhino-Laryngologie entwickelten sich getrennt. Die **Otologie** bekam entscheidende Impulse durch Arbeiten, in denen SCHWARTZE 1873 über seine Erfolge bei Operationen am Warzenfortsatz (Antrotomie) berichtete. Kurz darauf wurde die Methode der Radikaloperation des Mittelohres ausgearbeitet. KESSEL führte 1875 erstmals Operationen am Steigbügel durch. Die später in den Jahren ab 1945 entwickelten mikrochirurgischen Eingriffe am Ohr haben neben der Sanierung eines entzündlichen Prozesses im Mittelohr vor allem den Sinn, die Hörfunktion zu erhalten oder zu verbessern. Diese von WULLSTEIN und von ZÖLLNER ausgearbeiteten Tympanoplastiken ebenso wie auch die hörverbessernden Operationen bei der Otosklerose (zunächst Fensterungsoperation am horizontalen Bogengang, seit 1955 Operationen am Steigbügel) konnten erst nach Einführung des Operationsmikroskopes und der Antibiotica eine weite Verbreitung finden. Die Entwicklung audiologischer Untersuchungsmethoden – einschließlich der objektiven Audiometrie – und die Konstruktion von elektroakustischen Hörgeräten haben Diagnose und Therapie der Hörstörungen entscheidend verbessert. Seit einigen Jahren ist es möglich, bei Gehörlosen und Ertaubten eine elektronische Hörprothese zu implantieren.

Die **Rhino-Laryngologie** verdankt ihre ersten großen Fortschritte der Anwendung des Cocains als Oberflächenanaestheticum im Jahre 1884. BILLROTH nahm 1873 die erste erfolgreiche Laryngektomie vor. Die Prinzipien der Kehlkopfchirurgie bei gut- und bösartigen Tumoren wurden von GLUCK und SOERENSEN Ende des 19. Jahrhunderts ausgearbeitet. In den letzten Jahrzehnten sind die operativen Eingriffe in der regionalen plastischen und rekonstruktiven Chirurgie von Gesicht und Hals erheblich weiterentwickelt worden. Die Mikrochirurgie des Kehlkopfes wurde unentbehrlich. Operationen an den Nebenhöhlen der Nase werden zunehmend endoskopisch durchgeführt. Die Methoden der Schädelbasischirurgie bei Traumen und Tumoren – einschließlich der Acusticusneurinome – wurden verbessert und ausgebaut.

Die Zusammenlegung der Otologie und der Rhino-Laryngologie zu dem Fach **Hals-Nasen-Ohrenheilkunde** erfolgte um die Jahrhundertwende zunächst an einigen, später an allen deutschen Universitäten. Die erste Hals-Nasen-Ohrenklinik entstand 1899 in Rostock. Von 1920 bis zur Einführung der neuen Approbationsordnung für Ärzte 1972 war die Hals-Nasen-Ohrenheilkunde im medizinischen Staatsexamen Pflichtprüfungsfach bei der mündlichen Prüfung.

Die Gründe für den Zusammenschluß von Otologie und Rhino-Laryngologie waren einmal die gemeinsame Untersuchungstechnik der im Kopf-Halsbereich versteckt liegenden Organe, zum anderen aber die engen anatomischen, funktionellen und pathogenetischen Zusammenhänge der schleimhautausgekleideten Räume der oberen Luftwege und – verbunden durch die Tube – der Mittelohrräume. Diese Erkenntnis ist bei der Therapie der Krankheiten des Fachgebietes stets zu berücksichtigen. Die Einheit des Faches Hals-Nasen-Ohrenheilkunde, das in der Deutschen Gesellschaft für Hals-Nasen-Ohrenheilkunde, Kopf- und Halschirurgie sein wissenschaftliches Forum hat, muß auch im Interesse der Lehre und der Weiterbildung der Assistenten zu Hals-Nasen-Ohrenärzten erhalten bleiben.

Ohr

Entwicklung

Die im Felsenbein liegenden Sinnesorgane für Gleichgewicht und Gehör werden wegen ihres komplizierten Baues als Labyrinth bezeichnet.

Das **häutige Labyrinth** entwickelt sich am Ende der 4. Embryonalwoche aus einer Sinnesplakode, einer Verdickung des Ektoderms, durch Einsinken und Abschnüren zum Ohrbläschen. Ausstülpungen, Faltenbildungen und Umformungen lassen im Laufe einiger Wochen eine endgültige Form des häutigen Labyrinths entstehen. Dabei bildet sich der phylogenetisch ältere vestibuläre Anteil eher als der cochleäre. Die Sinneszellen (Haarzellen) sind im 6. Fetalmonat ausgereift. Der cochleäre Anteil weist häufiger Mißbildungen auf als der vestibuläre.

Das **knöcherne Labyrinth,** das in groben Umrissen der Form des häutigen Labyrinths entspricht, entsteht aus einer mesenchymalen Hülle um diese epitheliale Labyrinthanlage. Zunächst bildet sich eine knorplige Labyrinthkapsel, an deren Stelle dann die mittlere enchondrale Knochenschicht tritt. Die Verknöcherung der knorpligen Kapsel geht von mehreren Zentren aus und ist im allgemeinen bei 22 Wochen alten Feten abgeschlossen. Kompakter Knochen bildet sich schließlich als äußere und innere Schicht. Letztere ist das eigentliche „knöcherne Labyrinth". Zwischen ihm und dem häutigen Labyrinth befindet sich der perilymphatische Raum.

Die **Mittelohrräume** entstammen dem Entoderm und entwickeln sich aus einem dorsalen Recessus der ersten Schlundtasche zwischen erstem und zweitem Schlundbogen (= Visceralbogen = „Kiemenbogen"). Es bilden sich zunächst nur Tube und Paukenhöhle. Das Antrum mastoideum ist erst z. Z. der Geburt ausgebildet. Die Pneumatisation des Warzenfortsatzes und des Felsenbeins erfolgt in den ersten Lebensjahren.

Von den **Gehörknöchelchen** entwickeln sich Hammer und Amboß aus dem Mesenchym des ersten, das Steigbügelköpfchen aus dem des zweiten Schlundbogens jeweils über knorplige Vorstufen. Der übrige Steig-

3

bügel entstammt der Labyrinthkapsel. Bei Ausbildung der Paukenhöhle werden die Gehörknöchelchen von Schleimhaut umhüllt. Das dabei zusammengedrängte Mesenchym wird zu Bändern, die die Gehörknöchelchen mit der Paukenhöhlenwand verbinden.

Vom Ektoderm aus bildet sich zwischen erstem und zweitem Schlundbogen aus der ersten „Kiemenfurche" über eine sog. Ohrmuschelgrube der **äußere Gehörgang.** Sein Epithel trifft in der Tiefe auf das Epithel der Paukenhöhle. Die beiden Epithelschichten sowie das zwischen ihnen verbleibende Bindegewebe werden zum **Trommelfell.**

Die **Ohrmuschel** entsteht aus Material (6 Höcker) des ersten und zweiten Schlundbogens.

Anatomie

Man unterscheidet einen **peripheren** und einen **zentralen** Anteil des Hör- und Gleichgewichtsapparates.

I. Peripherer Anteil

Das **periphere** Hör- und Gleichgewichtsorgan liegt im **Schläfenbein** (Os temporale), das sich zusammensetzt aus:
Paukenteil (Pars tympanica),
Schuppe (Pars squamosa),
Felsenbein (Pars petrosa) mit
Warzenfortsatz (Processus mastoideus) und
Griffelfortsatz (Processus styloideus).

Nach klinischen Gesichtspunkten ergibt sich eine Einteilung (Abb.1) in:
Äußeres Ohr mit Ohrmuschel und äußerem Gehörgang,
Mittelohr mit Trommelfell, Ohrtrompete, Paukenhöhle und pneumatischen Räumen,
Innenohr (Labyrinth) und
VIII. Hirnnerv im inneren Gehörgang.

N. vestibulocochlearis

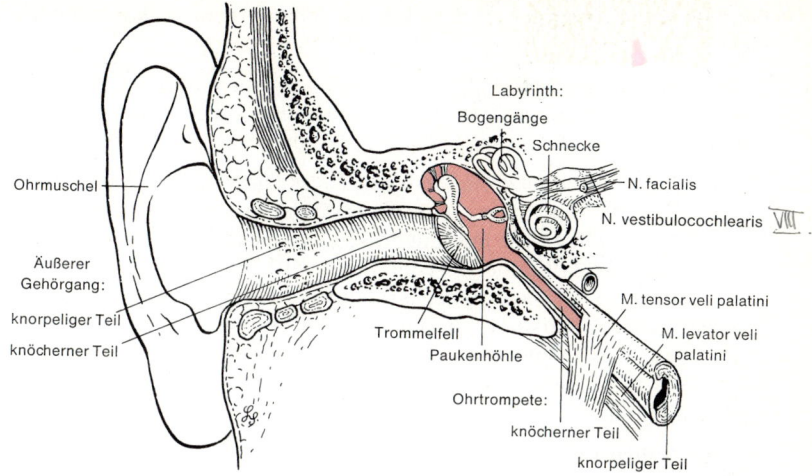

Abb. 1. Übersicht über äußeres Ohr, Mittelohr (farbig) und Innenohr (Labyrinth)

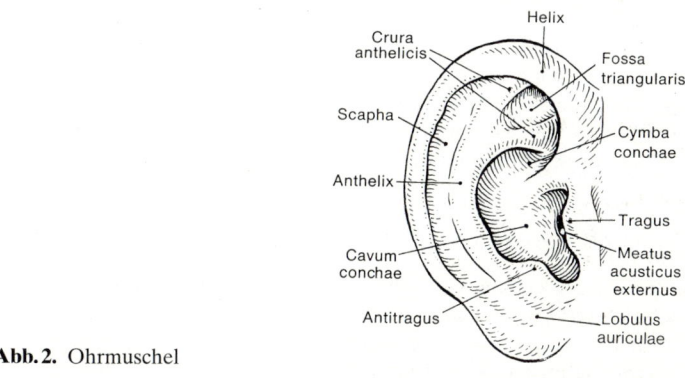

Abb. 2. Ohrmuschel

A. Äußeres Ohr

1. Die **Ohrmuschel** (Abb. 2) wird durch den zwischen den Hautblättern liegenden elastischen Knorpel geformt. Hervorspringende Falten und Leisten sind der Tragus, der Antitragus, die Helix und die Anthelix mit den Crura anthelicis, zwischen denen die Fossa triangularis liegt. Das

Ohrläppchen ist knorpelfrei. Das Cavum conchae geht in den äußeren Gehörgang über.

2. Der **äußere Gehörgang** (Abb. 1) besteht aus einem äußeren knorpligen, mit dem Ohrmuschelknorpel zusammenhängenden und einem inneren knöchernen Teil.

Der **knorplige Teil** besitzt ein bindegewebiges Dach und ist infolge bindegewebiger Spalten (Incisurae SANTORINI) dehnbar und verschieblich. Seine Haut enthält Haare mit Talgdrüsen. Das Sekret der Talgdrüsen – mit abgeschilfertem Epithel durchmischt – wird als Ohrenschmalz (Cerumen) bezeichnet. Das Cerumen wird durch das dünnflüssige, gelbe Sekret der (fälschlicherweise so genannten) Ceruminaldrüsen erweicht. Diese apokrinen Knäueldrüsen liegen als kompakte Schicht unter den Talgdrüsen und münden teils mit ihnen zusammen in die Haarbälge, teils direkt in den Gehörgang.

Im **knöchernen Teil** ist die Haut dünn und mit dem Periost fest verwachsen.

Verlauf:

Der äußere Gehörgang ist insgesamt 3 bis 3,5 cm lang, am Übergang vom knorpligen zum knöchernen Teil findet sich eine Enge (Isthmus). An dieser Stelle zeigt der Gehörgang eine Krümmung. Durch Ziehen der Ohrmuschel nach hinten oben läßt sich der knorplige Teil des Gehörgangs anheben und mit dem von hinten oben außen nach vorn unten innen verlaufenden starren knöchernen Teil in eine Achse bringen (wichtig bei der Spiegeluntersuchung des Trommelfells und der Ohrspülung!).

Topographische Beziehungen:

Die hintere obere knöcherne Gehörgangswand ist dem Antrum mastoideum benachbart (Senkung bei Mastoiditis!).
In der hinteren unteren Gehörgangswand verläuft der N. facialis.
Die vordere Gehörgangswand grenzt an das Kiefergelenk und die vordere untere an die Gl. parotidea.

Gefäße des äußeren Ohres: Äste der A. temporalis superficialis, der A. maxillaris und der A. occipitalis (alle aus der A. carotis ext.).

Lymphabfluß des äußeren Ohres über die auf dem Warzenfortsatz liegenden Nodi lymphatici retroauriculares et infraauriculares und über die vor dem Ohr liegenden Nodi lymphatici parotidei in die Nodi lymphatici cervicales superficiales et profundi.

Sensible **Nerven** des äußeren Ohres:

N. auriculotemporalis (aus V3): Gehörgang vorn und oben, Ohrmuschel vorn.

R. auricularis n. vagi: Gehörgang hinten (Hustenreiz bei Einführen des Ohrtrichters!), Hinterfläche der Ohrmuschel.

N. auricularis magnus (aus CIII): Gehörgang unten, Ohrmuschel hinten, Mastoid.

N. auricularis post. (aus VII): Gehörgang oben (sensibel), hintere Ohrmuskeln (motorisch).

B. Mittelohr

1. Trommelfell

Der normale Trommelfellbefund

Das Trommelfell schließt den Gehörgang in der Tiefe gegen die Paukenhöhle ab. Es ist mit einem verdickten Rand aus Faserknorpel, dem **Anulus fibrosus** (= fibrocartilagineus, Limbus), in den knöchernen **Sulcus tympanicus** eingelassen. Der Sulcus besitzt oben eine halbkreisförmige Knochenaussparung, die **Incisura tympanica** (RIVINI).

Stellung:

Das Trommelfell ist – bei Säuglingen und Kindern mehr als bei Erwachsenen – von hinten oben außen nach vorn unten innen geneigt, so daß die hintere Gehörgangswand mit dem Trommelfell einen stumpfen Winkel und die vordere Gehörgangswand mit dem Trommelfell einen spitzen Winkel bilden. Die hinteren Trommelfellanteile liegen dem Betrachter also näher als die vorderen. Das Trommelfell hat die Form eines nach innen gerichteten flachen Trichters. An seiner Spitze befindet sich der Umbo.

Aufsicht (Abb. 3 und Farbaufnahme 1):

Man unterscheidet den großen, unteren, gespannten Teil, die **Pars tensa,** und in der Incisura RIVINI den kleineren, oberen, schlaffen Teil, die **Pars flaccida** (SHRAPNELL-Membran). Zwischen Pars tensa und Pars flaccida ist vorn oben der vorspringende **kurze Fortsatz des Hammers** zu erkennen, zu dem als Fortsetzung des Anulus fibrosus der vordere und hintere Grenzstrang (Plica mallearis anterior bzw. posterior) von vorn und hinten ziehen. Der kurze Fortsatz setzt sich in den nach unten und innen

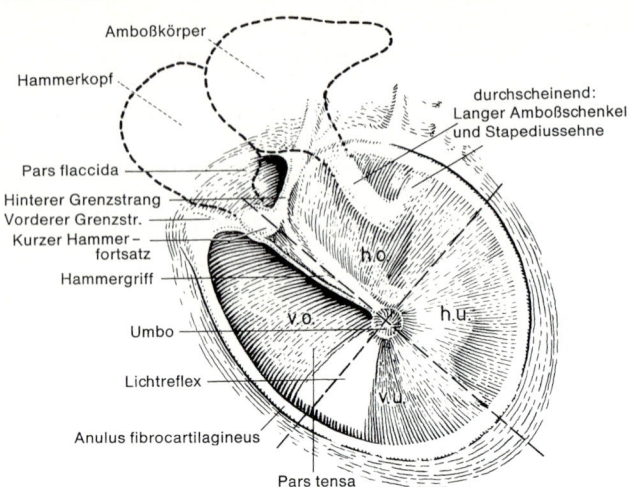

Amboßkörper

Hammerkopf

durchscheinend:
Langer Amboßschenkel
und Stapediussehne

Pars flaccida

Hinterer Grenzstrang
Vorderer Grenzstr.
Kurzer Hammer–
fortsatz

Hammergriff

h.o.

Umbo

v.o.   h.u.

Lichtreflex

v.u.

Anulus fibrocartilagineus

Pars tensa

Abb. 3. Linkes Trommelfell

verlaufenden **Hammergriff** (= Hammerstiel) fort. Der Hammergriff ist mit der Pars tensa fest verwachsen und scheint gelblich durch das Epithel hindurch. Sein unteres Ende entspricht dem **Umbo** (Nabel) des Trommelfells. Vom Umbo ausgehend sieht man den dreieckigen **Lichtreflex,** der mit der Basis nach vorn unten gerichtet ist. Der Lichtreflex kommt dadurch zustande, daß das Licht bei der Spiegeluntersuchung nur in diesem dreieckigen Trommelfellbezirk bei normaler Trommelfellstellung senkrecht auffällt und reflektiert wird. Das Trommelfell läßt sich durch eine Linie entlang dem Hammergriff und eine Linie senkrecht dazu durch den Umbo in vier Quadranten einteilen (v. o. = vorderer oberer, v. u. = vorderer unterer, h. o. = hinterer oberer, h. u. = hinterer unterer). Im hinteren oberen Quadranten schimmern gelegentlich der ins Mesotympanum herabreichende **lange Amboßschenkel** und die im Winkel von 90° dazu nach hinten ziehende **Sehne des M. stapedius** durch das Trommelfell hindurch.

Farbe:

Die Eigenfarbe ist perlmuttgrau und wird durch das verwendete künstliche Licht und die im Licht durchscheinende, gelbliche mediale Paukenhöhlenwand etwa **rauchgrau.** Der Trommelfellglanz entsteht durch eine dünne Fettschicht (Ohrenschmalz).

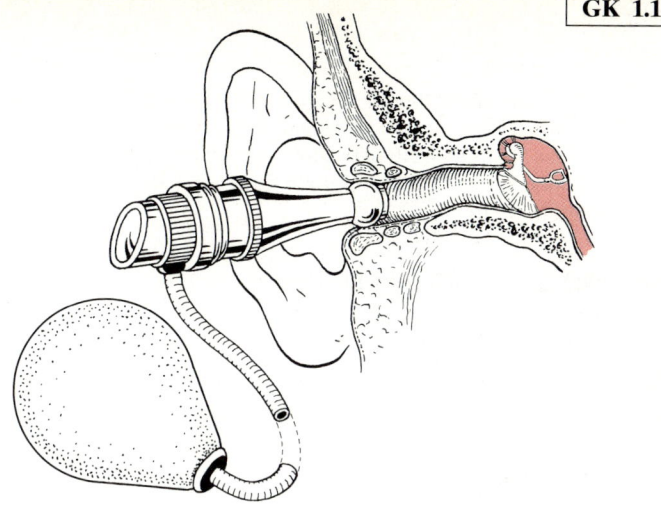

Abb. 4. Siegle-Trichter (Pneumatische Ohrlupe)

Aufbau:

Die **Pars tensa** besteht aus **drei Schichten:** *Epithelschicht, Bindegewebsschicht* (= Lamina propria) mit den zum Gehörgang liegenden radiären Fasern (Stratum radiatum) und den paukenwärts liegenden circulären Fasern (Stratum circulare) sowie *Schleimhautschicht.*
In der **Pars flaccida** finden sich nur **zwei Schichten:** *Epithel* und *Schleimhaut.* Die Bindegewebsschicht und der Anulus fibrosus fehlen in der Pars flaccida. Zwischen Epithel und Schleimhaut findet man lediglich etwas lockeres Bindegewebe. Die Pars flaccida liegt in der Höhe des Epitympanum.

Beweglichkeit:

Die Beweglichkeit des Trommelfells läßt sich durch Lufteinblasung über die Tube ins Mittelohr prüfen, wenn gleichzeitig otoskopiert wird. Besser gelingt das mit Hilfe eines außen mit einer Lupe abgeschlossenen Trichters, der luftdicht in den Gehörgang eingesetzt wird (Siegle-Trichter). Mit einem an den Trichter angeschlossenen Gummiballon kann dann zur Untersuchung der Trommelfellbeweglichkeit der Luftdruck im Gehörgang erhöht und erniedrigt werden (pneumatische Ohrlupe Abb. 4).

Gefäße:

Ein Gefäß der A. auricularis prof. (aus A. maxillaris) und Nervenfasern (aus V3) finden sich in dem sogenannten Cutisstreifen, der von hinten oben auf das Trommelfell übergeht, am Hammergriff herunter zieht und am Umbo endet. Kleine Gefäße strahlen vom Rand her radiär in das Trommelfell ein.

Der pathologische Trommelfellbefund

Veränderungen der Stellung:

Durch eine Verlegung der Tube (Tubenmittelohrkatarrh, S. 104) kommt es zur Resorption der Luft im Mittelohr und zur
Retraktion des Trommelfells (Farbaufnahme 2). Der Trommelfelltrichter vertieft sich:

- Der *Hammergriff* wird am Umbo einwärts und nach oben verlagert, er erscheint daher bei der Aufsicht *verkürzt.*
- Der *kurze Hammerfortsatz springt* dagegen stärker in den Gehörgang *vor.* Dadurch bildet sich eine
- *hintere Trommelfellfalte.* Die Spitze des
- *dreieckigen Reflexes rückt* durch die Stellungsänderung des Trommelfells *vom Umbo ab* oder fehlt völlig.

In einer isolierten Retraktion der Pars flaccida kann sich ein beginnendes primäres Cholesteatom bilden.

Eine **Trommelfellvorwölbung** ist vorübergehend nach einer Lufteinblasung ins Mittelohr zu sehen, vor allem erscheinen dann atropische Trommelfellbezirke blasenartig vorgedrängt. Auch das gerötete und infiltrierte Trommelfell bei der akuten Otitis media und das milchige beim Seromucotympanum sind vorgewölbt.

Veränderungen der Aufsicht und der Kontinuität durch Trommelfelldefekte:

Bei der *akuten Mittelohrentzündung* kann eine winzige bis **stecknadelkopfgroße Perforation** des Trommelfells bestehen, die meist nur an dem austretenden Sekrettropfen und dem auf diesem Sekret befindlichen pulsierenden Reflex zu erkennen ist.

Nach *Traumen* sind die Perforationen oder Defekte des Trommelfells gezackt. Oft finden sich **schlitzförmige Perforationen,** ein blutig imbibierter oder lappiger Perforationsrand oder kleine Blutkoagula (Farbaufnahme 3).

Bei der *chronischen Otitis media* sind zu unterscheiden:

1. der **zentrale Trommelfelldefekt** (mesotympanaler Trommelfelldefekt), der rund- oder nierenförmig in der Pars tensa sitzt, verschieden groß sein kann, aber den Anulus des Trommelfells *nicht zerstört* haben darf (nicht randständiger Defekt). Er ist Ausdruck einer chronischen Schleimhauteiterung (chronische mesotympanale Otitis media) (Farbaufnahme 4).

2. der **randständige Trommelfelldefekt** (epitympanaler Trommelfelldefekt), bei dem der Anulus im hinteren oberen oder vorderen oberen, dem Epitympanum gegenüberliegenden Abschnitt der Pars tensa *zerstört* ist oder der im Bereich der Pars flaccida liegt. Er ist Ausdruck einer chronischen Knocheneiterung (chronische epitympanale Otitis media, Cholesteatomeiterung) (Farbaufnahmen 5 u. 6).

Veränderungen der Farbe:

Rotfärbung: Gefäßfüllung im Bereich des Cutisstreifens und des Hammergriffs, radiäre Gefäßinjektion der Pars tensa, diffuse Rötung des gesamten Trommelfells mit Verstreichen der Konturen sind nacheinander im Beginn einer akuten Otitis media und in umgekehrter Reihenfolge beim Abklingen einer akuten Otitis media zu beobachten (Farbaufnahme 8).

Blaufärbung: Erscheint das Trommelfell schwarz-blau verfärbt, handelt es sich um einen Bluterguß in der Pauke (Hämatotympanum, Farbaufnahme 10), wie er bei Schläfenbeinbrüchen und selten einmal als „idiopathisches Hämatotympanum" = „Otitis nigra" zu beobachten ist. Ein Glomustumor im Mittelohr oder ein hochstehender, durch eine Knochendehiszenz in die Pauke ragender Bulbus venae jugularis superior können blau durch das Trommelfell hindurchschimmern. Blau-rote Blasen auf dem Trommelfell sind Ausdruck einer „Grippeotitis" (Farbaufnahme 11).

Gelbfärbung: Bei einem Paukenerguß scheint das seröse Exsudat gelblich durch das Trommelfell hindurch. Ist nicht die gesamte Pauke gefüllt, erkennt man eine haarfeine schwarze Niveaulinie, die dem Flüssigkeitsspiegel entspricht, und nach Lufteinblasung durch die Tube ins Mittelohr Flüssigkeitsblasen (Farbaufnahme 12).

Weißfärbung: Eine diffuse weißliche Trübung des Trommelfells zeigt eine Verdickung an und kann Ausdruck früher abgelaufener Entzündungen in jeder der drei Trommelfellschichten sein. Partielle Trübungen von unterschiedlicher Intensität bis hin zu weißen Kalkplatten (Farbaufnahme 13) beruhen auf Einlagerungen und finden sich als Rückstand von entzündlichen Exsudaten meist in der Bindegewebsschicht der Pars tensa. Die Funktion des Mittelohres kann, braucht aber dadurch nicht gestört zu sein. Ein milchig-mattes Trommelfell mit Gefäßzeichnung ist häufig Zeichen eines dahinterliegenden Seromucotympanums.

Dunkelgraufärbung, gleichzeitig **Veränderungen im Trommelfellaufbau:** Ein über lange Zeit retrahiertes und dabei gedehntes und in der Faserschicht atrophisches Trommelfell erscheint bei der Spiegeluntersuchung dunkel. Das gleiche gilt für „Trommelfellnarben": Überhäutet sich ein Trommelfelldefekt, so regeneriert die Bindegewebsschicht nicht mehr, und die Narbe besteht dann nur aus der Epithel- und der Schleimhautschicht. Die Narbe hat scharfe, die Atrophie verwaschene Grenzen (Farbaufnahme 13).

Veränderungen der Beweglichkeit:

Das *atrophische* oder umschrieben narbige *Trommelfell* zeigt mit der pneumatischen Ohrlupe eine stärkere Beweglichkeit, was sich an der leichten Veränderlichkeit der im Narbenbereich auftretenden Lichtreflexe oder an der Bewegung einzelner auf das Trommelfell aufgestäubter Puderkörnchen zeigt.
Das stärker *verdickte Trommelfell* und das durch Unterdruck in der Pauke eingezogene oder nach früheren Entzündungen mit der medialen Paukenhöhlenwand verwachsene Trommelfell (Adhaesivprozeß, Farbaufnahme 14) sind in ihrer *Beweglichkeit eingeschränkt.*

2. Ohrtrompete

Die Ohrtrompete (Tuba auditiva EUSTACHII, Tuba pharyngotympanica, Abb. 1, S. 5) ist ca. 3,5 cm lang und besteht aus einem vorderen medialen knorpligen Teil ($^2/_3$ der Länge) und einem hinteren, im Felsenbein liegenden lateralen knöchernen Teil ($^1/_3$ der Länge). Sie verbindet den Nasenrachenraum mit der Paukenhöhle. (Aufsteigende Infektionen von der Nase zum Mittelohr! Sie sind beim Kind wegen der kurzen weiten Tube besonders häufig.)

Knorpliger Teil:

Das Tubenostium im Nasenrachenraum ist trichterförmig erweitert. Der im Querschnitt hakenförmige Tubenknorpel kann bei der Postrhinoskopie als **Tubenwulst** über der Tubenöffnung erkannt werden. Das Lumen der Tube ist im knorpligen Teil spaltförmig, die Wände liegen aneinander. Beim Schlucken öffnen vor allem der M. tensor veli palatini (N. V3) und dazu der M. levator veli palatini (N. IX und N. X) durch Verlagerung des rinnenförmigen Tubenknorpels und Heben des Gaumensegels die Tube (Druckausgleich zwischen dem Druck im Nasenrachenraum, der der Außenluft entspricht, und dem Druck im Mittelohr, um die Schwingungsfähigkeit des Trommelfells zu gewährleisten!).

Knöcherner Teil:

Am Übergang vom knorpligen Teil zum knöchernen Teil befindet sich die engste Stelle der Tube **(Isthmus).** Das Lumen des knöchernen Teils ist rundlich und offen. Die knöcherne Tube (Semicanalis tubae auditivae) liegt im Canalis musculotubarius unter dem Semicanalis m. tensoris tympani. Medial von der Tube verläuft die A. carotis interna. Das mehrreihige **Flimmerepithel** mit Becherzellen und Schleimdrüsen im knorpligen Teil, dessen Flimmerstrom zum Nasenrachenraum gerichtet ist, geht im knöchernen Teil allmählich in das flache Epithel der Mittelohrräume über. Einlagerungen von lymphatischem Gewebe im Bereich des Tubenostiums im Nasenrachenraum werden als **Tubentonsille** bezeichnet.

3. Paukenhöhle

Die Paukenhöhle (Abb. 5) läßt sich von unten nach oben in *drei* ineinander übergehende Etagen einteilen:

Das **Hypotympanum** (Paukenkeller) liegt, durch eine dünne Knochenwand (Paukenboden) getrennt, unmittelbar über dem *Bulbus v. jugularis superior.*

Das **Mesotympanum:**

Vordere Wand: dem Canalis caroticus benachbart.
Oben Austritt des M. tensor tympani aus dem Semicanalis m. tensoris tympani. Der Muskel zieht zum Hammergriff. Darunter Tubenöffnung.

Laterale Wand: sie wird gebildet durch die Trommelfellinnenseite im Bereich der Pars tensa.

Hintere Wand: knöcherne Wand zum Warzenfortsatz, in der der N. facialis verläuft.

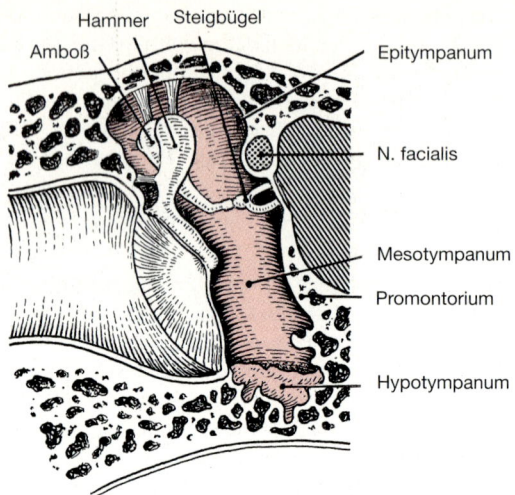

Hammer Steigbügel
Amboß
Epitympanum
N. facialis
Mesotympanum
Promontorium
Hypotympanum

Abb.5. Schnitt durch die Paukenhöhle

Oben Sehne des M.stapedius, der aus dem Processus pyramidalis austritt und zum Steigbügelköpfchen zieht (Abb.6).
Darunter Austritt der Chorda tympani, die vom N.facialis kommt und
bogenförmig zwischen Hammergriff und Amboßschenkel durch die
Paukenhöhle in die GLASER-Spalte zieht.

Mediale Wand: (Abb.6).
Vorn das vorgewölbte Promontorium (Basalwindung der Schnecke), auf
ihm der N.tympanicus.
Hinten unten rundes Fenster, durch die runde Fenstermembran von der
Scala tympani der Schnecke abgeschlossen.
Hinten oben ovales Fenster mit Steigbügelfußplatte und Ringband (Abschluß gegenüber dem Vestibulum des Innenohres). Die Begrenzung
der Nische zum ovalen Fenster nach oben wird durch den Facialiswulst
(knöcherner Facialiskanal am Übergang von der horizontalen zur vertikalen Verlaufsstrecke) gebildet.

Das **Epitympanum** (Kuppelraum, sog. Atticus) öffnet sich nach hinten
über den *Aditus ad antrum* in das *Antrum mastoideum,* an dessen
medialer Wand hinter dem Facialiswulst der Bogengangswulst (knöcherner horizontaler Bogengang) liegt. Das Dach (Tegmen tympani
et antri) grenzt an die *mittlere Schädelgrube* (Abb.6). Hammerkopf

14

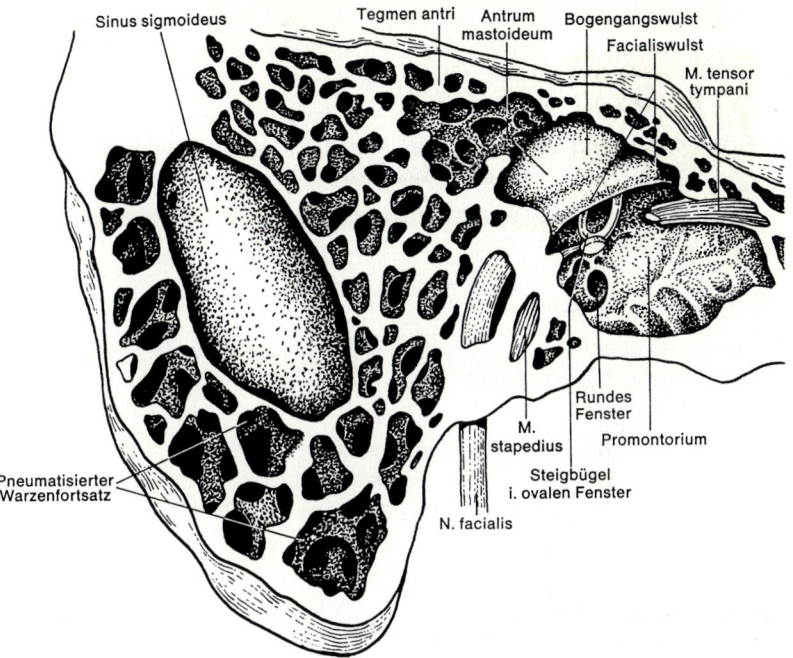

Sinus sigmoideus

Tegmen antri

Antrum mastoideum

Bogengangswulst

Facialiswulst

M. tensor tympani

M. stapedius

Rundes Fenster

Promontorium

Steigbügel i. ovalen Fenster

Pneumatisierter Warzenfortsatz

N. facialis

Abb. 6. Schnitt durch den pneumatisierten Warzenfortsatz und Aufsicht auf die mediale Paukenhöhlenwand

und Amboßkörper liegen im Epitympanum und engen mit ihren Bändern und durch Schleimhautfalten den Kuppelraum und seine Durchlüftungswege ein (Bedeutung bei entzündlichen Mittelohrerkrankungen!).

Paukeninhalt:

In der Paukenhöhle befinden sich die von Schleimhaut überzogenen drei **Gehörknöchelchen** (Abb. 5).

Der **Hammer** (Malleus) besteht aus *Griff* (Stiel), *kurzem Fortsatz, vorderem Fortsatz, Hals* und *Kopf.* Der Hammergriff und der kurze Fortsatz sind in die Pars tensa des Trommelfells eingelassen, der vordere Fortsatz ist gegen die GLASER-Spalte gerichtet. Hammer und Amboß verbindet ein Sattelgelenk.

Der **Amboß (Incus)** besteht aus *Körper, kurzem Schenkel* und *langem Schenkel.* Letzterer reicht ins Mesotympanum herab und ist an seinem Processus lenticularis durch ein Gleitgelenk mit dem Steigbügelköpfchen verbunden.

Der **Steigbügel (Stapes)** besteht aus *Köpfchen, vorderem* und *hinterem Schenkel* und der *Fußplatte* im ovalen Fenster.

Die **Gehörknöchelchenkette** überträgt die Trommelfellschwingungen auf das Innenohr.

Die **Binnenohrmuskeln:**

M. tensor tympani (Innervation N. V3), der an der Basis des Hammergriffs ansetzt, und **M. stapedius** (Innervation N. facialis), der am Steigbügelköpfchen inseriert.

Die **Mittelohrschleimhaut** ist dünn, gefäßarm und liegt unmittelbar dem Periost auf (Mucoperiost). Sie hängt über das Antrum mastoideum mit der Schleimhaut der pneumatischen Zellräume zusammen.

4. Pneumatische Räume

Zur Zeit der Geburt sind nur Tube, Pauke und Antrum mastoideum angelegt. Die hyperplastische embryonale Schleimhaut bildet sich allmählich zurück. Die Pneumatisation des Warzenfortsatzes und weiterer Teile des Schläfenbeins geht vom Antrum mastoideum aus und ist etwa mit dem 6. Lebensjahr abgeschlossen. Sie kann sehr ausgedehnt sein und außer dem Warzenfortsatz (retrotympanale Räume) die Schuppe, den Jochbogen und die Felsenbeinpyramide (petrotympanale Räume) umfassen.

Die Pneumatisation ist abhängig von einer normalen Funktion der kindlichen Ohrtube, also davon, daß das Mittelohr frühzeitig und dauerhaft belüftet wird. Anhaltende Tubenventilationsstörungen verhindern eine gute Pneumatisation. Sie können eine Umwandlung der Mittelohrschleimhaut bewirken und zum Seromucotympanum (S. 105) und einer Hemmung des Pneumatisationsvorganges führen. Kommen Infekte zur anhaltenden Tubenventilationsstörung hinzu, so kann sich das Krankheitsbild der chronischen Mittelohrentzündung entwickeln (S. 116). Man stellt deshalb später bei Vorliegen einer Otitis media chronica meistens eine gehemmte oder völlig fehlende Pneumatisation fest (WITTMAACK-Pneumatisationslehre). Es lassen sich je nach Grad

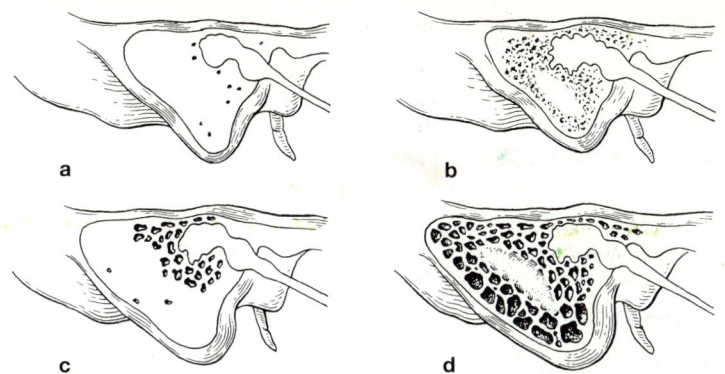

Abb. 7 a–d. Verschiedene Grade der Warzenfortsatzpneumatisation. **a** kompakter Warzenfortsatz; **b** spongiöser Warzenfortsatz; **c** periantral pneumatisierter Warzenfortsatz; **d** ausgedehnt pneumatisierter Warzenfortsatz

der Pneumatisation unterscheiden (Abb. 7): der kompakte Warzenfortsatz, der spongiöse Warzenfortsatz, der periantral pneumatisierte Warzenfortsatz und der ausgedehnt pneumatisierte Warzenfortsatz.

Alle **Warzenfortsatzzellen** (Abb. 6, S. 15) stehen mit dem Antrum in Verbindung, sind in Antrumnähe klein und werden nach der Peripherie hin größer. Dadurch sind die *Abflußverhältnisse* bei einer Entzündung und Schwellung der Schleimhaut der Warzenfortsatzzellen *ungünstig.* Besonders große Zellen findet man in der Warzenfortsatzspitze (Terminalzellen) und hinten im Winkel zwischen Dura und Sinus (Winkelzellen).

Die **Zellen** der **Felsenbeinpyramide,** die seltener pneumatisiert ist als der Warzenfortsatz, können nur in der Pyramidenspitze größeren Umfang annehmen. Sie stehen mit dem Antrum mastoideum und der Paukenhöhle durch schmale Zellzüge in Verbindung, die am Labyrinthblock vorbeiführen (perilabyrinthäre Zellen). Deshalb bestehen auch hier ungünstige Abflußverhältnisse.

Komplikationen können sich bei Entzündungen der schleimhautausgekleideten Räume durch die engen nachbarschaftlichen Beziehungen vor allem zum *Innenohr,* zum *Schädelinneren,* zum *Sinus sigmoideus* und zum *N. facialis* ergeben.

Mittelohrgefäße (aus A. carotis ext.):

A. tympanica sup. aus A. meningea media für Epitympanum,

A. tympanica inf. aus A. pharyngea ascendens für Paukenboden,

A. tympanica ant. aus A. maxillaris für Tubenmündung,

A. tympanica post. aus A. stylomastoidea für die hinteren Paukenabschnitte.

Nerven: In enger Beziehung zum Mittelohr stehen der N. tympanicus, der N. facialis und dessen Chorda tympani.

Der **N. tympanicus** ist ein *parasympathischer Ast* aus dem N. glossopharyngeus (IX), der zugleich sensible Fasern zur Versorgung der Paukenhöhlenschleimhaut führt (Otalgie S. 410). Er zieht auf dem Promontorium von unten nach oben durch die Paukenhöhle und läuft dann als N. petrosus minor, gedeckt von Dura mater, durch die mittlere Schädelgrube zum Ganglion oticum (JACOBSON-Anastomose zwischen N. IX und N. V3). Dort erfolgt seine Umschaltung, worauf sich seine Fasern dem N. auriculotemporalis des N. mandibularis (V3) anschließen. Diesen verlassen sie wieder und gehen auf den N. facialis (VII) über, um schließlich im Bereich dessen Plexus intraparotideus die Glandula parotidea sekretorisch zu versorgen.

Der **N. facialis** (VII) (Abb. 8) tritt zusammen mit dem N. vestibulocochlearis (VIII) durch den inneren Gehörgang in das Felsenbein ein (*meatale* und *labyrinthäre* Verlaufsstrecke), biegt an seinem Ganglion geniculi nach hinten um (äußeres oder zweites Knie des Facialis) und gibt dabei den N. petrosus major ab (sekretorische Versorgung der Tränendrüse sowie der Drüsen der Nasenhöhlen- und Mundschleimhaut nach Umschaltung im Ganglion pterygopalatinum). Dann zieht der N. facialis in einer annähernd horizontalen *(tympanalen)* Verlaufsstrecke in der medialen Paukenhöhlenwand oberhalb des ovalen Fensters entlang. Er ist hier nur von einer dünnen Knochenschicht bedeckt. Schließlich biegt er nach unten um (Pars pyramidalis), taucht wieder in massiven Knochen ein und zieht in dieser vertikalen *(mastoidalen)* Verlaufsstrecke, auf der er den sehr kurzen N. stapedius sowie die Chorda tympani abgibt, zum Foramen stylomastoideum, aus dem er austritt und die mimische Muskulatur versorgt.

Die **Chorda tympani** (aus Fasern des N. intermedius, nicht motorischer Anteil des N. facialis) tritt hinten in die Paukenhöhle ein und zieht, von Schleimhaut umschlossen, durch die Paukenhöhle nach vorn zwischen langem Amboßschenkel und Hammergriff, etwa in Höhe der Grenze zwischen Pars tensa und Pars flaccida des Trommelfells, zur GLASER-Spalte. Durch diese verläßt sie die Paukenhöhle und tritt nach vorn unten von hinten her in den längs der seitlichen Pharynxwand verlaufenden N. lingualis (aus V3) ein. Die *sekretorischen* Fasern der Chorda tym-

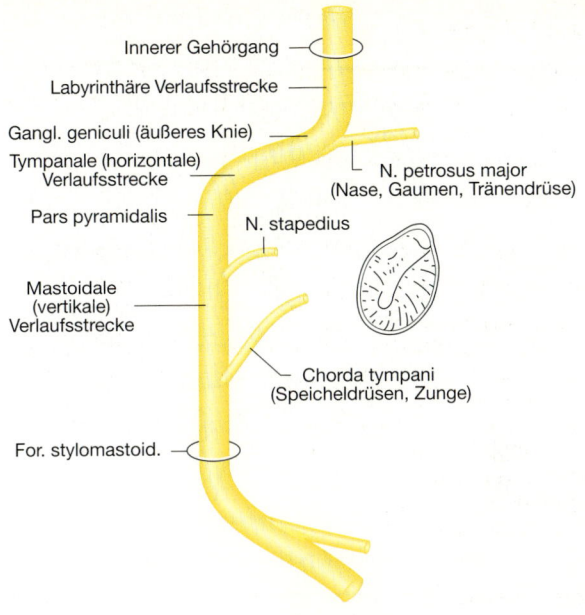

Innerer Gehörgang

Labyrinthäre Verlaufsstrecke

Gangl. geniculi (äußeres Knie)

Tympanale (horizontale) Verlaufsstrecke

N. petrosus major (Nase, Gaumen, Tränendrüse)

Pars pyramidalis

N. stapedius

Mastoidale (vertikale) Verlaufsstrecke

Chorda tympani (Speicheldrüsen, Zunge)

For. stylomastoid.

Abb. 8. Intratemporaler Verlauf des N. facialis rechts

pani werden im Ggl. submandibulare umgeschaltet und versorgen die Gl. submandibularis und die Gl. sublingualis sowie die kleinen Speicheldrüsen der vorderen Mundhöhle. Die *sensorischen* Fasern gelangen zu den Geschmacksknospen der vorderen zwei Drittel der Zunge.

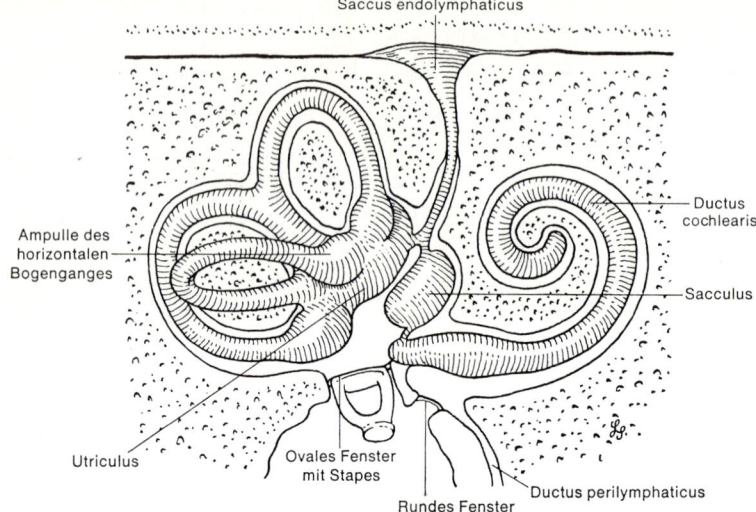

Saccus endolymphaticus

Ductus cochlearis

Sacculus

Ampulle des horizontalen Bogenganges

Utriculus

Ovales Fenster mit Stapes

Rundes Fenster

Ductus perilymphaticus

Abb. 9. Endo- und perilymphatische Räume

C. Innenohr (Labyrinth)

Das im Felsenbein liegende knöcherne Labyrinth umgibt als Kapsel das häutige Labyrinth. Zwischen dem Knochen und dem häutigen Labyrinth befindet sich der Perilymphraum, der durch den Ductus perilymphaticus (= Aquaeductus cochleae) mit dem Subarachnoidalraum in Verbindung steht (Abb. 9).

Die **Perilymphe** entstammt nur zum Teil dem Liquor cerebrospinalis. Biochemische Untersuchungen sprechen dafür, daß ein Teil der Perilymphe aus dem Blut filtriert wird. Die Resorption erfolgt durch die Venen des Perilymphraumes.

Die **Endolymphe** füllt das häutige Labyrinth aus. Sie entstammt der Stria vascularis (Abb. 11, S. 22) und wird im Saccus endolymphaticus resorbiert. Die unterschiedlichen Elektrolytkonzentrationen in Endo- und Perilymphe werden durch aktiven Ionentransport und passive Diffusion aufrechterhalten.

Die „CORTI-Lymphe" ist Perilymphe, steht mit dem Perilymphraum der Scala tympani in Verbindung und umspült die Haarzellen des CORTI-Organs (Abb. 11, S. 22).

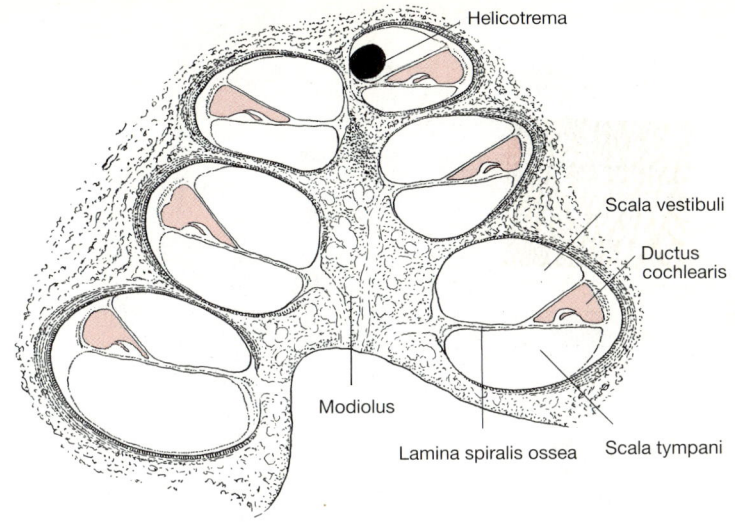

Helicotrema

Scala vestibuli

Ductus
cochlearis

Modiolus

Lamina spiralis ossea   Scala tympani

Abb. 10. Schnitt durch die Schnecke. Endolymphe farbig

Während Perilymphe bzw. „Corti-Lymphe" (Intercellularflüssigkeit)
viel Natrium und wenig Kalium enthalten, ist die Endolymphe kaliumreich, aber natriumarm.

1. Schnecke (Cochlea)

Die **knöcherne Schnecke** (Abb. 10) windet sich zweieinhalbmal spiralig
um die Achse (Modiolus), die die Nerven und Gefäße enthält. Die
Schneckenwindungen sind durch die Lamina spiralis ossea und den Ductus cochlearis jeweils in zwei mit Perilymphe gefüllte Etagen, die Scala
vestibuli und die Scala tympani, geteilt. Die Scalen stehen an der
Schneckenspitze durch das *Helicotrema* miteinander in Verbindung.
Die *Scala vestibuli* öffnet sich in den Vorhof. Die *Scala tympani* (Verbindung zum Subarachnoidalraum) grenzt an die mediale Paukenhöhlenwand, den Abschluß zum Mittelohr bildet die Membran des runden
Fensters. Die Basalwindung der Schnecke wölbt sich als Promontorium
in die Pauke vor.

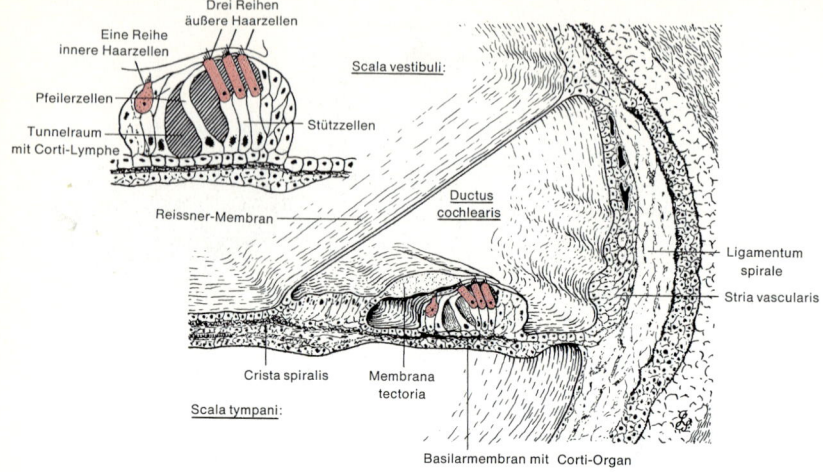

Abb. 11. Ductus cochlearis mit CORTI-Organ. Haarzellen farbig

Die mit Endolymphe gefüllte **häutige Schnecke (Ductus cochlearis)** hat im Querschnitt eine dreieckige Form (Abb. 11) und endet blind in der Schneckenspitze. Die obere Wand, die für Ionen durchlässige REISS-NER-*Membran,* trennt den Ductus cochlearis von der Scala vestibuli. Die äußere Wand, das *Ligamentum spirale,* trägt die *Stria vascularis* (Endolymphbildung). Die untere Wand, die *Basilarmembran,* grenzt den Ductus cochlearis von der Scala tympani ab. Der Basilarmembran sitzt das CORTI-Organ auf. Die Breite der Basilarmembran nimmt von der Schneckenbasis bis zur Schneckenspitze zu. Die Anteile der Lamina spiralis ossea sind dementsprechend an der Basis größer, an der Spitze kleiner. Die Erregung durch hohe Frequenzen erfolgt an der Schnecken-basis, durch niedere Frequenzen an der Schneckenspitze. Der Ductus cochlearis steht über den Ductus reuniens mit dem Sacculus in Verbindung.

Das **CORTI-Organ** (Abb. 11) wird von der *Membrana tectoria* bedeckt, die vom Limbus laminae spiralis osseae ausgeht und mit den Sinneshaaren der äußeren Haarzellen in Verbindung steht. Man unterscheidet im CORTI-Organ die *Stützzellen* (von innen nach außen: innere und äußere Pfeilerzellen, DEITERS-Zellen, HENSEN-Zellen, CLAUDIUS-Zellen), die zwei tunnelartige mit CORTI-Lymphe gefüllte Räume (Tunnelraum) umschließen, und die in das Stützgerüst

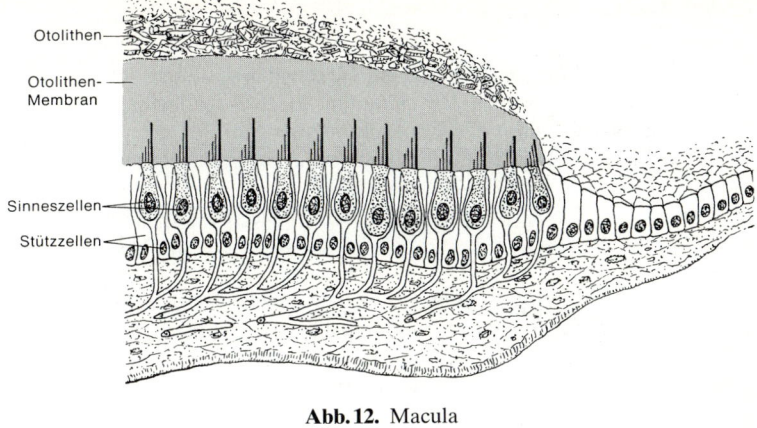

Otolithen

Otolithen-
Membran

Sinneszellen

Stützzellen

Abb. 12. Macula

eingelagerten *Sinneszellen* (eine Reihe innere und drei Reihen äußere *Haarzellen*).

2. Vorhof (Vestibulum)

Der **knöcherne Vorhof** liegt zwischen der Schnecke und den Bogengängen und ist mit Perilymphe gefüllt. In das zur Paukenhöhle gelegene ovale Fenster ist die Steigbügelplatte mit dem Ringband eingelassen. In zwei Vertiefungen des Vorhofs liegen Sacculus und Utriculus.

Die **häutigen Vorhofsäckchen Sacculus** und **Utriculus** stehen untereinander durch den Ductus utriculosaccularis in Verbindung. Von ihm zweigt der im knöchernen Aquaeductus vestibuli liegende Ductus endolymphaticus ab, der an der Pyramidenhinterfläche in einer Duraduplikatur, dem **Saccus endolymphaticus,** blind endet (siehe Abb. 9, S. 20). An der Einmündung des Ductus utriculosaccularis in den Utriculus findet sich eine Falte, die sog. utriculoendolymphatische Klappe (BAST).
Die *Sinneszellen* (Haarzellen) liegen, umgeben von *Stützzellen,* in der **Macula sacculi** und der **Macula utriculi** (Maculae staticae). Die Sinneszellhaare (je Zelle etwa hundert Stereocilien und ein Kinocilium) sind in die gallertige *Otolithenmembran* eingebettet, in deren Oberfläche kleine Kristalle aus Calciumcarbonat eingelagert sind (**Otolithen** = Statolithen = Otoconien = Statoconien) (Abb. 12).

3. Bogengänge

Die halbkreisförmigen **knöchernen Bogengänge** stehen in den drei Hauptebenen des Raumes. Ein Schenkel jedes Bogenganges erweitert sich vor der Mündung in das Vestibulum zur Ampulle.

Der *laterale* (horizontale) Bogengang grenzt an das Antrum mastoideum und bildet dort den Bogengangswulst.

Der *obere* (vertikale) Bogengang grenzt an die mittlere Schädelgrube und tritt an der oberen Felsenbeinfläche als Eminentia arcuata hervor.

Der *hintere* (vertikale) Bogengang steht zum oberen Bogengang senkrecht. Die beiden nicht erweiterten Schenkel der vertikalen Bogengänge münden gemeinsam (Crus commune) in das Vestibulum, so daß nur fünf Öffnungen (Bogengangsmündungen) zum Vestibulum bestehen.

Die **häutigen Bogengänge** (siehe Abb. 9, S. 20) liegen in den knöchernen Bogengängen und werden von Perilymphe umgeben. Sie enthalten Endolymphe. Jeder *Endolymphschlauch* ist unter Einbeziehung des Utriculus als *ringförmiges Gebilde* anzusehen. In den Erweiterungen der Bogengangsschläuche *(Ampullen)* liegen die Sinnesendstellen.

Die *Sinneszellen* sitzen, umgeben von Stützzellen, auf der **Crista ampullaris,** die etwa ein Drittel des Ampullenlumens ausmacht. Die Sinneszellhaare (je Zelle etwa fünfzig Stereocilien und ein Kinocilium) ragen in die **Cupula** hinein, ein gallertiges Gebilde, das bis ans Dach der Ampulle reicht und die Ampulle *endolymphdicht* abschließt (Abb. 13).

4. Hör- und Gleichgewichtsnerv

(N. vestibulocochlearis = N. statoacusticus = N. VIII)

Der **VIII. Hirnnerv** tritt zusammen mit dem N. facialis (N. VII) in den inneren Gehörgang (Porus et Meatus acusticus internus) ein und teilt sich in den **N. vestibularis** (Pars vestibularis n. octavi) und den **N. cochlearis** (Pars cochlearis n. octavi). Im Grund des inneren Gehörgangs liegt das Ganglion vestibulare (Ganglion SCARPAE), im Modiolus der Schnecke das Ganglion spirale cochleae.

Vom **Ganglion vestibulare** (bipolare Ganglienzellen) ziehen der **N. utriculoampullaris** mit seinen Ästen zur Macula utriculi und zur Crista ampullaris des oberen und des lateralen Bogenganges, der **N. saccularis** zur Macula sacculi und der **N. ampullaris posterior** zur Crista ampullaris

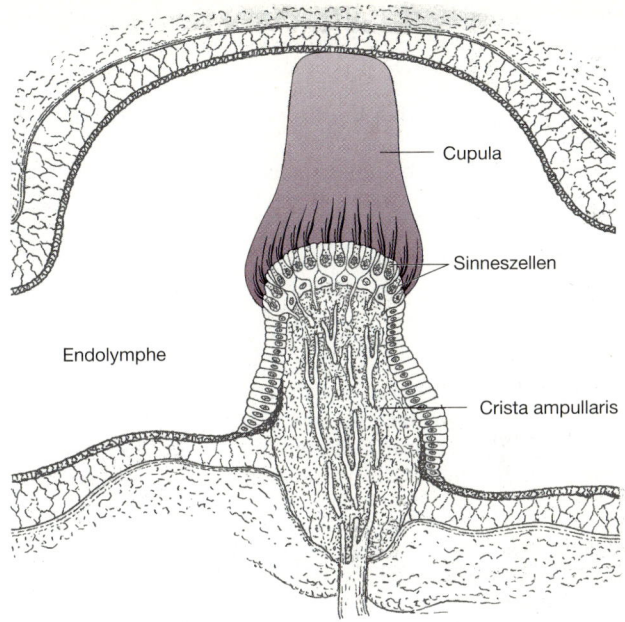

Cupula

Sinneszellen

Endolymphe

Crista ampullaris

Abb. 13. Schnitt durch die Bogengangsampulle mit Crista ampullaris und Cupula

---

des hinteren Bogenganges. Neben der afferenten Innervation bestehen auch efferente Bahnen.

Vom **Ganglion spirale cochleae** ziehen Nervenfasern durch die Lamina spiralis ossea und die Basilarmembran, wobei sie ihre Myelinscheiden verlieren, bis zu den Haarzellen des CORTI-Organs. Hier bestehen ebenfalls neben den afferenten Fasern (zahlreiche Fasern von einer inneren Haarzelle, dagegen nur eine Faser gemeinsam von mehreren äußeren Haarzellen) auch efferente Fasern, die vorwiegend zu den äußeren Haarzellen ziehen, einen modulierenden Einfluß haben und deren Ganglienzellen in der – vorwiegend – kontralateralen Olive liegen.

Gefäße des Innenohres:

Die **A. labyrinthi** (A. auditiva interna) wurde bisher als Endarterie angesehen, bildet aber möglicherweise Anastomosen mit Mittelohrgefäßen.

Sie entspringt entweder aus der A. cerebelli inf. ant. oder direkt aus der A. basilaris, tritt in den inneren Gehörgang ein und teilt sich in folgende Äste:

die *Rr. vestibulares* für Vorhof und Bogengänge und basale Schneckenwindung und
den *R. cochlearis* für die übrigen Schneckenwindungen.

II. Zentraler Anteil

1. Hörbahn (Abb. 14)

Erstes Neuron: Die peripheren Ausläufer der bipolaren Ganglienzellen des **Ganglion spirale cochleae** reichen bis zu den Haarzellen. Die zentralen Fortsätze (**N. cochlearis**) treten im Kleinhirnbrückenwinkel in den Hirnstamm ein und enden im **dorsalen und ventralen Cochleariskern.**

Zweites Neuron:
Vom *dorsalen* Kern verlaufen die Fasern gekreuzt zum **Colliculus inferior** der anderen Seite.
Vom *ventralen* Kern ziehen Fasern vorwiegend gekreuzt zur **oberen Olive** der anderen Seite, ein Teil ungekreuzt zur gleichen Seite.

Drittes Neuron: Von der oberen Olive laufen die Fasern vom gleichseitigen ventralen Cochleariskern vereint mit Fasern, die gekreuzt von den Cochleariskernen der anderen Seite kommen, im **Lemniscus lateralis** über den **Colliculus inferior** (in beiden weitere Umschaltungen) zum **Corpus geniculatum mediale.**

Viertes Neuron: Vom Corpus geniculatum mediale zieht die **Hörstrahlung** zum **primären auditorischen Cortex** in der **Heschl-Windung des Schläfenlappens.**

Der größte Teil der zentralen Hörbahn *kreuzt* also im zweiten Neuron auf die kontralaterale Seite. Da aber ein Teil der Fasern auch ipsilateral verläuft, ist jedes CORTI-Organ mit beiden corticalen Hörsphären verbunden.
Die corticalen Hörsphären sind über Balkenfasern untereinander verbunden.

Außer diesen afferenten Bahnen bestehen efferente Bahnen, die den Erregungsfluß steuern. Sie ziehen von der kontralateralen Olive gekreuzt

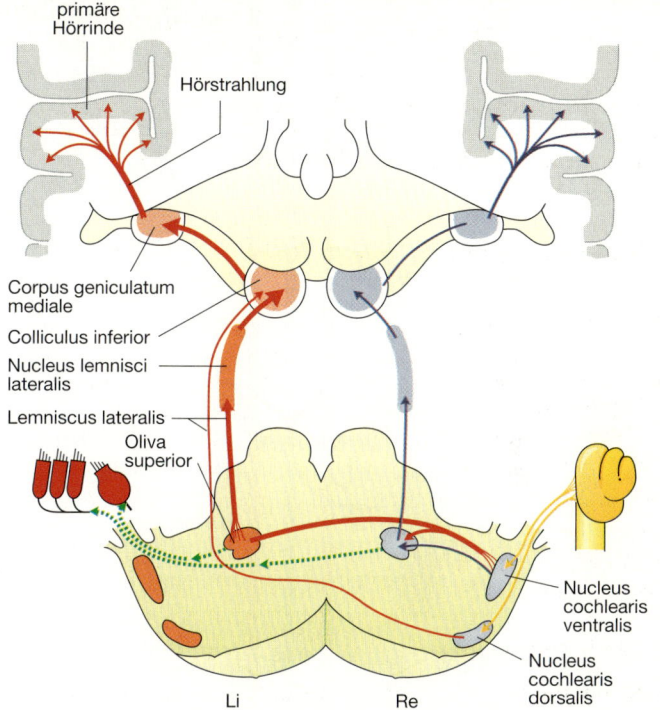

primäre
Hörrinde

Hörstrahlung

Corpus geniculatum
mediale

Colliculus inferior

Nucleus lemnisci
lateralis

Lemniscus lateralis

Oliva
superior

Nucleus
cochlearis
ventralis

Nucleus
cochlearis
dorsalis

Li   Re

Abb. 14. Hörbahn (eingezeichnet afferente Bahnen von der rechten Schnecke,
efferente Bahnen zu den Haarzellen des linken CORTI-Organs ab Oliven grün gestrichelt)

vorwiegend zu den äußeren Haarzellen und in geringerer Anzahl von
der ipsilateralen Olive ungekreuzt zu den von den inneren Haarzellen
abgehenden afferenten Hörnervenfasern. Ihre Aufgabe besteht in der
Anpassung des peripheren Hörsystems an die jeweilige Hörsituation in
Form eines Regelkreises.

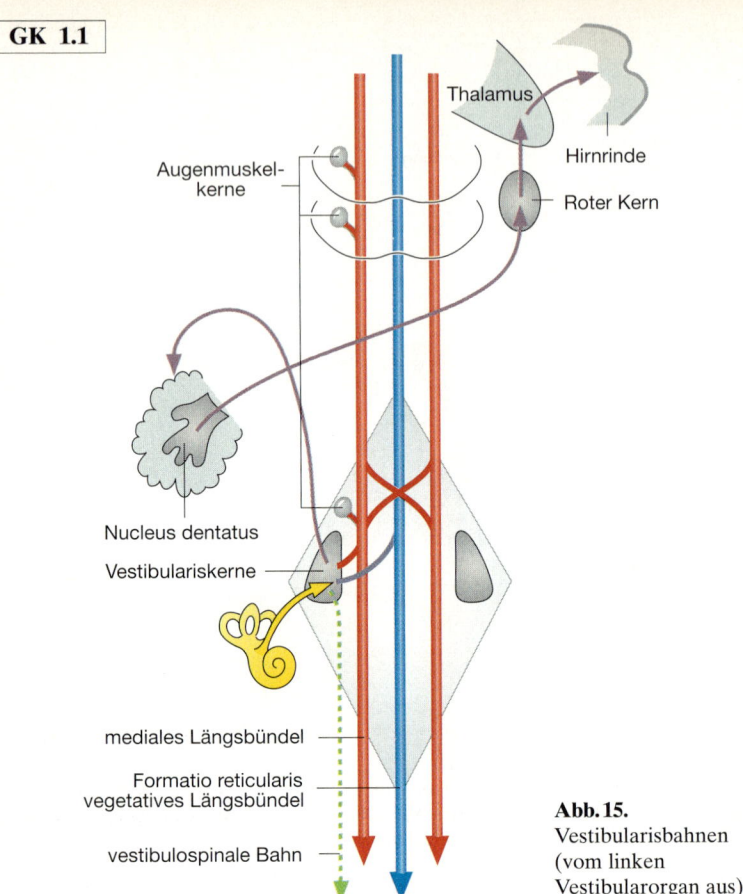

Augenmuskel-
kerne

Thalamus

Hirnrinde

Roter Kern

Nucleus dentatus

Vestibulariskerne

mediales Längsbündel

Formatio reticularis
vegetatives Längsbündel

vestibulospinale Bahn

Abb. 15.
Vestibularisbahnen
(vom linken
Vestibularorgan aus)

2. Vestibularisbahnen (Abb. 15)

Erstes Neuron: Die peripheren Ausläufer des Ganglion vestibulare reichen bis zu den Sinneszellen der Maculae utriculi et sacculi und der Bogengangsampullen. Die zentralen Fortsätze **(N. vestibularis)** enden in den **drei Vestibulariskernen** (SCHWALBE, BECHTEREW, DEITERS) am Boden der Rautengrube.

Zweites Neuron:
Gekreuzt oder ungekreuzt zieht ein Teil der Fasern zum medialen Längsbündel und den **Augenmuskeln** (Nystagmus),

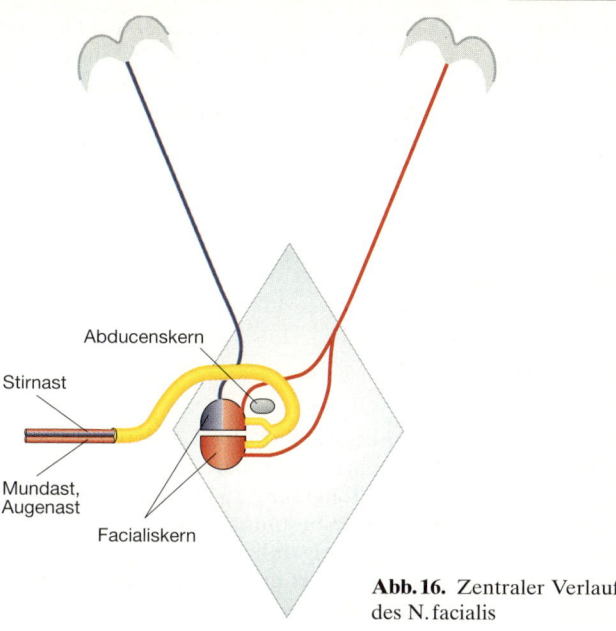

Abducenskern

Stirnast

Mundast,
Augenast

Facialiskern

Abb. 16. Zentraler Verlauf
des N. facialis

---

ein weiterer Teil zur Formatio reticularis und den **vegetativen Zentren,**
ein anderer Teil zum **Kleinhirn** und zur Kleinhirnrinde,
ein Teil über das Kleinhirn (Nucleus dentatus) zum roten Kern der Haube und über den lateralen Thalamuskern zur **Körperfühlsphäre** und schließlich
ein Teil als vestibulospinale Bahn zum Vorderhorn des Rückenmarkes und den **motorischen Nerven** (Muskeltonus).

3. Zentraler Verlauf des N. facialis (Abb. 16)

Der **Nucleus nervi facialis** (zweiteilig), im ventralen Abschnitt der Formatio reticularis in der Rautengrube gelegen, wird *gekreuzt* (Mundast, Augenast, Stirnast) und *ungekreuzt* (Stirnast zusätzlich) von den frontalen Zentralwindungen her innerviert. Die Fasern verlaufen vom Kern in einem Bogen (inneres oder erstes Knie) um den Abducenskern. Zusammen mit dem N. intermedius verläßt der N. facialis am hinteren Rand des Brückenarmes das Gehirn, um neben dem N. vestibulocochlearis in den inneren Gehörgang einzutreten (Verlauf durch das Felsenbein siehe Abb. 8, S. 19).

Da der Stirnast als einziger gekreuzt *und* ungekreuzt innerviert wird, ergibt sich bei einer zentralen Schädigung (z. B. Blutung innere Kapsel rechts) eine *kontralaterale* Parese nur des Mundastes und des Augenastes, während der Stirnast intakt bleibt. Bei einer peripheren Schädigung des Nerven rechts dagegen besteht eine *ipsilaterale* Parese aller drei Äste.

Physiologie

I. Das Hörorgan

Das Hörorgan wird durch Schallwellen, d. h. durch mechanische Schwingungen eines bestimmten Frequenzbereiches, gereizt (obere Tongrenze etwa 20 000 Hz, untere Tongrenze 16 Hz). Die Schallwellen gelangen über die Luft oder – unter bestimmten Voraussetzungen (s. u.) – über die Schädelknochen in das eigentliche Perceptionsorgan, das Innenohr. Nach diesem **Schallantransport** erfolgt die **Schalltransformation** in der Schnecke und die **Reizfortleitung** im Nerven.

1. Schallantransport

Der **Luftschall** trifft durch den äußeren Gehörgang auf das Trommelfell und versetzt dieses in Schwingungen. Das Trommelfell ist so beschaffen, daß es im mittleren Frequenzbereich nahezu die gesamte Schwingungsenergie der Luft aufnimmt, so daß nur wenig Schall reflektiert wird, d. h. der Schallwellenwiderstand (die Impedanz) des Trommelfelles ist gering. Die Impedanz nimmt zu, wenn das Trommelfell durch eine Luftdruckdifferenz zwischen Mittelohr und äußerem Gehörgang aus seiner optimalen Lage herausgedrängt wird, sie ändert sich auch bei Kontraktion der Binnenohrmuskeln. Die Messung dieser Impedanzänderung ist Grundlage einer wichtigen audiologischen Untersuchungstechnik (S. 59).

Die Bewegung des Trommelfells wird beim Hören über die als Masse schwingenden (vibrierenden) Gehörknöchelchen auf die Steigbügelfußplatte und damit auf die Perilymphe übertragen (Abb. 17 a). Das Größenverhältnis der Trommelfellfläche zur Fläche der Steigbügelfußplatte und die Bewegung der Gehörknöchelchen bewirken eine Verstärkung des Druckes (Schalldrucktransformation) bei gleichzeitiger Verringe-

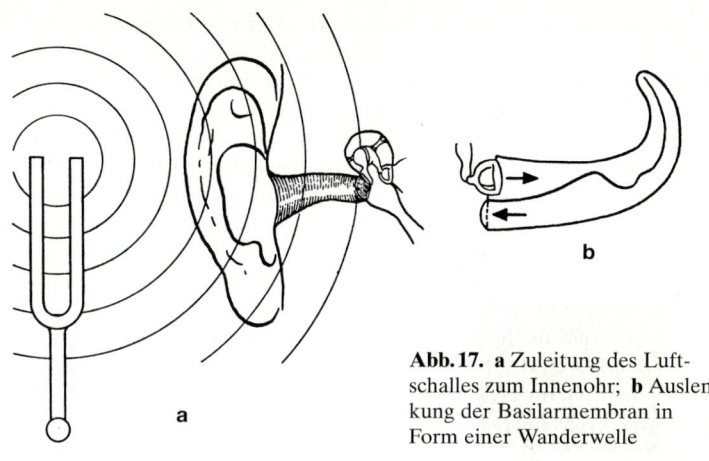

Abb. 17. a Zuleitung des Luft-
schalles zum Innenohr; **b** Auslenkung der Basilarmembran in
Form einer Wanderwelle

rung der Schwingungsamplitude (Amplitudentransformation) im Verhältnis von etwa 1:18 bis 1:22. Dadurch wird eine günstige Anpassung
zwischen dem niedrigen Schallwellenwiderstand (Impedanz) der Luft
und dem hohen der Innenohrflüssigkeiten erreicht. Die Binnenohrmuskeln dämpfen die Schwingungen der Gehörknöchelchenkette. Ein längeres Nachschwingen, das für die Schallübertragung sehr nachteilig
wäre, wird so vermieden. Die Binnenohrmuskeln verhindern bei ihrer
Kontraktion infolge der gelenkig gleitenden Verbindungen der Gehörknöchelchenkette außerdem, daß extreme Trommelfellverlagerungen
durch Schwankungen des Umgebungsluftdruckes zum Innenohr durch-
kommen.

Knochenschall (Körperschall) entsteht, wenn Schallschwingungen, z. B.
vom Stimmgabelfuß oder dem Knochenleitungshörer eines Audiome-
ters, auf den Schädelknochen einwirken. Sie werden teils direkt unter
Umgehung, teils unter Mitwirkung des Mittelohrapparates auf die Perilymphe übertragen.

Im Innenohr vollzieht sich die **Schallanalyse (Reizverteilung).** HELM-
HOLTZ legte seiner **Resonanztheorie** zugrunde, daß die Basilarmembran
aus verschieden langen und verschieden stark gespannten quer verlaufenden Fasern besteht. Es sollten dann immer diejenigen Fasern durch
Resonanz in Schwingung geraten, deren Eigenfrequenz dem einwirkenden Schall entsprach. Diese Theorie hat nur noch historisches Interesse.

Die heute allgemein anerkannte **hydrodynamische Theorie** nach VON BÉ-
KÉSY und RANKE stützt sich auf direkte Beobachtungen an Schneckenmo-
dellen und anatomischen Präparaten und ist experimentell und theore-
tisch gut fundiert. Nach dieser Theorie führt die Bewegung des Steigbügels zu Volumenverschiebungen der angrenzenden Perilymphe. Voraussetzung hierfür ist, daß der elastische Verschluß des runden Fensters ein
Ausweichen der Perilymphe gestattet. Durch die Volumenverschiebung
wird die Basilarmembran – zusammen mit dem gesamten Ductus cochlearis – zunächst an umschriebener Stelle aus der Ruhelage ausgelenkt.
Diese Ausbauchung der Basilarmembran pflanzt sich nun in Form einer
Wanderwelle mit unterschiedlicher Geschwindigkeit und Reichweite
vom Steigbügel in Richtung auf das Helicotrema fort (Abb. 17 b).
Die zunehmende Breite der Basilarmembran, ihre Elastizitätsverhältnis-
se und der abnehmende Durchmesser des knöchernen Kanals geben der
Wanderwelle besondere Eigenschaften: Ihre Amplitude wächst im Fortschreiten bis zu einer gewissen Stelle mit maximaler Auslenkung an und
bricht danach rasch zusammen, ähnlich den Wellen, die auf einen flachen Strand auflaufen. Hierbei kommt es zu einer **Dispersion,** d. h. einer
räumlichen Trennung nach Frequenzen. Schwingungen mit hoher Frequenz haben ihr Amplitudenmaximum nahe dem Steigbügel, solche
mit niederer Frequenz in Nähe des Helicotrema.

Jede Frequenz wird also je nach dem Amplitudenmaximum der Wanderwelle an *einem* Ort der Basilarmembran abgebildet, wie schon HELM-
HOLTZ annahm (Einortstheorie, tonotope Organisation der Cochlea), jedoch nicht durch Resonanz, sondern durch *Dispersion.*

Durch die Auslenkung der Basilarmembran und die Verschiebung der
Membrana tectoria bzw. der Endolymphe kommen *Scherkräfte* zur Wir-
kung, die die Sinneshaare tangential verschieben und den adäquaten
Reiz für die Haarzellen darstellen (Abb. 18 a, b).

2. Schalltransformation

In der **Schnecke** wird *mechanische* in *elektrische Energie* umgewandelt.
Vorwiegend im Bereich des Amplitudenmaximums der Wanderwelle
wird das akustische Reizmuster durch Anregung der Haarzellen in *Ner-
veneinzelentladungen* transformiert. Dabei tritt in den Sinneszellen eine
reizsynchrone Änderung des *Receptorpotentials* auf, die über ein *Gene-
ratorpotential* bei Überschreiten einer bestimmten Schwelle (Alles-
oder Nichts-Gesetz) ein *Aktionspotential* in den zugeordneten Nervenfasern auslöst.

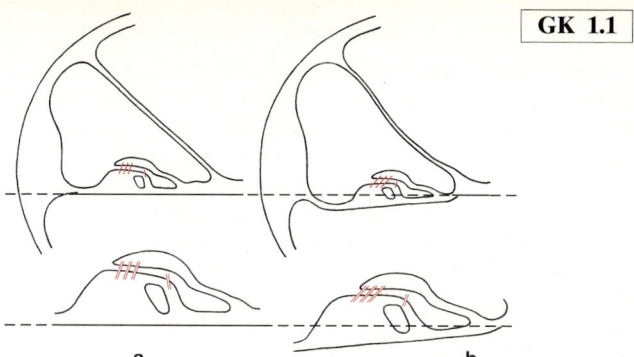

Abb. 18. a Basilarmembran in Ruhe; **b** Basilarmembran ausgelenkt. Durch Verschiebung der Membrana tectoria Einwirkung von Scherkräften auf die Haarzellen

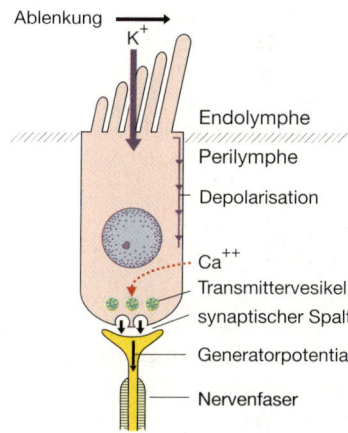

Abb. 19. Funktion der Haarzelle

Durch Ablenkung der Sinneshaare (Stereocilien), die in Ablenkungsrichtung durch feine Spitzenfäden (Tip-Links) verbunden sind, werden Ionenkanäle der apikalen Haarzellmembran passager geöffnet, was zum Einstrom von Kaliumionen aus der Endolymphe führt (Abb. 19). Durch die ausgelöste Membrandepolarisation kommt es zu einem Einstrom von Calciumionen aus der CORTI-Lymphe (Perilymphe), nachfolgend zur Entleerung von Transmittervesikel in den synaptischen Spalt und zum Aufbau des postsynaptischen Generatorpotentials. Die Repolarisation geschieht durch einen energieverbrauchenden Ionenrücktransport. Die Spannungsänderungen können als *Reizfolgestrom* (Cochlear Microphonics, s. ECochG S. 57) am Promontorium nachgewiesen werden.

33

Für die Übermittlung der Sinnesinformation sind die *inneren Haarzellen* zuständig. Die *äußeren Haarzellen* besitzen – neben der Fähigkeit zur Umwandlung von Schallenergie in elektrische Energie (mechano-elektrische Transduktion) – motorische Eigenschaften durch ihr Aktinfilamentskelett und antworten auf Beschallung mit einer Kontraktion (elektro-mechanische Transduktion). Durch diesen aktiven Prozeß verstärken sie die Amplitude der Wanderwelle und dämpfen benachbarte Basilarmembranabschnitte. Dieser cochleäre Vorverstärker ermöglicht so den inneren Haarzellen, auch bei sehr schwachen akustischen Reizen sensorisch wirksam zu werden. Frequenzauflösungsvermögen (darstellbar in Tuning-Kurven = Abstimmkurven) und Empfindlichkeit des Gehörs werden dadurch erheblich gesteigert. Über das efferente System werden die äußeren Haarzellen den Erfordernissen der jeweiligen Hörsituation angepaßt (s. S. 26).

Die aktiven Prozesse äußerer Haarzellen bilden die Grundlage der otoakustischen Emissionen (s. S. 58), indem die so erzeugten Bewegungen der Perilymphe in Umkehrung des Schalleitungsvorgangs via Gehörknöchelchenkette das Trommelfell in Schwingungen versetzen und als Schallsignale des Innenohres im Gehörgang gemessen werden können.

3. Reizfortleitung

Aus dem **Hörnerven** lassen sich experimentell *Aktionspotentiale* von den einzelnen Nervenfasern ableiten. Die Zahl der Impulse steht im Verhältnis zur Lautstärke und zur Frequenz. Jede Nervenfaser hat eine Frequenz, durch die sie am leichtesten in Erregung gesetzt wird (Bestfrequenz) und die der entsprechenden Frequenz auf der Basilarmembran zugeordnet ist (Tonotopie). Bei höheren Frequenzen werden mehrere Nervenfasern zusammengeschaltet. In der Summe der Aktionspotentiale vieler Nervenfasern wird die Periodizität des auslösenden Schalles direkt wieder erkennbar. Es findet also nicht nur eine Abbildung der Frequenz durch den Ort der maximalen Auslenkung der Basilarmembran und die Gruppierung der daran angekoppelten Nervenfasern statt (Ortsprinzip), sondern auch eine direkte Umsetzung der Periodizität des Schallreizes in Nervenimpulse (Periodizitätsprinzip).

Die akustische Information gelangt zur Weiterverarbeitung in die **zentrale Hörbahn**. Während die erste Stufe der Frequenzanalyse in der Schnecke stattfindet, werden durch **nervöse Schaltmechanismen** in den einzelnen Neuronen der Hörbahn eine differenzierte *Tonwahrnehmung* und das feinere *Tonhöhenunterscheidungsvermögen* erreicht sowie über eine Analyse der Zeitstruktur und akustischer Erkennungsmuster *Sprache* verständlich gemacht. Die Ausnutzung des beidohrigen Informationsflusses ist die Grundlage des *Richtungshörens*. Es kommt infolge des Schallschattens des Kopfes über die Schallstärkedifferenz, über die Frequenzdifferenz und über die Zeitdifferenz zustande.

II. Das Gleichgewichtsorgan

Der Vestibularapparat (Vorhofbogengangsapparat) dient zusammen mit dem Auge und der Oberflächen- und Tiefensensibilität der Erhaltung des Gleichgewichts. Er ermöglicht die Orientierung im Raum durch Registrierung aller Arten von Beschleunigung (einschließlich der Gravitation).

Bei Kopfbewegungen wird das Gesichtsfeld durch gegenläufige Augenbewegungen stabilisiert, die Rückstellung der Augen und die erneute Fixation der Umwelt erfolgen durch eine rasche Gegenbewegung der Augen (vestibulo-oculärer Reflex). Durch Vestibularisreize werden langsame Bewegungen und schnelle Gegenbewegungen der Augen ausgelöst (Nystagmus).

1. Statolithenapparat (Otolithenapparat)

Die waagerecht stehende **Macula utriculi** und die senkrecht stehende **Macula sacculi** reagieren auf rein **translatorische (lineare) Beschleunigungen.** Durch den ständigen Einfluß der Erdanziehung vermittelt der Otolithenapparat auch die *Empfindung für die Lage des Kopfes im Raum.* Die Gravitation und gegebenenfalls zusätzliche lineare Beschleunigungen bewirken eine Parallelverschiebung der spezifisch schwereren Otolithen und eine Ablenkung der Sinneshaare gegenüber den Sinneszellen (Abb. 20, S. 36). Nach Aufhebung der Schwerkraft verlieren die Otolithen ihre Funktion als Gravireceptoren.

Wird das Cilienbündel in Richtung auf das Kinocilium bewegt, erhöht sich das Receptorpotential und die vorhandene Ruheaktivität (Ruheentladung), bei Bewegung in anderer Richtung resultiert eine Hemmung der Ruheaktivität.

Die *Scherung* (Scherkraft), also die tangentiale Komponente der auf die Sinneshaare wirkenden Kraft, ist der adäquate Reiz und nicht ein senkrechter Druck oder Zug. Die zwischen Otolithenmembran und Sinnes-

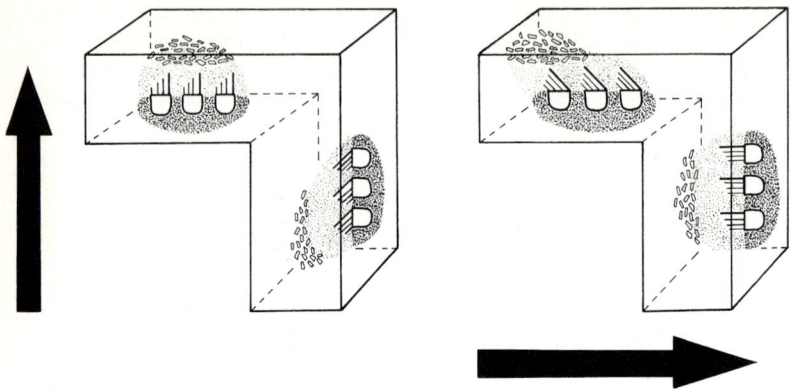

Abb. 20. Ablenkung der Sinneshaare (Stereo- und Kinocilien) der Macula durch Verlagerung der Otolithen bei linearer Beschleunigung

epithel liegende Gallertschicht ermöglicht keine anderen Bewegungen als *reine Parallelverschiebungen.*
Über die Stellung des Kopfes gegenüber dem Rumpf informieren die Halsreceptoren (Muskeln und Gelenke).

2. Bogengangsapparat

Die gallertige Cupula, in die die Sinneshaare hineinragen und die die Ampulle endolymphdicht abschließt, muß allen Bewegungen der Endolymphe in dem ringförmigen System Bogengang-Utriculus folgen. Eine Strömung (Verschiebung) der Endolymphe im Endolymphschlauch, wie sie schon 1873/1874 von MACH und BREUER angenommen wurde, tritt bei Drehbewegungen des Kopfes auf, läßt sich aber auch durch thermische Reize an einem Schenkel des Bogenganges oder durch mechanische Reize (Druck auf den häutigen Bogengang) auslösen.
Die **Cupula** reagiert auf **Drehbeschleunigungen** (Winkelbeschleunigungen). Durch die Anordnung der Bogengänge in den drei Ebenen des Raumes werden Drehungen um jede Achse percipiert. Durch die bei Drehbeschleunigungen auftretende *Trägheitsströmung* der Endolymphe wird die Cupula ausgebuchtet. Diese Cupulaausbuchtung mit der Ablenkung der Sinneshaare ist der adäquate Reiz für die Sinneszellen, wobei die Schwellenwerte für die wichtigen horizontalen Bogengänge nied-

riger liegen als für die vertikalen Bogengänge. Das wirksame Prinzip ist auch hier wieder die tangentiale Ablenkung und nicht ein Druck oder Zug auf die Sinneshaare. Die Cupula kehrt durch ihre Steifheit (Rückstellkraft) in die Ruhelage zurück. Die Cupulabewegungen haben aperiodischen Charakter. Eine utriculopetale Ablenkung der Sinneshaare im horizontalen Bogengang erhöht die Ruheaktivität, eine utriculofugale Ablenkung vermindert die Entladungsrate der Sinneszellen (S. 70).

3. Energietransformation und Reizfortleitung

Die adäquaten Reize (Verschiebung der Otolithenmembran der Macula bzw. die Ausbuchtung der Cupula) bewirken eine Erregung der Sinneszellen (Haarzellen). Dabei wird die *mechanische Energie in elektrische* umgewandelt. Die lokale Erregung der Sinneszellen geht im Nerven in eine fortgeleitete über. Da die Nervenaktionspotentiale dem „Alles oder Nichts-Gesetz" folgen, führt eine Erregungsänderung zu einer Änderung der Impulsfrequenzen. Über den Nerven und die Vestibulariskerne erreicht die Erregung den Schaltapparat der Formatio reticularis und das mediale Längsbündel (siehe Abb. 15, S. 28).

Prüfungsaufgaben zu Entwicklung, Anatomie, Physiologie des Ohres s. Anhang Aufgaben 1–26.

Untersuchungsmethoden

I. Anamnese

Bei der Erhebung der *Vorgeschichte* ist zu fragen nach:

1. Druckgefühl, Gefühl der verstopften Ohren, Gefühl wie Watte im Ohr?

2. Schmerzen:
a) Wo lokalisiert?
b) Art (dumpf, bohrend, stechend)?
c) Wohin ausstrahlend?
d) Dauer?

3. Absonderung aus dem Gehörgang:
a) Farbe?
b) Geruch (nicht riechend, foetide)?
c) Eitrig, schleimig, wäßrig, blutig?
d) Dauer?

4. Ohrgeräusch:
a) Frequenz?
b) Art (Sausen, Brausen, Brummen, Zischen, Pfeifen)?
c) Pulsierend oder kontinuierlich?
d) Dauer?

5. Schwerhörigkeit:
a) Für welche Töne?
b) Bei Unterhaltung mit einem Gesprächspartner?
c) Bei Konferenzen, bei Vorträgen, bei Nebengeräuschen?
d) Nach vorangegangenem Infekt?
e) Dauer?
f) Wechselnde Stärke?
g) Allmählich oder plötzlich einsetzend?
h) Gleichbleibend oder zunehmend?

6. Schwindel:
a) Art?
b) Schwindelanfall oder Dauerschwindel?
c) Dreh-, Schwank- oder Liftschwindel?
d) Ohnmachtähnlich, Schwarzwerden vor den Augen, Sternchensehen?
e) Verstärkung in bestimmter Körperlage, bei Belastungen, im Dunkeln?

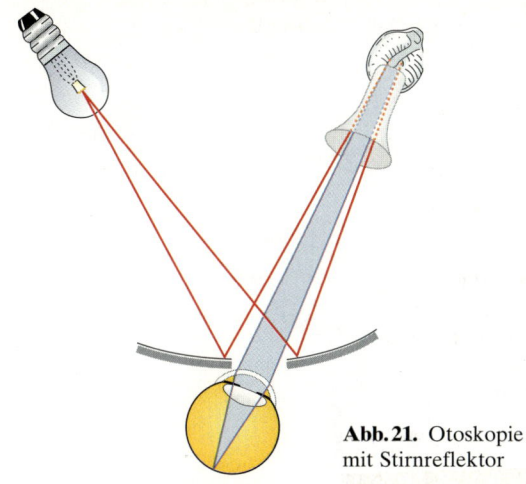

Abb. 21. Otoskopie
mit Stirnreflektor

---

f) Unsicherheit beim Gehen, bei geschlossenen Augen, Gangabweichung?
g) Verbunden mit Übelkeit, Erbrechen, Schwerhörigkeit, Ohrensausen?

II. Inspektion

1.2.1

Es ist zu achten auf:

1. Veränderung der Ohrmuschelform (angeboren, traumatisch, tumorös).
2. Rötung und Schwellung der Ohrmuschel.
3. Konturen des knorpligen Ohrmuschelgerüstes.
4. Rötung und Schwellung des prä- und postauriculären Bereichs.
5. Absonderung aus dem Gehörgang (Schleim, Eiter, Blut, Liquor).

III. Otoskopie

1. Instrumentarium

Für Geübte ist die Untersuchung von Ohr, Nase, Hals und Kehlkopf mit
reflektiertem Licht gebräuchlich (Abb. 21).

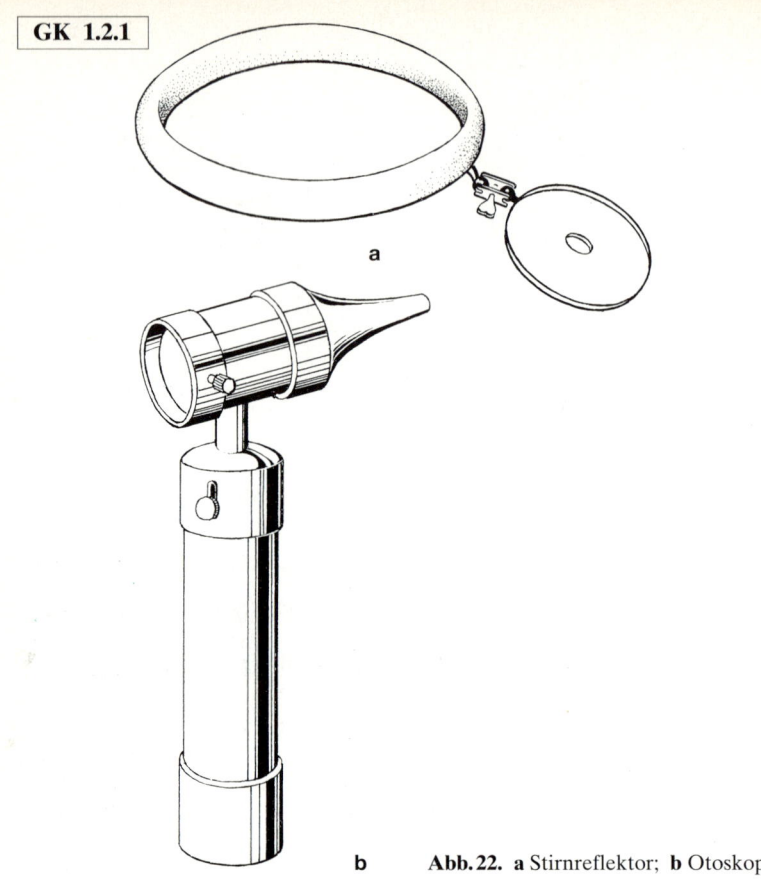

a

b   **Abb. 22. a** Stirnreflektor; **b** Otoskop

Man benötigt zur Ohrenspiegelung:
Eine **Lichtquelle** mit einer mattierten 100 Watt-Glüh- bzw. Halogenlampe, die neben der rechten Kopfseite des Patienten angebracht sein soll.
Einen in der Mitte perforierten **Hohlspiegel** mit einer Brennweite von 10–20 cm (sog. **Ohrenspiegel**), der mit einem Stirnreif durch ein Kugelgelenk verbunden ist (Stirnreflektor Abb. 22 a).
Einen Satz **Ohrtrichter** in verschiedenen Größen.
Das linke Auge soll sich möglichst nahe an dem Loch des Spiegels befinden, um ein großes Blickfeld zu haben. Die Sehachse links muß mit der Achse des reflektierten Lichtes zusammenfallen, um größte Helligkeit in die Tiefe des Gehörgangs zu bekommen (Abb. 21, S. 39).

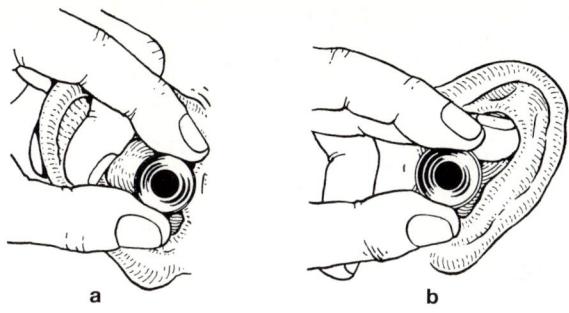

a   b

Abb. 23. a, b. Einsetzen des Ohrtrichters. **a** rechtes, **b** linkes Ohr

2. Ausführung (Abb. 23)

Der häutige Gehörgang ist *durch Zug bzw. Druck an der Ohrmuschel nach hinten oben* in Richtung des knöchernen zu bringen, ehe der Ohrtrichter durch eine leicht drehende Bewegung eingeführt wird. Der Zug an der rechten Ohrmuschel mit Mittelfinger und Ringfinger bzw. das Drücken der linken Ohrmuschel mit dem Mittelfinger und das Halten des Trichters mit Daumen und Zeigefinger während der Spiegeluntersuchung geschehen stets *mit der linken Hand,* um die rechte Hand für Manipulationen im Gehörgang, Veränderungen der Kopfstellung des Patienten, Halten der 10 Dioptrien-**Lupe** unmittelbar vor dem Ohrtrichter oder Einstellen des Ohrmikroskops freizuhaben.
Cerumen, Eiter oder Epidermisschuppen müssen zur vollständigen Übersicht über Gehörgang und Trommelfell durch Tupfen oder Wischen mit einem **Wattetriller,** durch stumpfe kleine **Curetten** oder durch Spülung mit der **Ohrspritze** (siehe Abb. 50, S. 93) entfernt werden. Eine *Ohrspülung* ist bei Verdacht auf Vorliegen einer trockenen Trommelfellperforation oder bei einem Schädelbasisbruch im Ohrbereich (laterobasale Fraktur) *kontraindiziert.* Sekret kann mit einem Ohrsauger abgesaugt werden.

Anstelle der Ohrspiegelung mit reflektiertem Licht können Gehörgang und Trommelfell auch durch eine Kaltlichtlampe, die auf dem Stirnreifen befestigt ist, beleuchtet werden **(Stirnlampe).**
Außerdem finden (vor allem bei Nicht-Hals-Nasen-Ohrenärzten) **Otoskope** mit eigener Lichtquelle und aufgesetztem Ohrtrichter (Abb. 22 b)

Verwendung. Auch hierbei muß die Ohrmuschel mit häutigem Gehörgang nach hinten oben gezogen werden.

Die beste Beurteilung des Trommelfells ist durch das **Ohrmikroskop** (Untersuchungs- bzw. Operationsmikroskop) möglich, das 6–40fach vergrößert.

Pneumatische Ohrlupe (Abb. 4, S. 9).

IV. Palpation

Dazu gehören die Untersuchung
1. einer Schwellung nach Konsistenz, Ausdehnung und Schmerzhaftigkeit,
2. eines Druck- oder Zugschmerzes an der Ohrmuschel,
3. eines Druckschmerzes am Tragus,
4. eines Druck- oder Klopfschmerzes auf dem Warzenfortsatz,
5. eines Druckschmerzes der Ohrmuschelumgebung (Glandula parotidea, Fossa retromandibularis, Fossa infratemporalis, Lymphknoten).

V. Funktionsprüfungen

A. Hörprüfungen

Durch Hörprüfungen sollen festgestellt werden:
a) der Schweregrad = die Quantität,
b) die Art (d. h. der Frequenzbereich) = die Qualität,
c) der Sitz (Behinderung der Schalleitung oder der Schallempfindung) und
d) die mögliche Ursache einer Hörstörung.

Eine **Schalleitungsschwerhörigkeit** entsteht im äußeren Ohr bzw. im Mittelohr (Mittelohrschwerhörigkeit).

Eine **Schallempfindungsschwerhörigkeit** (sensorineurale Schwerhörigkeit) entsteht entweder im Innenohr (Innenohrschwerhörigkeit = *sensorische* Schwerhörigkeit) oder im Hörnerven (Nervenschwerhörigkeit = *neurale* Schwerhörigkeit).

Zentrale Hörstörungen in den nachfolgenden Abschnitten der Hörbahn können Einfluß auf das Sprachverständnis haben.

1. Sprachgehörprüfung

Hörweitenprüfung (Sprachabstandsprüfung): Geprüft wird das Verständnis für *Flüstersprache* (mit Reserveluft gesprochen) und für *Umgangssprache* aus verschiedenen Entfernungen. Als Testmaterial dienen viersilbige Zahlwörter zwischen 21 und 99. Jedes Ohr wird einzeln geprüft. Drei Zahlwörter hintereinander müssen jeweils richtig nachgesprochen werden. Die Hörweite wird in Metern angegeben.

Das *abgewandte Ohr* muß durch Abdichten *ausgeschaltet* sein. Bei Prüfung der Hörweite für Flüstersprache genügt der Verschluß des Gehörgangs mit dem Finger, bei Prüfung mit Umgangssprache erfolgt die notwendige stärkere Ausschaltung durch Schüttelbewegungen des Fingers oder durch Anlegen eines Kopfhörers mit „weißem Rauschen" (Vertäubungsgeräusch, das alle hörbaren Frequenzen in gleicher Stärke enthält). Wurde früher ein erheblich schwerhöriges Ohr geprüft, mußte das gut hörende Ohr mit einer Lärmtrommel (BÁRÁNY) vertäubt werden. Der Prüfraum soll 6–8 m lang, vor Außenschall geschützt und ohne schallreflektierende Flächen sein.

Bei einer *Schalleitungsschwerhörigkeit* werden die Zahlwörter mit tiefen Frequenzen (99, 55) relativ schlecht, bei einer *Schallempfindungsschwerhörigkeit* die Zahlwörter mit hohen Frequenzen (77, 44) relativ schlecht gehört. Die Differenz zwischen der Hörweite von Flüster- und Umgangssprache ist bei der Schalleitungsschwerhörigkeit klein, bei der Schallempfindungsschwerhörigkeit dagegen groß, da die geflüsterten Zahlwörter mit ihrem hohen Frequenzbereich schlechter gehört werden. Bei der Schalleitungsschwerhörigkeit ist die akustische Information abgeschwächt, bei der Schallempfindungsschwerhörigkeit ist sie verstümmelt. Wird Flüstersprache aus 6–8 m Entfernung gehört, kann man ein praktisch normales Hörvermögen annehmen. (Schwerhörigkeitsgrade S. 408) Hörreste lassen sich häufig noch audiometrisch nachweisen, selbst wenn Umgangssprache nicht mehr verstanden wird. Die *nur orientierende* Hörweitenprüfung und die Stimmgabelprüfungen (s. u.) werden als „klassische Hörprüfung", die audiometrischen Verfahren als „elektroakustische Hörprüfmethoden" bezeichnet.

Sprachaudiometrie: Bei dieser Form der Sprachgehörprüfung werden über Kopfhörer oder über Lautsprecher – zuerst für das besser hörende Ohr – Reihen mehrsilbiger Zahlen und anschließend einsilbiger Testwörter abgespielt (Freiburger Sprachtest). Die Lautstärke ist anfangs gering und wird von Testreihe zu Testreihe erhöht. Es wird festgestellt, wieviel Prozent Zahlen bzw. Wörter in jeder Testreihe bei den verschiedenen Verstärkungen gehört werden. In das Sprachaudiogramm werden

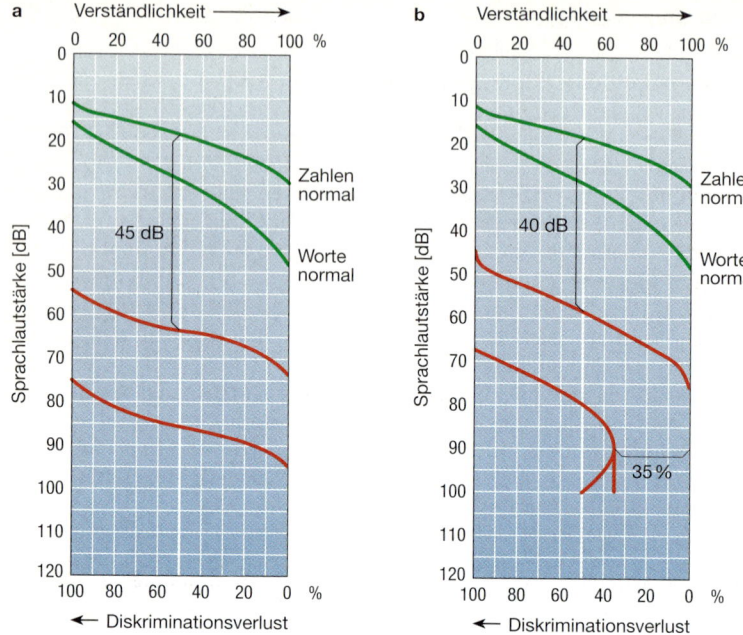

Abb. 24. Sprachaudiogramm. **a** Schalleitungsschwerhörigkeit; **b** Schallempfindungsschwerhörigkeit

die Kurven für das *Zahlenverständnis* und für das *Wortverständnis* eingetragen (Abb. 24). Die Untersuchung in geräuschfreier Umgebung ist zwar unnatürlich, muß jedoch solange als beste Methode zur Erfassung des Sprachgehörs gelten, bis standardisierte Sprachtests mit Störgeräusch zur Verfügung stehen. Wenn die Sprachgehörprüfung unter Bedingungen des täglichen Lebens vorgenommen werden soll, wird bei der Sprachaudiometrie zusätzlich verschiedener, standardisierter Störschall (z. B. Stimmengewirr) verwandt.

Bei einer *Schalleitungsschwerhörigkeit* sind Zahlenkurve und Einsilberkurve nach den großen Lautstärken verschoben, erreichen aber bei genügender Verstärkung stets 100% Verständlichkeit. Bei manchen *Schallempfindungsschwerhörigkeiten* wird trotz maximaler Verstärkung keine 100%ige Wortverständlichkeit erreicht, es besteht dann ein Wörterverständnisverlust (Diskriminationsverlust). Diese Patienten haben einen besonders starken Hörverlust in den hohen Frequenzen. Bei Patienten mit überempfindlichen Ohren kann das Sprachverständnis bei größeren Lautstärken sogar absinken.

Charakterisiert wird der Grad der Schwerhörigkeit

a) durch die Verschiebung der Zahlenkurve auf der Linie der 50%igen Verständlichkeit. Die Verschiebung ergibt den *Hörverlust für Zahlen* in Dezibel (dB) – im Beispiel Abb. 24a: 45 dB, in Abb. 24b: 40 dB,
b) durch den *Diskriminationsverlust* bei Prüfung mit einsilbigen Wörtern in Prozent – im Beispiel Abb. 24a: 0%, in Abb. 24b: 35%.

Für Begutachtungszwecke lassen sich aus Tabellen aufgrund der Ergebnisse der Hörweitenprüfung und der Werte der Sprachaudiometrie die prozentualen Hörverluste gegenüber dem Normalhörigen ablesen und danach die Minderung der Erwerbsfähigkeit festsetzen (S. 408). Außer bei der Begutachtung wird die Sprachaudiometrie zur Feststellung des vorhandenen Sprachgehörs vor allem vor und nach gehörverbessernden Operationen und bei der Anpassung von Hörgeräten durchgeführt.

2. Prüfung der zentralen Hörfunktionen

Durch künstlich erschwerte Testsprache (Verstümmelung, Unterbrechung, Acceleration) der einem Ohr zugeleiteten oder beiden Ohren gleichzeitig gegebenen mehrsilbigen, rechts und links verschiedenen Wörter (dichotischer Diskriminationstest FELDMANN) läßt sich die zentrale Synthese oder das Unterscheidungsvermögen als zentrale Hörleistung überprüfen. Sie wird auch durch den Nachweis des Richtungshörvermögens, das mit Hilfe eines Lautsprecherkreises geprüft wird, erfaßt.

Das zentrale Sprachverstehen kann z. B. herabgesetzt sein bei Hirntumoren, bei multipler Sklerose, durch Medikamente, bei Durchblutungsstörungen und im Alter. (Topodiagnostik zentraler Hörstörungen durch ERA S. 58). Bei der Prüfung des zentralen Sprachverstehens hängt das Ergebnis nicht zuletzt vom Intelligenzgrad ab.

Die Hörfunktion kann bei normaler Hörschwelle durch eine zentrale Wahrnehmungsstörung oder eine zentrale Fehlhörigkeit beeinträchtigt sein. Sie führen bei Kindern durch Nachlassen der Aufmerksamkeit und rascher Ermüdung zu ungenügenden schulischen Leistungen und haben Einfluß auf die Sprachentwicklung. Die akustischen Informationen werden im Gehirn fehlerhaft verarbeitet. Die Fähigkeit, aus komplexen Schallereignissen Wörter und Sätze herauszufiltern, insbesondere die Spracherkennung im Störgeräusch und das Richtungshören, sind eingeschränkt (S. 400).

3. Tongehörprüfung

Stimmgabelprüfungen:

a) **RINNE-Versuch** (Abb. 25): Vergleich zwischen Luftleitung und Knochenleitung des gleichen Ohres. Die schwingende a^1-Stimmgabel (435 Hz) wird zunächst auf den Knochen des Warzenfortsatzes gesetzt. Sobald der Patient die Stimmgabel nicht mehr hört, wird sie – ohne neu angeschlagen zu werden – vor das Ohr gehalten.
Der *Normalhörige* hört die Stimmgabel dann wieder (Luftleitung besser als Knochenleitung = RINNE positiv). Er hört also vor dem Ohr lauter und länger.

Der *Schalleitungsschwerhörige* hört über Knochenleitung lauter und länger als über die behinderte Luftleitung (RINNE negativ). Zumindest ist die Luftleitung gegenüber dem Normalhörigen verkürzt.
Der *Schallempfindungsschwerhörige* hört sowohl über Luft- als auch über Knochenleitung kürzer als der Normalhörige, über Luftleitung wird aber stets lauter und länger gehört als über Knochenleitung (RINNE positiv).

b) **WEBER-Versuch** (Abb. 26): Prüfung der Kopfknochenleitung. Die auf die Mitte des Schädels aufgesetzte schwingende a^1-Stimmgabel wird von einem *Normalhörigen* oder von einem seitengleich Schwerhörigen in beiden Ohren oder in Kopfmitte gehört.

Bei einem einseitig *Schalleitungsschwerhörigen* wird die Stimmgabel im schlechter hörenden Ohr, bei einem einseitig *Schallempfindungsschwerhörigen* im besser hörenden Ohr gehört (lateralisiert).

Erklärungsversuch beim Schalleitungsschwerhörigen nach der Schallabflußtheorie von MACH: Die Abstrahlung des dem Innenohr über den Knochen zugeführten Schalls in Richtung Mittelohr und Gehörgang wird behindert. Der Ton wird daher in diesem Ohr lauter gehört.

c) **GELLÉ-Versuch** (Abb. 27): Ausführung bei Verdacht auf eine fixierte Gehörknöchelchenkette und dadurch bedingte Schalleitungsschwerhörigkeit, z. B. bei Otosklerose. Ein Politzerballon wird luftdicht in den Gehörgang eingeführt und durch Zusammendrücken des Ballons ein Druck auf das Trommelfell ausgeübt, der die Kette versteift und in ihrer Beweglichkeit behindert. Der Ton einer vorher auf den Schädelknochen (früher auf den Ballon) aufgesetzten schwingenden a^1-Stimmgabel – oder ein über den Knochenleitungshörer des Tonaudiometers gegebener Ton – wird bei normalem Mittelohr und beweglicher Kette bei Druckänderung in seiner Lautstärke schwanken. (Bei Druck leiser =

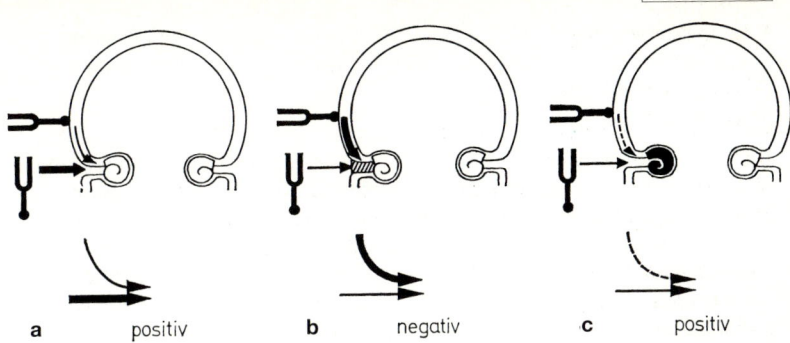

| a | positiv | b | negativ | c | positiv |

Abb. 25 a–c. RINNE-Versuch. **a** normales Gehör; **b** Schalleitungsschwerhörigkeit; **c** Schallempfindungsschwerhörigkeit

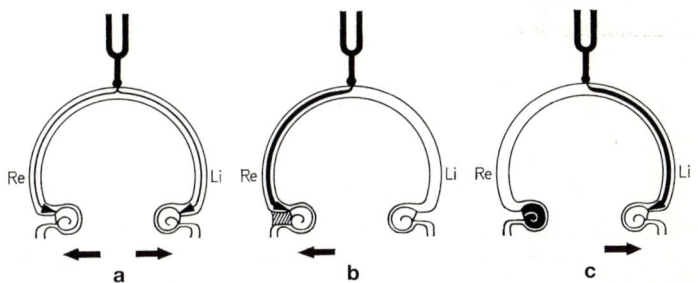

Abb. 26 a–c. WEBER-Versuch. **a** seitengleiches Gehör; **b** rechts Schalleitungsschwerhörigkeit; **c** rechts Schallempfindungsschwerhörigkeit

Abb. 27 a, b. GELLÉ-Versuch.
a Lautstärkeschwankungen bei normalem Mittelohr;
b keine Lautstärkeschwankungen bei fixierter Gehörknöchelchenkette

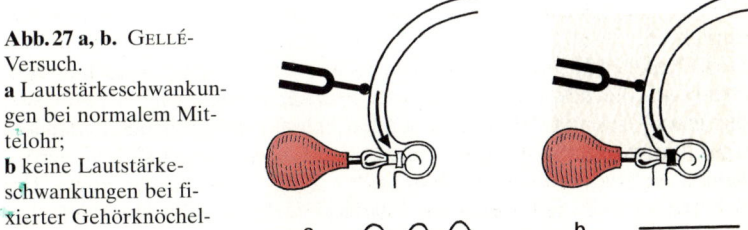

GELLÉ-Versuch positiv.) Bei krankhaft fixierter Gehörknöchelchenkette wird der Ton seine Lautheit nicht ändern (GELLÉ-Versuch negativ).

Tonaudiometrie:

Früher übliche Prüfungen mit Stimmgabelreihen, um z. B. die obere und untere Tongrenze festzustellen, werden heute durch die tonaudiometrischen Untersuchungen ersetzt. Das am meisten verwendete **Tonaudiometer** (Tongenerator) erzeugt reine Töne in Oktav- oder Halboktavabständen von C bis c^6 (ca. 62 Hz bis 8000 Hz = 8 kHz oder 10000 Hz = 10 kHz), die durch Lautstärkeregler von der Hörschwelle bis zur Unbehaglichkeitsschwelle verstärkt werden können. Die Töne werden für jedes Ohr einzeln – bei größerer Seitendifferenz des Gehörs und möglichem Überhören unter Ausschaltung des anderen Ohres durch Vertäubung – zunächst mittels Kopfhörer über Luftleitung und anschließend mit einem Knochenleitungshörer (aufgesetzt auf dem Warzenfortsatz) über Knochenleitung gegeben.

a) **Hörschwellenmessung** (Tonschwellenaudiometrie): Im **Tonaudiogramm** entspricht die Nullinie der Hörschwelle eines normalhörigen Jugendlichen. Von hier aus wird jede Frequenz – beginnend mit der meist gut erkennbaren Frequenz 1000 Hz – in Stufen von je 1 dB verstärkt, bis sie vom Patienten gehört wird. Die Hörschwellen für die einzelnen Frequenzen werden markiert. Man erhält in dieser Relativdarstellung dann – für jedes Ohr getrennt – durch Verbindung der Hörschwellenpunkte Hörschwellenkurven für Luftleitung, die zuerst auf dem besser hörenden Ohr geprüft wird, und für Knochenleitung (Abb. 28 a).
Die Nullinie verläuft bei der Relativdarstellung (subjektive Hörschwelle Normalhörender, Hearing Level = HL) horizontal. In einer Absolutdarstellung (physikalische Hörschwelle, Sound Pressure Level = SPL) würde die Nullinie im tiefen und im hohen Frequenzbereich abwärts gekrümmt verlaufen, weil die Empfindlichkeit des Ohres im mittleren Frequenzbereich am größten ist. In den tiefen und den hohen Tonlagen sind für die gleiche Lautheitsempfindung größere Schalldrucke erforderlich.
Das Dezibel (dB) ist das logarithmische Verhältnismaß zwischen dem Bezugsschalldruck (0 dB) und dem Prüfschalldruck. Nur so läßt sich der große Umfang des zu erfassenden Schalldruckbereiches darstellen. 0 dB entsprechen in der physikalisch exakten Absolutdarstellung einem Schalldruck von 20 Mikropascal (μPa = 2×10^{-4} Mikrobar (μbar). Die Schmerzschwelle liegt bei etwa 120 dB. Die Lautstärke normaler Umgangssprache liegt zwischen 60 und 70 dB. Industrielärm wird mit Lärm-

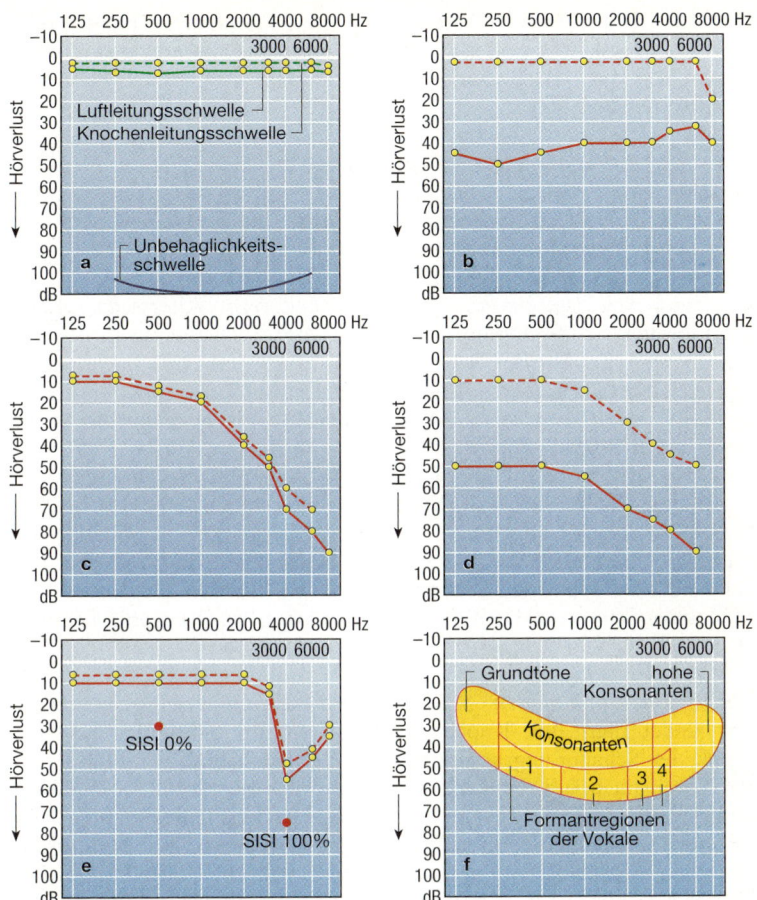

Abb. 28 a–f. Tonaudiogramm. **a** normales Gehör; **b** Schalleitungsschwerhörig-keit; **c** Schallempfindungsschwerhörigkeit; **d** kombinierte Schalleitungs-Schall-empfindungsschwerhörigkeit; **e** akustisches Trauma (SISI 100% = SISI-Test im Beispiel bei 4000 Hz positiv, s. S. 54); **f** Sprachfeld

pegelmessern unter Verwendung des Filters A gemessen – wobei beson-ders die schädlichen hohen Frequenzen berücksichtigt werden – und in dB (A) angegeben (S. 148).

Das Phon ist ein Maß der Lautstärke, das die Frequenzabhängigkeit des Ohres berücksichtigt und sich an der Lautstärkeempfindung orientiert, die ein Ton von 1000 Hz auslöst. Die Skalen für Dezibel und Phon sind bei 1000 Hz identisch.

Eine *Schalleitungsschwerhörigkeit* zeigt sich an einer *Differenz zwischen der Hörschwellenkurve für Knochenleitung und der für Luftleitung,* die schlechter liegt, d. h. für die größere Lautstärken benötigt werden (air-bone gap). Der Hörverlust über Luftleitung, angegeben in Dezibel (dB), ist größer als über Knochenleitung (Abb. 28 b).
Bei einer *Schallempfindungsschwerhörigkeit* (z. B. Altersschwerhörigkeit) besteht keine Differenz zwischen der Schwelle für Luft- und Knochenleitung. Da der Schallempfindungsschwerhörige im allgemeinen die hohen Frequenzen aber besonders schlecht hört, werden in diesem Bereich größere Lautstärken benötigt, bis die Hörschwelle angegeben wird. Die *Hörschwellenkurven sinken im hohen Tonbereich ab,* d. h. es besteht vor allem ein Hörverlust – in dB ausgedrückt – im hohen Tonbereich (Hochtonschwerhörigkeit) (Abb. 28 c). Neben diesem basocochleären Typ der Schwerhörigkeit gibt es seltener den mediocochleären Typ (bei hereditärer Schwerhörigkeit) und den apicocochleären Typ (Baß-Schwerhörigkeit bei Morbus MENIÈRE). Die pantonale Schwerhörigkeit zeigt einen Hörverlust über alle Frequenzen.

Bei einer *kombinierten Schalleitungs-Schallempfindungsschwerhörigkeit* findet man eine Knochenleitungs-Luftleitungsdifferenz als Ausdruck der Schalleitungskomponente und einen Abfall der Hörschwellenkurven im hohen Tonbereich als Ausdruck der Schallempfindungskomponente (Abb. 28 d). Der Verlauf der Knochenleitungskurve zeigt die noch vorhandene Innenohrleistung an. Lediglich bei der otosklerotischen Stapesfixation zeigt sich auch bei einer reinen Schalleitungsschwerhörigkeit neben der Knochenleitungs-Luftleitungsdifferenz eine Verschlechterung der Knochenleitung im mittleren Frequenzbereich um etwa 15 dB (CARHART-Senke), die wahrscheinlich mittelohrbedingt ist. Beim *akustischen Trauma* (s. S. 147) treten Senken der Hörschwellenkurven im hohen Tonbereich ($c^5 = 4000$ Hz) auf (Abb. 28 e).
Denkt man sich in ein Tonaudiogramm das „Sprachfeld" eingezeichnet (Abb. 28 f), so bekommt man eine Vorstellung vom sprachlichen Restgehör. Alle Anteile der Sprache, die bei einem Schwerhörigen oberhalb der Hörschwellenkurve (Luftleitung) liegen, können nicht mehr gehört werden.

b) **Überschwellige Hörmessungen** (Recruitmentmessung nach FOWLER, Geräuschaudiometrie nach LANGENBECK, SISI-Test nach JERGER) (METZ-Recruitment s. S.59):
Bei einer *sensorischen* Schwerhörigkeit (Innenohrschwerhörigkeit = Haarzellschaden = CORTI-Organschaden = sog. cochleäre oder labyrinthäre Schwerhörigkeit, wie z.B. bei einem akustischen Trauma und einem Morbus MENIÈRE) fallen die überschwelligen Hörmessungen stets positiv aus. Bei einer *neuralen* Schwerhörigkeit (Nervenschwerhörigkeit = sog. retrocochleäre bzw. retrolabyrinthäre Schwerhörigkeit, wie z.B. bei einem Acusticusneurinom oder einer Multiplen Sklerose) können sie positiv oder negativ ausfallen. (Bei negativem Ausfall liegt *kein* Haarzellschaden vor.) Nachgewiesen wird eine retrocochleäre Schwerhörigkeit mit Hilfe der akustisch evozierten Potentiale (BERA, S.57)

Recruitment-Hypothese:

Bei normalem Hörvermögen wirken die äußeren Haarzellen bei geringen Schallintensitäten schallverstärkend (S.34). Bei mittlerer Schallintensität reicht die Auslenkung der Basilarmembran allein durch den Schallreiz aus, die inneren Haarzellen anzuregen. Bei hoher Schallintensität wird die Auslenkung der Basilarmembran durch die äußeren Haarzellen aktiv gedämpft (S.34), so daß die inneren Haarzellen erst bei hohen Schallpegeln maximal erregt werden und die Unbehaglichkeitsschwelle erreicht wird (Abb.28a, S.49).
Fallen nun die äußeren Haarzellen aus (sensorische Schwerhörigkeit), fehlen die Schallverstärkung und die Dämpfung der Basilarmembran. Die fehlende Schallverstärkung führt zu einem Hörverlust. Durch Wegfall der Dämpfung werden die inneren Haarzellen bereits bei niedrigeren Schallpegeln maximal erregt.
Dadurch kommt es bei Schallpegeln oberhalb der Hörschwellen des Innenohrschwerhörigen zu einem überproportional starken Zuwachs der Lautheitsempfindung (Recruitment) mit vorzeitigem Erreichen der Unbehaglichkeitsschwelle. Der Dynamikbereich des Gehörs ist somit eingeschränkt.

Recruitmentmessung nach FOWLER (Lautheitsausgleich) bei *einseitiger* Schwerhörigkeit (Abb. 29):

Es wird bei seitendifferentem Gehör festgestellt, ob auf dem schlechter hörenden Ohr im überschwelligen Bereich bei zunehmender Intensität der Töne diese gleichlaut wie auf dem besser hörenden Ohr empfunden werden oder nicht.

Der FOWLER-Test ist positiv (Recruitment positiv) und spricht für eine *sensorische Schwerhörigkeit* (CORTI-Organschaden), wenn ein **Lautheitsausgleich** auftritt:

Bei einseitiger Schwerhörigkeit muß ein Ton gleicher Frequenz auf dem schlechter hörenden Ohr mit größerer Lautstärke gegeben werden als auf dem besser hörenden Ohr, um an der jeweiligen Hörschwelle gehört zu werden. (Subjektiv werden die Töne an der Hörschwelle gleich laut empfunden.) Bei schrittweiser weiterer Verstärkung des Tones rechts und links in den überschwelligen Bereichen benötigt man auf dem schwerhörigen Ohr eine jeweils nur geringere zusätzliche Verstärkung als auf dem besser hörenden Ohr, um die gleiche subjektive Lautheitsempfindung hervorzurufen. Ist die Lautstärke schließlich rechts und links gleich eingestellt und wird auch gleich laut empfunden, dann besteht Lautheitsausgleich (Abb. 29 a). (Bei positivem Recruitment werden hohe Lautstärken unangenehm empfunden, die Unbehaglichkeitsschwelle wird eher erreicht.)

Bei negativem FOWLER-Test (wie bei *neuraler Schwerhörigkeit* möglich) fehlt der Lautheitsausgleich, und die Töne werden rechts und links auch bei großen Lautstärken verschieden laut, d. h. auf dem schlechter hörenden Ohr leiser, auf dem besser hörenden Ohr lauter empfunden (Abb. 29 b).

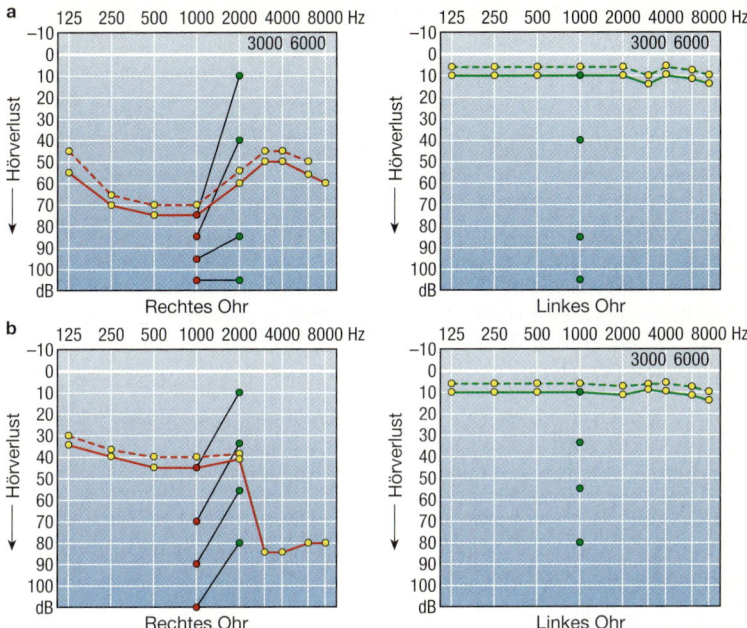

Abb. 29 a, b. Fowler-Test. **a** positives Recruitment (Lautheitsausgleich) bei M. Menière rechts = sensorische Schwerhörigkeit (Überträgt man die Punkte gleicher Lautheit aus dem Audiogramm des gesunden (linken) Ohres auf das Audiogramm des kranken (rechten) Ohres – und zwar der Übersichtlichkeit wegen in eine benachbarte Frequenz – und verbindet sie, so ergeben sich konvergierende Linien gleicher Lautheit von der gesunden zur kranken Seite im überschwelligen Bereich. **b** negatives Recruitment (fehlender Lautheitsausgleich) bei einem Acusticusneurinom rechts = neurale Schwerhörigkeit. Die Linien gleicher Lautheit von der gesunden zur kranken Seite laufen parallel

Geräuschaudiometrie nach LANGENBECK **bei** *ein-* **und** *doppelseitiger* Schwerhörigkeit (Abb. 30):
Es wird festgestellt, ob ein Prüfton im Niveau der benutzten Geräuschlautstärke gehört wird oder ob er verdeckt ist, also nicht gehört wird.

Bei einer *sensorischen* Schwerhörigkeit (CORTI-Organschaden) liegen die im Geräusch gehörten Tonschwellen (= Mithörschwellen) im Niveau der benutzten Geräuschlautstärke und lassen sich nicht verdecken (Abb. 30 a). Im Beispiel ist die Frequenz 2000 Hz im Geräusch an der Hörschwelle zu hören. Bei manchen *neuralen* Schwerhörigkeiten kann die gesamte Tonschwelle mit Geräusch unter dem Niveau der benutzten Geräuschlautstärke liegen. Auch die hohen Frequenzen lassen sich an der Hörschwelle verdecken und liegen noch schlechter, die Kurve „weicht aus" (Abb. 30 b).

SISI-Test nach JERGER (Short Increment Sensitivity Index = Erkennbarkeit kurzer Lautstärkeerhöhungen):
Es wird das Intensitätsunterscheidungsvermögen festgestellt:

Der positive Test zeigt eine *sensorische* Schwerhörigkeit (CORTI-Organschaden) an und kann bei einseitiger und doppelseitiger Schwerhörigkeit angewendet werden:

Ein Dauerton 20 dB über der Hörschwelle wird 20mal für je 0,2 Sekunden vorübergehend um ein dB verstärkt. Empfindet der Schallempfindungsschwerhörige im Bereich seines Hörverlustes (hohe Frequenzen!) alle oder fast alle Lautstärkeerhöhungen (60–100 %), so ist der Test positiv (s. Abb. 28 e, S. 49) und spricht für eine sensorische Schwerhörigkeit. Patienten mit neuraler Schwerhörigkeit empfinden oft keine der geringen Lautstärkeerhöhungen oder nur wenige (0–15 % = SISI-Test negativ).
Zu gleichen Ergebnissen kommt man durch den LÜSCHER-Test, bei dem die Intensitätsunterscheidungsschwelle geprüft wird.

c) Hörermüdungstests:

Eine pathologische Hörermüdung spricht für eine *neurale* Schwerhörigkeit:

CARHART-Schwellenschwundtest (Tone decay):
Die Hörschwelle eines gegebenen Dauertones verschlechtert sich bei pathologischer Hörermüdung, so daß die Lautstärke mehrfach um 5 dB erhöht werden muß, damit der Patient wieder wahrnimmt. Es handelt sich um eine neurale Schwerhörigkeit, wenn die Hörschwelle um 30 dB abwandert.

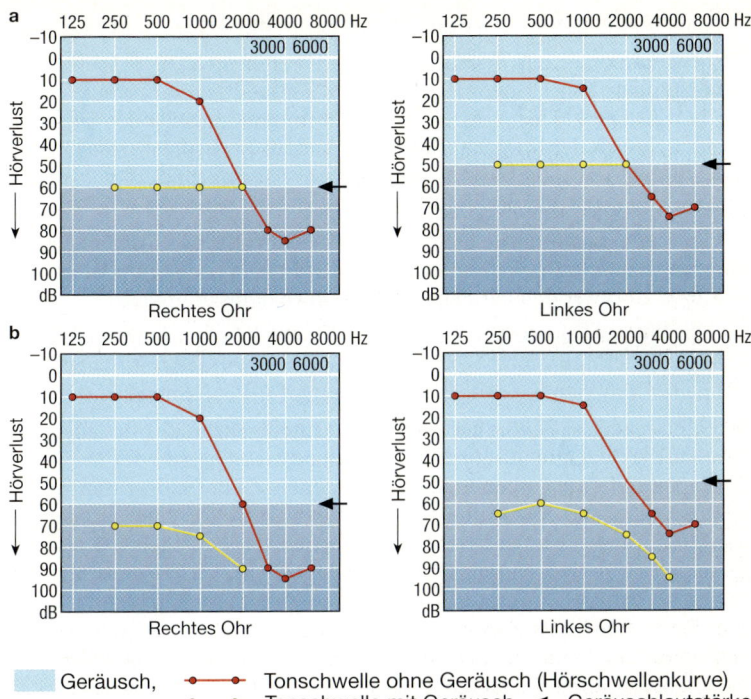

▨ Geräusch,	•━━• Tonschwelle ohne Geräusch (Hörschwellenkurve)
	○━━○ Tonschwelle mit Geräusch, ◀━ Geräuschlautstärke

Abb. 30 a, b. LANGENBECK-Test. **a** sensorische Schwerhörigkeit (Haarzellschaden, CORTI-Organschaden) beiderseits. Prüftöne werden im Niveau der benutzten Geräuschlautstärke gehört und durch Geräusch nicht verdeckt = „Einmünden" der im Geräusch gehörten Tonschwelle in die Hörschwellenkurve (im Beispiel bei 2000 Hz). **b** neurale Schwerhörigkeit beiderseits. Prüfton durch Geräusch verdeckt = „Ausweichen" der mit Geräusch gehörten Tonschwelle vor der Hörschwellenkurve

---

Audiometrie nach VON BÉKÉSY:

Der Patient zeichnet seine Hörschwellen selbst laufend mit einem automatisch arbeitenden Audiometer auf. Die Frequenzen werden als Dauerton oder Impulston gegeben. Die Dauertonhörschwelle verschlechtert sich bei pathologischer Hörermüdung ständig. Die Impulstonhörschwelle dagegen zeigt ein geringeres Absinken, weil das Ohr Gelegenheit hat, sich immer wieder zu erholen. Es kommt zur „Separation" der Dauertonschwellenkurve.

4. Kinderaudiometrie im Rahmen der Pädaudiologie

Erste Reaktionen auf Schallreize zeigen Feten ab dem 6. Schwangerschaftsmonat. Um Hörstörungen beim Kleinkind früh aufzudecken, an die bei „Risikokindern" (S. 153), bei Ohrmißbildungen oder Entwicklungsstörungen der Sprache (S. 400) zu denken ist, bedient man sich zur Hörprüfung der objektiven Audiometrie (BERA und otoakustische Emissionen s. unter 5 und 6) oder – je nach dem Alter des Kindes –

a) der **Reflexaudiometrie** bis zum 2. Lebensjahr: Bei akustischen Reizen kommt es zum auripalpebralen Reflex (Lidschlag) oder zum Blickwenden bzw. Kopfwenden zur Schallquelle (Verhaltensaudiometrie);

b) der **Spielaudiometrie** ab dem 2. bis zum 4. Lebensjahr, wobei das Kind beim Hören eines Tones einen Baustein zu anderen legen oder ein neues Märchendiapositiv einschalten darf („Peep-Show").

Zur Untersuchung gehört die Prüfung des Intelligenzgrades, des allgemeinen Entwicklungsstandes und des Sprachentwicklungsstandes (S. 399). Therapeutische Folgerungen aus den Ergebnissen der Hörprüfungen bei Kleinkindern sind eine Frühförderung durch Anpassen eines Hörgerätes im Alter von 4–6 Monaten (S. 153) – möglichst vor Abschluß des ersten Lebensjahres – und ein Hörtraining oder u. U. hörverbessernde Operationen ab dem 5. Lebensjahr. Hör-, Sprach- und Sprecherziehung.

Für Reihenuntersuchungen (Kindergärten, Schulen) werden Dreitonaudiometer verwendet, mit denen rasch die wichtigsten Frequenzen geprüft werden können **(Screening-Test).** Wird dadurch eine Schwerhörigkeit aufgedeckt, folgen dann eingehendere Untersuchungen.

5. Objektive Audiometrie, ERA

Im Gegensatz zu den vorangehenden subjektiven – psychoakustischen – Verfahren ermöglichen die objektiven Hörprüfmethoden eine Beurteilung des Hörvermögens ohne Angaben des Patienten allein durch Registrierung auditorisch korrelierter meßbarer Parameter. Neben der Reflexaudiometrie (S. 56), den otoakustischen Emissionen (S. 58) und der Impedanzaudiometrie (S. 59) hat sich die **ERA** (= **E**lectric **R**esponse **A**udiometry, elektrische Reaktionsaudiometrie) zum wichtigsten Verfahren entwickelt:

Die unter periodischer akustischer Reizeinwirkung entstehenden sinnesspezifischen elektrischen Potentialschwankungen der Hörbahn (**AEP** = **A**kustisch **E**vozierte **P**otentiale) lassen sich durch die computergestützte Mittelungstechnik (Averaging) vom überlagerten reizunabhängigen EEG trennen. Die Ableitung erfolgt mit Oberflächenelektroden vom Schädel bzw. mit Nadelelektroden vom Promontorium.

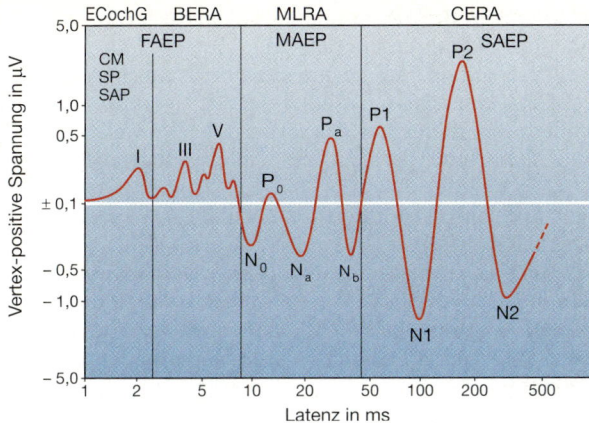

Abb. 31. ERA-Methoden (oben) und AEP (darunter) im Überblick. CM, SP und SAP sind zur Orientierung in die Abbildung eingeblendet, jedoch nicht dargestellt (I–V, N u. P = Potentialbezeichnungen) (in Anlehnung an PICTON)

Die AEP entstehen in örtlich-zeitlicher Reihenfolge entlang der Hörbahn ab den Haarzellen in der Cochlea bis zur Hörrinde, spiegeln Teilfunktionen des Hörvorganges wieder und können bestimmten anatomischen Strukturen zugeordnet werden (Topodiagnostik). Für klinische Zwecke werden folgende Verfahren eingesetzt (Abb. 31):

- Bei der **ECochG** (Elektrocochleographie) wird eine Nadelelektrode transtympanal auf dem Promontorium plaziert. Für die Innenohrdiagnostik werden gewonnen reizsynchrone Antworten der Haarzellen (**CM** = Cochlear Microphonics), das durch asymmetrische Auslenkung der Basilarmembran während des Reizvorganges entstehende Summationspotential (**SP**) sowie das Summenaktionspotential des Hörnerven (**SAP**).

- Bei der nicht invasiven **BERA** (Brainstem Electric Response Audiometry) werden über Oberflächenelektroden an Vertex und Mastoid die klinisch wichtigen frühen akustisch evozierten Potentiale (**FAEP**) aus Hörnerv und Hirnstamm abgeleitet.

- Mit ähnlicher Technik werden die mittleren akustisch evozierten Potentiale (**MAEP**) aus Thalamus und primärer Hörrinde (**MLRA** = Middle Latency Response Audiometry) und

- die langsamen oder späten akustisch evozierten Potentiale (**SAEP**) aus primärer und sekundärer Hörrinde (**CERA** = Cortical Electric Response Audiometry) registriert.

Die ERA nimmt an Bedeutung ständig zu und ist für folgende Aufgaben als zuverlässiges Verfahren unerläßlich:

● Hörschwellenscreening und -bestimmung bei Neugeborenen und Klein-kindern (BERA) im Schlaf, in Sedierung oder Narkose.

● Hörschwellenbestimmung bei Aggravation und Simulation im Rahmen der Begutachtung und bei Verdacht auf psychogene Schwerhörigkeit (CERA, MLRA).

● Topodiagnostik von Hörstörungen in cochleär – retrocochleär – zentral (ECochG, BERA, CERA).

● Nachweis eines Akustikusneurinoms durch Verlängerung der Leitzeit (Die Potentiale treten verzögert auf = Latenzverlängerung, und der zeit-liche Abstand zwischen den Potentialgipfeln ist verlängert.) (BERA).

● Hydropsnachweis bei M. Menière durch vergrößertes Summationspo-tential (ECochG).

6. Otoakustische Emissionen

Nach akustischem Reiz können vom gesunden Ohr „aktive" otoakusti-sche Emissionen (**OAE,** akustische Geräuschaussendungen) registriert werden, entstanden wahrscheinlich durch Kontraktionen äußerer Haar-zellen (s. S. 34). Die in ihrer Intensität meistens unterhalb der Hör-schwelle liegenden Schallsignale des Innenohres werden mit hochemp-findlichen Meßmikrophonen registriert. Sie erlauben eine objektive Funktionsprüfung des Innenohres. Abhängig vom Hörvermögen in den einzelnen Frequenzen fehlen sie bei sensorischen Hörverlusten von mehr als 30 dB, bei sicherem Nachweis dieser transitorischen, evozierten otoakustischen Emissionen (TEOAE) ist die Innenohrfunktion normal oder nur gering gestört. Bei ca. 30 Prozent der Normalhörenden können OAE auch ohne einwirkenden akustischen Reiz fortlaufend registriert werden, sog. spontane otoakustische Emissionen (SOAE), die ebenfalls Ausdruck einer normalen Innenohrfunktion sind. Eine Untergruppe stellen cochleäre Distorsionsprodukte (DPOAE) dar. Sie entstehen als zusätzliche Töne bei Stimulation der Cochlea durch zwei Sinustöne un-terschiedlicher Frequenz (nachweisbar bis 50 dB Hörverlust).
Die klinische Bedeutung der OAE liegt im Nachweis von Funktion und Funktionsstörungen äußerer Haarzellen, die bei der überwiegenden An-zahl aller Innenohrschwerhörigkeiten geschädigt sind (OAE nicht an-wendbar bei Mittelohrschwerhörigkeiten).
Einsatzgebiete sind:

● Hörscreening ab Geburt bei Risikokindern (im Zusammenhang mit der BERA);

- Früherfassung ototoxischer Schädigungen durch Cytostatica (Cisplatin), Aminoglykosidantibiotica und Schleifendiuretica;
- Nachweis gesteigerter Lärmempfindlichkeit des Innenohres;
- Hörschwellenüberprüfung bei Aggravation und Simulation im Rahmen der Begutachtung sowie bei psychogener Schwerhörigkeit;
- Topodiagnostik von Hörstörungen in cochleär/retrocochleär zusammen mit der BERA.

7. Impedanzänderungsmessung

Sie dient der objektiven Funktionsdiagnostik des Schalleitungsapparates. Bei normalem Trommelfell und Mittelohr wird der größte Teil der auftreffenden Schallenergie absorbiert und dem Innenohr zugeführt. Ein kleiner Teil wird durch den akustischen Widerstand (= Impedanz) des Trommelfelles und des Mittelohres reflektiert.

Gemessen werden die Amplitude und Phase des vom Trommelfell reflektierten Schallanteiles (Sondenton 220 Hz) bei Impedanzänderungen. Diese Änderungen werden bewirkt

a) durch Kontraktion der Mittelohrmuskeln (reflektorisch) mit Versteifung der Gehörknöchelchenkette und

b) durch Änderung des Luftdruckes im äußeren Gehörgang und dadurch bedingter veränderter Spannung des Trommelfell-Gehörknöchelchenapparates.

Beides wird diagnostisch genutzt:

a) Stapediusreflexprüfung

Bei Beschallung eines Ohres mit großer Lautstärke von 70 bis 90 dB über der Schwelle kommt es über die Kerngebiete zu einer Kontraktion des M. stapedius (acusticofacialer Reflex) auf beiden Seiten. Die Auslösung des zu prüfenden Stapediusreflexes geschieht meist durch die Beschallung des Gegenohres (Reizohr). Die Impendanzänderungsmessung (Reflexmessung) erfolgt auf dem Reaktionsohr (Sondenohr, Meßohr), in dem der reflektierte Sondentonschallanteil gemessen wird. Eine ipsilaterale Auslösung des Stapediusreflexes kommt bei Taubheit des Gegenohres oder Unterbrechung des Reflexbogens im Stammhirn in Frage.

Der Tensorreflex kann nach einem taktilen Reiz (Anblasen der Orbitalregion) auf der gleichen Seite auftreten.

Voraussetzung für eine Messung der Impedanzänderung ist ein intaktes

Trommelfell und die Möglichkeit, den gleichen Druck, wie er im Mittelohr herrscht, im äußeren Gehörgang herzustellen (s. u. Tympanometrie).

Die *Impedanzänderung* durch den akustisch ausgelösten Stapediusreflex
sagt etwas aus

- über das Hörvermögen des beschallten Ohres (objektive Hörprüfungs-
methode), weil der Reflex ausbleibt, wenn die Reflexschwelle nicht erreicht wird, z. B. bei hochgradiger Schwerhörigkeit (auf dem beschallten
Ohr);

- über das Vorhandensein eines Recruitment (METZ-Recruitment) auf
dem beschallten Ohr, weil dann die Reflexschwelle abnorm nahe
(30 dB) an der Hörschwelle liegt (Stapediuslautheitstest);

- über das Vorhandensein einer retrocochleären Schwerhörigkeit auf
dem beschallten Ohr, weil dann ein größerer Abstand zwischen Hörschwelle und Reflexschwelle besteht (oder der Stapediusreflex
fehlt);

- über das Vorhandensein einer Hörermüdung auf dem beschallten Ohr
(afferenter Schenkel), weil bei Dauerbeschallung dann der Stapediusreflex der Reaktionsseite (efferenter Schenkel) ebenfalls „ermüdet";

- über den Zustand der Gehörknöchelchenkette der Reaktionsseite, weil
der Stapediusreflex nicht registrierbar ist *bei Fixation der Kette* (z. B.
Stapesankylose bei Otosklerose: dabei bleibt der Tensorreflex erhalten;
oder z. B. Tympanosklerose: dabei fehlt der Tensorreflex ebenfalls) und
bei *Unterbrechung der Kette* (z. B. Amboßluxation: dabei bleibt der
Tensorreflex erhalten);

- über den Schädigungsort der Facialisparese, weil der Stapediusreflex der
Reaktionsseite bei einer Facialisunterbrechung proximal vom Abgang
des N. stapedius fehlt;

- über den Reflexbogen im Stammhirn, weil der Stapediusreflex bei zentraler Unterbrechung des Reflexbogens fehlt (Hirntumoren, Blutungen).

b) Tympanometrie (Messung des Mittelohrdruckes) (Abb. 32)

Erzeugt man bei intaktem Trommelfell im Gehörgang, in dem sich die
Meß-Sonde für den reflektierten Schallanteil befindet, zunächst einen
Unterdruck, dann eine Druckgleichheit wie im Mittelohr und anschließend einen Überdruck, läßt sich die Impedanzänderung durch die Messung des reflektierten Sondentonschallanteils in einer Kurve **(Tympanogramm)** aufzeichnen. (Normales Mittelohr Kurve Abb. 32 a)
Bei der Tympanometrie bekommt man – zusammen mit der Stapediusreflexprüfung – neben Hinweisen auf die Trommelfellbeschaffenheit (je

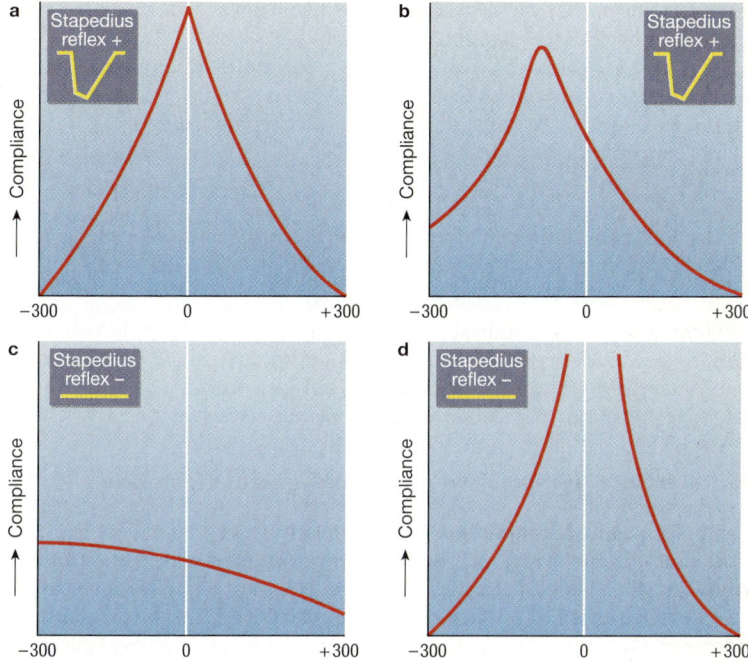

Abb. 32a–d. Tympanogramm.

a normales Mittelohr: Tympanogrammkurven nicht verändert = normale Compliance (Nachgiebigkeit) des Trommelfells. Stapediusreflex vorhanden;

b Tubenmittelohrkatarrh mit Unterdruck in der Paukenhöhle: Kurvengipfel nach links zu den negativen Drucken (mm WS) verschoben und flacher. Stapediusreflex vorhanden;

c Seromucotympanum: Kurve abgeflacht, maximale Impedanz. Stapediusreflex fehlt;

d Amboßluxation: steile, oben offene Kurve (überhöhte Compliance). Stapediusreflex fehlt

steifer das Trommelfell, um so niedriger der Kurvengipfel) vor allem eine Bestätigung der *Diagnose*

● eines Tubenmittelohrkatarrhs bei retrahiertem Trommelfell mit Unterdruck in der Paukenhöhle (mit dem Gipfel nach links zu den negativen Drucken verschobene und flachere Kurve, Abb. 32b);

● eines Paukenergusses (z. B. Mucotympanum) oder eines Adhaesivprozesses (sehr flache, oft fast horizontale nach links verschobene Kurve und fehlender Stapediusreflex, Abb. 32 c);

- einer Gehörknöchelchenluxation (sehr hohe, steile, oben offene Kurve und fehlender Stapediusreflex, Abb. 32 d);
- einer Otosklerose (Normalkurve, fehlender Stapediusreflex);
- einer Tubendurchgängigkeit beim Schlucken oder beim VALSALVA-Versuch durch kurze Auslenkung der Kurve (Tubenfunktionsprüfung, nur bei geschlossenem Trommelfell);
- einer klaffenden Tube durch atemabhängige Impedanzänderungen;
- eines Glomustumors durch pulssynchrone Impedanzänderungen.

Anmerkung: Der Stapediusreflex führt zu einer Bewegung des Trommelfells (Tympanic Membrane Displacement = TMD), die als Volumenänderung im äußeren Gehörgang registriert wird. Ausmaß und Richtung der Änderung erlauben Rückschlüsse auf den intracochleären Druck (S. 140), sofern der Aquaeductus cochleae durchgängig ist.

8. Prüfung des Hörvermögens bei Simulation und Aggravation

Zum Nachweis der **Simulation** einer Schwerhörigkeit oder Taubheit (bei normalem Gehör) oder der **Aggravation** (vorgetäuschte Verschlimmerung einer bestehenden Schwerhörigkeit) kommen heute als zuverlässigste Verfahren die ERA (S. 56), die eine objektive Hörschwellenbestimmung erlaubt, und die OAE (S. 58) zum Einsatz. Die Stapediusreflexschwellenbestimmung (S. 59) hilft bei der Aufdeckung grober Simulation oder Aggravation.

Verdachtsmomente bestehen,
wenn die mit verschiedenen Methoden gewonnenen Ergebnisse nicht übereinstimmen,
wenn zögernd nachgesprochen wird oder an verschiedenen Tagen deutlich unterschiedliche Werte für dieselben Methoden ermittelt werden,
wenn bei der Tonaudiometrie die Geräuschschwelle deutlich besser als die Tonschwelle oder die Luftleitungskurve besser als die Knochenleitungskurve liegen,
wenn bei der Békésy-Audiometrie die Dauertonkurve besser als die Impulstonkurve verläuft.

Unter **psychogener Schwerhörigkeit** versteht man eine unbewußt vorgetäuschte Schwerhörigkeit, die sich im wesentlichen nur auf die Situation bei Hörprüfungen beschränkt. Die Sprachverständlichkeit ist deutlich besser, als der Hörschwelle im Tonaudiogramm entsprechen würde. Die Hörschwellen der ERA entsprechen nicht den schlechten Hörschwellen im Tonaudiogramm. Bei der BÉKÉSY-Audiometrie kann sich ein kongruentes Absinken der Dauer- und der Impulstonschwellenkurven finden. Der Kranke will nicht betrügen, er täuscht sich selbst!

9. Ergebnisse der qualitativen Hörprüfungen

Hörprüfung:	Schalleitungs-schwerhörigkeit: (Mittelohr-schwerhörigkeit)	Schallempfindungsschwer-hörigkeit (sensorineural): (Innenohrschwerhörigkeit und Nervenschwerhörigkeit)	
Hörweitenprüfung:	Zahlen mit tiefen Frequenzen schlecht	Zahlen mit hohen Frequenzen schlecht	
Differenz Umgangs-sprache – Flüstersprache:	klein	groß	
Sprachaudiometrie:	kein Diskriminations-verlust	oft Diskriminations-verlust	
RINNE:	negativ	positiv	
WEBER:	im kranken Ohr gehört	im gesunden Ohr gehört	
Tonaudiogramm:	Differenz zwischen Knochenleitung und Luftleitung	Hörverlust meist nur im hohen Tonbereich	
Tympanogramm:	Änderung des Kurvenverlaufs	Normaler Kurvenverlauf	
		sensorische (= Innenohr-) Schwerh.	**neurale (= Nerven-) Schwerh.**
Lautheitsausgleich (Recruitment nach FOWLER):		positiv	kann negativ sein
Geräuschaudiogramm (LANGENBECK):		Prüfton nicht verdeckt	Prüfton kann ver-deckt sein
SISI-Test:		60–100%	kann 0–15% sein
Hörermüdung:		nicht vorh.	vorhanden
Stapediusreflexprüfung:	Reflex nicht nachweisbar	METZ-Recruitment vorhanden	fehlt oft
Hirnstammaudiometrie: (BERA)		Leitzeit (Latenz) normal	Verlänge-rung der Leitzeit
Otoakustische Emissionen: (OAE)	nicht nachweisbar	fehlen	vorhanden

B. Vestibularisprüfungen

(Bestandteil neurootologischer Untersuchungsmethoden)

Sie dienen der Feststellung
a) ob der angegebene Schwindel vestibulär bedingt ist (Objektivierung) und
b) ob eine Vestibularisstörung peripher oder zentral ausgelöst ist.

1. Schwindelanamnese

Schwindel bedeutet Verlust der Körpersicherheit im Raum (Raumorientierung) und entsteht, wenn die Auskünfte der verschiedenen Sinnesorgane einander widersprechen. Der vestibuläre Schwindel *(systematischer Schwindel)* wird vom Patienten als **Drehschwindel,** Liftschwindel (Otolithenschwindel), Schwankschwindel, Ziehen nach einer Seite oder als Taumeligkeit geschildert. Der Schwindel nach Art **ohnmachtähnlicher Gefühle,** „Schwarzwerden" oder „Sternchensehen vor den Augen" hat seine Ursache im allgemeinen *nicht* in einer Funktionsstörung des Vestibularapparates, sondern ist als herz- bzw. kreislaufbedingt, vasculär oder als diffuser Hirnschwindel *(unsystematischer Schwindel)* anzusehen.

Höhenschwindel ist eine visuelle Reizschwindelform und tritt bei manchen Menschen schon auf, wenn die Distanz zwischen Auge und in der Tiefe liegendem Fixpunkt mehr als einige Meter beträgt. (Eine psychische Komponente und Angstgefühle spielen eine Rolle.)

Der vestibuläre Schwindel tritt als **Schwindelanfall** für Minuten bis Stunden (z. B. bei der MENIÈRE-Krankheit) oder als **Dauerschwindel** über längere Zeit (z. B. nach einseitigem Labyrinthausfall) auf. In beiden Fällen kommt es zu einer Verstärkung der Beschwerden bei Belastungen, wie z. B. bei schnellen Bewegungen oder bei Dunkelheit.

Schließlich gibt es den **Lageschwindel,** der nach Einnahme einer bestimmten Körperlage oder -haltung einsetzt, oder den **Lagerungsschwindel,** der nach einem Lagewechsel beginnt und oft nur Sekunden andauert (benigner paroxysmaler Schwindel, Lagerungsnystagmus S. 68). Schwindel, der allein beim Aufrichten auftritt, ist meist kreislaufbedingt, Schwindel beim Aufrichten und Wiederhinlegen ist eher vestibulärer Genese. Mit dem vestibulären Schwindel sind häufig Vagussymptome (Übelkeit, Erbrechen) verbunden.

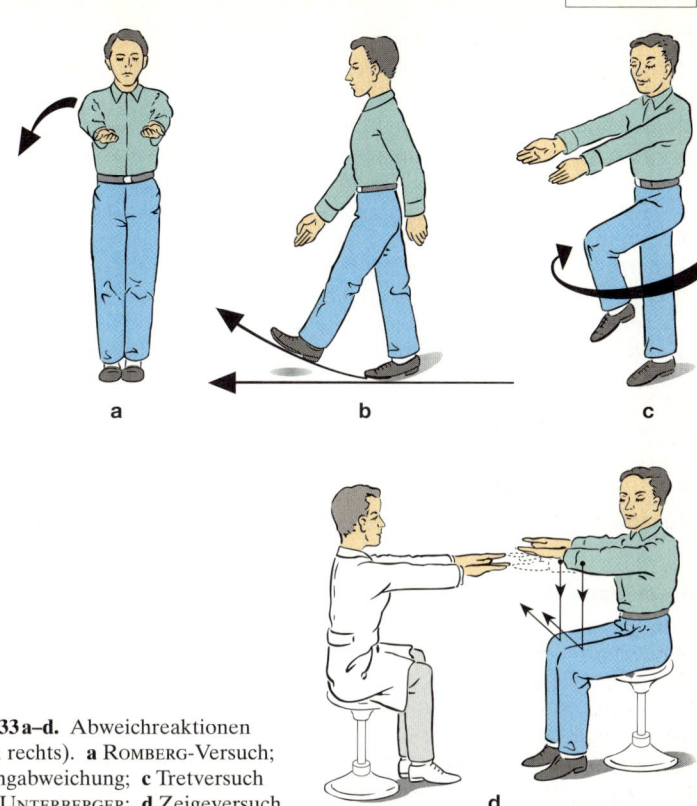

a   b   c

Abb. 33 a–d. Abweichreaktionen
(nach rechts). **a** ROMBERG-Versuch;
b Gangabweichung; **c** Tretversuch
nach UNTERBERGER; **d** Zeigeversuch

d

2. Abweichreaktionen (Koordinationsprüfungen, Prüfung der
vestibulospinalen Reflexe) (Abb. 33 a–d)

Geprüft werden bei Verdacht auf eine Vestibulariserkrankung

a) der **ROMBERG-Versuch** (Stehen auf beiden oder auf einem Bein bei
geschlossenen Augen),

b) die **Gangabweichung** beim Gehen geradeaus mit geschlossenen Augen,

c) der **Tretversuch nach UNTERBERGER,** bei dem der Patient mit geschlossenen Augen auf der Stelle marschieren muß,

d) der **Zeigeversuch,** bei dem mit geschlossenen Augen bei Heben der
Arme die Fingerspitzen des Arztes getroffen werden sollen und

e) der **Zeichentest nach** Fukuda, bei dem mit geschlossenen Augen rechts und links freihändig Kreuzchen in vertikalen Reihen gezeichnet werden müssen.

Fallneigung, Gangabweichung, Drehung beim Tretversuch, Abweichung beim Zeigeversuch und beim Zeichentest treten bei *vestibulären Störungen* auf und sind z.B. bei einem Labyrinthausfall *nach der Seite des kranken* (vestibulär ausgefallenen) *Ohres* gerichtet und entsprechen der Richtung der langsamen Komponente der Nystagmusschläge. Bei Änderung der Kopfstellung bleibt die Fallneigung in Richtung auf das kranke Ohr bestehen. Der Kleinhirnkranke dagegen fällt auch nach Kopfdrehung stets in die gleiche Richtung.

Die Körperschwankungen beim Romberg-Versuch können auf einer elektronischen Waage registriert werden (Posturographie). Der Test läßt sich durch zusätzliche Verwendung einer Kippbühne mit Schwerpunktverlagerung modifizieren (Provokationstest).

Außerdem ist es möglich, bei den Steh- und Tretversuchen die Bewegungen von Kopf und Schultern durch aufgesetzte Lämpchen photoelektrisch aufzuzeichnen (Craniocorpographie).

3. Spontan-, Provokations- und Lagenystagmus

Das periphere Vestibularorgan gibt ständig Impulse (Aktionsströme, Ruheaktivität) über den Nerven zu den Vestibulariszentren ab und bewirkt dort einen „Ruhetonus". Zwischen rechts und links besteht „Tonusgleichgewicht". Durch eine Erregung des peripheren Organs (z.B. durch eine Ausbuchtung der Cupula nach der einen oder anderen Richtung, durch eine traumatische Schädigung des Innenohres oder durch eine entzündliche Erkrankung) kommt es zu einer Zunahme oder Abnahme der Impulsfrequenz im Nerven und einer Steigerung oder Abschwächung des Tonus in den Vestibulariszentren.

Je nach Größe der „Tonusdifferenz" zwischen rechts und links tritt eine Nystagmusneigung, ein latenter oder ein manifester Nystagmus auf. Bei einer Erkrankung, die mit einem Reizzustand des Labyrinths einhergeht, ist der Nystagmus zur kranken Seite, bei einem Labyrinthausfall dagegen durch Überwiegen des anderen Labyrinths zur gesunden Seite gerichtet.

Der Nystagmus entsteht also zentral, er kann jedoch auf eben geschilderte Weise peripher oder durch eine cerebrale Störung auch zentral ausgelöst sein.

Der **vestibuläre Nystagmus** ist ein rhythmischer **Rucknystagmus,** dessen einzelne Schläge sich aus einer langsamen labyrinthären Komponente

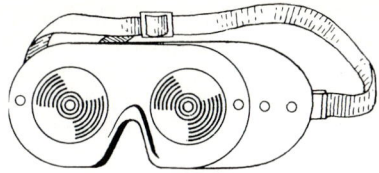

Abb. 34. FRENZEL-Brille

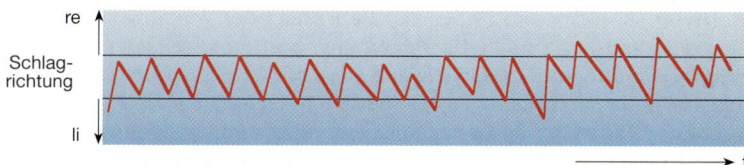

Abb. 35. Nystagmogramm

und einer schnellen – als zentrale Ausgleichsbewegung aufgefaßten – Komponente zusammensetzen. Seine Richtung wird nach der besser sichtbaren schnellen Komponente bezeichnet. Das subjektive Drehgefühl ist der schnellen Nystagmuskomponente, die Fallneigung der langsamen Komponente gleichgerichtet. Das Nystagmusschlagfeld liegt vorwiegend in der Orbitahälfte, nach der die langsame Komponente gerichtet ist. Der Nystagmus kommt meist als Horizontalnystagmus zur Beobachtung, tritt aber auch als rotierender und selten – und dann stets zentral bedingt – als vertikaler Nystagmus auf. Er kann fein-, mittel- oder grobschlägig und wenig, mittel oder sehr frequent sein.

Der Nystagmus wird bei der Fahndung nach Spontannystagmus und Provokationsnystagmus zunächst ohne und anschließend im abgedunkelten Raum unter der **Leuchtbrille** nach FRENZEL (Abb. 34) beobachtet. Die Brille verhindert durch Gläser von 15 Dioptrien eine Fixation, die den Nystagmus hemmen würde, und erleichtert durch die Vergrößerung und Beleuchtung der Bulbi die Nystagmusuntersuchung.

Eine **Nystagmusregistrierung** ist auf elektrophysiologischem Wege (**Elektronystagmographie,** ENG) möglich: die bei jedem Nystagmusschlag auftretende Verschiebung der zwischen Cornea (+) und Retina (–) bestehenden Potentialdifferenz wird über bitemporal angelegte Elektroden abgeleitet, verstärkt und mit einem X-Y-Schreiber registriert (Nystagmogramm). Damit lassen sich neben der Nystagmusdauer und der Schlagzahl auch die Amplituden der Nystagmusschläge und die Winkelgeschwindigkeiten der langsamen Nystagmuskomponenten feststellen und dokumentieren (Abb. 35). Die Untersuchung wird bei geschlossenen Augen oder bei geöffneten Lidern im Dunkeln vorgenommen. Dadurch kann ein Spontannystagmus verstärkt werden. Zur Nystagmusregistrierung bei geöffneten Augen werden die Infrarotvideokamera oder die Photoelektronystagmographie (PENG) verwendet. Letztere wird bei der galvanischen Prüfung benötigt.

Der **Spontannystagmus** wird in den fünf Hauptblickrichtungen geprüft: Blick geradeaus, nach links, nach rechts, nach oben, nach unten. Sein Auftreten ist nicht vom Willen des Patienten oder von äußeren Reizen ausgelöst und hat krankhafte Bedeutung. Man unterscheidet den **richtungsbestimmten Spontannystagmus,** der nur in eine Richtung schlägt und mehr für Erkrankungen des peripheren Organs spricht (Abb. 36), und den **Blickrichtungsnystagmus,** der seine Schlagrichtung je nach Blickrichtung ändert und häufig bei zentralen Vestibularisstörungen (z. B. Hirnstammläsionen) beobachtet wird. Der festgestellte Nystagmus wird in ein übersichtliches Schema eingezeichnet.

Beim richtungsbestimmten Spontannystagmus tritt ein Nystagmus 1. Grades lediglich in Blickrichtung der schnellen Komponente, ein Nystagmus 2. Grades auch beim Blick geradeaus und ein Nystagmus 3. Grades bereits beim Blick in die Gegenrichtung auf.

Der **Provokationsnystagmus** (unter der FRENZEL-Brille geprüft) wird durch Einnahme der Schwindellage, durch Kopfschütteln, durch Bücken und Wiederaufrichten und durch die Lageprüfung untersucht. Ein latenter Nystagmus kann durch diese „Lockerungsmaßnahmen" aktiviert und vorübergehend zu einem Spontannystagmus werden.

Bei der **Lageprüfung** wird unter der Leuchtbrille beobachtet, ob in Rückenlage, in rechter und linker Seitenlage, in Kopfhängelage (Abb. 37) und beim Wechsel von Aufsitzen und Hinlegen ein Lage- oder Lagerungsnystagmus auftritt. Man unterscheidet den **richtungsbestimmten Lagenystagmus,** der sich häufiger bei peripheren Schäden findet – aber als gelockerter Spontannystagmus auch bei zentralen Schäden vorkommt –, und den **richtungswechselnden Lagenystagmus,** der für einen zentralen Schaden spricht. Der echte Lagenystagmus hält nach Einnahme der Lage länger als 30 Sek. an.

Ein meist peripher durch kinetische Reize beim Lagewechsel ausgelöster und nur wenige Sekunden andauernder (benigner paroxysmaler) **Lagerungsnystagmus** mit Schwindel tritt beim schnellen Wechsel zwischen Aufrichten und Wiederhinlegen in Kopfhängelage mit seitwärts gedrehtem Kopf auf. Er wird mit abgesprengten, die Cupula des hinteren vertikalen Bogenganges reizenden utriculären Otolithen nach Kopf-

Abb. 36. Richtungsbestimmter Spontannystagmus 2. Grades nach links (in ein Schema für Blickrichtungen geradeaus, nach oben, nach unten, nach rechts und nach links eingezeichnet)

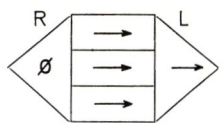

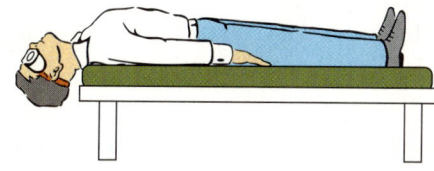

Abb. 37. Kopfhängelage (Lageprüfung)

traumen erklärt (Cupulolithiasis, Therapie: Vestibuläres Lagerungstraining durch rasches Seitwärtslagern des Oberkörpers vom Sitzen erst auf die Seite des betroffenen Ohres, danach des gesunden Ohres und wieder zum Sitzen. Vestibuläres Training s. auch S. 146). Ein Nystagmus nach Lagerungsänderung tritt außerdem bei Vorliegen einer Labyrinthfistel (S. 121) auf und kann auch vasculärer Genese oder cervical bedingt sein.

Schwindelbeschwerden, über die ein Patient klagt, werden durch den Nachweis eines Spontan-, Provokations-, Lagerungs- oder Lagenystagmus als vestibuläre Funktionsstörung erkannt.

Ein **Endstellungsnystagmus** (Einstellungsnystagmus) bei extremem Blick zur Seite ist muskulär bedingt und hat keine krankhafte Bedeutung. Andere Nystagmusformen, wie der **optokinetische Nystagmus** (Eisenbahnnystagmus), der **Bergarbeiternystagmus** infolge langer Arbeit im Dunkeln, ein **okulärer Nystagmus** z. B. bei Sehschwäche und der **angeborene Pendelnystagmus** sind nicht vestibulären Ursprungs. (Cervicalnystagmus S. 79 u. 143.)

4. Rotatorische Prüfung

Die *rotatorische Prüfung* gehört mit der *thermischen Prüfung* und der *Prüfung des Fistelsymptoms* zu den **experimentellen Vestibularisprüfungen,** bei denen Endolymphbewegungen ausgelöst werden und ein Nystagmus entsteht (vestibulooculärer Reflex).

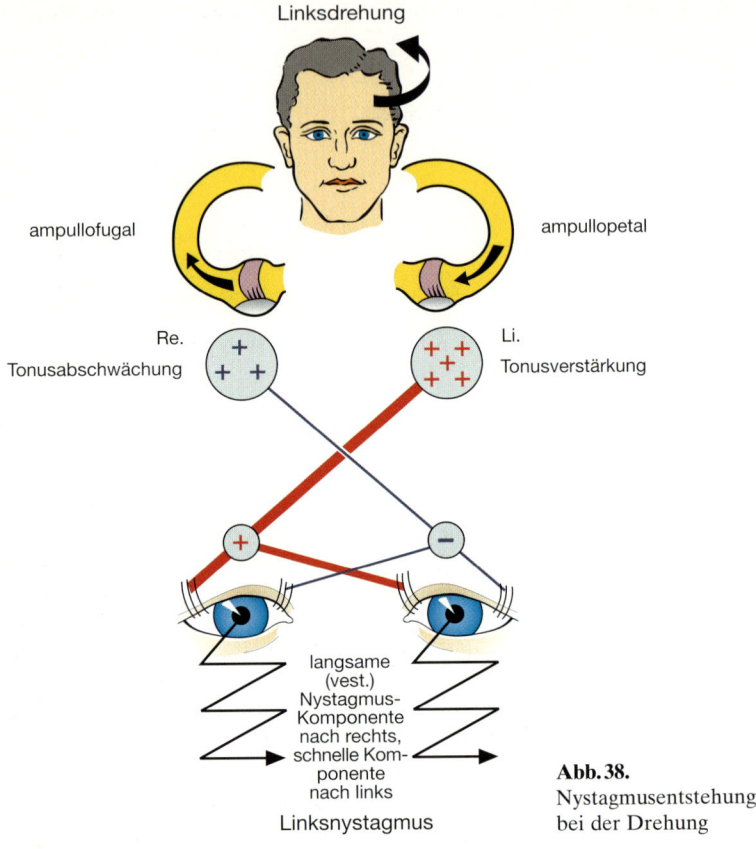

Linksdrehung

ampullofugal

ampullopetal

Re.
Tonusabschwächung

Li.
Tonusverstärkung

langsame
(vest.)
Nystagmus-
Komponente
nach rechts,
schnelle Kom-
ponente
nach links

Linksnystagmus

Abb. 38.
Nystagmusentstehung
bei der Drehung

Im Endolymphschlauch des waagrecht gestellten horizontalen Bogenganges entsteht bei der Drehung des Patienten nach rechts oder links eine **Trägheitsströmung der Endolymphe** mit einer Ausbuchtung der Cupula und entsprechender Ablenkung der Sinneszellhaare. Die Strömung kommt beim Andrehen (Beschleunigung) durch Zurückbleiben der Endolymphe (Abb. 38) und beim Anhalten aus der Drehung durch Weiterbewegen der Endolymphe zustande.

Eine *ampullopetale* Strömung im horizontalen Bogengang bewirkt eine utriculopetale Cupulaausbuchtung mit einer Depolarisierung der Sinneszellen, eine Steigerung der Frequenz der Nervenimpulse, eine Verstärkung des Ruhetonus im gleichseitigen Vestibulariszentrum und ei-

70

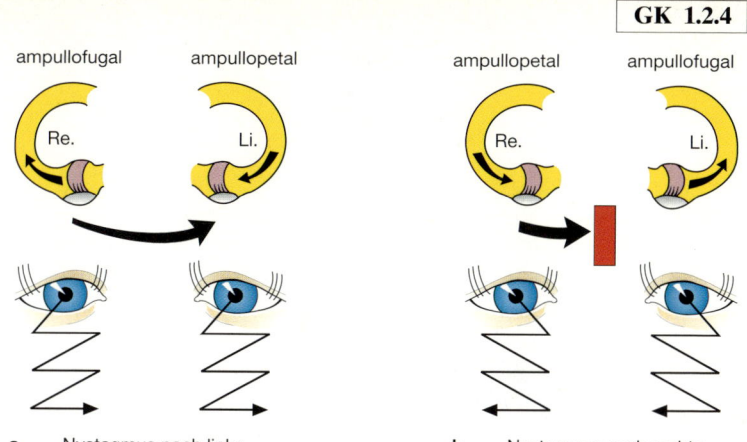

ampullofugal   ampullopetal   ampullopetal   ampullofugal

Re.   Li.   Re.   Li.

a Nystagmus nach links   **b** Nystagmus nach rechts

Abb. 39 a, b. Rotatorische Prüfung. **a** Andrehen nach links; **b** Stop aus der Linksdrehung

nen *Nystagmus zur gleichen Seite.* Eine *ampullofugale* Endolymphströmung hat eine utriculofugale Cupulaausbuchtung mit einer Hyperpolarisierung der Sinneszellen, eine Minderung der Frequenz der Nervenimpulse, eine Abschwächung des Ruhetonus im gleichseitigen Vestibulariszentrum und einen *Nystagmus zur anderen Seite* zur Folge. Bei starken Reizen zeigt die ampullopetale Endolymphströmung im horizontalen Bogengang eine größere Wirkung als die ampullofugale Strömung (2. Ewald-Gesetz).

Die **Linksdrehung** führt im rechten horizontalen Bogengang zu einer ampullofugalen Endolymphströmung, im linken horizontalen Bogengang zu einer gleichzeitigen ampullopetalen Endolymphströmung. Es tritt also beim Andrehen ein perrotatorischer **Linksnystagmus** auf (Abb. 39 a).

Beim **Anhalten aus der Linksdrehung** ist die Endolymphströmung rechts ampullopetal und links ampullofugal gerichtet, die Folge ist ein postrotatorischer **Rechtsnystagmus** (Abb. 39 b). Nach dieser ersten postrotatorischen Nystagmusphase, die durch die Cupulaausbuchtung bedingt ist, kann eine zweite (eventuell auch eine dritte) postrotatorische Nystagmusphase folgen, deren Nystagmusrichtung der vorausgegangenen Phase jeweils entgegengesetzt ist. Das phasenhafte Auspendeln der Nystagmusreaktion ist als zentrale Antwort auf die periphere Erregung anzusehen.

71

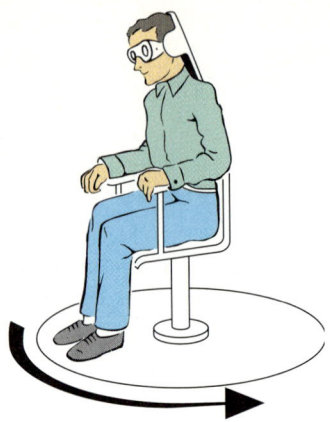

Abb. 40. Drehstuhl

Bei der **Rechtsdrehung** treten Endolymphbewegungen und Nystagmus-
phasen jeweils entsprechend entgegengesetzt auf.

Durchführung: Bei der Untersuchung auf dem einfachen, mit der Hand
angedrehten und gestoppten Drehstuhl wird der Patient nach der von
BÁRÁNY angegebenen **Methode** in 20 Sekunden zehnmal herumgedreht
und dann ruckartig angehalten. Der Kopf muß dabei um 30 Grad nach
vorn geneigt sein, damit die horizontalen (lateralen) Bogengänge möglichst waagerecht stehen. Festgestellt wird die Dauer des postrotatorischen Nystagmus nach Rechtsdrehung und anschließend nach Linksdrehung. Die Nystagmusdauer beträgt jeweils zwischen 20 und 40 Sekunden.
Die Untersuchung auf einem elektronisch gesteuerten Drehstuhl
(Abb. 40) vermeidet durch unterschwelliges Andrehen das Auftreten eines perrotatorischen Nystagmus und damit Interferenzen zwischen per-
und postrotatorischem Nystagmus. Bei dieser sogenannten **Langdreh-
methode** (MITTERMAIER) wird unterschwellig (unter $1°/\text{sec}^2$ Beschleunigung) bis zu einer Winkelgeschwindigkeit von $60°/\text{sec}$ angedreht, anschließend eine Minute mit dieser Winkelgeschwindigkeit gleichmäßig
weitergedreht und dann ruckartig gestoppt. Unter der Leuchtbrille werden Dauer und Schlagzahl des postrotatorischen Nystagmus der ersten
und zweiten Phase festgestellt oder mittels der Elektronystagmographie
registriert. Nach 10 Minuten folgt dann in gleicher Weise die Ausführung in entgegengesetzter Richtung.

Durch Untersuchungen auf diesem Drehstuhl können auch die Schwellenwerte für die Drehempfindung und für den perrotatorischen Nystagmus (bei $1°/sec^2$) ermittelt werden (MONTANDON).

Zu den rotatorischen Prüfungen rechnet auch die **Pendelprüfung** (GREINER), bei der die Nystagmusreaktionen während der sinusförmigen Hin- und Herbewegungen auf dem Pendelstuhl nystagmographisch registriert werden.

Aussage: Mit der **rotatorischen Prüfung,** bei der stets **beide** Vestibularorgane gleichzeitig erregt werden, kann man feststellen, ob sich der Vestibularapparat in einem **Funktionsgleichgewicht** (seitengleiche Nystagmusreaktionen) befindet oder ob Zeichen einer **Funktions- bzw. Regulationsstörung** (z.B. Nystagmusneigung bzw. Überwiegen des Nystagmus nach einer Richtung oder bei der Pendelung zusätzlich unterschiedliche „Nystagmusschriften" bei zentralen Störungen) vorhanden sind. Subjektive Schwindelerscheinungen können damit objektiviert werden, was z.B. bei einer Gutachtenerstellung nach Schädeltraumen wichtig ist.

Nach einem peripheren Ausfall z.B. kommt es zunächst zu einem Spontannystagmus zur gesunden Seite. Im Laufe von 1–2 Jahren tritt im allgemeinen ein zentraler Ausgleich (Kompensation) ein. Zuerst verschwindet der Spontannystagmus, allmählich kann auch das Richtungsüberwiegen des Nystagmus bei den rotatorischen Prüfungen geringer werden und schließlich bei vollständigem Ausgleich verschwinden. Der Rückgang der Regulationsstörung läßt sich so – trotz bleibenden peripheren Ausfalls – durch die rotatorischen Prüfungen verfolgen. Förderung der Kompensation durch vestibuläres Training (S.146).

Bei der Erholung eines vorher untererregbaren oder vorübergehend ausgefallenen peripheren Vestibularorgans kann nach Abklingen des **Ausfallnystagmus** (Spontannystagmus zur gesunden Seite) ein **Erholungsnystagmus** auftreten, der dann als Spontannystagmus zur Seite des kranken Ohres gerichtet ist.

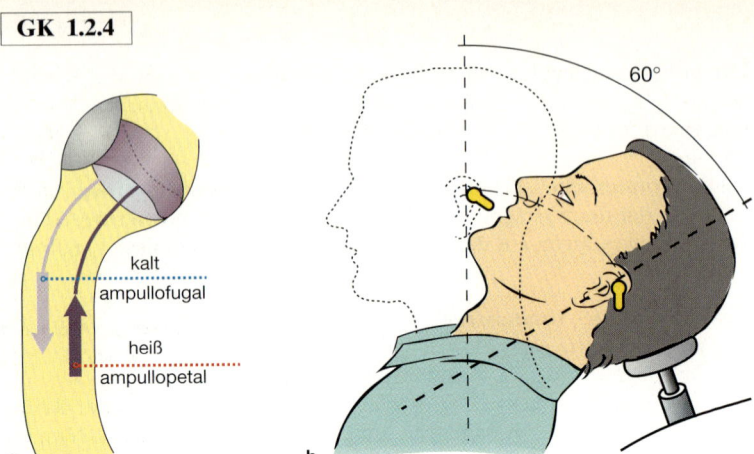

Abb. 41 a, b. Thermische Prüfung. **a** Bewegung der Endolymphe durch Änderung des spezifischen Gewichtes und Cupulaausbuchtung; **b** Optimumstellung des horizontalen Bogenganges

5. Thermische Prüfung (kalorische Prüfung)

Steht der horizontale Bogengang senkrecht (vertikal), so läßt sich unter dem Einfluß der Schwerkraft (Gravitation) durch Abkühlung oder Erwärmung des äußeren Bogengangschenkels eine – nicht physiologische – Bewegung der Endolymphe durch Änderung des spezifischen Gewichtes (Konvektionsströmung) und damit eine Cupulaausbuchtung erreichen (BÁRÁNY) (Abb. 41 a).

Eine **Erwärmung** führt zu einer **ampullopetalen** Endolymphbewegung, einer utriculopetalen Cupulaausbuchtung mit einer Depolarisierung der Sinneszellen, einer Steigerung der Frequenz der Nervenimpulse, einer Verstärkung des Ruhetonus im gleichseitigen Vestibulariszentrum und einem **Nystagmus zur gleichen Seite.** Eine **Abkühlung** ist von einer **ampullofugalen** Endolymphbewegung, einer utriculofugalen Cupulaausbuchtung mit einer Hyperpolarisierung der Sinneszellen, einer Minderung der Frequenz der Nervenimpulse, einer Abschwächung des Ruhetonus im gleichseitigen Vestibulariszentrum und einem **Nystagmus zur anderen Seite** gefolgt. (Nach Kaltreiz Nystagmus zum anderen Ohr, nach Heißreiz Nystagmus zum gleichen Ohr! Das subjektive Drehgefühl ist dem Nystagmus jeweils gleichgerichtet.)

Durchführung: Der Kopf des Patienten wird in die „Optimumstellung" (BRÜNNINGS) gebracht, d. h. der Kopf muß im Liegen um 30 Grad angehoben oder im Sitzen um 60 Grad zurückgeneigt (Abb. 41 b) werden, damit die horizontalen Bogengänge möglichst senkrecht stehen. Jeder Gehörgang wird nacheinander mit warmem Wasser (erst rechts, dann links) und mit kaltem Wasser gespült. Es sind also vier Spülungen erforderlich, zwischen denen jeweils eine Pause von einigen Minuten eingelegt werden soll. Die Temperaturänderung setzt sich durch Wärmeleitung über die hintere knöcherne Gehörgangswand und auch durch Wärmestrahlung über das Trommelfell ins Antrum mastoideum fort und erreicht dort den horizontalen Bogengang.

Bei der **Methode nach HALLPIKE,** bei der der Patient liegend untersucht wird, läßt man jeweils 30 Sekunden lang Wasser von 44 Grad Celsius und danach von 30 Grad Celsius durch den Gehörgang laufen.

Bei der **Methode nach VEITS,** die im Sitzen ausgeführt wird, werden jeweils 10 ml Wasser von 47 Grad Celsius und anschließend von 17 Grad Celsius verwandt.

Der thermische Nystagmus wird unter der Leuchtbrille beobachtet oder elektronystagmographisch registriert. Eine Änderung der Kopfstellung um 180 Grad während der Prüfung führt – im Gegensatz zur rotatorischen Prüfung – zu einem Umschlag des Nystagmus.

Aussage: Mit der **thermischen Vestibularisprüfung** wird jedes Vestibularorgan **einzeln** untersucht. Sie dient der **Feststellung der peripheren Erregbarkeit.** Man vergleicht die Erregbarkeit einer Seite nach Kalt- und nach Warmspülung mit der der anderen und kann Erregbarkeitsdifferenzen zwischen rechts und links bis zur thermischen Unerregbarkeit einer oder beider Seiten aufdecken. Ein Vestibularorgan gilt als unerregbar, wenn nach thermischer Reizung keine Nystagmusreaktion auftritt (Abb. 44, S. 78).

Ein bei der thermischen Prüfung festgestelltes Richtungsüberwiegen des Nystagmus nach einer Seite kann eine periphere Ursache haben (z. B. bei peripherer Untererregbarkeit der anderen Seite und dadurch ausgelöstem Spontannystagmus oder latentem Nystagmus; dabei oft auch cochleäre Funktionsstörung der erkrankten Seite) oder einen zentralen Schaden anzeigen (z. B. bei bds. normaler peripherer Erregbarkeit und nachweisbaren weiteren cerebralen Symptomen).

Eine Spülung des Gehörgangs muß bei trockenen Trommelfelldefekten unterbleiben. Man bläst dann zur orientierenden thermischen Prüfung – falls ein geschlossenes Durchflußsystem nicht zur Verfügung steht – kalte Luft in den Gehörgang oder legt einen äthergetränkten Wattebausch ein, durch den Verdunstungskälte erzeugt wird.

Wiederholte Reizanwendungen führen zu einer Abnahme der – zentral gesteuerten – vestibulären Reaktion **(Habituation).**

Weil auch in der Schwerelosigkeit ein kalorischer Nystagmus nachweisbar gewesen ist, wird diskutiert, daß in dieser Situation eine gravitations- und lageunabhängige Volumenänderung lokaler Bereiche der Endolymphe erregungsauslösend sein könnte.

6. Galvanische Prüfung (selten durchgeführt)

Bei **kathodischer** Reizung ist die schnelle Nystagmuskomponente zur **Reizelektrode,** bei **an**odischer Reizung zur **an**deren – nicht geprüften – Seite gerichtet. Der Nystagmus wird durch De- bzw. Hyperpolarisationseffekte am N. vestibularis ausgelöst.

Festgestellt wird die Stromstärke (mA), bei der ein vestibulärer Nystagmus auftritt (Reizschwelle) bzw. bei der ein Spontannystagmus verstärkt oder abgeschwächt wird. Gemessen wird außerdem die Latenzzeit der Richtungsumkehr des galvanischen Nystagmus bei Umpolung des Reizstromes (Methode nach PFALTZ).

Durchführung: Unipolare und monaurale Stimulation mit schwachem Gleichstrom. Indifferente Elektrode am gleichseitigen Oberarm. (Cave Schrittmacher!)

Der galvanische Nystagmus wird mittels photoelektrischer Aufzeichnung registriert (S. 68)

Aussage: Die Schwelle des galvanischen Nystagmus wird bestimmt von der Leitfähigkeit vestibulärer Neurone. Der Zustand des vestibulären Endorgans dagegen hat keinen Einfluß. Man bekommt daher durch die **galvanische Prüfung** – im Zusammenhang mit dem Ergebnis der thermischen Vestibularisprüfung über die Erregbarkeit des peripheren Organs – Hinweise darauf, ob die vestibuläre Störung im Endorgan, im Bereich des Nerven oder zentral liegt.

7. Prüfung des Fistelsymptoms (mechanische Reizung)

Besteht ein Trommelfelldefekt und gleichzeitig eine Arrosion des knöchernen horizontalen Bogenganges bei noch bindegewebig abgeschlossenem Perilymphraum (z. B. bei einer chronischen epitympanalen Mittelohreiterung mit einer Knochendestruktion durch ein Cholesteatom S. 119), so läßt sich ein direkter Druck auf den häutigen Bogengangsschlauch an umschriebener Stelle ausüben (Abb. 42). Dadurch kommt es zu einer **ampullopetalen Endolymphbewegung** und zum **Nystagmus zur gleichen** Seite. Bei Aspiration schlägt der Nystagmus zur anderen Seite um.

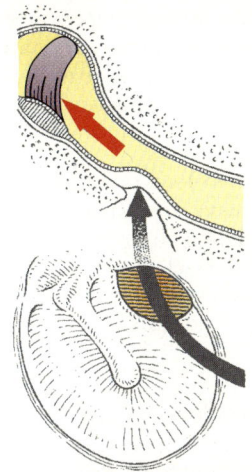

Abb. 42. Kompression des häutigen Bogenganges bei Defekt im knöchernen Bogengang

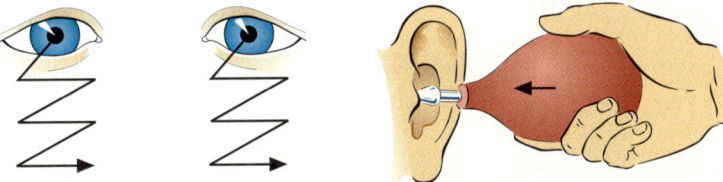

Abb. 43. Prüfung des Fistelsymptoms (Kompressionsnystagmus)

Durchführung: Ein Politzerballon wird mit der durchbohrten Olive luftdicht in den Gehörgang eingesetzt. Gleichzeitig wird unter der Leuchtbrille beobachtet, ob ein Nystagmus auftritt. Liegt eine Bogengangsfistel auf dieser Seite vor, entsteht bei **K**ompression ein Nystagmus zur **k**ranken Seite (Abb. 43), bei **A**spiration ein Nystagmus zur **a**nderen Seite. Gelegentlich genügt auch ein Druck auf den Tragus, um ein Fistelsymptom auszulösen.

Aussage: Diese **Prüfung des Fistelsymptoms** wird bei jeder chronischen Mittelohrentzündung mit randständigem Trommelfelldefekt vorgenommen, um gegebenenfalls eine **umschriebene Zerstörung der Labyrinthkapsel** zu erkennen. Bei positivem Ausfall des Fistelsymptoms muß umgehend ein operativer Eingriff durchgeführt werden, um eine drohende diffuse Labyrinthitis zu verhindern und endocraniellen Komplikationen vorzubeugen (absolute Operationsindikation).

77

Bei Vorliegen einer Bogengangsfistel läßt sich gelegentlich auch ein „Lagefistelsymptom" auslösen: Es tritt ein transitorischer Nystagmus zur gesunden Seite nach Kopfhängelage und ein entgegengesetzt gerichteter Nystagmus nach schnellem Aufsitzen des Patienten auf.

Anmerkung:
TULLIO-Reaktion (-Phänomen): Vestibuläre Reizerscheinungen mit Nystagmus bzw. Raddrehung der Augen können sich gelegentlich auch bei intaktem Trommelfell während starker akustischer Belastung zeigen. Als Ursache werden Bogengangsfisteln, Stapessubluxationen bzw. -mißbildungen, Verwachsungen zwischen Stapesfußplatte und Utriculus oder eine Lues (S. 128) angeschuldigt.

8. Vestibularisbefunde

a) Thermische Prüfung (Abb. 44 a–c)

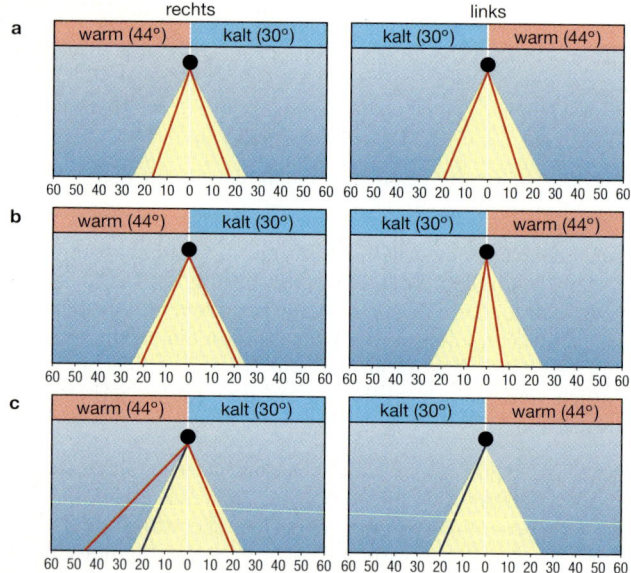

Abb. 44 a–c. Schematische Darstellung (STOLL) der Ergebnisse der thermischen Prüfung (S. 74); **a** Normalbefund; **b** Verminderte Erregbarkeit links; **c** Ausfall links, nicht kompensiert, mit Spontannystagmus nach rechts (lila).

b) Unterscheidung zwischen peripherer und zentraler Vestibularisstörung:

Für **peripheren** Schaden sprechen:
Drehgefühl
richtungsbestimmter Horizontalnystagmus
richtungsbestimmter Lage- oder Lagerungsnystagmus
thermische Prüfung: die Nystagmusreaktionen sind sowohl bei Warm- als auch bei Kaltspülung des erkrankten Ohres jeweils schwächer bzw. fehlen auf dieser Seite vollständig (Abb. 44 b), oder es zeigt sich ein Richtungsüberwiegen des Nystagmus nach der gesunden Seite (Abb. 44 c) (dazu kommen cochleäre Symptome auf der erkrankten Seite)
rotatorische Prüfung: Richtungsüberwiegen des Nystagmus.

Für **zentralen** Schaden sprechen:
unklarer Schwindel, seltener Drehschwindel
Blickrichtungsnystagmus, seltener richtungsbestimmter Horizontalnystagmus
vertikaler, alternierender, hüpfender, dissoziierter oder blickparetischer Nystagmus
richtungswechselnder Lagenystagmus, seltener richtungsbestimmter Lagenystagmus
thermische Prüfung: Richtungsüberwiegen des Nystagmus nach einer Seite (dazu kommen weitere cerebrale Symptome)
rotatorische Prüfung: Richtungsüberwiegen des Nystagmus.

Anmerkungen:
Mit der Prüfung des **optokinetischen Nystagmus** werden zentrale oculomotorische Funktionsstörungen aufgedeckt. Pathologische Änderungen des optokinetischen Nystagmus finden sich bei Hirnstammprozessen und können Frühsymptom einer multiplen Sklerose sein.
Durchführung: Der Patient schaut auf einen rotierenden, mit senkrechten schwarzen und weißen Streifen versehenen Zylinder bzw. auf ein entsprechendes Filmlaufbild. Die auftretenden Bulbusbewegungen (Nystagmus) werden elektronystagmographisch registriert.

Die Prüfung auf **Cervicalnystagmus** kann eine Gefügestörung der Halswirbelsäule am cranio-cervicalen Übergang oder eine vasculäre Grundlage (A. vertebralis) als Ursache von Schwindelbeschwerden aufdecken (Halsdrehtest).
Durchführung: Der Patient sitzt auf einem Pendelstuhl (Drehsessel). Während der Untersucher den Kopf mit beiden Händen fixiert, dreht eine Hilfsperson den Drehsessel zunächst pendelförmig nach rechts

und links. Während der Stuhlbewegung auftretender Nystagmus spricht für eine Gefügestörung der Halswirbelsäule (proprioceptiver Nystagmus). Anschließend wird der Drehsessel um 60° nach rechts und danach nach links gedreht, wobei der Stuhl jeweils 50 Sek. in Endstellung gehalten wird. Ein in der Endstellung zu beobachtender Nystagmus kann vasculär ausgelöst sein. Der Cervicalnystagmus gilt als pathologisch (S. 143), tritt aber gelegentlich auch bei Gesunden auf.

Torsionale Augenbewegungen werden bei Reizung der **Otolithenorgane** beobachtet und sind durch Videooculographie nachweisbar. (Bisher geringe klinische Bedeutung.)

C. Tubenfunktionsprüfungen

Vor der Prüfung der Tubendurchgängigkeit und bei jeder Ohruntersuchung ist eine eingehende Untersuchung von Nase, Nasenrachenraum, Nasennebenhöhlen und Rachen vorzunehmen, da viele Ohrerkrankungen in Nasen- und Rachenerkrankungen ihre Ursache haben (Rhinitis, Nebenhöhlenerkrankung, Rachenmandelvergrößerung, Tonsillitis u. a.). Tubendurchblasungen nimmt man bei Tubenmittelohrkatarrhen zum Druckausgleich zwischen Außenluft und Mittelohr vor, um eine ungehinderte Schwingung des Trommelfells und eine Besserung der Schalleitungsschwerhörigkeit zu erreichen. Sie müssen bei Schnupfen unterbleiben, um keine Infektion des Mittelohres zu verursachen.

Normalerweise öffnet sich die Tube zum Druckausgleich jeweils nur beim Schlucken. Eine ständig offenstehende Tube führt zur *Autophonie* (S. 108), weil die Schallwellen das Mittelohr einerseits durch den Gehörgang, andererseits aber auch durch die Tube erreichen.

1. Valsalva-Versuch

Man läßt den Patienten mit geschlossenem Mund und zugehaltener Nase kräftig in die Nase ausatmen. Dadurch wird Luft durch die Tube ins Mittelohr gedrückt. Bei der Auskultation ist ein Knackgeräusch zu hören. Die Vorwölbung des Trommelfells kann otoskopisch kontrolliert werden.

Auch beim Toynbee-Versuch (Schlucken mit zugehaltener Nase) kommt es zur Druckänderung in der Paukenhöhle und zur Trommelfellbewegung. Im Tympanogramm (S. 61) erkennt man eine Tubenöffnung beim Schlucken durch eine kurze Impedanzänderung.

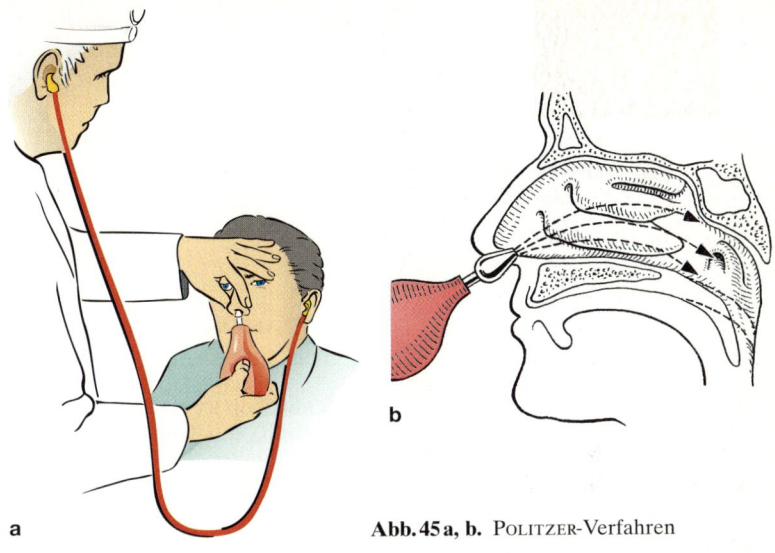

Abb. 45 a, b. POLITZER-Verfahren

2. POLITZER-Verfahren (Luftdusche) (Abb. 45)

Ein Gummiballon wird mit der aufgesetzten durchbohrten Metallolive
an ein Nasenloch luftdicht angesetzt, das andere Nasenloch wird zuge-
halten. Während man kräftig auf den Ballon drückt, soll der Patient einen K-Laut (Kuckuck, Coca Cola) sagen oder schlucken. Dabei wird
die Gaumenmuskulatur kontrahiert. Die Tube öffnet sich vor allem
durch den Zug des M. tensor veli palatini, und der Nasenrachenraum
wird gleichzeitig durch die Hebung des Gaumensegels vom Mundrachen
abgeschlossen. Das Einströmen der Luft durch die Tube ins Mittelohr
wird so ermöglicht. Ein Schlauch, der den Gehörgang des Patienten
mit dem des Arztes verbindet, erlaubt dem Arzt, die Tubendurchgängigkeit an der Art des Durchblasegeräusches zu beurteilen.

3. Tubenkatheterismus (Abb. 46)

Bei schwer durchgängiger Tube wird ein vorn schwach gebogenes Me-
tallröhrchen durch die Nase geschoben und im Nasenrachenraum mit
der Öffnung in das Tubenostium eingeführt. Mittels Druckluft oder eines aufgesetzten Gummiballons erfolgt dann die Tubendurchblasung,
deren Erfolg wiederum am Durchblasegeräusch zu erkennen ist. Durch
den Tubenkatheter lassen sich auch Medikamente in Tube und Mittel-

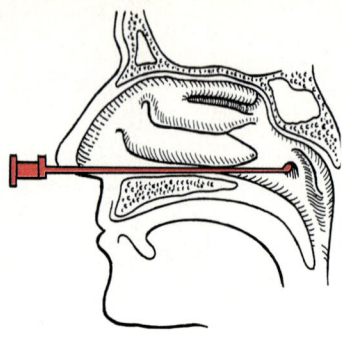

Abb. 46. Tubenkatheterismus

ohr einblasen. Mit einem flexiblen Mikroendoskop ist eine direkte optische Kontrolle der Tube bis in die Paukenhöhle möglich. Letztere läßt sich auch nach einem Trommelfellschnitt (Paracentese, S. 111) mit Hilfe eines dünnen Endoskops untersuchen (Tympanoskopie).

4. Tubensonomanometrie

Die *quantitative* Beurteilung der Tubendurchgängigkeit erfolgt u. a. durch die gleichzeitige Anwendung von Überdruck und Abstrahlen eines Probetones im Nasenrachenraum. Der Tubenöffnungsdruck kann durch Registrierung von Druckänderung und Lautstärkeänderung im äußeren Gehörgang bei geschlossenem oder defektem Trommelfell bestimmt werden.

Liegt ein Trommelfelldefekt vor, kann die Durchgängigkeit auch in umgekehrter Richtung – ohne Verwendung eines Tones – anhand des Druckabfalls nach Aufbau eines Überdrucks in äußerem Gehörgang und Pauke bei Überschreiten des Tubenöffnungsdrucks gemessen werden.

5. Tympanometrie S. 60

VI. Bildgebende Verfahren

A. Röntgenuntersuchung des Schläfenbeins

Spezialaufnahmen des Ohres sind erforderlich, da sich bei den Schädelübersichtsaufnahmen im frontalen und seitlichen Strahlengang die Knochenkonturen der Schädelbasis bzw. beide Schläfenbeine überein-

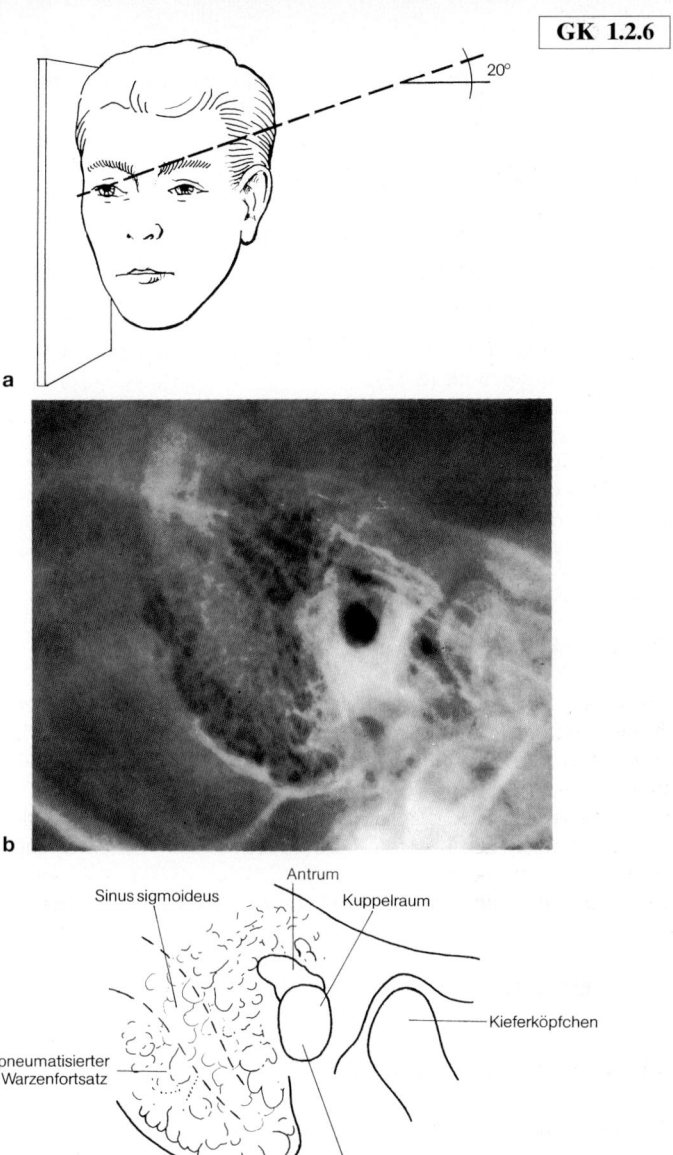

20°

a

b

Antrum

Sinus sigmoideus

Kuppelraum

Kieferköpfchen

pneumatisierter
Warzenfortsatz

Gehörgang

c

Abb. 47 a–c. Röntgenaufnahme nach SCHÜLLER. **a** Einstellung; **b** Röntgenbild;
c Erläuterung

ander projizieren. Es sind stets Aufnahmen von beiden Ohren zu Vergleichszwecken anzufertigen.

1. Aufnahme nach SCHÜLLER (Abb. 47, S. 83)

Die Röntgenplatte liegt dem Ohr an, der Zentralstrahl wird von der gegenüberliegenden Seite mit einem Neigungswinkel von 20 Grad von oben auf den Gehörgang des plattennahen Ohres gerichtet.

Dargestellt werden der Warzenfortsatz mit dem Antrum mastoideum, der äußere und der innere Gehörgang, die sich aufeinander projizieren, und das Kiefergelenk (S. 83).

Die Aufnahme ist erforderlich zur Beurteilung des Pneumatisationsgrades, des Luftgehaltes der Zellen und der Zellzeichnung, der entzündlichen Prozesse, Einschmelzungen und Knochendestruktionen im Warzenfortsatz (Mastoiditis, Cholesteatom u. a.), der Felsenbeinlängsfrakturen und der Lage des Sinus sigmoideus und der Dura vor Ohroperationen. Gelegentlich läßt sich auch der Facialiskanal darstellen.

2. Aufnahme nach STENVERS (Abb. 48)

Die Röntgenplatte liegt seitlich vor Orbita und Jochbein, der Zentralstrahl wird um 12 Grad von unten her angehoben und vom Hinterhaupt auf die Mitte zwischen äußerem Orbitarand und äußerem Gehörgang der plattennahen Seite gerichtet.

Dargestellt werden das gesamte Felsenbein bis zur Pyramidenspitze mit Labyrinthblock und innerem Gehörgang (Porus et Meatus acusticus internus).

Die Aufnahme ist erforderlich zur Beurteilung der oberen Pyramidenkante und der Pneumatisation der Pyramidenspitze (perilabyrinthäre Entzündung und Pyramidenspitzeneiterung), der Weite des inneren Gehörganges (Acusticusneurinom), des Labyrinthes (Destruktionen der Labyrinthkapsel durch entzündliche Prozesse und Cholesteatom), der Felsenbeinquerfrakturen und der Lage der Dura vor Ohroperationen.

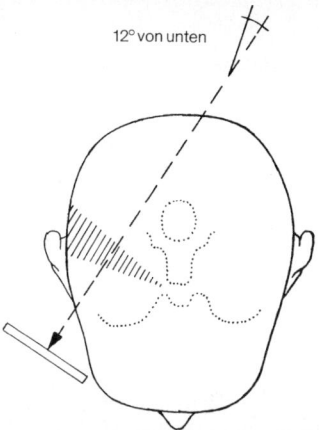

12° von unten

a

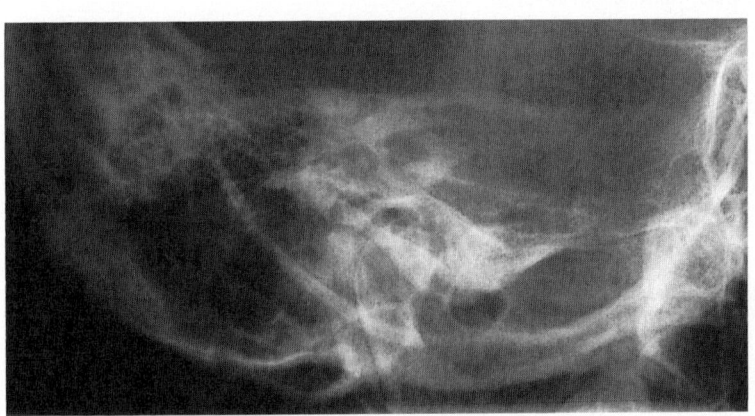

b

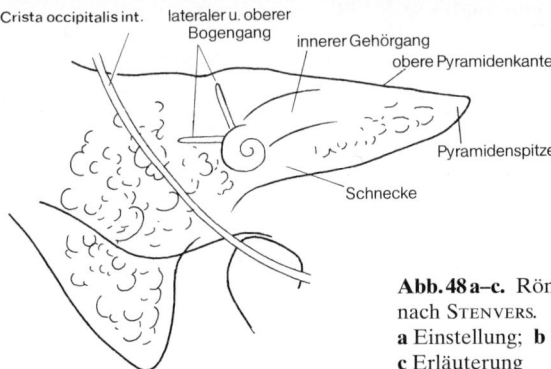

Crista occipitalis int. lateraler u. oberer Bogengang innerer Gehörgang obere Pyramidenkante Pyramidenspitze Schnecke

c

Abb. 48a–c. Röntgenaufnahme nach STENVERS.
a Einstellung; **b** Röntgenbild; **c** Erläuterung

85

3. Aufnahme nach E. G. MAYER

Die Röntgenplatte liegt schräg hinter dem Ohr (45 Grad), der Zentralstrahl wird um 45 Grad von oben her geneigt und vom gegenüberliegenden Stirnhöcker auf den äußeren Gehörgang der plattennahen Seite gerichtet.

Dargestellt werden der äußere Gehörgang und die Paukenhöhle mit dem Aditus ad antrum und dem Antrum mastoideum sowie das Kiefergelenk.

Die Aufnahme ist zusätzlich erforderlich zur Beurteilung der Ausdehnung eines Cholesteatoms und der dadurch bedingten Knochenzerstörung im Bereich der lateralen Kuppelraumwand (sog. Attikwand), im Antrum mastoideum und im Warzenfortsatz sowie zur Darstellung der Felsenbeinlängsfrakturen.

4. Axiale Schädelbasisaufnahme

Sie gibt einen guten vergleichenden Überblick über die Felsenbeinpyramiden (S. 188).

5. Tomographie (Röntgenschichtaufnahmen)

Sie wird in den geschilderten Aufnahmerichtungen noch gelegentlich zur Ergänzung und zur genaueren Beurteilung von Ohrfrakturen, Ohrmißbildungen und Tumoren durchgeführt, ist aber heute weitgehend durch die Computertomographie ersetzt.

6. Computertomographie (s. S. 190)

Sie dient der Darstellung von Strukturen des Mittelohres und des Labyrinthes (z. B. Cholesteatome, Cholesteatomrecidive, Ohrmißbildungen). Im hochauflösenden Computertomogramm lassen sich nicht zu kleine Acusticusneurinome nachweisen, die früher übliche Luftfüllung des inneren Gehörganges (Pneumocisternomeatographie) wird kaum mehr durchgeführt. Bei Schädelfrakturen zeigen sich Knochenverschiebungen, intracranielle Blutungen und bei Durazerreißungen Lufteintritte in die Liquorräume. Darstellung otogener Hirnabscesse, von Glomustumoren und Knochenzerstörungen bei Mittelohrtumoren oder bei Arrosion der Sinusschale.

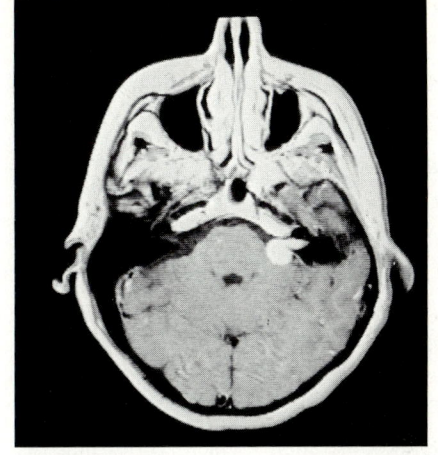

rechts   links

Abb. 49. Kernspintomogramm mit Acusticusneurinom links im Kleinhirnbrük-
kenwinkel mit Zapfen im inneren Gehörgang (nach Gabe von Gadolinium-
DTPA)

7. Angiographie

Intraarterielle digitale Subtraktionsangiographie bei gefäßreichen Tumoren (Glomustumor) oder Gefäßmißbildungen (pulsierendes Ohrgeräusch). Superselektive Angiographie und Embolisation mit Mikroka-
theter. Vertebralisangiographie zur Darstellung des Gefäßverlaufes.

B. Kernspintomographie (= Magnetresonanztomographie, s. S. 321)

Sie ermöglicht ohne Luftfüllung die beste Darstellung auch kleiner Acusticusneurinome (nach Gabe von Gadolinium-DTPA) (Abb. 49) oder
Gefäßschlingen. Der Verlauf des N. facialis und die flüssigkeitsgefüllten
Räume des Innenohres können dargestellt werden. Nachweis entzündlicher endocranieller Komplikationen und der Ausdehnung von Glomustumoren. Darstellung des Karotisstromgebietes und der intrakraniellen
Gefäße mit Magnetresonanz-Angiographie.
Dreidimensionale Rekonstruktionsverfahren (3 D) aus Computertomo-
grammen oder Kernspintomogrammen eröffnen neue Möglichkeiten
der Tumordarstellung und der Operationsplanung an der Schädelbasis.
(Intraoperative Navigation!) Außerdem lassen sich Einzelstrukturen
des Mittel- und Innenohres isoliert abbilden. (Spiral-CT S. 190)

VII. Facialisdiagnostik

Differentialdiagnose zentrale/periphere Schädigung S. 30

A. Funktionen

- Motorisch
  1. Stirnrunzeln   3. Naserümpfen   5. Pfeifen
  2. Augenschluß   4. Zähnezeigen   6. Kontraktion des M. stapedius
- Sekretorisch
  1. Tränensekretion: N. intermedius – N. petrosus major.
  2. Speichelsekretion Gl. submandibularis und Gl. sublingualis: N. intermedius – Chorda tympani (S. 18).

Anmerkung: „Krokodilstränen": Nach Verletzung der Intermediusfasern im N. facialis im Bereich des Ganglion geniculi Einwachsen von Chorda tympani-Fasern in den N. petrosus major und Tränenträufeln beim Essen (Gustatorische Lakrimation).

- Sensorisch
  Geschmacksempfindung vordere zwei Drittel der Zunge: Chorda tympani – N. intermedius (z. B. Geschmacksstörungen bei Schädigung der Chorda tympani im Mittelohr).

- Sensible Versorgung von Anteilen des äußeren Gehörganges (N. auricularis post.).

B. Topische Diagnose (siehe auch S. 101)

- SCHIRMER-Test (Tränensekretion): Abmessen der durchfeuchteten Strecke eines Fließpapierstreifens, der in den Conjunctivalsack des Unterlides eingelegt wird (Pathologisch: eingeschränkte Tränensekretion bei mehr als 30% Seitendifferenz in 5 Minuten).
- Stapediusreflexprüfung (S. 59).
- Prüfung der Speichelsekretion: Einlegen eines Kunststoffröhrchens in den WHARTON-Gang und Messen der Speichelmenge pro Minute (Sialometrie S. 382).
- Gustometrie: Geschmacksprüfung (S. 269).

C. Elektrische Erregbarkeitsprüfung

- Nervenerregbarkeitstest = Nerve Excitability Test (NET): Elektrische Nervenreizung und Bestimmung der Muskelkontraktionsschwelle (Oberflächenelektrode). Pathologisch ab 3,5 mA Seitenunterschied.

- Elektroneurographie (ENG), Maximal Stimulation Test (MST), Neuromyographie (NMG): Messung der Amplitude der Muskelkontraktionen (Summenaktionspotentiale) nach überschwelligem Reiz, ab 4. Tag aussagekräftig. Durch Seitenvergleich der Amplituden wird indirekt der Prozentsatz der nicht mehr leitfähigen degenerierten Axone ermittelt (Axonotmesis).

- Elektromyographie (EMG): Messung der Muskelaktionspotentiale (Nadelelektrode!) bei Willkürbewegung der Gesichtsmuskulatur. Die Potentiale nehmen bei zunehmender Nervendegeneration ab, es treten Denervierungszeichen (Fibrillation) auf.
  Die Elektromyographie mit Reizung des N. facialis wird zur Überprüfung der Facialisfunktion bei Operationen im Nervenverlauf eingesetzt (Monitoring).

- Transkranielle Magnetstimulation (TKMS): Reizung des motorischen Cortex durch ein sich rasch änderndes magnetisches Feld (Magnetspule über dem Scheitelbein) und des N. facialis, ehe er in den inneren Gehörgang eintritt (Magnetspule über dem Os occipitale). Ableitung der Summenantwort von der mimischen Muskulatur. Feststellung der motorischen Leitgeschwindigkeit bzw. des Ortes der Nervenläsion.

D. Schädigungsformen

Neuropraxie: Schädigung des Myelin, Axone erhalten.
Axonotmesis: Achsenzylinder unterbrochen. Wenn die Nervenscheide erhalten ist, können die Axone wieder auswachsen.
Neurotmesis: Durchtrennung des Nerven.

E. Symptome der Facialislähmung

Kein Stirnrunzeln möglich,
kein Lidschluß möglich (BELL-Phänomen),
Pfeifen unmöglich,
hängender Mundwinkel,
Zähnezeigen nicht möglich.

Prüfungsaufgaben zu Untersuchungsmethoden Ohr s. Anhang Aufgaben 27–56.

Klinik des äußeren Ohres

I. Anomalien und Mißbildungen

1. Anotie: Fehlen der Ohrmuschel

Mikrotie: Kleine verunstaltete Ohrmuschel (Farbaufnahme 17).

▷ *Therapie:* Kunststoffepithese. Befestigung: an der Haut durch Ankleben, am Brillenbügel oder mit Hilfe von enossalen Metallimplantaten, auf die die Epithesen aufgesteckt werden (knochenverankerte Epithesen). Bei plastischer Totalrekonstruktion nicht selten ungenügendes kosmetisches Ergebnis, Teilrekonstruktionen günstiger.

Oft verbunden mit

2. Gehörgangsstenose oder -atresie und **Mißbildungen des Mittelohres**

(Mißbildungen oder Unterbrechung der Gehörknöchelchenkette = kleine Mißbildung. Gehörgangsatresie, Fehlen des Trommelfells, Verklumpung und Fixierung der Gehörknöchelchenkette = große Mißbildung).

▷ *Symptome:* Mittel- bis hochgradige Schalleitungsschwerhörigkeit.

▷ *Diagnose:* Zur Feststellung der Ausdehnung einer Mißbildung Computertomogramm.

▷ *Therapie:* Operative Bildung oder Erweiterung des Gehörgangs und Tympanoplastik bzw. knochenverankertes Knochenleitungshörgerät oder seltener Fensterungsoperation (Voraussetzung: funktionstüchtiges Innenohr). Bei doppelseitiger Mißbildung mit Schalleitungsschwerhörigkeit Versorgung mit Hörgerät schon ab dem Alter von 4 bis 6 Monaten zur Sprachanbildung, Operation ab 5. Lebensjahr.
Anfang der sechziger Jahre Auftreten von Ohrmißbildungen, die oft auch das Innenohr und den N. facialis betrafen, bei Dysmeliekindern (Thalidomid-Embryopathie, S. 152).
Mißbildungen des äußeren Ohres und des Mittelohres zusammen mit Gesichtsmißbildungen bei Dysostosis mandibulofacialis FRANCESCHETTI (Ober- und Unterkieferhypoplasie, Schrägstellung der Augenspalten, Vogelgesicht. Autosomal dominant vererbt).

Mißbildungen des Mittelohres bei craniofacialer Dysostose: Morbus CROUZON (Schalleitungsschwerhörigkeit durch Fixierung der Gehörknöchelchenkette, Hypertelorismus, Exophthalmus, Sehstörungen. Autosomal dominant vererbt).

Mißbildungen des Innenohres (z.B. Schneckendysplasie MONDINI bzw. Schneckenaplasie) haben entsprechende cochleäre und vestibuläre Funktionsstörungen zur Folge. Bei Taubheit Cochlea-Implantat.

3. Makrotie: Zu große Ohrmuschel

▷ *Therapie:* Keilexcision.

4. Auricularanhänge: Hautbürzel mit Knorpelkern vor der Ohrmuschel.

▷ *Therapie:* Excision.

5. Abstehende Ohrmuschel: Fehlen des Anthelixwulstes (mangelnde Faltung der Ohrmuschel), oft verbunden mit einer großen Tiefenausdehnung des Cavum conchae. Der Ohr-Kopf-Winkel soll 30°, der Concha-Scapha-Winkel 90° betragen. Die Kinder sind häufig Hänseleien ausgesetzt.

▷ *Therapie:* Von der Rückseite der Ohrmuschel aus: Ritzungen, Incisionen, Excisionen oder Ausdünnen (Abschleifen) des Knorpels. Damit wird die Formung einer neuen Anthelix ermöglicht (Anthelixplastik). Die Operation sollte ausgeführt werden, ehe die Kinder in die Schule kommen.

6. DARWIN-Höcker: Spitz auslaufender oberer Helixrand.

7. Schneckenohr: Einwärts gerollter oberer Helixrand (= Katzenohr).

8. Ohrfistel: Durch ungenügende Verschmelzungen der Schlundbögen entsteht vor dem Tragus ein epithelisierter Gang, der mehrere Zentimeter lang sein kann, sich u.U. bis zum seitlichen Hals erstreckt und aus dem sich Detritus entleert. Bei Infektion und Verklebung des Ganges Absceßbildung oder Cystenbildung.

▷ *Therapie:* Exstirpation

II. Nicht entzündliche Prozesse

1. Ohrmuschelverletzungen: Durch Riß, Stich, Biß.

▷ *Therapie:* Primäre Naht nach schonender Excision freiliegender Knorpelanteile. Antibiotica. Narbige Gehörgangsstenosen müssen durch Salbentampons verhindert werden.

▷ *Komplikationen:* Infektion und Perichondritis.

2. Othämatom: Durch tangentiale, abscherende Gewalteinwirkung (Boxer, Ringer, Sackträger, Liegen auf der umgeklappten Ohrmuschel).

▷ *Befund:* Serös-blutiger Erguß zwischen Perichondrium und Knorpel. Schmerzlose pralle Auftreibung und Fluktuation an der Vorderseite der Ohrmuschel (Farbaufnahme 18). Unbehandelt später bindegewebige Organisation und bleibende Verunstaltung der Ohrmuschel („Boxerohr", „Ringerohr", „Blumenkohlohr").

▷ *Therapie:* Punktion oder Incision (strenge Asepsis wegen Perichondritisgefahr) und Druckverband. Bei Rezidiven führen die Excision eines Knorpelstückes, die von der Rückseite der Ohrmuschel aus vorgenommen wird, und eine Matratzennaht zu einem Verkleben beider Perichondriumblätter und verhindern erneute Flüssigkeitsansammlungen.

3. Erfrierung der Ohrmuschel

Erster Grad: Ohrmuschel weiß, gefühllos.
▷ *Therapie:* Reiben, Stellatumblockaden.

Zweiter Grad: Blasenbildung
▷ *Therapie:* Steriles Eröffnen der Blasen, Epitheldecke nicht abtragen.

Dritter Grad: Ulceration oder Nekrose am freien Rand.
▷ *Therapie:* Demarkation unter Trockenbehandlung abwarten.

Knotige Infiltrationen (Frostbeulen), juckende Ekzeme am freien Rand oder Verdickungen der Ohrmuschel mit Knocheneinlagerungen sind Spätfolgen.

4. Ohrenschmalz: Gelbbraune Talgmassen können den Gehörgang durch Quellen (z.B. beim Baden) vollständig verlegen = Ohrschmalzpfropf, **Cerumen obturans.** Das bactericide Cerumen wandert

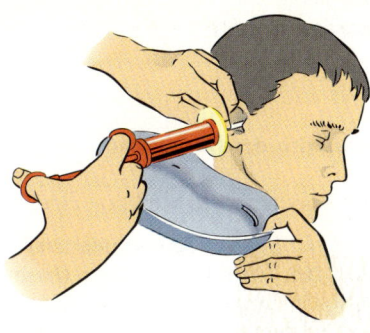

Abb. 50. Ohrspülung

normalerweise mit abgeschilfertem Epithel zum Gehörgangseingang (Migration). Durch Reinigungsversuche wird es häufig erst in die Tiefe des Gehörgangs praktiziert. Das tägliche Auswischen des Gehörgangs mit Wattestäbchen ist zu unterlassen.

▷ *Symptome:* Dumpfes Gefühl, Schalleitungsschwerhörigkeit bei Verlegung.

▷ *Therapie:* Bei intaktem Trommelfell (Anamnese!) Ohrspülung mit Ohrspritze und körperwarmem Wasser. Abziehen der Ohrmuschel nach hinten oben und Strecken des Gehörgangs wie bei der Ohrspiegelung. Der Wasserstrahl wird gegen die hintere obere Gehörgangswand gerichtet (Abb. 50). Bei festsitzendem Pfropf vorher Aufweichen mit glycerolhaltigen Ohrentropfen. Bei Vorliegen eines Trommelfelldefektes Ohrenschmalz mit einer Curette entfernen. (Keine Spülung bei laterobasalen Frakturen! S. 102)

5. Gehörgangsfremdkörper

▷ *Therapie:* Bei intaktem Trommelfell durch Spülung entfernen. Manipulationen mit Häkchen oder Pinzette wegen der Gefahr der Verletzung des Trommelfells nur durch Geübte, bei Kindern u. U. in Narkose.

6. Exostosen, Hyperostosen: Bei Sportschwimmern Reaktion des Periostes auf den Reiz des kalten Wassers (Farbaufnahme 15).

▷ *Therapie:* Operative Entfernung nur bei Verlegung des Gehörgangs oder nicht ausheilender Otitis externa.

III. Entzündungen

1. Perichondritis der Ohrmuschel

▷ *Ursachen:* Verletzungen, Infektion eines Othämatoms.

▷ *Symptome und Befund:* Sehr schmerzhafte Schwellung und Rötung. Verschwinden des Ohrmuschelreliefs (Farbaufnahme 19), Absceßbildung (Fluktuation!), Durchbruch. Knorpelnekrose, Abstoßen von Knorpelteilen und Schrumpfen der Ohrmuschel.

▷ *Erreger:* Oft Pseudomonas aeruginosa (Bacterium pyocyaneum) oder Proteus. Beide mit mehrfacher Erregerresistenz gegen Antibiotica.

▷ *Therapie:* Alkoholumschläge. Gezielte Antibioticabehandlung nach Resistenzbestimmung, meist mit Azlocillin, Cefsulodin, Ciprofloxacin, Fosfomycin. (Möglichst ohne die ototoxischen Aminoglycosid-Antibiotica auskommen!). Zur Weiterbehandlung Gyrasehemmer (Ofloxacin oder Ciprofloxacin per os). Unter Umständen von retroauriculär operative Entfernung des nekrotischen Knorpels im Gesunden.

▷ *Differentialdiagnose:*

Erysipel bei Gehörgangsekzem und Rhagaden: Ohrmuschelhaut und angrenzende Kopfhaut flammend rot, Ohrläppchen im Gegensatz zur Perichondritis mitergriffen, Blasenbildung, Fieber.
Therapie: Penicillin G parenteral gegen die Streptokokkeninfektion.

2. Gehörgangsekzem (Otitis externa diffusa):

▷ *Ursachen:* Chronische Mittelohrentzündungen, Stoffwechselkrankheiten (Diabetes mellitus!), Kontaktekzem (Haarspray!) oder Allergie (Testung!), Manipulationen bei der Gehörgangsreinigung, „Badeotitis" durch unsauberes Wasser. (Gelegentlich wird auch eine beim Baden entstandene tubogene Mittelohrentzündung so bezeichnet.)

a) Nässende Form

▷ *Symptome und Befund:* Schmerzhafte Verschwellung des Gehörgangs, Juckreiz, schmierige fötide Sekretion (schleimige Sekretion spricht für gleichzeitige Mittelohrabsonderung). Stets Trommelfellbefund erheben! Mitunter Granulationen auf dem Trommelfell (= Myringitis).

▷ *Therapie:* Spülung und Gehörgangssäuberung mit Wattetupfer, 1%ige Gentianaviolettlösung. Bei bakterieller Infektion Erregernachweis und gezielte örtliche Behandlung mit antimikrobiellen Salben.
Bei Pilzbefall (*Otomykose,* meist Aspergillus, weiße oder schwärzliche Fäden, Abstrich) Streifeneinlage mit antimykotischer Salbe oder Creme (z. B. Mycospor®, Moronal®, Myco-Jellin®).

b) Trockene Form:

▷ *Symptome und Befund:* Juckreiz, Schüppchenbildung.

▷ *Therapie:* Cortisonsalbe oder Volon® A Tinktur (Triamcinolon). Rhagaden mit 5%igem Argentum nitricum ätzen.

3. Osteomyelitis des Schläfenbeines (sog. maligne Otitis externa)

▷ *Vorkommen:* Bei Diabetikern im hohen Alter, ausgehend von einer Gehörgangsentzündung.

▷ *Erreger:* Pseudomonas aeruginosa.

▷ *Symptome und Befund:* Starke Schmerzen, fötide Eiterung und Granulationen im Gehörgang (Farbaufnahme 16), Facialisparese, später auch Ausfälle anderer basaler Hirnnerven durch die fortschreitende granulierende und nekrotisierende Ostitis (Osteomyelitis). Schlechter Allgemeinzustand. (Carcinom durch Probeexcision ausschließen!) Computertomogramm, Knochenszintigramm.

▷ *Therapie:* Operative Aufdeckung und Abtragung des Krankheitsherdes. Antibiotica nach Resistenzbestimmung (s. bei Perichondritis S. 94).

▷ *Prognose:* Unbehandelt Tod durch Meningitis oder Sinusthrombose mit Sepsis.

4. Gehörgangsfurunkel (Otitis externa circumscripta)

▷ *Ursache:* Staphylokokkeninfektion der Haarbälge im Bereich des häutigen Gehörgangs – meist durch Einreiben beim Kratzen oder beim Säubern des Gehörgangs.

▷ *Symptome:* Starke Schmerzen, vermehrt bei *Druck* auf den Tragus, bei *Zug* an der Ohrmuschel, beim Kauen und beim Einführen des Ohrtrichters.

▷ *Befund:* Gehörgang im häutigen Anteil zugeschwollen, Weichteilödem oder Lymphknotenvergrößerung vor der Ohrmuschel oder retroauriculär.

▷ *Therapie:* Analgetica, Einlage von Alkoholstreifen, Alkoholumschläge (70%ig), später Einlage von Streifen mit Antibiotica- und Cortisonsalbe, bei Fluktuation und Verzögerung des spontanen Abstoßens des Pfropfes Stichincision, bei schwerem Krankheitsbild Antibiotica (penicillinasefeste Penicilline, z. B. Stapenor®, Staphylex®, Cephalosporine). Bei recidivierender Furunkulose an Diabetes mellitus denken!

▷ *Differentialdiagnose:*
Mastoiditis: Hierbei Einengung des Gehörgangs im knöchernen Teil durch Senkung der hinteren oberen Gehörgangswand, Schalleitungsschwerhörigkeit, Druckschmerz auf dem Warzenfortsatz, dagegen kein Schmerz bei Druck auf den Tragus, Trommelfellveränderungen wie bei akuter Otitis media, Einschmelzung oder Verschleierung der Warzenfortsatzzellen im Röntgenbild nach SCHÜLLER (S. 82).

Zoster oticus: Schmerzhafte Bläschen im Gehörgang (S. 151).

IV. Tumoren   1.3.4

1. Basaliome, Plattenepithelcarcinome (Spinaliome)

▷ *Vorkommen:* Meist bei Landarbeitern oder Seefahrern (Sonneneinstrahlung!).

▷ *Befund:* Höckerige, oft ulcerierte oder krustige Tumoren (Farbaufnahmen 21 u. 22).

▷ *Therapie:* Excision im Gesunden bzw. vollständige Entfernung (Ablatio) der Ohrmuschel, bei Carcinommetastasen Neck dissection (S. 377). Später rekonstruktive Plastik oder epithetische Versorgung (knochenverankert).

▷ *Differentialdiagnose:* Senile Keratose, Cornu cutaneum, Morbus BOWEN.

2. Melanom (= malignes Melanom, Farbaufnahme 23)

▷ *Therapie:* Ablatio der Ohrmuschel (keine Probeexcision aus dem Tumor, dafür Excisionsbiopsie mindestens 1 cm im Gesunden), bei Metastasierung Neck dissection, zusätzlich u. U. Chemo- oder Strahlentherapie.

▷ *Prognose:* Abhängig von der histologisch nachgewiesenen Gesamtdicke und Invasionstiefe („Level") des Primärtumors und von der Metastasierung.

3. Atherome (Talgdrüsenretentionscysten), meist hinter dem Ohrläppchen, werden mit dem Cystenbalg ausgeschält. (Kein Tumor.)

4. Chondrodermatitis nodularis helicis chronica

Linsengroßes (entzündliches) Knötchen mit kleiner zentraler Kruste am oberen Helixrand, beim Liegen auf dem Ohr sehr schmerzhaft (Farbaufnahme 20). (Reaktive Perichondriumwucherung, kein Tumor.)

▷ *Therapie:* Excision.

▷ *Differentialdiagnose:* Gichttophi.

Prüfungsaufgaben zu Klinik äußeres Ohr s. Anhang Aufgaben 57–63.

Klinik des Mittelohres

I. Verletzungen

(Mißbildungen S. 90)

A. Trommelfellverletzungen

1. Direkte Verletzungen

▷ *Ursache:* Perforierende Gegenstände:
Pfählungsverletzungen durch Streichholz, Stricknadel, Ästchen, Q-Tip.
Einsprengung von heißen Metalltropfen beim Schweißen.
Einreißen von Trommelfellnarben bei Ohrspülungen oder Tieftauchen.
Verbrennungen und Verätzungen des Trommelfells.

▷ *Komplikationen:* Infektion des Mittelohres, Zerstörung oder Luxation der Gehörknöchelchenkette, mit Eröffnung des ovalen Fensters oder Perforation der medialen Paukenhöhlenwand zum Labyrinth (Labyrinthitis, Meningitis!).

2. Indirekte Verletzungen durch Luftdruckänderung (Überdruckrupturen)

▷ *Ursache:* Explosion, Schlag aufs Ohr mit der flachen Hand (Ohrfeige!), Aufschlagen aufs Wasser, Aufprall eines Balles aufs Ohr.

▷ *Symptome und Befund:* Stechender Schmerz (vor allem bei direkten Verletzungen), schlitzförmige Trommelfellperforation oder Trommelfelldefekt mit gezackten Rändern in der Pars tensa, Blutspuren am Perforationsrand (Farbaufnahme 3). Schalleitungsschwerhörigkeit.
Bei Verbrennungen (Schweißperlen) vergrößern sich die Defekte in den ersten Tagen meist noch. Es entstehen langdauernde Mittelohreiterungen.
Bei Innenohreröffnung: Schwindel, Spontannystagmus, Schallempfindungsschwerhörigkeit oder Taubheit auf diesem Ohr.

▷ *Therapie:*
Schlitzförmige Perforationen heilen bei sterilem Abdecken des Ohres von selbst.
Umgeklappte Trommelfellanteile müssen unter dem Operationsmikroskop aufgerichtet, Fremdkörper und Schmutzteile entfernt werden. Vorübergehend Abdecken der operativ versorgten Trommelfellverletzung mit einer Silikonfolie.

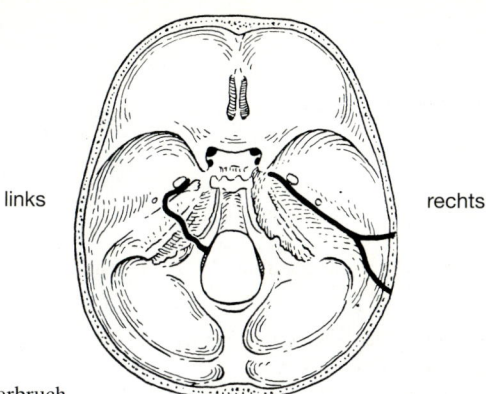

Abb. 51. Felsenbeinbrüche;
rechts Längsbruch, links Querbruch

links

rechts

Niemals Ohrspülung oder Ohrtropfen wegen der Gefahr einer Infektion der Mittelohrschleimhaut!
Bleiben Trommelfelldefekte zurück, so sind sie durch eine Trommelfellplastik (S. 124) zu verschließen.

B. Felsenbeinbrüche (Schläfenbeinbrüche)

Brüche der Otobasis = **laterobasale Frakturen** = Schädelbasisfrakturen mit Eröffnung der schleimhautausgekleideten Mittelohrräume. Es handelt sich um Berstungsbrüche durch Druckeinwirkungen auf den Schädel.

Gefahr: Aufsteigende Infektion, Meningitis (siehe auch frontobasale Frakturen im Nebenhöhlenbereich, S. 200).

Prognose: Abhängig von der Schwere der gleichzeitigen Hirnschädigung oder von eintretenden endokraniellen Komplikationen.

Je nach Verlaufsrichtung der Fraktur:

1. Felsenbeinlängsbruch (Pyramidenlängsbruch) – Berstung durch Seitendruck – verläuft von der Schläfenbeinschuppe oder dem Warzenfortsatz durch die Paukenhöhle und entlang der Vorderkante der Felsenbeinpyramide (paralabyrinthärer Bruch, Abb. 51 rechts). Er durchsetzt

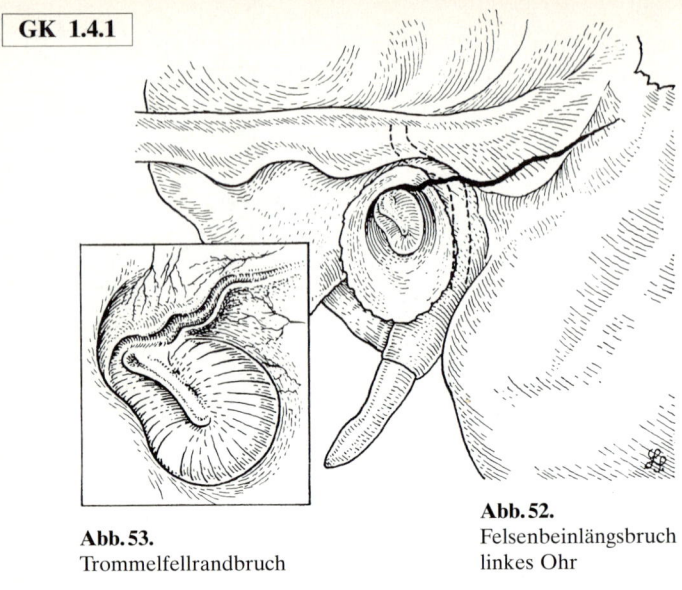

Abb. 53.
Trommelfellrandbruch

Abb. 52.
Felsenbeinlängsbruch
linkes Ohr

das Dach der Paukenhöhle und die hintere obere knöcherne Gehörgangswand (Trommelfellrand) und führt zu einer Trommelfellzerreißung im hinteren oberen Quadranten der Pars tensa (Abb. 52). Nach Abheilung kann man häufig einen überhäuteten Bruchspalt oder eine Stufenbildung in der hinteren oberen Gehörgangswand (Trommelfellrandbruch) bei der Otoskopie erkennen (Abb. 53 und Farbaufnahme 9). Seltener extratympanale Längsfrakturen.

▷ *Symptome und Befund* (Mittelohrschädigung):

● **Blutung aus dem Gehörgang** (nach Verheilen des Trommelfellrisses Hämatotympanum), bei Durazerreißung Liquorabfluß.

● **Schalleitungsschwerhörigkeit** (besonders hochgradig bei Luxation oder Fraktur der Gehörknöchelchen). WEBER-Versuch: Lateralisation ins kranke Ohr.
Bei Amboßluxation kann der Stapediusreflex (Impedanzmessung) nicht ausgelöst werden, im Tympanogramm findet sich ein steiler Kurvenverlauf (S. 61).

● Kein Vestibularisausfall.

● Periphere **Facialisparese** in 20%:
Primäre (= Früh-) *Lähmung*. Prognose ungünstig, da häufig Zerreißung oder erhebliche Zerrung des Nerven.
Sekundäre (= Spät-) *Lähmung* einige Tage nach dem Unfall. Prognose

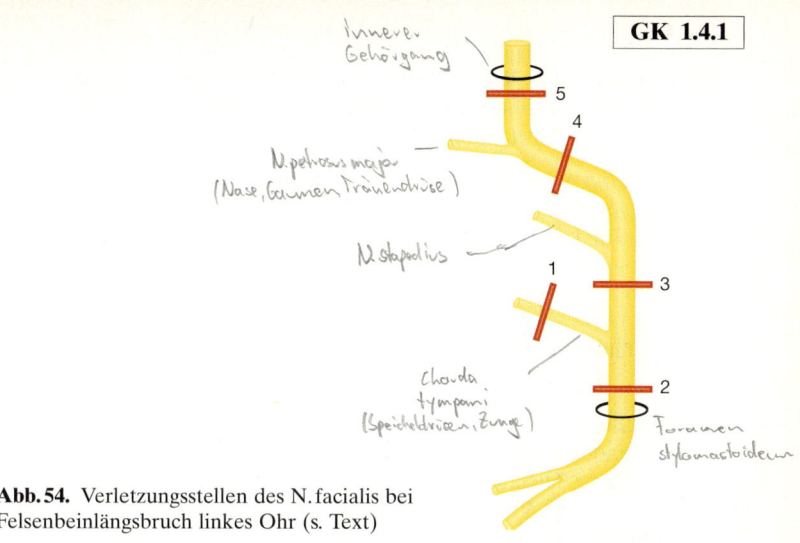

Innere Gehörgang

N. petrosus major
(Nase, Gaumen, Tränendrüse)

N. stapedius

Chorda tympani
(Speicheldrüsen, Zunge)

Foramen stylomastoideum

Abb. 54. Verletzungsstellen des N. facialis bei Felsenbeinlängsbruch linkes Ohr (s. Text)

besser, da lediglich Blutung oder Ödem im Facialiskanal mit Kompression des Nerven (in 90% spontane Wiederkehr der Funktion).

Verletzungsstellen 1–5 (Abb. 54) und Möglichkeit einer topischen Diagnostik (S. 88):

1. Chorda tympani:
Sekretionsstörung der Glandula submandibularis und sublingualis sowie Geschmacksstörungen in den vorderen zwei Dritteln der Zunge ohne Facialislähmung.

2. N. facialis distal vom Abgang der Chorda tympani:
Facialislähmung ohne Störungen von 1.

3. N. facialis proximal vom Abgang der Chorda tympani:
Facialislähmung mit Störungen von 1.

4. N. facialis proximal vom Abgang des N. stapedius:
Facialislähmung mit Störungen von 1., Hyperakusis und Ausfall des Stapediusreflexes.

5. N. facialis proximal vom Abgang des N. petrosus major:
Facialislähmung mit Störungen von 4. und Verminderung der Tränensekretion.

Die häufigste Verletzungsstelle findet sich in der Gegend des Ganglion geniculi (Abgang des N. petrosus major) zwischen 4. und 5.

Röntgenaufnahmen nach SCHÜLLER **und** E. G. MAYER (eventuell Schichtaufnahmen) und **Computertomogramme** zeigen den Längsbruch. Ausschluß einer intracraniellen Blutung durch Computertomographie.

▷ *Differentialdiagnose* bei Blutung aus dem Gehörgang nach Unfall: Gehörgangsfraktur mit Einriß der Haut an der Vorderwand durch Sturz auf das Kinn und Eintreiben des Kieferköpfchens in den Gehörgang.

▷ *Therapie:*

● Niemals Ohrspülung oder Manipulationen im Gehörgang. Ohr steril abdecken.

● Antibioticaschutz. Bettruhe. Im allgemeinen konservativ, jedoch:
● Bei anhaltendem Liquorfluß Mastoidektomie und Duraplastik.
● Bei sekundärer Facialisparese zunächst konservative Behandlung mit Corticoiden und Vitamin B-Komplex. Außerdem Elektrotherapie und Massage gegen eine Muskelatrophie. Wenn sich innerhalb der ersten 6 Tage nach Eintreten der Parese bei der Elektroneurographie mehr als 90% der motorischen Fasern degeneriert zeigen, operative Freilegung des Nerven im intratemporalen Verlauf mit Dekompression des Nerven bzw. bei Zerstörung des Nerven Nervennaht oder Autonerventransplantation (S. 134) auf transtemporalem (Abb. 67 e, S. 142) und transmastoidalem Weg. Bei primärer Lähmung und röntgenologisch Knochenverschiebungen im Bereich des Facialiskanals operative Revision, bei ausbleibender Regeneration ist eine Reoperation nach 6–8 Monaten indiziert. Facialiskanalfrakturen sind im CT darzustellen.
● Bei Fortdauer der Schalleitungsschwerhörigkeit und Hörverlusten von 30–40 dB mit Veränderungen im Tympanogramm wegen Verdachts der Gehörknöchelchenluxation oder -fraktur tympanoplastische Maßnahmen zur Wiederherstellung der Schalleitung in der Paukenhöhle (S. 124).

▷ *Spätfolge:* Traumatisches Cholesteatom infolge Einwachsens von Gehörgangsepidermis durch den Bruchspalt ins Mittelohr.
▷ *Therapie des Cholesteatoms:* Ohroperation (siehe S. 122).

2. Felsenbeinquerbruch – Berstung durch Druck von der Stirn oder vom Hinterhaupt – verläuft quer durch die Felsenbeinpyramide und damit durch das Labyrinth (translabyrinthärer Bruch, äußerer Querbruch) oder den inneren Gehörgang (innerer Querbruch) und erreicht das Mittelohr im Bereich der medialen Paukenhöhlenwand (Promontorium), ohne das Trommelfell zu zerreißen (Abb. 51 links, S. 99). Seltener als Längsbruch. Sehr selten kombinierte Längs-Quer-Brüche.

▷ *Symptome und Befund:*
- Blutansammlung in der Paukenhöhle **(Hämatotympanum)** nur bei der Ohrspiegelung zu entdecken! (Farbaufnahme 10). Trommelfell intakt, keine Blutung aus dem Gehörgang.
- Bei Eröffnung der Liquorräume am Boden des inneren Gehörgangs oder bei Durariß *Abfluß von Liquor* über die Pauke und die Tube *durch die Nase.* (Die Rhinoliquorrhoe kann eine frontobasale Fraktur mit Durariß am Nasendach vortäuschen! S. 202.)
- **Labyrinthausfall** irreversibel:
  a) Ausfall des Hörvermögens = Taubheit. Weber-Versuch: Lateralisation ins gesunde Ohr.
  b) Ausfall des Vestibularorgans = Anfangs Spontannystagmus zur anderen Seite, Drehschwindel, Erbrechen. Nach Wochen oder Monaten zentrale Ausgleichsvorgänge (zentrale Kompensation) und Nachlassen der vestibulären Erscheinungen, die dann nur noch bei Belastungen aufzutreten brauchen (siehe S. 73).
- Periphere **Facialisparese** in 50% der Fälle, meist primäre Lähmungen (dann irreversibel).

Röntgenaufnahmen nach Stenvers (eventuell Schichtaufnahmen) und **Computertomogramme** zeigen den Querbruch. Cave intracranielle Blutung!

▷ *Therapie:*
- Antibioticaschutz (Meningitis häufiger als bei Längsbruch!), Bettruhe. Konservativ, jedoch:
- Bei anhaltendem Liquorfluß Ohroperation und Duraplastik, desgleichen bei Früh- und Spätmeningitis. Lage der Facialisläsion im Bereich des inneren Gehörgangs und im Bereich des Ganglion geniculi für operative Maßnahmen erreichbar auf dem transtemporalen Zugang über die mittlere Schädelgrube (Abb. 67e, S. 142).

103

II. Tubenfunktionsstörungen

1. Akuter Tubenmittelohrkatarrh

▷ *Entstehung:*
- Schwellung der Tubenschleimhaut und Verschluß des Lumens. Dadurch
- ungenügende Belüftung der Paukenhöhle, deren Luft resorbiert wird.

Die Folge ist ein Unterdruck und eine
- **Trommelfellretraktion** und unter Umständen eine
- Flüssigkeitsansammlung im Mittelohr, ein **Paukenexsudat** (Hydrops ex vacuo, „seröse Mittelohrentzündung").

▷ *Ursachen:*
- Katarrhalische Erkrankungen der Nase und des Nasenrachenraumes.
- Behinderung der Nasenatmung durch vergrößerte Rachenmandel beim Kind, Septumdeviation, Muschelschwellung, Nasenrachentumor.
- Druckerhöhungen in der Außenluft und im Nasenrachenraum führen zu einem ungenügenden Druckausgleich, weil die Tube durch den erhöhten Druck im umgebenden Gewebe zusammengepreßt wird. Der Tubenöffnungsmechanismus funktioniert nicht mehr, z.B. beim Abstieg eines Flugzeuges oder beim Tauchen (sog. *Aero-Otitis media* als Barotrauma). Der Unterdruck in der Pauke kann zu einer Ruptur der runden Fenstermembran führen. Bei Überdruck in der Pauke und erniedrigtem Druck im umgebenden Gewebe – z.B. beim Aufstieg des Flugzeuges – entweicht die Luft leicht in den Nasenrachenraum. Unterdruck auch durch scharfe nasale Inspiration (habituelles Schnüffeln).

▷ *Symptome:* Druck und Völlegefühl im Ohr, Rauschen, Schwerhörigkeit.

▷ *Befund:* Trommelfellretraktion (Farbaufnahme 2) kenntlich an
- Hammergriffverkürzung,
- vorspringendem kurzen Hammerfortsatz,
- Entstehen einer hinteren Trommelfellfalte,
- vom Umbo abgerücktem Lichtreflex.
- Bei Erguß: Flüssigkeitsspiegel und gelbliches Exsudat durch das Trommelfell durchscheinend. Der Spiegel verschiebt sich bei Kopfbewegungen, nach „POLITZERN" sieht man Flüssigkeitsblasen (Farbaufnahme 12). Bei Aero-Otitis media oft blutiger Paukenerguß.
- Das Trommelfell kann rosa sein, jedoch keine Trommelfellrötung oder Vorwölbung wie bei einer akuten Otitis media.
- Schalleitungsschwerhörigkeit mit Veränderungen im Tympanogramm (S. 61).

▷ *Therapie:* Tubenbelüftung normalisieren durch
- abschwellende Nasentropfen,
- Tubendurchblasung („POLITZERN", Tubenkatheter S. 81, Kinder können die Tube selbst belüften, indem sie einen Ballon, z. B. Otovent®-Latexmembran, mit der Nase aufblasen) – nicht bei akuter Rhinitis –,
- Wärmebestrahlung (Sollux, Heizkissen) zur Resorption des Exsudates, unter Umständen
- **Paracentese** (S. 109 u. 111) und Absaugen des Exsudates oder
- Punktion der Paukenhöhle durch das Trommelfell.
- Entfernung der Rachenmandel (Adenotomie), Septumoperation oder Nebenhöhlenbehandlung zur Beseitigung der behinderten Nasenatmung.

▷ *Prophylaxe beim Fliegen:* Vor der Landung abschwellende Nasentropfen. Bei der Landung des Flugzeuges durch Schlucken oder VALSALVA-Versuch (S. 80) für Druckausgleich sorgen.

2. Seromucotympanum

▷ *Entstehung:* Durch anhaltende Tubenfunktionsstörungen und Unterdruck in der Pauke kommt es zu einer Umwandlung der Paukenhöhlenschleimhaut in ein aktiv sekretorisches, schleimbildendes Epithel. Das Sekret ist zunächst serös-schleimig, wird mehr und mehr eingedickt und schließlich zäh-schleimig, fadenziehend und viskös wie Leim („Leimohr", „glue ear"). Es kann nicht mehr resorbiert oder durch die Tube abtransportiert werden. Entsteht seltener auch nach wenig virulenten katarrhalischen Mittelohrprozessen. Bei recidivierendem Seromucotympanum an Allergie denken.

▷ *Vorkommen:* Vor allem bei Kindern im Vorschul- und Schulalter, nicht selten beiderseits. Sehr häufig bei Gaumenspaltenkindern.

▷ *Symptome:* Zunehmende Schwerhörigkeit, Druck- und Völlegefühl im Ohr.

▷ *Befund:*
- Aufgehobene Trommelfelltransparenz,
- radiäre Gefäßinjektion des matten, milchigen und oft etwas vorgewölbten Trommelfells,
- Schalleitungsschwerhörigkeit (eine zusätzliche Verschlechterung der Knochenleitung kann durch eine Belastung des runden Fensters bedingt sein),
- im Tympanogramm flacher Kurvenverlauf (S. 61),
- ein lange bestehendes Mucotympanum behindert eine Pneumatisation des Warzenfortsatzes.

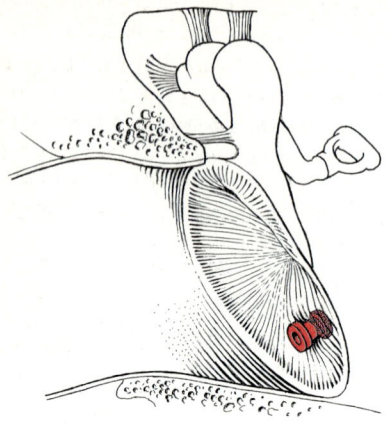

Abb. 55. Paukendrainage
(Paukenröhrchen)

▷ *Therapie:*
- **Paracentese** (S. 111) und Absaugen des Seromucotympanums.
- Bei zähem, schleimigem Sekret anschließend Einsetzen eines kragen-knopfähnlichen Kunststoffröhrchens in das Trommelfell zur Belüftung und Trockenlegung der Paukenhöhlenschleimhaut (**Paukendrainage** Abb. 55). Die Schleimbildung sistiert. In der Zeit, in der das Röhrchen – meist mehrere Monate – liegen bleibt, möglichst nicht beim Schwimmen tief tauchen. Das Röhrchen stößt sich fast immer von selbst in den Gehörgang ab, danach verschließt sich das Trommelfell wieder. In manchen Fällen muß die Paukendrainage wiederholt werden.
- Bei Rachenmandelhyperplasie stets zusätzlich Adenotomie.

▷ *Folgen:* Ein unbehandeltes Seromucotympanum kann zu Adhaesivprozessen und zur Tympanosklerose (s. u.) führen oder bei virulenter Infektion in eine chronische Mittelohrentzündung übergehen. Nach lange bestehendem beiderseitigem Seromucotympanum Sprachentwicklungsstörungen.

3. Chronischer Tubenmittelohrkatarrh

Tubenventilationsstörungen bleiben – vor allem beim Kind – über längere Zeit bestehen, wenn die Ursachen akuter Tubenmittelohrkatarrhe nicht beseitigt werden.

Dazu gehören:
- Rachenmandelhyperplasie, Adenoiditis,
- allergisch bedingte Schleimhauterkrankungen,

- behinderte Nasenatmung,
- Nebenhöhlenentzündungen,
- ungenügende Ausheilung antibiotisch behandelter Mittelohrentzündungen,
- Gaumenspalte,
- Nasenrachentumor.

Im Laufe von Monaten und Jahren bilden sich Rückstände (**„Residuen"**) abgelaufener Entzündungen im Bereich des Mittelohres:
- Schleimhautverdickungen,
- Kalkeinlagerungen im Trommelfell (Farbaufnahme 13),
- atrophische und retrahierte Trommelfellbereiche, in denen die Bindegewebsschicht fehlt,
- cholesterinreiches, später organisiertes Exsudat in der Paukenhöhle,
- fibröse Narben und Verwachsungen zwischen Gehörknöchelchen, Trommelfell und Paukenhöhlenwänden (**Adhaesivprozeß**),
- teilweise oder vollständige Fibrose des Paukenhöhlenlumens,
- Versteifung der Gehörknöchelchenkette,
- **Paukensklerose (= Tympanosklerose),** eine Reaktionsform der entzündlich veränderten Mittelohrschleimhaut mit zellarmem collagenen Bindegewebe und hyaliner Degeneration (= weiße, kalkige Plaques). (Seromucotympanum, S.105)
  (Chronische Otitis media, S.116)

▷ *Symptome:*
Zunehmende Schwerhörigkeit, Ohrrauschen.

▷ *Befund:*
- Retraktion des stellenweise verdickten, kalkig-weißen, narbigen, atrophischen oder – selten – zentral defekten Trommelfells, das an der medialen Paukenhöhlenwand adhaerent sein kann (Farbaufnahme 14),
- Schalleitungsschwerhörigkeit mit Veränderungen im Tympanogramm (S.61).

▷ *Therapie:*
Operative Maßnahmen: Tympanoplastik mit Lösen der Verwachsungen (nicht selten Recidive durch erneute Narbenbildung) und Entfernen tympanosklerotischer Massen.
Bei irreversiblem Tubenverschluß: Perforation des Trommelfells und Dauerdrainage durch wiederholte Einlage eines Kunststoffröhrchens *(Paukendrainage)* zur Belüftung der Pauke vom Gehörgang aus.

▷ *Folgen:*
Bei Dauerretraktion von Trommelfellanteilen können sich in den Retraktionstaschen Cholesteatome bilden (S. 120).

▷ *Differentialdiagnose:*
Eine ständig **offenstehende (klaffende) Tube** wird oft verkannt und als chronischer Tubenkatarrh fehlgedeutet.

▷ *Ursache:* Meist ein niedriger Gewebsdruck infolge geringer venöser Gefäßfüllung oder starker Abmagerung und Verringerung des peritubaren Fettkörpers.

▷ *Symptom:* **Autophonie.** Die eigene Sprache dröhnt im Ohr, das eigene Atemgeräusch wird gehört. Die Autophonie verschwindet beim Liegen oder Pressen.

▷ *Befund und Nachweis:* Trommelfellbewegungen mit der Atmung. Im Tympanogramm atemsynchrone Impedanzänderungen.

▷ *Test:* Vorübergehende Besserung der Autophonie bei Kompression der Vena jugularis interna beiderseits.

▷ *Therapie:* Kreislauf stabilisieren. Versuch: Einen engen Hemdkragen tragen lassen oder Paukendrainage.

III. Entzündungen

1. Akute Otitis media

▷ *Entstehung:*
Meist aufsteigende Infektion vom Nasenrachenraum über die Tube ins Mittelohr im Anschluß an einen Schnupfen oder eine Erkältung.
Seltener Infektion durch einen Trommelfelldefekt (alter Defekt oder traumatische Perforation).
Seltener haematogen bei Infektionskrankheiten und Viruskrankheiten.

▷ *Erreger:*
Meist β-haemolysierende Streptokokken.
Bei Kindern häufig Streptococcus pneumoniae oder Haemophilus influenzae.
Schleichende Verlaufsform bei Streptococcus mucosus (Streptococcus pneumoniae, Kapseltyp, siehe S. 111).
Viren (Grippeotitis).

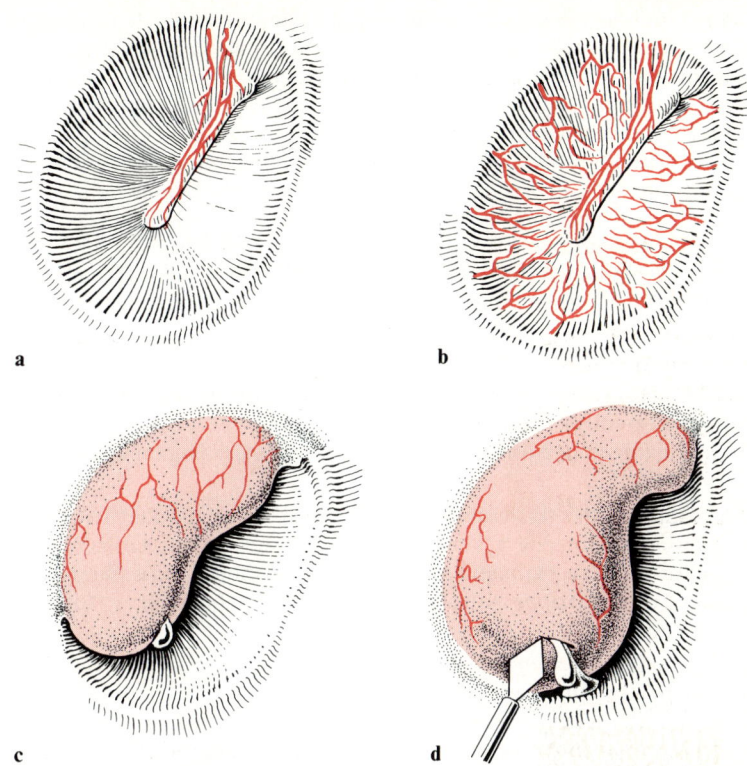

Abb. 56 a–d. Akute Otitis media. **a** Hammergriffinjektion; **b** radiäre Gefäßzeichnung; **c** stecknadelstichgroße Spontanperforation; **d** Paracentese. (Jeweils
rechtes Trommelfell.)

▷ *Symptome:*
Stechender Schmerz und Klopfen im Ohr.
Schalleitungsschwerhörigkeit, Ohrgeräusch.
Herabgesetztes Allgemeinbefinden, Kopfschmerzen, Fieber.

▷ *Befund:*
Im Verlauf der unkomplizierten akuten Otitis media sind nacheinander
folgende **Trommelfellbefunde** zu erheben:
● Injektion der Hammergriffgefäße (Abb. 56 a).
● Radiäre Gefäßzeichnung (Abb. 56 b).

- Rötung und beginnende Vorwölbung des hinteren oberen Trommelfell-quadranten, Verschwinden des Reflexes, Verschwinden der Trommel-fellkonturen (Farbaufnahme 8), schollige Trübung der Trommelfellober-fläche durch aufgeplatzte Epithelschicht. Danach entweder Rückbil-dung des Befundes oder

- diffuse Rötung und Vorwölbung des Trommelfells mit Übergreifen der Rötung auf die Gehörgangswand, Einzelheiten des Trommelfells nicht mehr auszumachen. Schließlich spontan

- stecknadelstichgroße Perforation im vorderen unteren oder hinteren unteren Trommelfellquadranten am zweiten oder dritten Tag mit zu-nächst serösem, später eitrigem Sekretabfluß, „pulsierender Reflex" (Abb. 56 c) und

- Ohreiterung („Ohrenlaufen").

Danach schlagartige Besserung der Ohrenschmerzen. Rückbildung des Befundes in umgekehrter Reihenfolge.

Nach Abklingen der Entzündung bleibt häufig eine Trommelfellretrak-tion zurück.

Die „**Grippeotitis**" ist durch Bildung von Blutblasen auf dem Trommel-fell und im Gehörgang gekennzeichnet (Hämorrhagische Otitis media, Myringitis bullosa, Farbaufnahme 11). Bei Perforation serös-blutige Se-kretion. Bei der Grippeotitis nicht selten Labyrinthbeteiligung (toxisch) mit Hochtonverlust.

In den ersten Stunden oder Tagen der akuten Otitis media kann ein Druckschmerz auf dem Warzenfortsatz auftreten (*initialer Druck-schmerz*). Er bedeutet keine Mastoiditis mit Knocheneinschmelzung, zeigt aber an, daß die gesamte Mittelohrschleimhaut einschließlich des pneumatischen Systems erkrankt ist.

▷ *Therapie:*

- Bettruhe, Antineuralgica, Antipyretica.

- Penicillin-V, Amoxycillin oder Cefalexin für mindestens vier Tage in voller Dosis.

- Wärmebehandlung des Ohres (Sollux, Wärmflasche, Heizkissen). Nicht bei Komplikationen!

- Abschwellende Nasentropfen, falls die akute Otitis media bei einer Rhi-nitis aufgetreten ist.

  Ohrentropfen erreichen das Mittelohr nicht und sind wenig wirksam. Unter Umständen verschleiern sie das Trommelfellbild.

- Bei anhaltendem Fieber, Schmerzen und vorgewölbtem Trommelfell, ohne daß es zu einer Perforation kommt, und bei beginnenden Kompli-kationen (Labyrinthreizung, Facialisschwäche, Meningismus) wird erfor-derlich die

- **Paracentese** (Abb. 56 d): In örtlicher Betäubung oder in Oberflächenanaesthesie (Gehörgangsfüllung mit 4%igem Xylocain® = Lidocain) – bei Kindern in Narkose – Schnitt im *vorderen unteren* Trommelfellquadranten (*nicht* im hinteren *oberen* Quadranten wegen der Gefahr einer Gehörknöchelchenluxation!).
- Bei laufendem Ohr Gehörgangsreinigung durch Spülung mit körperwarmem Wasser und Austupfen mit Wattetupfer.
- Abschließend nach Abklingen der akuten Otitis media POLITZER-Behandlung, um die Tubendurchgängigkeit wieder herzustellen und einem bleibenden Unterdruck in der Paukenhöhle vorzubeugen.

> Die akute Otitis media muß nach 2–3 Wochen abgeheilt sein, sonst Verdacht, daß sich eine Mastoiditis entwickelt (S. 113).

Sonderformen der akuten Otitis media

a) Scharlachotitis oder **Masernotitis** entstehen hämatogen, sind heute selten, neigen – insbesondere die Scharlachotitis – zu nekrotisierender Entzündung im Mittelohr mit Einschmelzen des Trommelfells und Fortschreiten zur Mastoiditis und zur Labyrinthkomplikation. Sie hinterlassen nach Abheilen der nekrotisierenden Entzündung bleibende Trommelfelldefekte und können in eine chronische Otitis media übergehen.

▷ *Therapie:*
Hohe Antibioticagaben, wegen der zu erwartenden Komplikationen laufend Kontrollen, eventuell Ohroperation (S. 123).

b) Mucosusotitis

▷ *Erreger:*
Streptococcus mucosus (Streptococcus pneumoniae, Kapseltyp).

▷ *Verlauf:*
Schleichend, blande, symptomarm.

▷ *Befund:*
Trommelfellveränderungen gering, Trommelfell verdickt, rosa.
Hammergriff verstrichen.
Schalleitungsschwerhörigkeit oft deutlich.
Kaum Schmerzen, trotzdem in der dritten Woche fast unmerklich Knocheneinschmelzung im Warzenfortsatz (latente Mastoiditis). Von hier aus nicht selten cerebrale Komplikation: Meningitis.

Bei Patienten (vor allem bei älteren Männern) mit blander, aber nicht heilender akuter Otitis media Klärung der

▷ *Diagnose* durch:
Paracentese und Erregernachweis im Sekret und Röntgenaufnahme nach SCHÜLLER, die die Knocheneinschmelzung im Warzenfortsatz aufdeckt.

▷ *Therapie:*
Hohe Antibioticagaben entsprechend der Resistenzbestimmung, bei Knocheneinschmelzung Mastoidektomie.

c) Säuglingsotitis

▷ *Ursache:*
Aufsteigende Infektionen durch die kurze, weite Tube sind leicht möglich. Die vergrößerte Rachenmandel begünstigt die Entstehung einer Otitis.

▷ *Symptom:* Die Säuglinge greifen sich ans Ohr (Ohrzwang).

▷ *Befund:* Trommelfellrötung.

▷ *Verlauf:*
Vom Antrum mastoideum aus (**Antritis,** der Warzenfortsatz ist noch kaum pneumatisiert!) ist über die noch nicht verschlossene Sutura mastoideosquamosa nach wenigen Tagen ein retroauriculärer Durchbruch möglich.

▷ *Therapie:*
Wie bei Otitis media der Erwachsenen. Bei retroauriculärem Durchbruch Antrotomie.

Okkulte Otitis (bzw. Mastoiditis) des Säuglings:
Daran ist zu denken, wenn sich Säuglinge mit Ernährungsstörungen und Intoxikationen nicht erholen.

▷ *Befund:*
Das Trommelfell ist oft *nicht* pathologisch verändert.

▷ *Therapie:*
Bleibt eine antibiotische Behandlung ohne Erfolg, Antrotomie. Danach Besserung im Befinden der Säuglinge.

▷ *Histologisch* lassen sich osteomyelitische Prozesse im spongiösen, noch kaum pneumatisierten Warzenfortsatzknochen nachweisen.

2. Mastoiditis

▷ *Entstehung:*
Mit einer Mastoiditis ist zu rechnen, wenn eine akute Otitis media nach zwei bis drei Wochen nicht ausgeheilt ist. Diese Komplikation ist durch die antibiotische Behandlung der akuten Otitis media in den letzten Jahren selten geworden. Ihre Entstehung wird gefördert durch erschwerten Sekretabfluß, Virulenz der Erreger, schlechte Abwehrlage (Immunsuppression) und ungenügende oder verzettelte antibiotische Behandlung der akuten Otitis media. Es handelt sich um eine eitrige Einschmelzung der knöchernen Zellen im pneumatisierten Warzenfortsatz, manchmal auch der Zellen des Jochbogenansatzes (Zygomaticitis) und zusätzlich gelegentlich der Zellen der Felsenbeinspitze = Pyramidenspitze (Petrositis, Petroapicitis). Alle diese Zellen stehen mit der Paukenhöhle in Verbindung.

▷ *Symptome und Befund:*
Die Symptome der akuten Otitis media bestehen weiter oder werden deutlicher, wie z. B. vermehrt Ohrenschmerzen und pulssynchrones Klopfen im Ohr, Verstärkung der Schalleitungsschwerhörigkeit, erneut Auftreten von Fieber, Blutbildveränderung (Leukocytose, Linksverschiebung), Anstieg der BKS und zusätzlich
Senkung der hinteren oberen Gehörgangswand (dem Antrum mastoideum benachbart) (Abb. 57.1, S. 115),
Druckschmerz auf dem Warzenfortsatz,
im Röntgenbild nach SCHÜLLER Verschattung der Zellen und Einschmelzung der knöchernen Zellsepten.

Durchbruch des Eiters:

a) durch das Planum mastoideum (Subperiostal-Absceß) (Abb. 57.2).

▷ *Symptome:*
teigige Schwellung auf dem Warzenfortsatz,
Verstreichen der hinteren Ohrmuschelfalte,
retroauriculär starker Druckschmerz, später Rötung und Absceßbildung (Farbaufnahme 24),
Abstehen der Ohrmuschel vom Kopf;

b) durch die Warzenfortsatzspitze unter den Ansatz des M. sternocleidomastoideus (**BEZOLD-Mastoiditis**) (Abb. 57.3).

▷ *Symptome:*
Schwellung und Druckschmerz der seitlichen Halsweichteile, Schiefhaltung des Kopfes;

c) durch den Jochbogenansatz **(Zygomaticitis)** (Abb. 57.4).

▷ *Symptome:*
Schwellung und Druckschmerz vor dem Ohr,
ödematöse Schwellung der Lider;

d) im Bereich der Pyramidenspitze **(Petroapicitis)** (Abb. 57.5).

▷ *Symptome:*
tiefsitzender Kopfschmerz,
meningitische Zeichen,
GRADENIGO-Syndrom: während einer Mittelohreiterung
    Abducensparese,
    Trigeminusneuralgie,
    Oculomotoriusparese (nur gelegentlich).

Die *Diagnose* der Pyramidenspitzenzelleneiterung wird durch die Röntgenaufnahme nach STENVERS oder Computertomogramm gesichert.

▷ *Differentialdiagnose der Mastoiditis:*
Gehörgangsfurunkel (S. 95), Lymphadenitis (S. 376), Parotitis (S. 386).

Weitere *Komplikationen*, die unter 4. und 5. ab S. 126 beschrieben werden und auch bei der chronischen Otitis media epitympanalis (nicht pneumatisierter Warzenfortsatz!) auftreten, sind:

Einbruch der Entzündung
● in das Labyrinth (diffuse Labyrinthitis) (Abb. 57.6),
● in den Sinus sigmoideus (Sinusthrombose, Sepsis) (Abb. 57.7),
● in das Schädelinnere (endokranielle Komplikationen: Meningitis, Hirnabsceß im Schläfenlappen oder im Kleinhirn) (Abb. 57.8),
● in den Facialiskanal (Facialisparese) (Abb. 57.9).

▷ *Therapie:*
Bei Einschmelzung des Knochens im pneumatischen System des Mittelohres darf kein Versuch einer konservativen Therapie unternommen werden. Um weitere Komplikationen zu verhindern, ist operatives Vorgehen erforderlich:

Mastoidektomie (= Antrotomie) (Abb. 62 a, S. 123):

Von einem retroauriculären Hautschnitt aus Ausräumen aller Warzenfortsatzzellen mit dem Bohrer oder Hammer und Meißel, bis das Antrum mastoideum weit freiliegt. Bei der Operation ist auf die Dura der mittleren Schädelgrube, auf den Sinus sigmoideus, auf den Nervus facialis, auf das Labyrinth (horizontaler Bogengang) und auf den – auf der Antrumschwelle liegenden – kurzen Amboßschenkel zu achten. Die Jochbeinzellen und – falls eine Petroapicitis vorliegt – die Pyramiden-

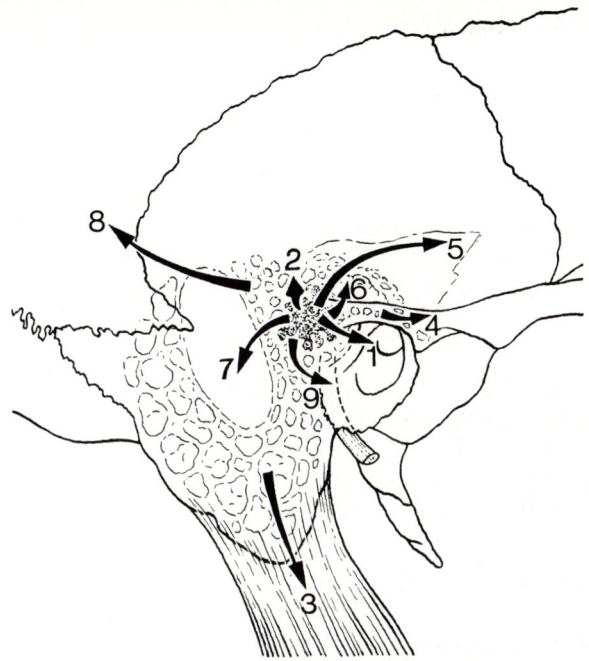

Abb. 57. Komplikationen der Mastoiditis (rechtes Ohr). 1. Durchbruch in den Gehörgang (Senkung der hinteren oberen Gehörgangswand); 2. Durchbruch durch das Planum mastoideum; 3. Durchbruch durch die Warzenfortsatzspitze; 4. Durchbruch durch den Jochbogenansatz; 5. Durchbruch im Bereich der Pyramidenspitze; 6. Einbruch in das Labyrinth; 7. Einbruch in den Sinus sigmoideus; 8. Einbruch in das Schädelinnere; 9. Einbruch in den Facialiskanal

spitzenzellen sollen mit ausgeräumt werden. Gehörgang und Paukenhöhle bleiben unberührt.

▷ *Prognose:*
Falls keine weiteren Komplikationen eintreten, gut. Ausheilung mit normalem Hörvermögen.

3. Chronische Otitis media

Ätiologie:

Die **akute Otitis media** (S. 108) entsteht bei virulenter Infektion vom Nasenrachenraum über die Tube, die während der Infektion höchstens *kurzdauernd* verschwollen ist. Die Warzenfortsatzpneumatisation ist meist ausgedehnt, daher ist die typische Komplikation der akuten Otitis media die Mastoiditis.

Die **chronische Otitis media** ist die Folge *anhaltender frühkindlicher Tubenventilationsstörungen* und *rezidivierender Infekte* (S. 16). Bei blandem Verlauf und ohne bakterielle Entzündung führen Tubenventilationsstörungen eher zu Seromucotympanum, chronischem Tubenmittelohrkatarrh und Adhaesivprozeß.

Die Warzenfortsatzpneumatisation (S. 17) fehlt oder ist gehemmt, daher ist eine Mastoiditis (Einschmelzung der Zellbälkchen) keine typische Komplikation der chronischen Otitis media. (Nur in Ausnahmefällen, wenn bei einer chronischen granulierenden Otitis media (S. 119) eine Zellbildung im Warzenfortsatz vorhanden ist, kann es zur „chronischen Mastoiditis" mit Knochenzerstörungen, Umbauvorgängen und Zellobliterationen kommen.)

Merke:

Bei *guter Tubenfunktion im Kindesalter* später ausgedehnte Warzenfortsatzpneumatisation und bei Erkrankung:

- akuter Tubenmittelohrkatarrh,
- akute Otitis media,
- Mastoiditis.

Bei *anhaltend schlechter Tubenfunktion im Kindesalter* später gehemmte oder fehlende Pneumatisation und bei Erkrankung:

- Seromucotympanum,
- chronischer Tubenmittelohrkatarrh,
- chronische Otitis media,
- Retraktionscholesteatombildung.

Das auffallendste klinische Merkmal einer chronischen Otitis media ist der *auf Dauer bestehenbleibende Trommelfelldefekt.*

Eine chronische Mittelohrentzündung wird daher auch diagnostiziert, wenn ein Trommelfelldefekt z. B. nach einem Trauma, nach einer nekrotisierenden akuten Otitis media (Scharlach) oder nach anderen nekrotisierenden Entzündungen (z. B. WEGENER-Granulomatose) bestehen bleibt.

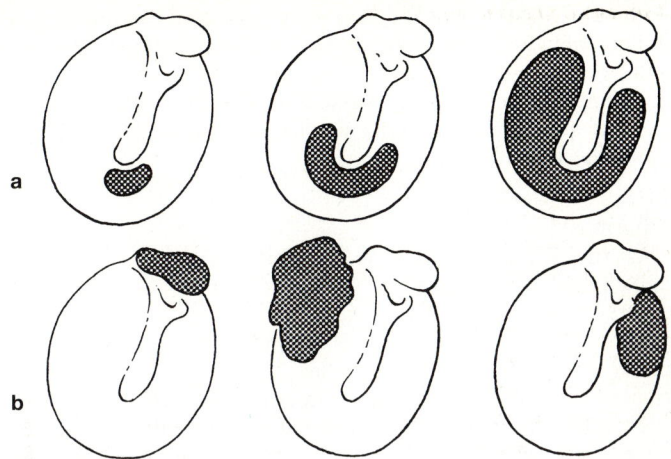

Abb. 58 a, b. Trommelfelldefekte. **a** zentrale Defekte bei der chronischen meso-tympanalen Otitis media (Schleimhauteiterung); **b** randständige Defekte bei der chronischen epitympanalen Otitis media (Knocheneiterung). (Jeweils rechtes Trommelfell.)

Abgesehen von diesen Ausnahmen geht eine akute Mittelohrentzündung bei guter Tubenfunktion (und pneumatisiertem Warzenfortsatz) nicht in eine Otitis media chronica über.

Zwei Formen der chronischen Mittelohrentzündung sind zu unterscheiden:

a) Die chronische Schleimhauteiterung (chronische mesotympanale Otitis media).

▷ *Symptome:*
Bei jeder Infektion durch die Tube (Schnupfen) oder durch den Gehörgang (Badewasser) schleimig-eitrige Sekretion ohne stärkere Ohrenschmerzen, zwischenzeitlich keine Ohrsekretion.
Sekret nicht riechend bzw. wird unter der Behandlung geruchlos.
Schalleitungsschwerhörigkeit.

▷ *Befund:*
● **Zentraler** Trommelfelldefekt in der Pars tensa (rund, oval, nierenförmig) in Höhe des Mesotympanum (Abb. 58a und Farbaufnahme 4).
● Trommelfellrand (Anulus fibrosus) überall erhalten.

117

- Paukenhöhlenschleimhaut: Bei akuter Exacerbation rot, feucht und verdickt; bei fehlender Sekretion blaß, grau, trocken. Selten Granulationen oder Polypenbildung.
  Kaum Komplikationsgefahr, da keine Knochenzerstörung. Gelegentlich Arrosion des Hammergriffs oder des langen Amboßschenkels (Unterbrechung der Kette!).

▷ *Therapie:*
  Bei Eiterung:
- Abstrich zum Erregernachweis und Antibiogramm,
- Ausspülen des Gehörgangs mit körperwarmem Wasser unter schwachem Druck, solange eine Eiterung besteht,
- Austrocknen des Gehörgangs mit Wattetupfer,
- Einblasen von Terramycin®-Puder oder
- Einträufeln von antibioticahaltigen Ohrentropfen, z.B. Incut®. Die Ohrentropfen können auch vom Gehörgang aus mit Hilfe des Politzerballons unter schwachem Druck in die Pauke und die Tube gebracht werden. Keine Ohrentropfen mit ototoxischen Substanzen (S.150) verwenden!
- Selten systemisch Antibioticatherapie (z.B. mit Gyrasehemmern) erforderlich.

  Zur Verhinderung weiterer Eiterungen:
- Kein Wasser ins Ohr kommen lassen.
- Beim Baden Gehörgang mit gefetteter Watte verschließen.
- Falls erforderlich: Nasenatmung freimachen durch Adenotomie, Septum- oder Nebenhöhlenoperation.

  Bei über drei Monate trockenem Defekt:
  Trommelfellverschlußplastik (Myringoplastik) zum Abschluß des Mittelohres und zur Besserung der Schalleitungsschwerhörigkeit (siehe Tympanoplastik Typ I, S.124).

▷ *Differentialdiagnose:*
  Eine oder mehrere Perforationen im blaßroten Trommelfell (Zerfall miliarer Knötchen) und der trotz Behandlung fötide Geruch des Eiters sprechen für das Vorliegen einer – heute sehr seltenen – **Mittelohrtuberkulose** (Knochencaries!):
  Diagnose durch Probeexcision aus den Granulationen und Erregernachweis im Ohreiter.
  WEGENER-Granulomatose S.210

b) Die chronische Knocheneiterung (chronische epitympanale Otitis media) und **das Cholesteatom.**

▷ *Symptome:*
Jahrelange fötide (stinkende) Eiterung.
Schalleitungsschwerhörigkeit.
Druck oder nur geringer Schmerz im Ohr.
Neigt wegen der Knochenzerstörung zu *Komplikationen*, worauf die Symptome Schwindel, Erbrechen, Benommenheit, Fieber, Schüttelfrost, Ertaubung und Facialisparese hinweisen.

▷ *Befund:*
● **Randständiger** Trommelfelldefekt in der Pars tensa hinten oben (seltener vorn oben) oder Defekt in der Pars flaccida (der stets als randständig zu gelten hat, da der Anulus hier fehlt). Der Defekt grenzt also an das Epitympanum (Abb. 58 b, S. 117) und kann sich auf Teile der knöchernen lateralen Kuppelraumwand erstrecken.
● Granulationen oder Polypen, die durch den Defekt in den Gehörgang wachsen. (Granulierende Ostitis! Mittelohrcarcinom durch Probeexcision ausschließen.) (Farbaufnahme 6.)
● Meist zusätzlich weißliche Schüppchen oder Massen im Defekt als Hinweis auf ein gleichzeitig vorhandenes
Cholesteatom (Perlgeschwulst):
Es besteht aus abgeschilferten, devitalen, zwiebelschalenartig geschichteten Epithelmassen, die von einer Schicht aus verhornendem Plattenepithel (Matrix) umgeben sind.

▷ *Entstehung* drei Möglichkeiten:

1. Sekundäres Cholesteatom

Vorschieben von Plattenepithel aus dem Gehörgang durch einen randständigen Trommelfelldefekt im Bereich der Pars tensa hinten bzw. vorn oben in das Epitympanum. Primär besteht der Trommelfelldefekt, sekundär entwickelt sich das Cholesteatom. Kam früher häufiger nach Scharlach vor. Traumatisches Cholesteatom s. S. 102.

2. Primäres Cholesteatom

a) Viele Cholesteatome entstehen aufgrund von *Tubenventilationsstörungen* (z. B. infolge ungenügender Tubendurchgängigkeit) oder aufgrund einer *Einengung der Belüftungswege* zwischen Meso- und Epitympanum (z. B. infolge entzündlich verdickter epitympanaler Schleim-

haut): Durch den auf diese Weise verursachten *Unterdruck* in der Paukenhöhle können sich *Trommelfellretraktionstaschen* bilden – meist im
Bereich der Pars flaccida („Foramen RIVINI"), seltener auch im Bereich
wenig elastischer, atrophischer Bezirke der Pars tensa des Trommelfells
hinten oben, denen die mittlere Bindegewebsschicht fehlt (Tensachole-
steatom). In diesen Retraktionstaschen schilfert sich das Epithel der äußeren Trommelfellschicht ab und sammelt sich an. Im Laufe von Jahren
entwickelt sich ein Cholesteatom in der Paukenhöhle („Retraktions-
oder Einsenkungscholesteatom").

b) Ein Teil der primären Cholesteatome entwickelt sich bei geschlossenem Trommelfell durch aktives („papilläres") Einwachsen von Epithel-
zapfen aus proliferiertem Epithel der hinteren oberen Gehörgangswand
und der Pars flaccida des Trommelfells in das lockere, u.U. entzündlich
veränderte, verdickte subepitheliale Bindegewebe im Epitympanum,
das dann als Nährgewebe (Perimatrix) dient („Immigrations- oder Ein-
wanderungscholesteatom").
Bei der Cholesteatomentwicklung im Kindesalter kann auch noch nicht
zurückgebildete epitympanale hyperplastische Schleimhaut (Reste der
embryonalen Schleimhaut) als Perimatrix zur Verfügung stehen. Sie behindert zudem die Belüftung des Epitympanum und des Antrum und
verhindert dadurch die Warzenfortsatzpneumatisation in den ersten Lebensjahren.

Am Beginn der primären Cholesteatome besteht also *kein* Trommelfelldefekt. Die sich entwickelnden Cholesteatome sind u.U. auch mit dem
Untersuchungsmikroskop nur schwer zu erkennen (Okkulte Cholesteatome). Sie arrodieren zunächst Hammerkopf und Amboßkörper.

Das Hinzutreten von Entzündung, Eiterung sowie Trommelfell- und
Knochenzerstörung kann beim primären und beim sekundären Cholesteatom (beide auch *Pseudocholesteatome* genannt) gleiche klinische
Bilder mit randständigem epitympanalen Trommelfelldefekt ergeben
(Farbaufnahme 5). Besteht keine Eiterung, verbirgt sich das Cholesteatom gelegentlich hinter einer epitympanalen Kruste, die dem Trommelfell fest anhaftet.

3. **Kongenitales Cholesteatom**

Embryonale Keimversprengung führt im Felsenbein zur Bildung des
sehr seltenen angeborenen *„wahren" oder echten Cholesteatoms* (= Epi-
dermoid, gelegentlich auch als „primäre Cholesteatome hinter intaktem
Trommelfell" bezeichnet).

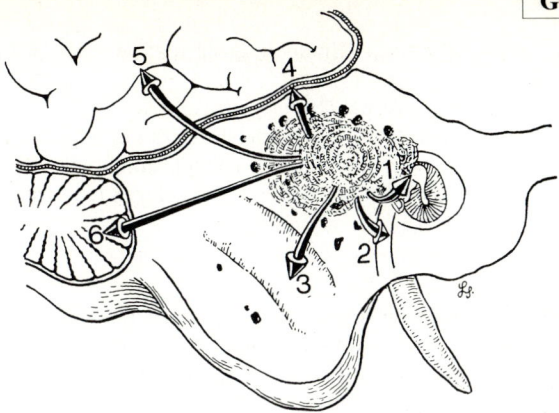

Abb. 59. Komplikationen durch Knochendestruktionen bei Cholesteatomeiterung. 1. Zerstörung der Gehörknöchelchen; 2. Einbruch in den Facialiskanal; 3.–6. endokranielle Komplikationen: 3. Durchbruch in den Sinus sigmoideus; 4. Meningitis; 5. Schläfenlappenabsceß; 6. Kleinhirnabsceß. (Labyrinthkomplikationen nicht dargestellt s. Abb. 42 u. 43, S. 77 und Text S. 126)

▷ *Diagnose:*
Röntgenaufnahmen nach SCHÜLLER, STENVERS und E. G. MAYER sowie Computertomogramme zeigen die Größe der Knochenzerstörung und die Ausdehnung eines meist scharf begrenzten Cholesteatoms periantral, im Bereich der lateralen Kuppelraumwand (sog. laterale Attikwand), der hinteren oberen Gehörgangswand und des Labyrinthblockes (vor allem des horizontalen Bogengangs) an.

▷ *Prognose:*
Hängt von eintretenden Komplikationen ab.

▷ *Komplikationsgefahr* durch Knochendestruktion infolge Cholesteatomdruckes und Entzündung (Ostitis) (Abb. 59):
● Zerstörung der Gehörknöchelchen – meist zuerst des langen Amboßschenkels – führt zu erheblicher Schalleitungsschwerhörigkeit.
● Arrosion des im Antrum mastoideum gelegenen Knochenwulstes des horizontalen Bogenganges führt zu einer Fistelbildung zum Bogengangslumen *(Labyrinthfistel, circumscripte Labyrinthitis)* und bei Belastungen zu kurzdauernden Drehschwindelzuständen.
Bei Prüfung des **Fistelsymptoms** (S. 76 u. Abb. 40 u. 41, S. 77) zeigt sich dann fast immer
durch **K**ompression ein Nystagmus zur **k**ranken Seite,
durch **A**spiration ein Nystagmus zur **a**nderen Seite.

- Einbruch in das Labyrinth (Innenohrcholesteatom oder diffuse Labyrinthitis) (S. 126),
- Einbruch in den Facialiskanal (Facialisparese) (S. 133),
- Einbruch in den Sinus sigmoideus (Sinusthrombose, Sepsis) (S. 128),
- Einbruch direkt in das Schädelinnere (endokranielle Komplikationen: Meningitis, Hirnabsceß im Schläfenlappen oder Kleinhirn) (S. 131 u. 132).

▷ *Therapie:*

Konservative Behandlung führte nur sehr selten bei sehr kleinen trokkenen Kuppelraumcholesteatomen durch Spülung mit dem Paukenröhrchen zur Ausheilung und wird heute nicht mehr durchgeführt. Von Ohrentropfen ist keine Besserung zu erwarten. Die optimale Therapie auch im Hinblick auf die Erhaltung oder Verbesserung des Hörvermögens ist die

Operative Behandlung. Ziele der Operation sind:
- Entfernung des Cholesteatoms einschließlich der Matrix,
- Ausheilung der Knocheneiterung sowie Vorbeugung und Behandlung otogener Komplikationen,
- Wiederherstellung der durch die Knocheneiterung unterbrochenen Schalleitungskette im Mittelohr und
- Verschluß des Trommelfelldefektes zum Abschluß der Paukenhöhle nach dem Gehörgang mit Hilfe von freiem Fascientransplantat (Fascie des M. temporalis) oder Knorpel-Perichondriumtransplantat.

Durchführung:

- **Radikaloperation:**
  Sie wird als typische Radikaloperation in letzter Zeit nicht mehr so häufig ausgeführt und diente ursprünglich der Beseitigung des Krankheitsprozesses bei chronischer Knocheneiterung und Cholesteatom:

  Durch den Gehörgang (transmeatal, endaural) oder von retroauriculär Bilden einer Knochenhöhle, die das Epitympanum, das Antrum mastoideum und die von der Entzündung ergriffenen Warzenfortsatzanteile umfaßt und durch Wegnahme der lateralen Kuppelraumwand und der hinteren knöchernen Gehörgangswand (im Gegensatz zur Mastoidektomie, S. 114) eine breite Verbindung zum äußeren Gehörgang bekommt (Abb. 60 b und Farbaufnahme 7, „offene Technik"). Gesunde Anteile der Gehörknöchelchen und des Trommelfells werden erhalten. Die Höhle epithelisiert sich im Laufe einiger Wochen. Große Höhlen werden durch Einlegen von Knorpelchips oder Keramikgranulat und Fascien- bzw. Muskeltransplantaten verkleinert, um dadurch die bei großen Höhlen ständig notwendige Nachbehandlung (Säuberung der Höhle) zu vermeiden.

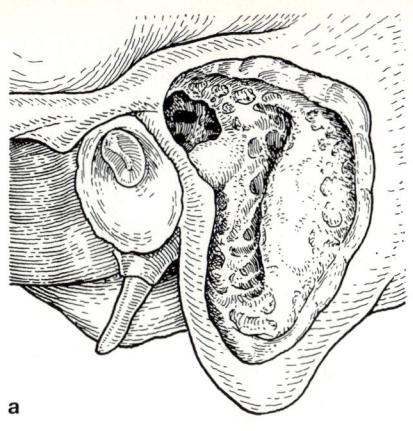

Abb. 60 a–c. Ohroperationen im Warzenfortsatz.
a Mastoidektomie (s. S. 114);
b Radikaloperation;
c osteoplastische Operation (nach FELDMANN).
(Jeweils linkes Ohr.)

a

b

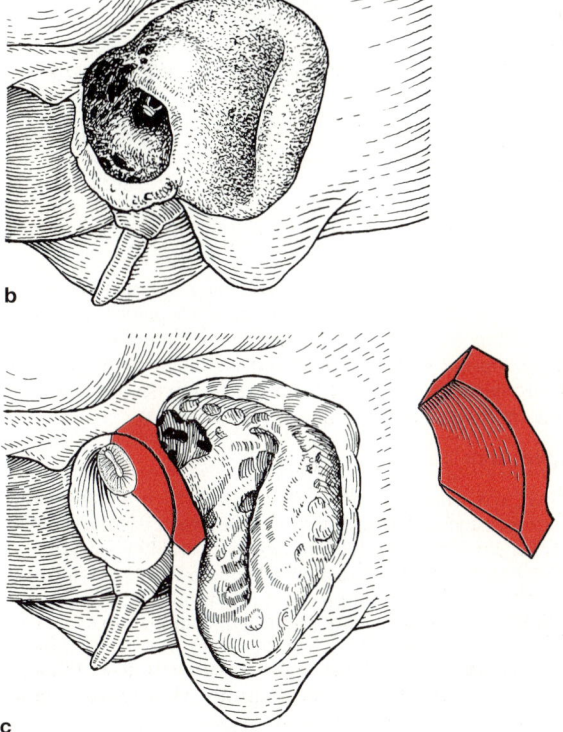

c

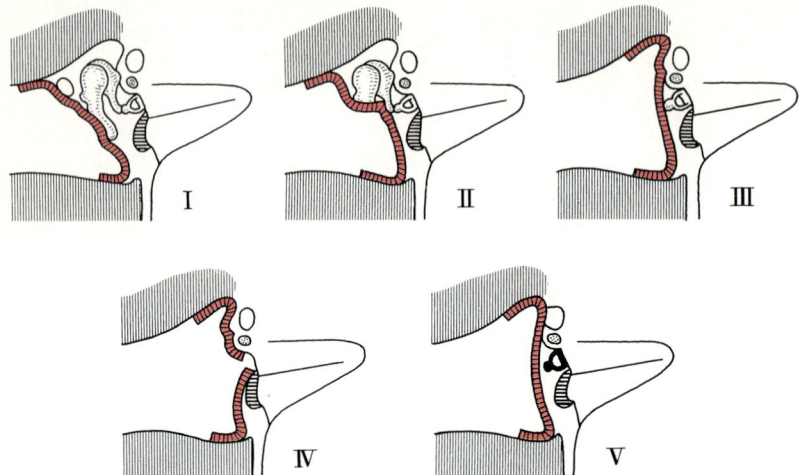

Abb. 61. Fünf klassische Grundtypen der Tympanoplastik nach WULLSTEIN (s. Text). Rot: Trommelfellebene

Um keine zum Gehörgang offenen Höhlen („Radikalhöhlen") zu schaffen, einen natürlichen Gehörgang zu erhalten und die von der Tube her belüfteten Mittelohrräume nicht auszuschalten, ist es möglich, die knöcherne hintere Gehörgangswand zu belassen („geschlossene Technik") oder destruierte Teile der Wand mit Knochen oder Knorpel wieder aufzubauen. Die Cholesteatomentfernung wird auf diese Weise jedoch erschwert und die Rezidivgefahr ist erhöht.

● **Osteoplastische Operation:**

Eine größere Sicherheit, das Cholesteatom restlos zu entfernen und Residual- oder Rezidivcholesteatome zu vermeiden, ist zu erreichen, wenn – anstatt die Gehörgangswand wie bei der geschlossenen Technik primär zu erhalten – die hintere Gehörgangswand mit der lateralen Kuppelraumwand temporär entfernt und nach der Sanierung des Mittelohres wieder eingesetzt wird (osteoplastische Meato-Attico-Antrotomie, Abb. 60c, oder osteoplastische Epitympanotomie).

● **Tympanoplastik:** Sie stellt den restaurierenden Eingriff am Schalleitungsapparat dar und dient der Gehörverbesserung. Man unterscheidet (nach WULLSTEIN) fünf Grundtypen der Tympanoplastik (Abb. 61):

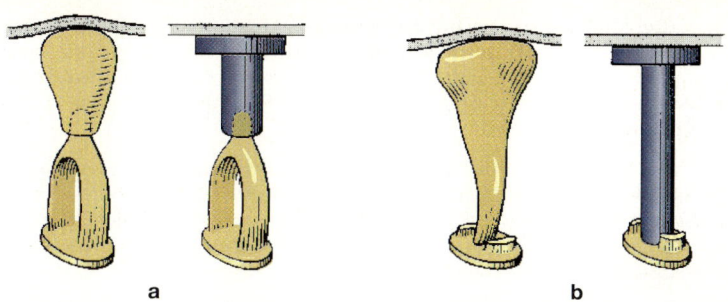

Abb. 62 a, b. Tympanoplastik Typ III mit Interposition von Amboßteil oder Keramik, **a** zwischen Trommelfellebene und Steigbügelköpfchen; **b** Zwischen Trommelfellebene und Steigbügelfußplatte (Columellaeffekt)

Typ I: *Myringoplastik* (Trommelfellplastik). Bei Trommelfelldefekt und erhaltener schwingungsfähiger Gehörknöchelchenkette freie Transplantation und Unterfütterung des Defektes mit Temporalisfascie oder Perichondrium (Prüfung vor der Operation durch Prothesenversuch: Bereits der Verschluß des Trommelfelldefektes mit einer Wattekugel muß eine deutliche Gehörverbesserung ergeben).

Typ II: Bei unterbrochener Gehörknöchelchenkette Wiederaufbau einer *Kette* durch Ersatz oder Überbrückung fehlender Kettenanteile bzw. Reposition. Bei idiopathischer Hammerkopffixation Lösen der Kette.

Typ III: Bei defekter Gehörknöchelchenkette direkte Übertragung des Schalldruckes vom Trommelfell bzw. Transplantat zum Innenohr durch Interposition eines autogenen Amboßteiles, eines Keramik- bzw. Goldstempels oder eines Glasionomer-Zementteiles zwischen Trommelfellebene und erhaltenem Steigbügel (Stapeserhöhung) oder seiner Fußplatte (= Columellaeffekt, benannt nach der Columella, dem einzigen Gehörknöchelchen der Vögel); es resultiert eine *normal hohe Pauke* (Abb. 62). Bei Anlagerung des Trommelfells bzw. des Transplantates direkt an den erhaltenen Steigbügel entsteht eine *flache Pauke* (klassischer Typ III in der Abb. 61).

Typ IV: Ohne Schalldruckübertragung durch Gehörknöchelchen, dient nur dem Schallschutz des runden Fensters, um Interferenzen des Schalles, der gleichzeitig beide Fenster treffen würde, zu vermeiden. *Kleine Pauke.*

Typ V: Bei Mißbildungen im Bereich des ovalen Fensters oder unlösbar fixierter Steigbügelfußplatte (z. B. durch Narben). Anlegen eines Fensters im horizontalen Bogengang, Decken von Fenster und Pauke mit freiem Fascientransplantat oder Gehörgangshautlappen (entsprechend der bis 1955 üblichen Fensterungsoperation bei Otosklerose, S. 138).

Bei Typ I–III mit Schalldrucktransformation kann die Schalleitungskomponente der Schwerhörigkeit postoperativ weitgehend verschwinden. Bei Typ IV und V, für die nur selten eine Indikation besteht, bleibt wegen der fehlenden Schalldrucktransformation ein Hörverlust von 25 dB zwischen Luft- und Knochenleitungsschwelle im Tonaudiogramm nachweisbar.

Voraussetzungen für eine Gehörverbesserung durch eine Tympanoplastik sind eine *durchgängige Tube* und ein *funktionstüchtiges Innenohr.*
Die Tympanoplastik wird unter dem *Operationsmikroskop* mit Bohrern und Fräsen und entsprechend feinen Instrumenten unter antibiotischem Schutz vorgenommen.
Bei der *chronischen mesotympanalen Otitis media,* bei *Gehörknöchelchenluxationen* oder *-frakturen,* bei *Mittelohrmißbildungen* und bei *Adhaesivprozessen* wird die *Tympanoplastik* allein wegen der zu erwartenden Gehörverbesserung durchgeführt. Bei der *chronischen epitympanalen Otitis media* (Knocheneiterung, Cholesteatom) erfolgt die Tympanoplastik im Anschluß an die operative Behandlung der Otitis und die Entfernung des Cholesteatoms.

4. Otogene entzündliche Komplikationen

Sie sind heute viel seltener geworden durch die antibiotische Therapie der akuten Otitis media und die frühzeitige operative Therapie der chronischen Knocheneiterung (Cholesteatomeiterung).

a) Diffuse Labyrinthitis (Über circumscripte Labyrinthitis = Labyrinthfistel siehe S. 121):

Seröse Labyrinthitis: Durchtritt von Toxinen durch die Fenster bei akuter Otitis media (Frühlabyrinthitis).

▷ *Symptome und Befund:*
Drehschwindel und Erbrechen.
Spontannystagmus nach der *kranken* Seite (Reiznystagmus). Schallempfindungsschwerhörigkeit. Beim WEBER-Versuch wird der bisher wegen der akuten Otitis media ins kranke Ohr lokalisierte Ton plötzlich im *gesunden* Ohr gehört.

Die seröse Labyrinthitis kann ohne bleibende Funktionsstörungen ausheilen.
Gefahr des Übergangs in die

Eitrige Labyrinthitis: Einbruch von Erregern durch die Fenster bei akuter Otitis media, durch Knochenzerstörung bei der chronischen Knocheneiterung oder nach Felsenbeinquerfrakturen.

▷ *Symptome und Befund:*
Subjektive Erscheinungen (Drehschwindel und Erbrechen) stürmischer als bei der serösen Labyrinthitis.
Spontannystagmus zur *gesunden* Seite (Ausfallnystagmus). Taubheit.
Ausheilung stets unter Funktionsverlust des Innenohres, das später allmählich knöchern obliterieren kann.

▷ *Gefahr:*
Fortschreiten der Infektion über den inneren Gehörgang oder im Verlauf einer **akuten totalen Labyrinthostitis** (STENVERS-Aufnahmen und Röntgenverlaufsbeobachtungen, Computertomogramme) zur Meningitis.

▷ *Therapie:*
Tritt die Labyrinthitis allein oder zusammen mit einer Meningitis in den ersten Tagen einer *akuten* Otitis media auf (sog. **Otitis media acutissima**), hohe Antibioticagaben und Paracentese.
Besteht die akute Otitis media schon einige Tage und muß mit Knocheneinschmelzungen gerechnet werden, dann Mastoidektomie.
Bei *chronischer* Knocheneiterung (Otitis media epitympanalis mit oder ohne Cholesteatom) Radikaloperation. Bei fortschreitender Labyrinthnekrose Labyrinthektomie.

Außer dieser **tympanogenen Labyrinthitis** kommen sehr selten vor die

meningogene Labyrinthitis bei Meningokokkenmeningitis (Labyrinthausfall!) und die

Labyrinthitis bei Lues (gleichzeitig mit syphilitischer Meningitis oder Pleuritis im zweiten und dritten Stadium, teils entzündliche, teils degenerative Prozesse) und **Labyrinthitis bei WEGENER-Granulomatose.**

▷ *Diagnose:*
Schallempfindungsschwerhörigkeit, die in ihrer Stärke wechseln kann.
Wechselnde Vestibularisbefunde.
(Bei allen unklaren Innenohrerkrankungen serologische Untersuchungen auf Lues!). Bei Lues:

▷ *Therapie:*
Antisyphilitische Behandlung (hohe Penicillindosen parenteral).

Connatale Lues:

HUTCHINSON-Trias:

- fortschreitende Schallempfindungsschwerhörigkeit,
- Keratitis parenchymatosa,
- Schmelzdefekt am Rand der Schneidezähne (Tonnenzähne).

Gelegentlich TULLIO-Reaktion (S. 78): Schwindel durch akustische Reize (Verwachsungen zwischen Stapesfußplatte und häutigem Labyrinth?). Gelegentlich Fistelsymptom (S. 121) ohne Arrosion des horizontalen knöchernen Bogengangs (= HENNEBERT-Fistelsymptom).

b) Sinusthrombose, otogene Sepsis

▷ *Entstehung:*
Die Thrombophlebitis entsteht nach Knochenarrosion der Sinusschale zwischen erstem und zweitem Knie des Sinus sigmoideus bei Mastoiditis oder chronischer Knocheneiterung (Cholesteatom). Ein perisinuöser Absceß geht der Sinusphlebitis meist voraus.

▷ *Symptome:*
Septisches Fieber, Schüttelfrost durch Einschwemmung von Erregern und infizierten Thrombenteilen in die Blutbahn. Schlechtes Allgemeinbefinden, hohe BKS, Blutbildveränderungen (Leukocytose und Linksverschiebung).
Auftreten von Eitermetastasen in Lunge, Herz, Nieren, Gehirn.

▷ *Befund:*
Druckschmerz:

- auf dem Warzenfortsatz,
- hinter dem Warzenfortsatz am Foramen mastoideum, dem Austritt der V. emissaria mastoidea aus dem Schädel (GRIESINGER-Zeichen),
- im Bereich der Kieferwinkellymphknoten,
- eventuell entlang der Vena jugularis interna.

▷ *Diagnose* zusätzlich

- aus Röntgenaufnahme des Warzenfortsatzes nach SCHÜLLER und Computertomogramm (Knochenarrosion),
- aus Angiographie,
- aus Erregernachweis im Blut während oder nach einem Schüttelfrost und
- aus Liquorpunktion: KINDLER-Zeichen:
  Bei Kompression der Vena jugularis int. bds. steigt der Liquordruck (QUECKENSTEDT-Versuch), bei Sinusthrombose kommt es bereits zur Drucksteigerung bei Kompression allein der gesunden Seite.
- Außerdem Begleitmeningitis.

▷ *Therapie:*
- Bei Mastoiditis Mastoidektomie, bei Cholesteatom Radikaloperation.
- Zusätzlich Freilegen, Schlitzen und Abtragen der lateralen Sinuswand, Ausräumen des Thrombus, Abtamponieren des Sinusrohres. Bei Thrombosierung bis in die Vena jugularis interna Resektion der Vene im Gesunden, um ein Fortschreiten der Phlebitis zu verhindern.
- Hohe Antibioticagaben.

▷ *Prognose:*
Unbehandelt infaust.
Besser, je früher die kombinierte operative und antibiotische Behandlung einsetzt (insgesamt etwa 70% Heilungen).

5. Endokranielle otogene Komplikationen

Sie kommen heute wegen der antibiotischen Therapie der akuten Otitis media und der frühzeitigen operativen Therapie der Cholesteatomeiterung kaum noch vor.

a) Extraduralabsceß (Epiduralabsceß, epidurales Empyem)

▷ *Entstehung:*
Bei Mastoiditis oder chronischer Knocheneiterung (Cholesteatom) durch Knochenarrosion und Absceßbildung zwischen Schläfenbein und Dura, z.B. perisinuöser Absceß, Lokalisation am Tegmen antri oder an der Pyramidenspitze (GRADENIGO-Syndrom, S. 114).

▷ *Symptome:*
Wenig und uncharakteristisch.
Dumpfer Kopfschmerz, Brechreiz, subfebrile Temperatur,
dazu Zeichen der Mastoiditis oder der chronischen Knocheneiterung.

▷ *Gefahr:*
Sinusthrombose, Meningitis, Hirnabsceß.

▷ *Therapie:*
Mastoidektomie (bei Mastoiditis), Radikaloperation (bei chronischer Knocheneiterung) mit Freilegen der Dura.

b) Otogene Meningitis

Übergreifen einer eitrigen Entzündung auf die weichen Hirnhäute (Leptomeninx der Hirnbasis, später der Konvexität und Beteiligung des Cerebrum = Meningoencephalitis).

▷ *Entstehung* bei:
- akuter Otitis media in den ersten Tagen (Otitis media acutissima) direkt über Gefäßkanäle oder über eine Labyrinthitis *(Frühmeningitis)*,
- Mastoiditis,
- chronischer epitympanaler Otitis media (Cholesteatom) direkt, über einen Extraduralabsceß oder über eine Labyrinthitis,
- Übergreifen einer Sinusphlebitis,
- laterobasalen Brüchen.

▷ *Symptome und Befund:*
- Nackensteife,
- Kopfschmerz,
- Lichtscheu, Unruhe, Erbrechen,
- Verwirrtheit oder Bewußtlosigkeit,
- Fieber,
- KERNIG-Zeichen positiv (bei angewinkeltem Oberschenkel kann das Knie nicht gestreckt werden), LASÈGUE-Zeichen (das gestreckte Bein kann nicht angehoben werden),
- BRUDZINSKI-Zeichen (bei passiver Kopfbeugung werden Knie und Ellenbogen gebeugt).

▷ *Diagnose*
wird durch **Liquorpunktion** gesichert. In örtlicher Betäubung oder in Narkose:
Lumbalpunktion:
Punktion des Lumbalsackes zwischen 4. und 5. Lendenwirbeldornfortsatz in 6–7 cm Tiefe bei stark gekrümmtem Rücken in Seitenlage oder
Suboccipitalpunktion (seltener durchgeführt):
Punktion der Cisterna cerebellomedullaris in 4–5 cm Tiefe durch die Membrana atlantooccipitalis hindurch bei vorgebeugtem Kopf.

Liquorbefund:
- Farbe trüb statt farblos,
- Druck erhöht über 200 mm Wassersäule,
- Eiweißgehalt erhöht (PANDY-Probe positiv: Trübung in konzentrierter Carbollösung),
- Zellzahl erhöht bis auf mehrere 1000/3 Zellen, vorwiegend Granulocyten (normal bis 8/3 Zellen). Bei meningitischer Reizung oder bei Hirnabsceß nur geringe Erhöhung der Zellzahl, vorwiegend Lymphocyten *(seröse Meningitis)*.
- Bakteriennachweis im Liquor gelingt nicht immer.

▷ *Therapie:*
- Nur bei Otitis media acutissima sind hohe antibiotische Therapie (Penicillin oder Breitbandantibiotica, z.B. Cephalosporine oder Gyrasehemmer) und Paracentese ausreichend.
  Sonst
- sofort zusätzliche operative Behandlung des Mittelohrprozesses (Mastoidektomie, Radikaloperation, Sinusoperation) mit Freilegen der Dura.
- Wiederholte Liquorpunktionen.
- Wenn Bakteriennachweis und Resistenzbestimmung möglich, gegebenenfalls Wechsel des Antibioticum und gezielte Antibioticatherapie. Dabei kommen auch Antibiotica mit begrenztem Wirkungsbereich (Erythromycin, penicillasefestes Penicillin) in Frage.

▷ *Prognose:*
Unbehandelt infaust.
Durch operative Behandlung und Antibiotica 90% Heilungen.

c) Otogener Hirnabsceß

▷ *Entstehung:*
Als Komplikation eher nach akuter Exacerbation einer chronischen Knocheneiterung (Cholesteatom) als nach akuter Otitis media. Der Absceß bildet sich über einen Extraduralabsceß und einen Subduralabsceß oder von der erkrankten Dura über Gefäßbahnen in der weißen Hirnsubstanz – selten in der Hirnrinde – per continuitatem. Neigung zur Kapselbildung.

▷ *Symptome und Befund:*
Im *Initialstadium* wiederholt **plötzliches Erbrechen** bei geringem Krankheitsgefühl.
Im *Latenzstadium* dazu Kopfschmerzen, Schlafbedürfnis, Mattigkeit, Appetitlosigkeit, eventuell Meningismus.
Im *manifesten Stadium* zusätzlich **Herdsymptome:**

Bei Schläfenlappenabsceß, der vom Tegmen antri ausgeht (mittlere Schädelgrube):
- Amnestische Aphasie: Gegenstände können wegen der Wortfindungsstörung nicht benannt werden, falls Absceß bei Rechtshändern im linken Schläfenlappen liegt.
- Sensorische Aphasie: Läsion des WERNICKE-Sprachzentrums mit Störung des Sprachverständnisses.
- Pulsverlangsamung als Hirndrucksymptom.

▷ *Prognose:*
Bei operativer Behandlung Heilung in mehr als 50% der Fälle.
Unbehandelt: Einbruch in das Unterhorn des Seitenventrikels.

Bei **Kleinhirnabsceß,** der vom inneren Gehörgang oder dem Sinus sigmoideus ausgeht (hintere Schädelgrube):
● Rotierender Nystagmus zur kranken Seite, Gleichgewichtsstörungen,
● Ataxie, Vorbeizeigen, Fallneigung (unabhängig von Kopfdrehungen) und Gangabweichung zur kranken Seite.
● Adiadochokinese (Unfähigkeit, schnelle antagonistische Bewegungen wie Pronation und Supination auszuführen).
● Hirndruck (Stauungspapille) häufiger als bei Schläfenlappenabscessen.

▷ *Prognose:*
Wegen schlechter Absceßkapselbildung ungünstiger als bei Schläfenlappenabscessen.
Unbehandelt: Einbruch in die basalen Liquorräume und Lähmung der medullären Zentren.

▷ *Diagnose* bestätigt durch:
● Computertomographie (hat die früher übliche Arteriographie ersetzt),
● Kernspintomographie.
● Eingehende otologische, neurologische, ophthalmologische und neuroradiologische Zusatzuntersuchungen.
● Liquorpunktion:
Begleitmeningitis,
starke Druckerhöhung,
normaler Liquorzucker,
relativ wenig Zellen, vorwiegend Lymphocyten.
Liquor vorsichtig abtropfen lassen wegen Gefahr der Einklemmung der Kleinhirntonsillen!

▷ *Therapie:*
Ein frischer, wenig abgekapselter Absceß kann im Anschluß an die Ohroperation von der Operationshöhle aus auf dem Überleitungsweg durch Duraschlitzung und **Absceßeröffnung nach außen** mit nachfolgender Drainage und Tamponade behandelt werden. Abgekapselte Abscesse werden durch den Neurochirurgen nach Kraniotomie durch – evtl. stereotaktische – **Punktion und Spülung** zur Ausheilung gebracht oder müssen **total exstirpiert** werden. Zusätzlich Antibiotica.

IV. Facialislähmung

Funktionsdiagnostik (S. 88)

a) Otogen, entzündlich

Durch Übergreifen der Entzündung

- in den ersten Tagen der akuten Otitis media über Knochendehiscenzen auf den Facialiskanal,

▷ *Therapie:* Paracentese, Antibiotica;

- im weiteren Verlauf der akuten Otitis media und Mastoiditis, der chronischen Knocheneiterung (Cholesteatom) oder der malignen Otitis externa durch Knocheneinschmelzung,

▷ *Therapie:* Mastoidektomie bzw. Radikaloperation, unter Umständen Facialisdekompression: Auffräsen des knöchernen Facialiskanals und Freilegen des N. facialis unter Verwendung des Operationsmikroskops.

b) Idiopathische Parese (BELL)

▷ *Ursache:* Wahrscheinlich entzündliches Ödem des Nerven, gefolgt von Abflußstauung und Kompression des Nerven im engen knöchernen Kanal (sog. „rheumatische Lähmung"). Im Kernspintomogramm (mit Gadolinium) mitunter nachweisbar.

▷ *Verlauf:* Wiederkehr der Nervenfunktion in 95% der Fälle. In 5% bleibende Lähmung durch Degeneration der Axone.

▷ *Therapie:* Infusionen zur Durchblutungsförderung wie bei M. MENIÈRE. Corticosteroide, Diclofenac, Vitamin B-Komplex. Uhrglasverband. Massage, Elektrisieren (nur bis zur Wiederkehr mimischer Spontanbewegungen, dann aktives Muskeltraining). Bei zunehmendem, fast vollständigem Axonverlust (Elektroneurographie!) operative Dekompression des Nerven im intratemporalen Verlauf zu erwägen.

c) Traumatische Paresen

▷ *Ursachen:*
Felsenbeinfrakturen (*Therapie:* S. 102 u. 103).
Parotisverletzungen (*Therapie:* möglichst Nervennaht).
Iatrogen: Operative Eingriffe an Mittelohr und Parotis (*Therapie:* sofortige Revision des Nerven).

d) Paresen durch Tumoren

▷ *Ursachen:*
Glomustumor (S. 135).
Acusticusneurinom (S. 158).
Mittelohrcarcinom (s. unten).
Maligne Parotistumoren (S. 390).

Außerdem Paresen bei Ohrmißbildungen (S. 90), Zoster oticus (S. 151), MELKERSSON-ROSENTHAL-Syndrom (S. 277) und bei der durch Borrelien verursachten LYME-Krankheit, die nicht selten auch mit Innenohrschwerhörigkeit und Vestibularisstörungen verbunden ist.

▷ *Therapie:*
Bei bleibender Facialisparese und Gesichtslähmung *rekonstruktive Maßnahmen* möglich (Facialisplastik):
● Nervennaht – u. U. nach Rerouting (Verkürzung der Verlaufsstrecke).
● Autonerventransplantation = Interposition (aus N. auricularis magnus oder N. suralis).
● Nervenpfropfung (N. hypoglossus oder N. accessorius→N. facialis).
● Cross-over-Technik (Äste der gesunden Seite werden durch ein Autonerventransplantat mit der kranken Seite verbunden).
● Muskel- und Fascienzügelplastik zur Hebung der Gesichtsweichteile.

V. Tumoren

1. Verhornende Plattenepithelcarcinome bei Erwachsenen und **Sarkome** bei Jugendlichen
entwickeln sich in der Pauke oder wachsen vom äußeren Gehörgang ein. Carcinome gelegentlich nach chronischer Knocheneiterung.

▷ *Befund:*
Anfangs Sekretion und Hörstörung wie bei chronischer Knocheneiterung,
dann Bildung blutender Granulationen und sanguinolentes Sekret,
sehr fötide Sekretion, Abstoßen von Sequestern,
frühzeitige Facialisparese, Einbruch und Zerstörung des Innenohres,
stärkere Schmerzen,
Metastasen in den regionären Lymphknoten.

▷ *Diagnose:*
Durch bioptische Untersuchung, Röntgenaufnahmen (Tomographie) und Computertomographie, die die Ausdehnung der Knochenzerstörung anzeigen.

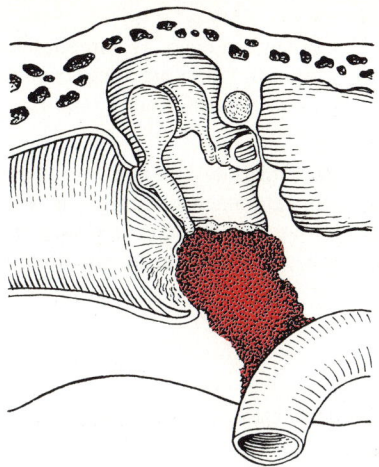

Abb. 63. Glomustumor

▷ *Therapie:*
Ausgedehnte Operation (Petrosektomie) u. U. mit Parotidektomie – bei
Metastasen mit Neck dissection – und Nachbestrahlung.

▷ *Prognose:* Ungünstig.

2. Glomustumoren, ausgehend von den Chemoreceptoren der Venenwand (Glomus jugulare oder Glomus tympanicum), Chemodektome.

▷ *Histologisch:* Nicht chromaffine Paragangliome des Parasympathicus.

▷ *Symptome:* Pulssynchrones Ohrgeräusch, Schalleitungsschwerhörigkeit,
pulssynchrone Impedanzänderungen im Tympanogramm (S. 60).

▷ *Befund:*
Der Tumor scheint rötlich bläulich – gelegentlich pulsierend – durch das
Trommelfell hindurch, meist vom Hypotympanum ausgehend (Abb. 63),
oder bricht durch das Trommelfell in den Gehörgang ein.
Bei fortgeschrittenen Glomustumoren Nervenlähmung Nn. VII, IX, XI,
XII (Schluckstörung) und Recurrenslähmung (aus N. X). Tumor gefäß-
reich!
Später Einwachsen in die mittlere und hintere Schädelgrube.

▷ *Diagnose:*
Durch bioptische Untersuchung nach Trommelfellaufklappung, Röntgenaufnahmen (Tomographie), Computertomographie, selektive digitale Subtraktionsangiographie, Kernspintomographie.

▷ *Therapie:*
Frühzeitige radikale Operation des langsam wachsenden Tumors über unterschiedliche Zugangswege nach vorheriger Embolisation. In späten Stadien (Einwachsen in das Schädelinnere) kann der Tumor inoperabel werden, dann durch Bestrahlung Wachstumshemmung erzielen.

VI. Otosklerose

1.4.6

Erkrankung der knöchernen Labyrinthkapsel.

▷ *Pathologische Anatomie:*
Knochenumbauprozesse: Herdförmige Resorption des normalen Strähnenknochens der Labyrinthkapsel und überschüssige Bildung eines geflechtartigen spongiösen Knochens, der bei Jugendlichen stark vascularisiert sein kann und der später – im inaktiven Stadium – in einen mehr sklerotisch-kompakten Knochen übergeht.

▷ *Ursache:*
Nicht bekannt (Mineralstoffwechselstörung? Entstehung aus embryonalen Knorpelresten? Hormonelle Einflüsse?).

▷ *Auftreten:*
Häufiger bei Frauen als bei Männern zwischen dem 20. und 40. Lebensjahr. Zunahme während der Schwangerschaft, familiäres Vorkommen, unregelmäßig dominanter Erbgang. Vorwiegend bei der weißen Rasse.

▷ *Sitz:*
Selten und klinisch nur mit Hilfe der Szintigraphie sind aktive Herde in der Schneckenkapsel nachweisbar. Sie führen zur Degeneration der Sinneszellen und zur Innenohrschwerhörigkeit durch Veränderung der Zusammensetzung der Peri- und Endolymphe. Eine Kapselotosklerose kann sich im Computertomogramm darstellen.

Die häufigeren Herde im Bereich der ovalen Fensternische – oft vom vorderen Rand ausgehend – führen zur Fixierung des Steigbügels (**Stapesankylose,** Abb. 64) mit typischen

▷ *Symptomen:*
Ohrensausen (tiefer Ton) und zunehmende Schwerhörigkeit, ein Ohr ist

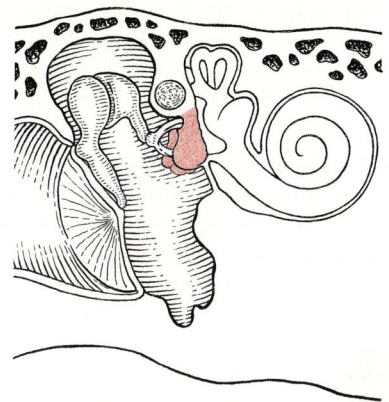

Abb. 64. Otoskleroseherd im Bereich des ovalen Fensters

stärker betroffen als das andere; im Lärm wird oft besser verstanden (Parakusis WILLISII), z. T. wohl deshalb, weil die den Normalhörigen störenden tiefen Lärmgeräusche nicht gehört werden und der Gesprächspartner im Lärm unwillkürlich lauter spricht. Keine Ohrenschmerzen.

▷ *Befund:*
- Normales Trommelfell, gelegentlich Promontorium leicht rosa durchscheinend (= SCHWARTZE-Zeichen), pneumatisierter Warzenfortsatz.
- Tube frei durchgängig.
- Schalleitungsschwerhörigkeit:
  Knochenleitungs-Luftleitungsdifferenz und CARHART-Senke (S. 50) im Tonaudiogramm,
  RINNE-Versuch negativ,
  WEBER-Versuch: Lateralisation in das schlechter hörende Ohr.
- GELLÉ-Versuch negativ (S. 46): kein Schwanken der Lautstärke.
- Stapediusreflex nicht registrierbar (S. 59).
- Bei Innenohrbefall zusätzlich Innenohrschwerhörigkeit.

▷ *Therapie:*
Konservativ nicht zu beeinflussen (gegen Ohrgeräusche Versuch mit Sedativa).
Hörgerät möglich, besser jedoch
Operation zur Wiederherstellung der durch die Stapesfixation behinderten Schalleitung (symptomatische Therapie) – sofern das Innenohr noch genügend funktionstüchtig und das Gegenohr nicht ertaubt ist:

Fensterungsoperation (Abb.65): In den vierziger und fünfziger Jahren vielfach ausgeführte Operation, bei der die knöcherne Kuppe des horizontalen Bogenganges abgeschliffen und das neue Fenster zum Innenohr mit Haut abgedeckt wurde. Wird heute nur noch in Ausnahmefällen (z.B. Mittelohrmißbildungen) durchgeführt. Nachteile waren:
Postoperativer Schwindel,
Wegfall der Schalldruckübertragung zum Innenohr über die Gehörknöchelchenkette und dadurch Bestehenbleiben einer Schalleitungsschwerhörigkeit von 25 dB, Notwendigkeit der Nachbehandlung der Operationshöhle (Radikalhöhle).

Stapesmobilisation (ROSEN): Indirekte Mobilisation durch Bewegen des Stapesköpfchens (Abb.66a) oder direkte Mobilisation durch Ummeißeln der Fußplatte führten zur – meist nur vorübergehenden – Hörverbesserung. Reankylosen kamen häufig vor, daher keine Dauererfolge.

Crurotomie: Durchtrennung des vorderen Schenkels und der Fußplatte bei Befall nur der vorderen Anteile der Fußplatte (Abb.66b).

Fußplattenresektion (Platinektomie): Ersetzen der Stapesfußplatte durch Bindegewebe bzw. Venenwand (= Interposition) (Abb.66c).

Stapedektomie (= Stapesplastik): Nach Trommelfellaufklappung Resektion des gesamten Stapes einschließlich der Fußplatte und Ersatz durch einen Drahtbügel, der am Amboßschenkel fixiert wird. Der Abschluß zum ovalen Fenster erfolgt durch Bindegewebe, auf das der „Drahtsteigbügel" aufgesetzt werden kann (Abb.66d) oder das in den Draht eingebunden wird (SCHUKNECHT, Abb.66e). Schließlich läßt sich die Fußplatte auch lediglich durchbohren (Nadel oder Laserstrahl) und ein eingesetzter Kunststoffstempel (Platindrahtteflonpiston oder ein Goldpiston) überträgt die Schwingungen in das Vestibulum (Abb.66f, auch als **Stapedotomie** bezeichnet).

Die Stapedotomie wird heute allen anderen Methoden vorgezogen. Sie führt in 90% der Fälle zu einer Hörverbesserung. In 1% kommt es zu einer Hörverschlechterung durch eine Schädigung des Innenohres.

Bei beiderseitiger Ertaubung Cochlea-Implantat.

▷ *Differentialdiagnose:*
● Adhäsivprozeß, dabei:
Trommelfellveränderungen, Tympanogrammkurve flach, Fehlen der Warzenfortsatzpneumatisation, eventuell Tubendurchgängigkeit behindert.
● Mittelohrmißbildungen.
● Bei unklarer Schalleitungsschwerhörigkeit **Probetympanotomie** (Vorklappen des Trommelfells und Inspektion der Paukenhöhle).

Prüfungsaufgaben zu Klinik Mittelohr s. Anhang Aufgaben 64–107.

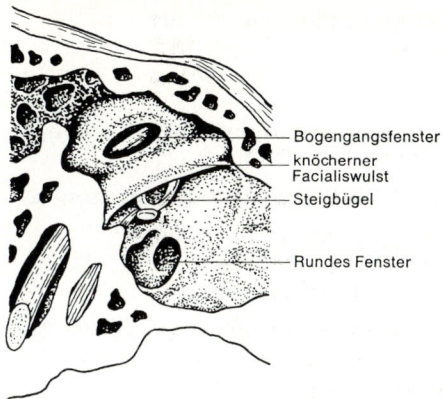

Abb. 65. Fensterungsoperation am horizontalen Bogengang

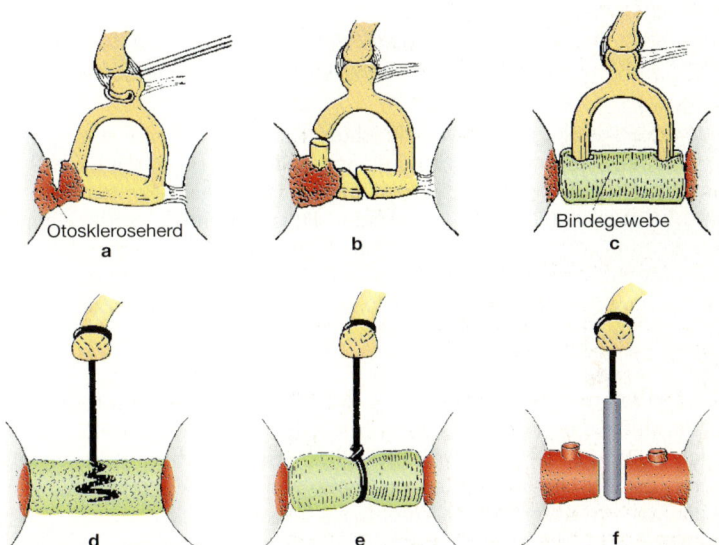

Abb. 66a–f. Stapesoperationen. **a** indirekte Mobilisation; **b** Crurotomie; **c** Fußplattenresektion (= Interposition); **d, e** Stapedektomie; **f** Stapedotomie s. Text

Klinik des Innenohres

(Mißbildungen S. 91)

I. Entzündliche Erkrankungen (s. bei Labyrinthitis, S. 126)

II. Cochleäre und/oder vestibuläre Störungen

1. MENIÈRE-Krankheit (Morbus MENIÈRE)

Hydrops des häutigen Labyrinthes infolge
- quantitativ (oder qualitativ) fehlerhafter Endolymphproduktion – möglicherweise durch Störungen der Elektrolytregulation (auf dem Boden vasomotorischer Störungen?) – oder
- gestörter Resorption der Endolymphe im Saccus endolymphaticus oder
- eines Verschlusses des Ductus endolymphaticus!

▷ *Vorkommen:*
Besonders bei vegetativ labilen Patienten, gelegentlich nach psychischer Belastung, Föhneinbrüchen, Nikotin- oder Alkoholabusus. Allergie?

▷ *Auslösung:*
Schwindelanfall und Hörverschlechterung können durch eine Ruptur des hydropisch erweiterten Endolymphschlauches im Bereich der REISSNER-Membran oder eine Permeabilitätsstörung der Perilymph-Endolymphschranke mit darauf folgender Durchmischung der Perilymphe mit kaliumreicher Endolymphe ausgelöst werden. Angenommen wird eine Intoxikation der Haarzellen und der nervösen vestibulären Elemente durch das Kalium. Möglichkeit der Messung des intracochleären Druckes durch Tympanic Membrane Displacement (S. 62).

▷ *Test* zum Nachweis eines Hydrops:
Wird durch orale Glycerol-Zufuhr die Serum-Osmolalität erhöht, kann es zu einem vorübergehenden Anstieg der Hörschwelle im Tieftonbereich kommen. Bei der ECochG (S. 57) findet sich – wahrscheinlich durch osmotische Reduktion des endolymphatischen Hydrops – eine Abnahme des vergrößerten Summationspotentials (SP).

▷ *Symptome* (Trias! MENIÈRE-Syndrom):
- *Drehschwindelanfälle* oder Schwankschwindelanfälle mit Übelkeit und Erbrechen, dabei
- einseitiges *Ohrgeräusch* (Sausen), Druck und Völlegefühl im Ohr und
- einseitige *Schwerhörigkeit,* häufig verbunden mit Diplakusis (die Töne werden im kranken Ohr höher empfunden).

▷ *Verlauf:*
Die Drehschwindelanfälle dauern Minuten bis Stunden und wiederholen sich in Tagen oder Wochen.

▷ *Befund:*

Im Anfall:

- Anfangs kurz Reiznystagmus zur kranken, anschließend Ausfallnystagmus zur gesunden Seite.
- Innenohrschwerhörigkeit mit für M. MENIÈRE typischer wannenförmiger Hörschwellenkurve im Tonaudiogramm („Hydropskurve"), also Haupthörverlust im tiefen und mittleren Frequenzbereich (Baßschwerhörigkeit Abb. 29 a, S. 53). Gelegentlich kommt es zu Beginn der Erkrankung zunächst zu fluktuierender Tieftonschwerhörigkeit und erst später zu dem typischen Schwindelanfall („monosymptomatischer MENIÈRE").
- Positives Recruitment (Abb. 29 a, S. 53).

Im Intervall:
Die Vestibularisprüfung kann anfangs normale Funktionen, nach mehreren Anfällen dann eine Untererregbarkeit des betroffenen Vestibularorgans ergeben.
Die Schwerhörigkeit bessert sich nur anfangs im Intervall oder Fluktuation des Hörvermögens, später wird sie von Anfall zu Anfall stärker, bis das Ohr schließlich ertauben kann.
Das Ohrensausen ist während des Anfalls stärker als im Intervall.

▷ *Therapie:*

Im Anfall:
- Bettruhe.
- Symptomatisch gegen Schwindel Dimenhydrinat (Vomex A®), Meclozin (Bonamine®) oder Sedativa.

Im Anschluß an einen Anfall oder im Intervall:
- Durchblutungsförderung durch *Infusionen* einmal täglich mit HAES-steril® 6% (Hydroxyethylstärke) oder niedermolekularen Dextranlösungen (Rheomacrodex® 10%) mit Zusatz von Procain (Novocain®), Pentoxifyllin (Trental® Lösung) o. ä. Vor der ersten Dextraninfusion Promit® (Hapten zur Vermeidung einer allergischen Reaktion) vorspritzen! Nach HAES gelegentlich Juckreiz!
- Zur Hydropsbeeinflussung Natriumreduktion durch salzarme Kost, evtl. Diuretica (Esidrix®, Hydrochlorothiazid) bei Flüssigkeitszufuhr.
- Falls erforderlich Herz- und Kreislauftherapie (Blutdruck!).

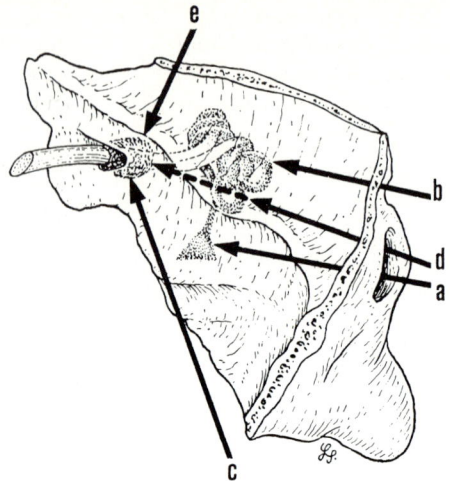

Abb. 67. Operative Zugangswege zum Innenohr und zum inneren Gehörgang.
a Saccotomie; *b* Labyrinthausschaltung (häutiges Labyrinth) durch ein Fenster
im horizontalen Bogengang oder durch das ovale Fenster;
c–e Operationen am inneren Gehörgang: *c* über die hintere Schädelgrube;
d translabyrinthär; *e* über die mittlere Schädelgrube (transtemporal)

Zur Nachbehandlung Betahistin (z. B. Vasomotal®, Aequamen®), Nafti-
drofurylhydrogenoxalat (Dusodril® retard), Trental® (S. 141), Calciumantagonisten (Nimodipin, z. B. Nimotop®) oder Ginkgo biloba (z. B. Te-
bonin® forte) per os.

▷ Zur Prophylaxe gegen weitere Anfälle:
● Vermeiden psychischer Insulte.
● Einschränken von Nikotin, Alkohol, Kaffee. Salzarme Kost.
● Gegebenenfalls Halswirbelsäulenbehandlung.
● Gegebenenfalls Allergenelimination und antiallergische Behandlung.

Kann die Krankheit dadurch nicht beherrscht werden, kommen *operative Eingriffe* in Frage:
● Versuch einer Entlastung und Drainage des endolymphatischen Systems
durch **Saccotomie:** Eröffnung des Saccus endolymphaticus an der hinteren Pyramidenfläche (Abb. 67 a).
● **Ausschaltung** des Vestibularorgans durch Einbringen von ototoxischen
Medikamenten (Gentamicin S. 150) in die Paukenhöhle mit Diffusion
durch die Fenstermembranen ins Innenohr.

- **Durchschneidung** (Neurektomie) des N. vestibularis im inneren Gehörgang (transtemporal Abb. 67 e).
- **Zerstörung** des häutigen Labyrinthes durch ein Bogengangsfenster oder durch das ovale Fenster hindurch (Abb. 67 b). (Kommt nur bei bereits erloschenem Hörvermögen in Frage.)

Anmerkung: Fahruntüchtigkeit bei rezidivierenden Anfällen.

▷ *Differentialdiagnose bei Schwindel mit/ohne Hörstörung:*
- Als LERMOYEZ-**Syndrom** bezeichnet man ein Syndrom, das der Symptomentrias der MENIÈRE-Krankheit ähnelt, bei dem es jedoch während des Schwindelanfalls oder unmittelbar danach zu einer *Hörverbesserung* kommt.
▷ *Therapie:* Wie bei Morbus MENIÈRE.
- **Kleinhirnbrückenwinkeltumor** (bzw. Acusticusneurinom S. 158) muß durch neurologische Untersuchung, Computertomogramm und – am besten – Kernspintomogramm ausgeschlossen werden. Das Recruitment (S. 51) kann beim Acusticustumor negativ sein. Entscheidende Hinweise geben die akustisch evozierten Potentiale (S. 56).
- **Halswirbelsäulenveränderungen** (Fehlstellungen, Osteochondrose) durch Röntgenaufnahmen aufdecken.
Verspannungen der Hals- und Rückenmuskulatur mit einer gestörten Funktion der oberen HWS-Gelenke am cranio-cervicalen Übergang (Blockierung der Kopfgelenke) können über den Ramus dorsalis der Rückenmarkswurzeln und die Verbindungen mit den Vestibulariskerngebieten Schwindel und Nystagmus hervorrufen (proprioceptiver Cervicalnystagmus S. 79). Außerdem können eine vertebrobasiläre Insuffizienz (s. u.) und schließlich knöcherne Veränderungen im unteren HWS-Bereich über Durchblutungsstörungen (Kompression der A. vertebralis oder Irritation des N. sympathicus) zu Cervicalnystagmus, Drehschwindelerscheinungen und Schwerhörigkeit führen. **Cervicalsyndrom**, cervicogener Schwindel.
Auch nach einem sog. Schleudertrauma der Halswirbelsäule kommen Schwindelzustände – seltener Hörstörungen – vor. Röntgenologische Veränderungen können fehlen.
▷ *Therapie:* Orthopädische Behandlung, u. U. Manualtherapie.
- **Subclavian steal-Syndrom:** („Anzapfsyndrom" der A. vertebralis): Schwindel infolge cerebraler Mangeldurchblutung. Wegen Verschlusses oder Stenose der A. subclavia fließt das arterielle Blut aus dem Cerebrum unter Strömungsumkehr durch die A. vertebralis der betroffenen Seite in den Arm.
- **Vertebro-basiläre Insuffizienz:** Mangeldurchblutung z. B. bei Arteriosklerose oder bei basilärer Impression: Schwindel sowie neurologische

Symptome durch Fehlstellung Wirbelsäule – Schädelbasis (Diagnose durch seitliche Röntgenaufnahme). Kann Ursache sein für das

- **WALLENBERG-Syndrom:** Schwindelzustände und Hörstörungen sowie neurologische Symptome bei Durchblutungsstörungen im Versorgungsgebiet der A. vertebralis, A. basilaris oder A. cerebelli inf. post.

- **Cerebrale Durchblutungsstörungen** mit Schwindel bei endokraniellen Krankheiten oder Herz- und Kreislaufkrankheiten (Hyper- oder Hypotonie).

- **Multiple Sklerose:** U. a. pathologische Vestibularisbefunde und Störungen der willkürlichen Blickmotorik sowie Veränderungen des optokinetischen Nystagmus (S. 79) als Ausdruck der zentralen oculomotorischen Funktionsstörung. Hirnstammprozesse (retrocochleäre Schwerhörigkeiten) lassen sich durch Ableitung akustisch evozierter Potentiale (S. 56) aufdecken.

- Außerdem siehe Neuronitis vestibularis (S. 146) und Hörstörungen im Rahmen klinischer Syndrome (S. 153).

2. Hörsturz (akuter Hörverlust, Sudden deafness)

▷ Mögliche *Ursachen:*
- Durchblutungsstörung zunächst unklarer Genese, z. B. infolge
  a) Verminderung der kardialen Leistungsfähigkeit,
  b) Blutdruckänderungen, insbesondere hypotoner Kreislaufregulationsstörung (plötzlicher Blutdruckabfall),
  c) vasomotorischer Störungen, Gefäßprozessen, venöser Stase bei Acusticusneurinom mit plötzlicher einseitiger Taubheit,
  d) Halswirbelsäuleneinflüssen,
  e) ungenügender Sauerstoffversorgung des Innenohres aufgrund cochleärer Mikrozirkulationsstörungen mit Verklumpung der Erythrocyten (Sludge-Phänomen), Störungen der Blutviskosität,
  f) psychischer Belastungen (?), „Streß“.
- Virusinfektion (u. a. auch bei HIV-Infektion).
- Immunpathologischer Prozeß durch Autoantikörper oder spezifisch sensibilisierte Lymphocyten.
- Ruptur des runden Fensters durch Innenohrdruckerhöhung mit Austritt von Perilymphe ins Mittelohr („Perilymphfistel“), u. U. traumatisch bedingt. (Fehlen der Cochlear Microphonics, S. 57.)
- Stoffwechselstörungen (z. B. Hyperlipämie, Hyperuricämie, Diabetes mellitus).
- Innenohrembolie.
- HWS-Gefügestörungen am cranio-cervicalen Übergang (S. 79).

▷ *Symptome:*
Plötzlich auftretende einseitige Schwerhörigkeit oder Taubheit.
Gefühl „wie Watte im Ohr", Druck im Ohr, Ohrgeräusch.
Kein Drehschwindel wie bei Morbus MENIÈRE, selten vestibuläre Zeichen (fast stets allerdings bei Fensterruptur), keine neurologischen Symptome.
Häufig als Cerumen obturans oder Tubenkatarrh fehlgedeutet.

▷ *Befund:*
Innenohrschwerhörigkeit (positives Recruitment).
Tonaudiogramm: entweder „Hydropskurve" wie bei M. MENIÈRE oder Steilabfall im hohen Frequenzbereich oder – seltener – pantonaler Hörverlust oder völlige Ertaubung.
WEBER-Versuch: Stimmgabel wird ins besser hörende Ohr lateralisiert. (Wegen dieser deutlichen Lateralisation über Knochenleitung ist der RINNE-Versuch auf dem kranken Ohr oft nicht durchführbar. Die Knochenleitung scheint dort besser zu sein als die Luftleitung, wird aber tatsächlich ins bessere Ohr übergehört.)
Bei Verdacht auf Fensterruptur Probetympanotomie (S. 138).

▷ *Therapie:*
● *Infusionen* mit HAES-steril® 6% oder Rheomacrodex® 10% zur Verbesserung der Fließfähigkeit des Blutes (Antisludge-Therapie) mit Zusatz von durchblutungsfördernden Medikamenten wie bei M. MENIÈRE. (Vorher Herz-Kreislaufuntersuchung!) Nachbehandlung mit Dusodril® (S. 142) retard oder Calciumantagonisten (z. B. Nimodipin, Nimotop®). Spontanremissionen kommen vor.
● Zur Verbesserung der Durchblutung *Stellatumblockaden* bei Patienten unter 50 Jahren möglich (täglich 10 ml 1%iges Novocain® [Procain] ohne Suprareninzusatz 10 Tage lang). Technik nach HERGET:
Nach Seitwärtsdrängen der großen Halsgefäße Einstich im Exspirium am medialen Rand des M. sternocleidomastoideus in der Mitte zwischen Ringknorpel und Sternoclaviculargelenk (HORNER-Symptomenkomplex: Ptosis, Miosis, Enophthalmus bei erfolgreicher Sympathicusausschaltung = Grenzstrangblockade). Cave Pleuraverletzung und Pneumothorax!
● Operativ (Abdecken des runden Fensters) bei Fensterruptur. (Tubendurchblasungen unterlassen!)
● Corticosteroide bei Immunkrankheit.
● Verbesserung der O_2-Versorgung des Innenohres durch hyperbare Sauerstofftherapie möglich.

Bei Behandlungsbeginn in der ersten Woche Restitution in 90% der Fälle, bei späterem Behandlungsbeginn geringere Heilungsaussichten.

3. Neuronitis vestibularis (Vestibularis-Neuropathie, Vestibulopathie, Neuritis vestibularis)

▷ Mögliche *Ursachen:*
● Virusinfekt.
● Mikrozirkulationsstörungen wie bei Hörsturz.

▷ *Symptome* und *Befund:*
● Plötzlich einsetzender erheblicher Drehschwindel (mit Erbrechen).
● Heftiger Spontannystagmus (zur gesunden Seite) mit rotierender Komponente.
● Einseitige vestibuläre periphere Untererregbarkeit oder Unerregbarkeit.
● *Keine Hörstörung,* es ist nur der vestibuläre Innenohranteil betroffen.

▷ *Therapie:*
Symptomatisch anfangs Antivertiginosa wie bei M. MENIÈRE,
Infusionen mit HAES-steril® 6% oder Rheomacrodex® 10%,
Vitamin B-Komplex,
vestibuläres Training (gerichtete Bewegungsübungen mit steigenden Anforderungen an das vestibuläre System), um die zentrale Kompensation bei einseitigem peripheren Ausfall (S. 73) zu fördern. (Vestibuläres Training bei Cupulolithiasis, S. 69.)
Betahistin (S. 142) oder Cinnarizin (Stutgeron®-forte-Kapseln) nach Abschluß des Trainings.

▷ *Verlauf:*
Abklingen des Schwindels in wenigen Tagen, nicht selten mit völliger Erholung der Funktion des Vestibularorgans (während dieser Zeit „Erholungsnystagmus" zur kranken Seite möglich).

4. Kinetosen (Seekrankheit, Reisekrankheit, „Bewegungskrankheit")

Auftreten von Übelkeit und Erbrechen bei unphysiologischen Beschleunigungsvorgängen sowie bei übermäßiger und unkoordinierter Reizung von Vestibularapparat und Augen mit Auswirkungen auf das vegetative Nervensystem (optisch-vestibuläre Konfliktsituation).

▷ *Therapie:* Kopf ruhig halten und visuellen Eindruck außerhalb des schwankenden Schiffes (Horizont) oder des fahrenden Autos suchen. Im Auto als Beifahrer nicht lesen. Vomex A® (S. 141), Bonamine® (S. 141), Torecan® (Thiethylperazindimaleat) oder Scopoderm TTS Membranpflaster (= Antivertiginosa). Achtung: Die Medikamente machen müde, keine aktive Teilnahme am Straßenverkehr!

5. Caisson-Krankheit (Preßluftkrankheit, Dekompressionskrankheit)

▷ *Vorkommen:*
Als Barotrauma bei zu schnellem Ausschleusen nach Arbeiten unter hohem Druck im Senkkasten unter Wasser (Caisson) oder nach Tieftauchen. (Aero-Otitis media als Barotrauma, S. 104.)

▷ *Ursache:*
Durch die rasche Dekompression wird der vorher beim Einschleusen unter Druck gelöste Stickstoff im Blut frei. Folge: Gasembolien auch im Innenohr.

▷ *Symptome:*
Kurz nach dem Ausschleusen oder dem Auftauchen plötzlich Schwerhörigkeit und Ohrensausen, Schwindel und Erbrechen, u. U. Bewußtseinstrübung.

▷ *Therapie:*
Sofortiges Wiedereinschleusen, anschließend langsame Dekompression.

6. Akustisches Trauma

▷ *Ursache:*
Durch Knall, Explosion, Lärm oder stumpfes Schädeltrauma Degeneration von Haarzellen im CORTI-Organ.
Das Ohr kann sich dem Schalldruck zunächst in Grenzen anpassen (*Adaptation*). Bei stärkeren Einwirkungen kommt es zu vorübergehendem oder bleibendem Tonschwellenschwund (Temporary Threshold Shift = TTS oder Permanent Threshold Shift = PTS).
Eine akustische Überlastung führt zu Stoffwechselstörungen (O_2-Mangel) oder direkten mechanischen Schäden der Sinneszellen.

▷ *Befund:*
Innenohrschwerhörigkeit (sensorische Schwerhörigkeit, Haarzellschaden) mit Senke der Hörschwellenkurve bei $c^5 = 4000$ Hz (Abb. 28e, S. 49) oder Abfall der Kurve im hohen Tonbereich.
Positives Recruitment (SiSi-Test positiv. LANGENBECK-Test: CORTI-Organschaden).
Ohrgeräusche.

Erklärung des – stets zuerst auftretenden – Hochtonverlustes bei allgemeinen akustischen Belastungen: Der basale Schneckenbereich wird, da ihn Schwingungen aller Frequenzen durchlaufen, *mehr* belastet als der obere Schneckenbereich, den nur noch Schwingungen mit niederer Frequenz erreichen (vergleichbar einem Teppich auf der Treppe in einem mehrstöckigen Haus). Schäden jeweils zuerst der äußeren, später der inneren Haarzellen.

Erklärung der c^5-Senke bei akustischem Trauma: Aufgrund der Hydrodynamik des Innenohres (Wanderwelle) kommt es – z.B. bei Einwirkung von Industrielärm, der durchaus nicht nur aus hohen Frequenzen besteht, – in der Basalwindung der Schnecke nahe dem Übergang in die mittlere Windung zu einem *Energiemaximum*. Dieses Gebiet entspricht 4000 Hz (c^5) und liegt an der oberen Grenze *größter Schwellenempfindlichkeit* = *größter Hörschärfe* des Ohres (1000–4000 Hz).

a) Knalltrauma (Schalldruckwelle 1–2 msec)

Kurzdauernde akute Schädigung, meist durch Mündungsknall. In den ersten Tagen oft deutliche Besserung. (Therapiemöglichkeit wie bei Hörsturz S.145) Keine Progredienz der Schwerhörigkeit zu erwarten.

b) Explosionstrauma (Schalldruckwelle über 2 msec)

Häufig verbunden mit Trommelfellzerreißung (gelegentlich mit Luxation der Gehörknöchelchenkette), dann kombinierte Schalleitungs-Schallempfindungsschwerhörigkeit. Progredienz der Hörstörung möglich. Hörverlust über dem gesamten Frequenzbereich kommt vor.

c) Chronisches Lärmtrauma (Lärmschwerhörigkeit)

Berufskrankheit (Nr.2301) durch jahrelange Tätigkeit bei einem Lärmpegel (s. S.49) von mindestens 85 dB(A) (Kesselschmiede, Motorenprüfstände, Flugplatz u.ä.). Einstellungs- und Überwachungsuntersuchungen sind bei Lärmarbeiten vorgeschrieben! Individuelle Empfindlichkeit gegen Lärm.
Meldepflicht bei Verdacht auf Lärmschwerhörigkeit!
Entschädigung ab 20% Minderung der Erwerbsfähigkeit (S.408).
Anfangs Erholung des Hörvermögens in Lärmpausen, nach Jahren im Lärm beiderseits symmetrisch Verbreiterung der Hochtonsenke im Tonaudiogramm. Nach Aufgabe der Lärmarbeit keine Progredienz.

▷ *Prophylaxe:*
Persönlicher Schallschutz durch Ohropax, Selectone-Ohrstöpsel, Kapselgehörschützer, Schutzhelm, gegebenenfalls Arbeitsplatz wechseln.

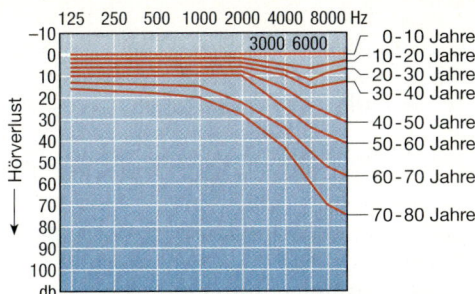

Abb. 68. Hörschwellenkurven in den verschiedenen Altersstufen (Mittelwerte, nicht auf Einzelfall anwendbar)

Anmerkung: Das *akute* Lärmtrauma ist selten und kommt vor bei plötzlicher, sehr starker Lärmeinwirkung mit Lärmpegeln über 120 dB (A), z. B. Düsenlärm aus nächster Nähe, oder bei Lärmeinwirkungen mit Lärmpegeln zwischen 90 und 120 dB (A) und gleichzeitiger Minderdurchblutung des Ohres durch Verdrehung der Halswirbelsäule, z. B. Lärmarbeit bei ungünstiger Körperhaltung („Akustischer Unfall"). Lärmschäden auch im privaten Bereich, z. B. durch häufigen Besuch von Diskotheken.

d) Stumpfes Schädeltrauma (Labyrintherschütterung)

Als *Commotio labyrinthi* mit und ohne Schädelbasisfrakturen oft gemeinsam mit zentralen oder peripheren Vestibularisfunktionsstörungen. Progredienz möglich. (Nach stumpfen Schädeltraumen auch zentrale Hörstörungen!)

7. Altersschwerhörigkeit (Presbyakusis)

Altersphysiologische und -pathologische degenerative Prozesse vorwiegend im CORTI-Organ und weniger im Hörnerven (Ganglion spirale cochleae), nicht zuletzt durch lebenslange exogene und endogene Einwirkungen (Lärm, Durchblutungsstörungen, ototoxische Einflüsse, Ernährung, Hypertonie, Diabetes), hinzu kommt der Altersabbau des Gehirns.

▷ *Symptome:*
Seitengleiche Hörverschlechterung zunehmend ab dem 55. Lebensjahr (Abb. 68), besonders für hohe Töne. Bei Störgeräusch und bei mehreren Gesprächspartnern (Konferenz, Cocktailparty) schlechtes Sprachverständnis. Unbehaglichkeitsschwelle herabgesetzt (S. 48). Ohrgeräusch, vor allem in ruhiger Umgebung.

▷ *Befund:*
Doppelseitige Schallempfindungsschwerhörigkeit mit größtem Hörverlust im hohen Tonbereich (Tonaudiogramm) und bei hochgradiger, Schwerhörigkeit mit stärkerem Diskriminationsverlust (Sprachaudiogramm).
Sisi-Test meist positiv. Zentrale Hörfunktionen herabgesetzt.

▷ *Therapie:*
Bei stärkerer Schwerhörigkeit Hörgerät (siehe S.154).
Gegen das subjektive Ohrgeräusch Versuch mit Sedativa o.a. (siehe S.157). Besserung des Ohrgeräusches auf die Dauer meist nur durch Gewöhnung bzw. Verdrängung. Manche Patienten empfinden einen „Tinnitus-Masker" (Rauschgenerator, der ähnlich einem Hörgerät konzipiert ist) zur Verdeckung des subjektiven Ohrgeräusches angenehm.

8. Toxische Schäden des Innenohres

▷ *Ursachen:*
- Infektionskrankheiten (Grippeotitis, S.110, Mumps S.387, Fleckfieber, Meningitis, Zoster oticus S.151, Borreliose, S.134).
- Stoffwechselstörungen durch Schilddrüsen-, Leber- oder Nierenkrankheiten.
- Medikamente. Ototoxisch z.B. Chinin, Salicylsäure, Furosemid und Etacrynsäure (Diuretica), manche Cytostatica (z.B. Cisplatin) und vor allem dosisabhängig die Aminoglykosid-Antibiotica, z.B. Streptomycin, Neomycin, Gentamicin und Tobramycin, die in das Innenohr gelangen und in der Perilymphe wegen schlechter Resorptionsmöglichkeiten eine hohe Konzentration erreichen. Es kommt unter Umständen zu irreparablen Haarzellschäden – und zwar ähnlich wie bei den akustischen Schäden vor allem der äußeren Haarzellen. Besonders gefährlich bei gleichzeitigen Nierenschäden mit Behinderung der Ausscheidung. Vor und während der Gabe dieser Medikamente stets Nierenfunktion und Innenohrfunktion (Tonaudiogramm!) überprüfen.
- Verwendung von Ohrtropfen mit ototoxischen Medikamenten bei bestehender Trommelfellperforation (Tympanogener Innenohrschaden).
- Industrieerzeugnisse (Kohlenmonoxid, Nitrobenzol, Anilin).

▷ *Symptome:*
Zunehmende beiderseitige Schwerhörigkeit bis Taubheit.
Vestibuläre Schwindelerscheinungen.

Ohrgeräusch (steht gelegentlich als erstes Symptom im Vordergrund der Beschwerden).

▷ *Befund:*
Schallempfindungsschwerhörigkeit oder Taubheit.
Zentrale oder periphere Vestibularisfunktionsstörungen.

▷ *Therapie:*
Grundleiden behandeln, ototoxische Substanzen absetzen.

Anmerkung: Bei akuter Alkoholintoxikation tritt bei Körperseitenlage ein Lagenystagmus auf, der anfangs zum unten liegenden Ohr, nach einer Stunde zum oben liegenden Ohr gerichtet ist.

9. Zoster oticus (Herpes zoster oticus)

▷ *Ursache:* Neurotropes Zostervirus.

▷ *Symptome und Befund:*
● Auftreten von schmerzhaften *Bläschen* in der Ohrmuschel und im Gehörgang im Rahmen eines fieberhaften Infektes.
● *Neuritis* im Bereich
des N. facialis (Facialisparese mit schlechter Tendenz zur Besserung);
des N. cochlearis (Die neurale Schwerhörigkeit kann sich bessern, Taubheit nicht); dazu oft
des N. vestibularis (Schwindel und Nystagmus, vestibuläre Erregbarkeitsverminderung oder Unerregbarkeit); selten
des N. trigeminus (Trigeminusneuralgien) und u. U. auch
des N. glossopharyngeus (Schluckbeschwerden und Bläschenbildung im Rachen).
● *Liquorveränderungen:* Lymphocyten- und Eiweißvermehrung.
● Virusserologie.

▷ *Verlauf:*
Innerhalb von vier Wochen Restitutio oder aber Defektheilungen.

▷ *Therapie:*
Antivirale Therapie (Aciclovir: Zovirax®).
Gammaglobulin, Antineuralgica.
Vitamin B-Komplex, Elektrotherapie der Facialisparese.
Antibiotica (Cefotaxim: Claforan®) erforderlich zur Verhinderung einer Superinfektion.
Örtlich Zinkschüttelmixtur oder Antibioticasalbe.

10. Angeborene und frühkindlich erworbene Hörstörungen

Meist ohne Beteiligung des Vestibularapparates.
Eine Taubheit hat ein Fehlen der Sprachentwicklung zur Folge (**Taub-stummheit**, S. 400).

Ererbt: Zwei Formen der hereditären Schwerhörigkeit (sensorineural):

a) *Sporadische (recessive) Schwerhörigkeit*
oder Taubheit

Kann bereits bei der Geburt bestehen.
Häufig bei Verwandtenehen, beide Eltern müssen Träger der Erbanlage sein.
Entwicklungsstörungen im Bereich von Schnecke, Hörnerven und zentralen Bahnen.

b) *Dominante (progressive) Schwerhörigkeit*

Wird meist erst jenseits des Kindesalters manifest, progredienter Verlauf. Hörverlust beiderseits vor allem im mittleren und hohen Frequenzbereich.
Ein Elternteil muß Träger der Erbanlage sein.
Entwicklungsstörungen im Bereich der Schnecke.

▷ *Anmerkung:* Degenerative progressive Innenohrschwerhörigkeiten können im Zusammenhang mit anlagebedingten Erkrankungen der Haut, der Augen und der inneren Organe vorkommen (S. 153).

Pränatal erworben:
Embryopathia rubeolosa (Virusinfektion, Rötelnerkrankung der Mutter während der Schwangerschaft im 2. und 3. Schwangerschaftsmonat).
Thalidomidschäden 1960/61 (bei Einnahme des Medikamentes Contergan Anfang des zweiten Schwangerschaftsmonats) meist kombiniert mit Mittelohrmißbildungen und Mißbildungen des äußeren Ohres (S. 90).
Connatale Lues (S. 128).
Toxoplasmose (selten).
Stoffwechselerkrankungen (z. B. Diabetes mellitus, Hypothyreose), Cytomegalie (Viruserkrankung) und Alkoholabusus der Mutter.

Perinatal erworben:
Geburtraumen: Perinatale Hypoxie, mechanische Geburtsschäden.
Kernikterus durch Hyperbilirubinämie bei Erythroblastosis fetalis (Rh-Inkompatibilität), seltener bei Frühgeburten.

Postnatal erworben:
Labyrinthitis oder Meningitis (mit Ausfall des Vestibularapparates), Infektionskrankheiten, Viruskrankheiten (Mumps, Masern).
Anmerkung:
Bei Verlust des Gehörs vor Erreichen des 7. Lebensjahres geht der bis dahin bereits vorhandene Sprachschatz wieder verloren.

▷ *Befund:*
Taubheit oder alle Grade der Schallempfindungsschwerhörigkeit, im Tonaudiogramm vom pancochleären Typ, oft isolierte Hörverluste im mittleren Frequenzbereich oder Hochtonverluste. Frühzeitige Untersuchung aller „Risikokinder" (s. auch unter 11.).

▷ *Diagnose:*
Pädaudiologische Untersuchung (S. 56) mit dem Ziel der Früherfassung, der Früherkennung und der Frühbetreuung schwerhöriger Kinder.

▷ *Therapie:*
Je nach Grad der Hörstörung u. U. Schwerhörigenschulen oder Gehörlosenschulen (früher Taubstummenanstalten).

Sprachanbildung:
Hörreste werden durch Hörgeräte ab dem Alter von 4 bis 6 Monaten ausgenutzt, um dadurch die Ausbildung funktionstüchtiger Synapsen in den Hörbahnkernen und der Hörrinde während der Reifung der zentralen Hörbahn innerhalb der ersten 2 Jahre zu fördern.
Hörtraining, pädaudiologische Beratung und Hausspracherziehung, „Absehen vom Mund" (Lippenablesen) üben.
Bei Taubheit siehe Cochlea-Implantat, S. 156.

11. Hörstörungen im Rahmen klinischer Syndrome

Mit Augensymptomen:

COGAN-Syndrom:
Interstitielle Keratitis, fortschreitende Innenohrschwerhörigkeit, Ohrgeräusche, Schwindel. Auftreten bei Jugendlichen. (Autoimmunprozeß?).

WAARDENBERG-KLEIN-Syndrom:
Lateralverlagerung der inneren Augenmuskeln und der Tränenpunkte (Dystopia canthi), partieller Albinismus (Leukismus: Haarsträhne, Iris, Haut), kongenitale Schallempfindungsschwerhörigkeit. Autosomal dominant.

ALSTRÖM-Syndrom:
Retinadegeneration, Adipositas bereits im Kindesalter, später Diabetes mellitus, fortschreitende Innenohrschwerhörigkeit im zweiten Lebensjahrzehnt beginnend. Autosomal recessiv.

REFSUM-Syndrom:
Retinitis pigmentosa, Polyneuropathie (Extremitätenparästhesien und -paresen), cerebellare Ataxie, fortschreitende Innenohr- und zentrale Schwerhörigkeit im zweiten Lebensjahrzehnt beginnend. Stoffwechselstörung (Hyperphytansäureämie). Autosomal recessiv.

USHER-Syndrom:
Retinitis pigmentosa, kongenitale oder früh manifest werdende fortschreitende Innenohrschwerhörigkeit, häufig Vestibularisstörungen. Autosomal recessiv.

Mit Nierenerkrankung:

ALPORT-Syndrom:
Nephritis mit fortschreitender Niereninsuffizienz, gelegentlich kongenitaler Katarakt, fortschreitende Innenohrschwerhörigkeit im zweiten Lebensjahrzehnt beginnend. Autosomal dominant.

Mit Schilddrüsenerkrankung:

PENDRED-Syndrom:
Struma mit Jodverwertungsstörung, kongenitale Innenohrschwerhörigkeit, Vestibularisfunktion oft herabgesetzt (Labyrinthdysplasie). Autosomal recessiv.

Ohrmißbildungen S. 90.

12. Hörgeräte

Falls operative Maßnahmen zur Hörverbesserung nicht in Frage kommen oder eine medikamentöse Therapie keinen Erfolg zeigt, ist die hno-ärztliche Verordnung eines Hörgerätes indiziert. Der über ein Mikrophon aufgenommene Schall wird elektronisch verstärkt und über einen Hörer (= Lautsprecher) dem Ohr zugeleitet. Der Hörer ist mit einem individuell angefertigten Ohrpaßstück verbunden, das den Gehörgang möglichst schalldicht abschließt. In der Regel werden Hinterdem-Ohr-(HdO)-Geräte getragen, die bei Brillenträgern in den Brillenbügel eingearbeitet und so auch als Knochenleitungsgeräte ausgelegt sein können. Der Trend geht zum Im-Ohr-(IO)-Gerät, das durch Plazierung in der Ohrmuschel oder – besser noch – im Gehörgangseingang oder nahe am Trommelfell im Bereich des knöchernen Gehörgangs (CIC = Complete in Channel) wenig auffällig ist. Es nutzt die Funktion der Ohrmuschel für das Richtungshören aus. Taschengeräte mit Kabelzuführung werden nur noch selten bei Kindern mit Ohrmißbildungen als Knochenleitungsgeber oder bei älteren Menschen, die Probleme bei der Handhabung anderer Hörgeräte haben, eingesetzt. Knochenleitungsgeräte können zur besseren Ankopplung mit einem transcutan in den Schädelknochen implantierten Anteil (Titanschrauben) verwendet werden (knochenverankerte Hörgeräte). Zusatzgeräte gibt es als Hilfen zum Telefonieren und Fernsehen.

Bei einer *Schalleitungsschwerhörigkeit* werden technisch wenig aufwendige Geräte zur Schallverstärkung benötigt. Bei der *Schallempfindungsschwerhörigkeit* müssen zusätzlich der frequenzabhängige Hörverlust sowie die veränderte Lautheitsdynamik infolge Recruitment berücksichtigt werden. Die im Frequenzgang variablen Breitband-, Hoch- oder Tieftongeräte besitzen häufig eine *Amplitudenbegrenzung* (PC = Peak Clipping) oder eine *automatische Verstärkungsregelung* (AGC = Automatic Gain Control) zur Begrenzung von Lautstärkespitzen. Auch eine automatische Störschallunterdrückung ist möglich.

Bei annähernd symmetrischer Schwerhörigkeit wird eine beidohrige Versorgung angestrebt, um über eine Ausnutzung des Richtungshörens (stereophones Hören) die Sprachverständlichkeit zu verbessern. Durch eine CROS-Hörbrille (**C**ontralateral **R**outing **o**f **S**ignals) kann bei einseitig Tauben durch Anbringen des Mikrophons am Bügel des tauben Ohres und Zuleiten des Schalles in das gut hörende offene Ohr durch Ausnutzen des Kopfschallschattens ein Richtungsempfinden erreicht werden. („Bicros"-Versorgung: Bei seitendifferenter Schwerhörigkeit Mikrophone auf beiden Seiten und Zuleiten des Schalles auf das besser hörende Ohr. Neuerdings auch drahtloses Übertragungssystem auf das bessere Ohr.) Durch Einbau eines zusätzlichen Richtmikrofons kann das Hören im Störlärm und das Hören aus unterschiedlicher Entfernung (Zoomeffekt) deutlich verbessert werden.

Eine Erleichterung der Handhabung wird durch ultraschallgesteuerte Handfernbedienung erreicht. Außerdem stehen digitale Hörgeräte zur Verfügung, bei denen über ein computergestütztes Interface die technischen Leistungen in weiten Grenzen beliebig u. U. auch mehrkanalig individuell einstellbar sind.

Zur *Verordnung* eines Hörgerätes sind ton- und sprachaudiometrische Untersuchungen beim HNO-Arzt erforderlich, letztere noch einmal mit angepaßtem Gerät über Lautsprecher im freien Schallfeld. Bei Kindern Untersuchung mit Hilfe der BERA (S. 58). Die *Anpassung* erfolgt beim Hörgeräte-Akustiker. Die Auswahl des Hörgerätes wird anhand der audiometrischen Daten, des subjektiven Höreindruckes sowie durch In-situ-Messungen von Frequenzgang und Verstärkungsleistung des Gerätes am Patienten vorgenommen. Zunehmend an Bedeutung gewinnt die Bestimmung des angenehmen Lautstärkepegels für verschiedene Frequenzen.

Eine *Indikation* besteht ab einem Hörverlust auf dem besseren Ohr von 30 dB oder mehr im Tonaudiogramm in mindestens einer der Frequenzen von 500–3000 Hz bzw. einem Diskriminationsverlust im Sprachaudiogramm von mindestens 20 % bei einer Sprachlautstärke von 65 dB.

Bei einem Hörverlust von 30–60 dB im Hauptsprachbereich kann mit Hörgerät im allgemeinen eine Normalschule besucht werden, ab 60 dB kommt eine Schwerhörigenschule in Frage.

Wenn lediglich Hörreste bestehen, werden leistungsfähige Geräte zum **Hörtraining** eingesetzt, bei dem Vokal-, Konsonanten- und Lautunterscheidungsübungen durchgeführt werden. Das Hörtraining ist mit einem Ablesetraining verbunden. Der hochgradig Schwerhörige lernt so, sein Lautunterscheidungsvermögen voll auszunutzen. Neben dem Hören wird vor allem das Verstehen der Sprache verbessert.

Anhang: **Sonderschulwesen**

Früher erlernten Taube nur die Gebärdensprache („Taubstummenanstalten"), die noch immer für die Verständigung unter Gehörlosen wichtig ist, heute wird die Lautsprachmethode (Einüben artikulierten Sprechens und Absehen vom Mund) bevorzugt. Schwerhörige sind frühzeitig zu erfassen und nach Feststellung des Grades der Schwerhörigkeit und des Intelligenzgrades einzuschulen. Dazu stehen Sonderkindergärten, Schwerhörigenklassen und -schulen, weiterführende Schulen und Sonderberufsschulen zur Verfügung. Als Hilfsmittel werden dort individuelle Hörgeräte, Einzel- und Gruppentrainer und Vielhöreranlagen eingesetzt.

13. Cochlea-Implantat (Cochlear Implant)

Bei beiderseitiger cochleärer Taubheit oder bei durch Hörgerät nicht nutzbaren Hörresten mit erhaltener Leitfähigkeit des N. cochlearis und intakter zentraler Hörbahn besteht die Möglichkeit, durch elektrische Reizung der Nervenfasern Höreindrücke auszulösen. Dies wird zunächst mit dem *Promontorialtest* überprüft. Dabei werden analog der

Technik bei der ECochG (S. 57) über eine Nadelelektrode Impulsströme am Promontorium appliziert. Bei manchen Patienten kann der subjektive Höreindruck durch zusätzliche Ableitung elektrisch ausgelöster Hirnstammpotentiale objektiviert werden. Fällt der Test positiv aus, ist die wesentliche Voraussetzung für die Implantation einer *elektronischen Hörprothese* gegeben (Innenohrprothese).

Die permanenten mehrkanaligen *Reizelektroden* werden durch das runde Fenster in die Schnecke eingeführt. Da die einzelnen Elektroden unterschiedlich weit in der Scala tympani liegen, können verschiedene Abschnitte der Basilarmembran getrennt gereizt werden (tonotope Reizung).

Die akustische Information wird in einem am Körper zu tragenden *Prozessor* in elektrische Signale umgewandelt und über Radiowellen auf den im Mastoidknochen eingelassenen Empfänger transcutan übertragen. Bei entsprechendem Hörtraining kann damit ein begrenztes Sprachverstehen erreicht werden.

Die Ergebnisse sind besser bei den nach dem Spracherwerb Ertaubten (= postlingual ertaubt), die möglichst schon im ersten Jahr nach der Ertaubung operiert werden sollten, als bei den gehörlos Geborenen bzw. vor dem Spracherwerb (prälingual) Ertaubten (s. S. 400).

Wenn bei Kleinkindern die Implantation schon ab dem zweiten Lebensjahr – spätestens aber im Vorschulalter – erfolgt, sind ein ausreichendes Sprachverstehen und ein normaler Spracherwerb möglich. Im Schulalter werden die Ergebnisse zunehmend weniger günstig. Bei taub geborenen Erwachsenen ist ein nennenswerter Nutzen wegen der Entwicklungsdefizite und der Deprivation der zentralen Hörbahnen nicht mehr zu erwarten.

Neue Möglichkeiten ergeben sich bei Ausfall auch des Hörnerven durch direkte Reizung der Cochleariskerne mittels Hirnstamm-Implantat.

14. Ohrgeräusche (Tinnitus aurium)

Objektive Ohrgeräusche z. B. durch Glomustumoren des Mittelohres oder Spasmen des M. tensor tympani bzw. Myoklonien der Gaumenmuskulatur sind auch vom Untersucher wahrnehmbar. Sie haben entweder pulssynchronen oder klickenden Charakter und können nicht selten durch Behandlung des Grundleidens beseitigt werden.

Dagegen handelt es sich bei den **subjektiven Ohrgeräuschen,** dem sog. Tinnitus, um Empfindungen, die sich bisher einer Objektivierung entziehen. Sind sie durch eine Erkrankung des Mittelohres, z. B. einen Tubenkatarrh, eine Mittelohrentzündung oder eine Otosklerose bedingt, kann eine Besserung durch Beseitigung der Grunderkrankung erreicht werden. Dies trifft auch für das Geräusch beim Hörsturz oder beim M. Menière zu, wenn sich die Hörleistung unter der Therapie bessert. Diese Geräusche haben meistens einen tieffrequenten Charakter. Hochfrequente Geräusche, wie sie bei einer Vielzahl von dauerhaften Innenohrschädigungen unterschiedlicher Ätiologie auftreten, sind jedoch nur schwer beeinflußbar. Ohrgeräusch ist ein Symptom, keine Diagnose!

▷ *Therapie:*
Da die subjektiv empfundene Intensität durch sekundäre Faktoren wie Streß, Schlafstörungen oder vegetative Störungen erheblich gesteigert werden kann, richtet sich ein Teil der Therapie darauf, z.B. durch Beratung, autogenes Training, Entspannungs- oder Verhaltenstherapie (Selbsthilfegruppen, Tinnilus-Liga), evtl. unterstützt durch Sedativa, das Ohrgeräusch zu verdrängen oder den Patienten daran zu gewöhnen. Die Behandlung von Funktionsstörungen der Halswirbelsäule und von Herz-Kreislauf- oder Stoffwechselkrankheiten kann zur Beseitigung oder Besserung führen. Häufig werden durchblutungsfördernde Mittel, Calciumantagonisten, Ginkgo-biloba oder Vitamine ohne nachweisbaren Effekt eingesetzt. Antiarrhythmica führen in manchen Fällen durch ihren Einfluß auf die Hörbahn zur Unterdrückung des Ohrgeräusches. Eine Elektrostimulation des Innenohres hat sich nicht bewährt.
Als wirksam haben sich auch sog. Tinnitusmasker erwiesen, die ähnlich wie ein Hörgerät individuell angepaßt werden und durch permanentes Abstrahlen eines Rauschens in den Gehörgang zur Unterdrückung des Tinnitus führen können. (Auch ein Hörgerät allein kann durch die Verstärkung der Umweltgeräusche einen Tinnitus mindern.) Störende Geräusche können beim Einschlafen durch leise Musik gedämpft werden. Otoakustische Emissionen S. 58.

III. Verletzungen   1.5.2
(Felsenbeinquerbruch S. 102).

IV. Tumoren   1.5.3

Acusticusneurinom (Kleinhirnbrückenwinkeltumor)

Neurinom im inneren Gehörgang oder im Kleinhirnbrückenwinkel, meist ausgehend vom N. vestibularis. Zusammensetzung aus Zellen der Schwann-Scheide und reichlich Bindegewebselementen.

▷ *Symptome* bei intrameataler Ausbreitung mit Druck auf den VIII. Hirn-nerven im inneren Gehörgang:
- Zunehmende einseitige Schwerhörigkeit (erstes Symptom) oder Hörsturz,
- Ohrensausen (gelegentlich einziges Symptom),
- Schwindel, Gleichgewichtsstörungen. (Nur bei Belastungen, selten Dauerschwindel, kaum Schwindelanfall. Bei allmählichem Vestibularisausfall – wie meist – kann Schwindel fehlen.)

Nachbarschaftssymptome:
Sensibilitätsstörungen im äußeren Gehörgang (HITSELBERGER-Zeichen durch Irritation des sensiblen Astes des N. auricularis post. des N. facialis). Facialisparese (oft zuerst Schwäche des M. orbicularis oculi und Geschmacksstörung durch Ausfall der Chorda tympani), bei extrameataler Ausdehnung Trigeminushypaesthesien (Cornealreflex abgeschwächt), Abducensparese, später Kleinhirn- und Hirndrucksymptome.

▷ *Befund:*
- **Einseitige neurale Schwerhörigkeit** (Hochtonschwerhörigkeit), später Taubheit (gelegentlich plötzliche Taubheit als erstes Symptom). Verlängerung der Leitzeit bei BERA (S. 57) wichtigster Befund. Recruitment kann positiv oder negativ sein (Abb. 29 b, S. 51), ebenso der SISI-Test (0–15% = negativ S. 54). Ermüdbarkeit oder Fehlen des Stapediusreflexes (S. 59). Pathologische Hörermüdung (S. 54).
- **Einseitige Untererregbarkeit oder Ausfall des Vestibularorgans** (thermische Prüfung!), nicht selten Spontannystagmus zum gesunden Ohr, Lage- oder Lagerungsnystagmus, galvanische Reizschwelle erhöht oder Reaktion erloschen.
- **Bildgebende Verfahren:**
  Als Methode der Wahl **Kernspintomographie** nach Gabe von Gadolinium-DTPA (Abb. 49, S. 87): Erfassung auch kleiner Tumoren, ehe sie im **Computertomogramm** erkennbar werden. In späteren Stadien auf der **Röntgenaufnahme nach STENVERS** Erweiterung des inneren Gehörgangs und Destruktion der Pyramidenspitze (auch Röntgen-Schichtaufnahmen).
- **Liquorveränderungen** (Eiweißvermehrung),
  später bei Kleinhirnbrückenwinkeltumoren:
  Kleinhirnzeichen (Ataxie, Adiadochokinese) und Stauungspapillen.

▷ *Therapie:*
Operative Entfernung (intraoperatives Monitoring N. VII und VIII!) bei Tumoren im inneren Gehörgang transtemporal (Abb. 67 e, S. 142),

bei erloschenem Hörvermögen auch translabyrinthär (Abb. 67 d, S. 142) durch den Otochirurgen, bei Tumoren im Kleinhirnbrückenwinkel nach suboccipitaler Trepanation durch den Neurochirurgen (Abb. 67 c, S. 142).

▷ *Differentialdiagnose:*
MENIÈRE-Krankheit (dabei Recruitment positiv, Baß-Schwerhörigkeit, BERA keine Verlängerung der Leitzeit, Fehlen von Liquorveränderungen; neurologische Befunde, Kernspintomographie, Computertomographie und Röntgenbefunde unauffällig).

Neurovasculäres Kompressionssyndrom durch Gefäßschlinge im inneren Gehörgang: einseitige Schwerhörigkeit und Schwindelzustände wie bei Morbus MENIÈRE und bei Acusticusneurinom. Gelegentlich mit Kernspintomographie nachweisbar.

Prüfungsaufgaben zu Klinik Innenohr s. Anhang Aufgaben 108–137.

Nase, Nebenhöhlen und Gesicht

Entwicklung

Der Gesichtsschädel bildet sich aus mehreren Wülsten des Vorderkopfes. Aus dem **Stirnwulst** entstehen der mediale und der laterale **Nasenwulst,** die die Riechgruben und später die Riechschläuche umgeben. Aus dem medialen Nasenwulst werden Nasenrücken und vorderes Septum, aus den lateralen die Nasenflügel.

Von den **Oberkieferwülsten** aus wachsen die **Gaumenfortsätze,** die den Gaumen bilden und damit Mund- und Nasenhöhle voneinander trennen. Durch das Zusammenwachsen von Nasenseptum und Gaumenplatte entstehen die rechte und die linke Nasenhaupthöhle (Abb. 69).

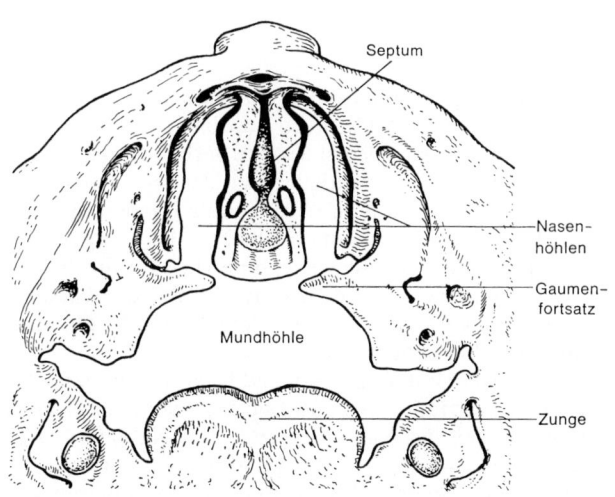

Abb. 69. Entwicklung der Nasenhöhlen und der Mundhöhle (nach STARCK)

An der lateralen Nasenwand bilden sich aus Schleimhautwülsten und Skeletteinlagerungen die **Nasenmuscheln.** Dazwischen entstehen Ausbuchtungen des Nasenepithels, die zur Ausbildung der **Nasennebenhöhlen** führen. Zur Zeit der Geburt sind Kieferhöhle und Siebbeinzellen nur klein, Stirnhöhle und Keilbeinhöhle noch gar nicht vorhanden. Das Wachstum der Nebenhöhlen ist erst zwischen dem 15. und 20. Lebensjahr beendet.

Anatomie

I. Äußere Nase (Abb. 70)

A. Knöcherner Teil

Der feste knöcherne Teil (Nasenpyramide) setzt sich auf jeder Seite zusammen: lateral aus dem Stirnfortsatz des Oberkiefers, cranial aus dem Nasenfortsatz des Stirnbeins und medial aus dem Nasenbein **(Os nasale).** Die Öffnung der knöchernen Nase ist die **Apertura piriformis.**

B. Knorpliger Teil

Der bewegliche knorplige Teil besteht auf jeder Seite aus dem Dreieckknorpel (Cart. triangularis = Cartilago nasi lateralis), der mit der knöchernen Nase und dem knorpligen Septum verbunden ist, und dem **Nasenspitzenknorpel** (Cartilago alaris major), der mit dem Crus mediale (Nasensteg, Columella) und dem Crus laterale (Nasenflügel) die Form des Nasenlochs und den Nasendom bildet. Das die knorplige Nase stützende **knorplige Septum** (Cartilago septi nasi) ist für die *Höhe* der Nasenspitze und zusammen mit den knöchernen Nasenbeinen für die Höhe des Nasenrückens und die Form der äußeren Nase entscheidend (Höckernase, Sattelnase, Schiefnase!).
Der von äußerer Haut mit Talgdrüsen und Haaren (Vibrissae, Furunkelbildung aus den Haarfollikeln!) ausgekleidete, vom Nasenspitzenknorpel umschlossene Teil des Naseninneren ist der Nasenvorhof **(Vestibulum nasi).** Er endet am engen, atemphysiologisch wichtigen „inneren Nasenloch" (= Nasenklappe, Limen nasi) an der unteren Kante des Dreieckknorpels.

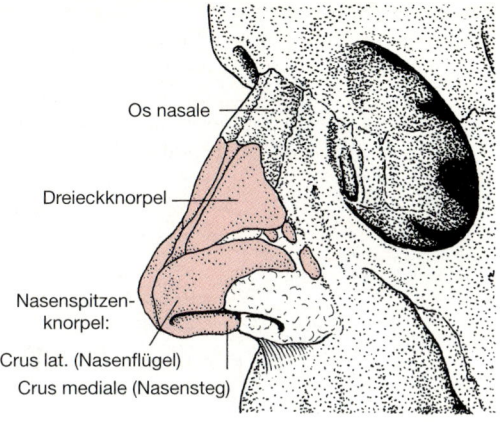

Os nasale

Dreieckknorpel

Nasenspitzen-
knorpel:

Crus lat. (Nasenflügel)
Crus mediale (Nasensteg)

Abb. 70. Äußere Nase

Gefäße und Nerven:

A. dorsalis nasi aus A. ophthalmica (A. carotis interna).
A. angularis aus A. facialis (A. carotis externa).
Die V. angularis hat Abfluß einerseits über die V. ophthalmica zum Sinus cavernosus (Cavernosusthrombose bei Oberlippen- und Nasenfurunkel!), andererseits über die V. facialis in die V. jugularis interna.
Lymphabfluß besteht über die submandibulären Lymphknoten.
Motorische Versorgung der mimischen Muskulatur durch N. facialis.
Sensible Versorgung durch N. trigeminus.

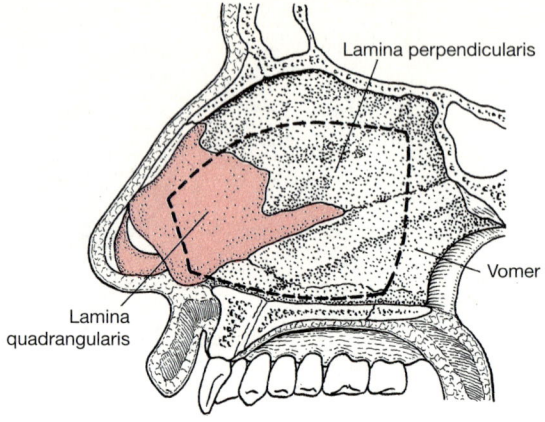

Abb. 71. Nasenscheidewand (eingezeichnet Ausdehnung der subperichondralen Septumresektion s. S.254)

II. Innere Nase

A. Nasenhaupthöhle

1. Nasenwände

Die **Nasenscheidewand** (**Septum nasi,** Abb. 71) trennt rechte und linke Nasenhöhle und bildet jeweils die *mediale Nasenwand.* Das Septum besteht aus dem vorderen knorpligen Teil (**Lamina quadrangularis** = Cartilago septi nasi) und dem hinteren knöchernen Teil, der sich aus der **Lamina perpendicularis** des Siebbeins und dem **Vomer** zusammensetzt. Die vordere Kante der Nasenscheidewand gehört zum Nasensteg. Verbiegungen der Nasenscheidewand und Leistenbildungen am Vomer sind häufig und können die Nasenatmung behindern.

Die **Nasenhaupthöhle** reicht vorn von der **Nasenklappe** (S.162) bis hinten zu den **Choanen.**

Das *Dach* wird gebildet vom Nasenbein, der **Lamina cribrosa** des Siebbeins (Teil der Schädelbasis!) und dem Keilbeinkörper.

Der *Boden* entspricht dem harten Gaumen. Er enthält im vorderen Abschnitt den Canalis incisivus mit dem N. nasopalatinus.

Die *laterale Nasenwand* (Abb. 72) ist zusammengesetzt aus Teilen des Oberkiefers, des Tränenbeins, des Gaumenbeins und des Keilbeins. Sie

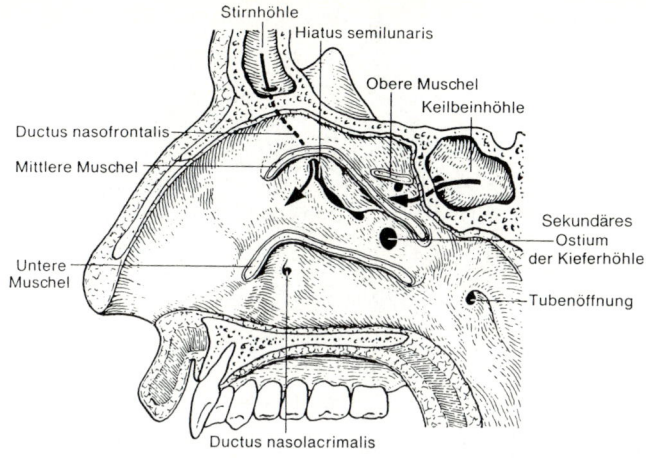

Abb. 72. Laterale Nasenwand (Muscheln abgetrennt)

---

trägt die **Nasenmuscheln** (Conchae nasales), von denen die obere und die mittlere Muschel zum Siebbein gehören, die untere dagegen einen selbständigen Knochen bildet.

Unter der *unteren Muschel* (= unterer Nasengang) mündet der Tränennasengang **(Ductus nasolacrimalis).**
Unter der *mittleren Muschel* (= mittlerer Nasengang) liegt das Infundibulum ethmoidale, das sich nasenwärts über den Hiatus semilunaris öffnet. Im Hiatus endet der Ausführungsgang der Stirnhöhle **(Ductus nasofrontalis).** Über das Infundibulum ethmoidale in den Hiatus erfolgt auch der Abfluß aus dem Kieferhöhlenostium. Es münden unter der mittleren Muschel außerdem das sekundäre Ostium der Kieferhöhle im Bereich der Fontanelle und die vorderen Siebbeinzellen und
unter der *oberen Muschel* (= oberer Nasengang) die hinteren Siebbeinzellen.
(Nebenhöhlenöffnungen und Nasengänge = „ostiomeatale Einheit" S. 232.)
Das Ostium der Keilbeinhöhle liegt hinter der oberen Muschel.

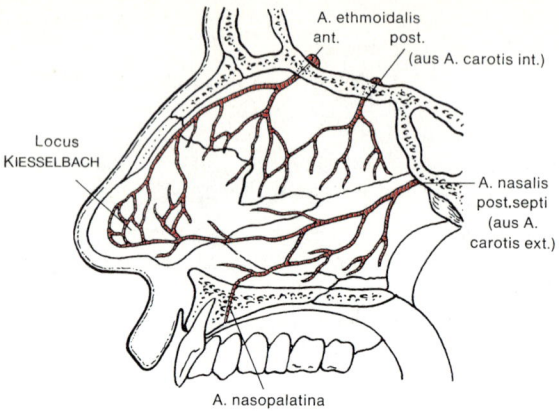

Abb. 73. Gefäßversorgung der Nase (Nasenseptum)

2. Auskleidung

Die Schleimhautauskleidung besteht in der **Regio respiratoria** aus einem mehrschichtigen, Schleimdrüsen enthaltenden **Flimmerepithel,** dessen Flimmerstrom zum Rachen hin gerichtet ist. Lediglich in der **Regio olfactoria** im Bereich der oberen Muschel, dem Nasendach und den obersten Septumanteilen, die zusammen die Rima olfactoria bilden, findet man **Sinnesepithel,** bestehend aus Riechzellen (bipolare Nervenzellen, primäre Sinneszellen) und Stützzellen. Von hier aus gelangen die marklosen **Fila olfactoria** (N. olfactorius = N. I) durch die Lamina cribrosa zum Bulbus olfactorius (möglicher Weg aufsteigender Infektionen zum Schädelinneren!). In den Nasenmuscheln und am vorderen oberen Septum befindet sich **Schwellgewebe,** das Bluträume enthält und durch das das Nasenlumen reflektorisch (vegetativ gesteuert) verengt oder erweitert werden kann. Schwellgewebspolster an den Ostien können die Belüftung und den Abfluß aus den Nasennebenhöhlen behindern.

3. Gefäßversorgung (Abb. 73)

Von oben:
Aa. ethmoidales ant. et post. aus A. ophthalmica (A. carotis interna).

Von hinten:
Die A. nasalis post. lat. für die laterale Nasenwand und die A. nasalis

post. septi für das Nasenseptum entstammen der A. sphenopalatina aus A. maxillaris (A. carotis externa).

Die A. nasalis post. septi geht über in die A. nasopalatina und verläuft durch das Foramen incisivum zum Gaumen, wo sie mit der A. palatina major anastomosiert.

Im vorderen Septumabschnitt findet sich ein oberflächlich liegendes Gefäßgeflecht, der **Locus KIESSELBACH** (häufige Blutungsquelle).

Venöser Abfluß über V. ophthalmica und V. facialis.

Lymphabfluß über die submandibulären, die retropharyngealen und die tiefen Halslymphknoten.

Sensible Versorgung durch den ersten und zweiten Trigeminusast (N. V1 und N. V2). Vegetative Versorgung S. 168.

B. Nasennebenhöhlen (Abb. 74)

Die Nebenhöhlen sind mit dünnem Flimmerepithel ausgekleidet. Der Flimmerstrom ist zur Reinigung der Höhlen nach den Ostien gerichtet, in der Kieferhöhle also nach oben, in der Stirnhöhle nach unten. Durch die Ostien (Ausführungsgänge) stehen die Nebenhöhlen mit der Nasenhaupthöhle in Verbindung. Alle Nebenhöhlen haben topographische Beziehungen zur Orbita bzw. zum N. opticus.

Die Nebenhöhlen (außer der Kieferhöhle) grenzen mit ihren knöchernen Wänden an die Schädelhöhle und stehen dadurch in Kontakt mit den Hirnhäuten (Meningitisgefahr!).

1. Kieferhöhle (Sinus maxillaris = Antrum HIGHMORI)

Die Kieferhöhle hat die Form einer vierseitigen Pyramide, deren Basis die mediale Wand ist.

a) Die **mediale (nasale) Wand** entspricht der lateralen Wand der Nasenhaupthöhle. Sie ist in den oberen Abschnitten bindegewebig (Fontanelle mit sekundärem Ostium). An ungünstig hochgelegener Stelle befindet sich das **Ostium,** das hinten im Infundibulum ethmoidale mündet. Über das Infundibulum und den Hiatus semilunaris (siehe Abb. 72, S. 165) des mittleren Nasengangs fließt das Sekret in die Nase ab.

b) Die **obere (orbitale) Wand** bildet das Kieferhöhlendach und entspricht dem Orbitaboden. In dieser Wand verläuft der N. infraorbitalis (N. V2), gelegentlich ohne knöcherne Abdeckung gegenüber der Kieferhöhle (dadurch Gefährdung des Nerven bei Kieferhöhlenentzündungen und bei Operationen!).

Im hinteren Winkel zwischen medialer und oberer Wand kann man bei Operationen die hinteren Siebbeinzellen erreichen.

c) Die **vordere (faciale) Wand** enthält im oberen Abschnitt das Foramen infraorbitale, durch das der Nerv austritt. Im lateralen Winkel zwischen oberer und vorderer Wand liegt die Jochbeinbucht (Recessus zygomaticus).

d) Die **untere Wand** bildet den Kieferhöhlenboden mit der Alveolarbucht (Recessus alveolaris). Hier wölben sich häufig, nur durch dünne Knochenlamellen getrennt, die Wurzeln der vier Backenzähne vor (Ausgang der odontogenen Kieferhöhleneiterungen, vor allem vom 2. Prämolaren und vom 1. Molaren).

e) Die **hintere Wand** grenzt an die Fossa pterygopalatina, die den venösen Plexus pterygoideus und die A. maxillaris enthält (dort nach Wegnahme der Kieferhöhlenhinterwand Möglichkeit der Unterbindung der Arterie). In der Fossa pterygopalatina liegt auch das vom N. petrosus major (über N. canalis pterygoidei = N. VIDIANUS) versorgte Ganglion pterygopalatinum (vegetative Steuerung der Nasenschleimhaut und der Schwellkörper in den Muscheln: parasympathisch = Sekretion verstärkend und Vasodilatation, sympathisch = Sekretion hemmend und Vasokonstriktion).

2. Siebbeinzellen (Cellulae ethmoidales = Sinus ethmoidalis)

Etwa 8–10 Zellen (Siebbeinlabyrinth), sie grenzen

a) *vorn oben* an die Stirnhöhle,

b) *oben* (Siebbeindach) an die Schädelbasis (Gefahr aufsteigender Infektionen und intrakranieller Komplikationen!),

c) *lateral* (Lamina papyracea = Lamina orbitalis) an die Orbita (Durchbruch von Siebbeineiterungen in die Orbita!),

d) *medial* an die oberen Bezirke der lateralen Nasenwand mit mittlerer und oberer Muschel,

e) *hinten* an die Keilbeinhöhle,

f) *unten* lateral an die Kieferhöhle.

Die vorderen Siebbeinzellen münden mit ihren Ostien über das Infundibulum ethmoidale in den mittleren, die hinteren in den oberen Nasen-

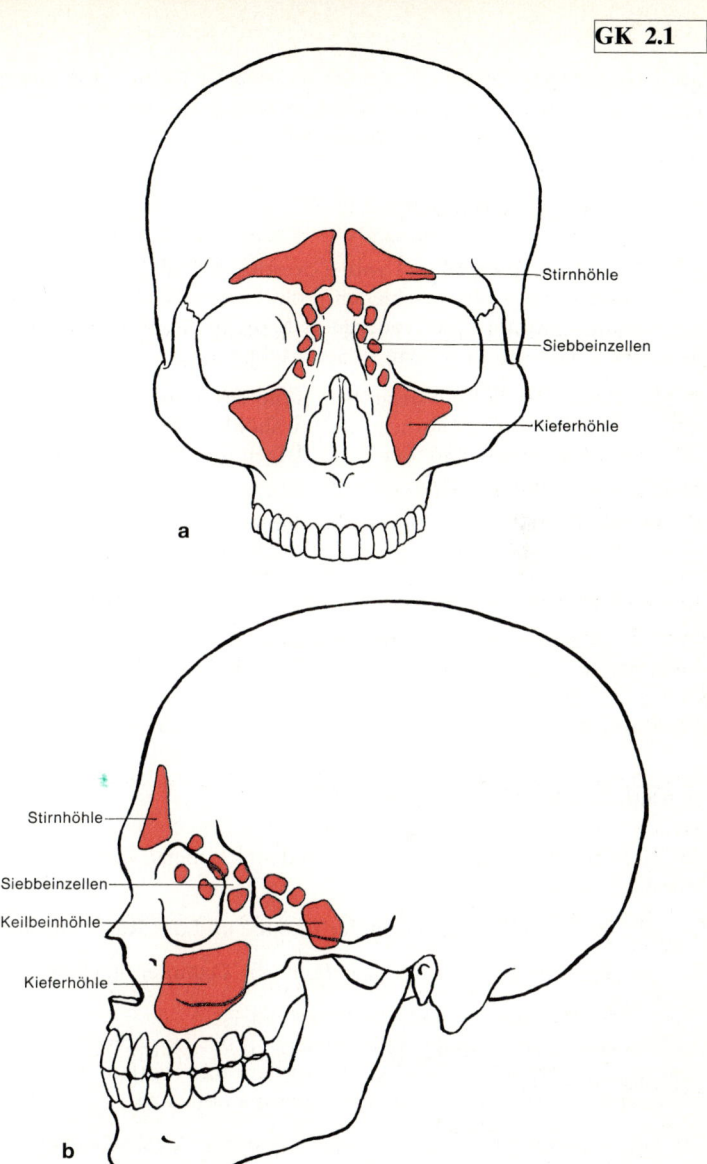

a

Stirnhöhle

Siebbeinzellen

Kieferhöhle

b

Stirnhöhle

Siebbeinzellen

Keilbeinhöhle

Kieferhöhle

Abb. 74a, b. Topographie der Nasennebenhöhlen
(Die in der Tiefe liegende Keilbeinhöhle ist in Abb. 74a nicht eingezeichnet.)

169

gang (siehe Abb. 72, S. 165). Eine der vorderen Siebbeinzellen **(Bulla ethmoidalis)** kann sich in den mittleren Nasengang vorwölben und die mittlere Muschel zum Septum drängen.

3. Stirnhöhle (Sinus frontalis)

Sie entwickelt sich zwischen Lamina externa und interna des Stirnbeins, ist rechts und links oft verschieden groß, buchtenreich und gekammert und von der Stirnhöhle der anderen Seite durch das **Septum interfrontale** getrennt. Gelegentlich kann sie ganz fehlen (Aplasie).

a) Der **Boden** der Stirnhöhle grenzt an die Orbita und entspricht Teilen des Orbitadaches (Durchbruch von Stirnhöhleneiterungen in die Orbita!). Im Orbitadach läuft der erste Trigeminusast (N. V1) nach vorn zum Foramen supraorbitale.

b) die **Hinterwand** ist ein Teil der vorderen Schädelbasis (Gefahr intrakranieller Komplikationen!).

c) Die **Vorderwand** entspricht den supraorbitalen Stirnpartien.

Der Ausführungsgang (**Ductus nasofrontalis** im Recessus frontalis), nicht selten geschlängelt, liegt am tiefsten Punkt der Stirnhöhle, kann durch Siebbeinzellen eingeengt sein und mündet vorn im Hiatus semilunaris in den mittleren Nasengang (siehe Abb. 72, S. 165).

4. Keilbeinhöhle (Sinus sphenoidalis)

Sie liegt im Keilbeinkörper rechts und links, meist verschieden groß, durch ein Septum getrennt.

a) Den **Boden** bilden das Dach der Choane und das Rachendach.

b) Die **Hinterwand** ist sehr dick (Clivus). Dahinter liegt die hintere Schädelgrube.

c) Das **Dach** grenzt an die Sella turcica mit der Hypophyse (operativer Zugang zur Hypophyse) und an die vordere und mittlere Schädelgrube (benachbart Foramen opticum und Chiasma opticum).

d) Die **Seitenwand** hat enge Beziehungen zur A. carotis interna, zum Canalis opticus und zum Sinus cavernosus (Cavernosusthrombose!).

e) In der **Vorderwand** befindet sich oben das Ostium. Es mündet hinter der oberen Muschel (siehe Abb. 72, S. 165).

Physiologie

I. Nasenatmung

Der Hauptluftstrom streicht bei der Inspiration zwischen unterer und mittlerer Muschel vom Naseneingang zur Choane (laminare und turbulente Strömung), bei der Exspiration etwas tiefer in der Gegenrichtung durch die Nase.

Die respiratorischen, vegetativ gesteuerten Funktionen der Nase bestehen in

1. **Regulieren des Atemstromes** und

2. **Erwärmen der Atemluft** (32–34 Grad C) durch unterschiedliche Blutfüllung der Schleimhaut und der Schwellkörper der Muscheln.

3. **Reinigen der Atemluft** von Staubteilchen und von kleinen Fremdkörpern durch die Haare (Vibrissae) des Nasenvorhofs und durch den vom Flimmerepithel unterhaltenen Sekretstrom, der zum Rachen gerichtet ist. Im viscösen Sekretfilm sind gegen Bakterien und Viren gerichtete Wirkstoffe sowie Immunglobuline enthalten.

4. **Anfeuchten der Atemluft** durch Wasserverdunstung und Abgabe von Nasensekret, das gleichzeitig die Schleimhaut vor Austrocknung schützt.

Eine Behinderung der Nasenatmung führt zur Mundatmung und wirkt sich ungünstig auf die tiefen Atemwege aus (Austrocknung, Reizung, Entzündung der Schleimhaut).

Reflektorisch durch Sympathicus und Parasympathicus (Ggl. pterygopalatinum), hormonell, durch Entzündungen, Allergien oder durch mechanische, thermische und chemische Reize sowie durch parenteral gegebene Medikamente kann es zu verstärkten Füllungszuständen der Muscheln und zu vermehrter Sekretion kommen. Einatmen von warmer Luft führt zum Abschwellen, Einatmen von kalter Luft zum Anschwellen der Muscheln und zu vermehrter Sekretion. Auch kalte Füße z.B. verursachen reflektorisch Muschelschwellungen. Der Niesreflex wird durch Reizung der Trigeminusäste ausgelöst.

II. Geruchssinn

Bei schnuppernder Atmung gelangen Luftwirbel mit wasserlöslichen Riechstoffen in gas- oder staubförmigem Zustand vom Naseneingang her und beim Schlucken oder Ausatmen über den Nasenrachenraum *(gustatorisches Riechen)* bis in die Regio olfactoria. Vieles, was man zu schmecken glaubt, wird in Wahrheit gerochen. Über den Geschmackssinn werden nur die Geschmacksqualitäten süß, salzig, sauer und bitter wahrgenommen. Bei konstanter Riechstoffkonzentration kommt es rasch zu einer Adaptation und damit Minderung der Geruchsempfindung. (Anosmie S. 181.)

III. Sprachbildung

Die Nase und auch die Nasennebenhöhlen dienen beim Sprechen als *Resonanzraum*. Die Konsonanten m, n und ng (sog. Resonanten oder Rhinophone) werden gesprochen, *ohne* daß der Nasenrachenraum durch das Gaumensegel abgeschlossen ist. Die Luft strömt durch die Nase aus.

Beim geschlossenen Näseln (**Rhinophonia clausa** = Rhinolalia clausa, S. 401) ist dieser Luftstrom durch eine verlegte Nase behindert, die Sprache klingt tot; Stockschnupfensprache bei Rhinitis, vergrößerter Rachenmandel, Tumoren, Polypen. Der Resonanzraum fehlt.

Beim offenen Näseln (**Rhinophonia aperta** = Rhinolalia aperta, S. 402) haben alle Laute einen nasalen Beiklang. Es fehlt der Abschluß des Nasenrachenraumes, z.B. bei Vorliegen einer Gaumensegellähmung oder einer Gaumenspalte.

Nachweis des offenen Näselns:

1. Beim Vorhalten eines Spiegels vor die Nase entsteht bei den Verschlußlauten p und t ein Atemfleck;

2. bei der a/i-Probe (GUTZMANN) spürt man beim Zuhalten der Nase ein Vibrieren der Nasenflügel während des Vokals i. Das i hat außerdem einen nasalen Beiklang.

Eine weitere Funktion der Nebenhöhlen ist nicht bekannt. Bei der Entwicklung der Form der Nebenhöhlen sollen statische Momente eine Rolle spielen. Die pneumatischen Räume führen zu einer Gewichtserleichterung des Schädels.

Untersuchungsmethoden

I. Anamnese

Bei der **Erhebung der Vorgeschichte** ist zu fragen nach:

1. Schmerzen: wo lokalisiert, zu welcher Tageszeit besonders heftig?

2. Behinderung der Nasenatmung: ständig oder nur unter besonderen Bedingungen, einseitig oder beidseitig?

3. Sekretabfluß: wäßrig, eitrig, blutig, krustig, nach vorn oder in den Rachen?

4. Störungen der Geruchswahrnehmung?

II. Inspektion

Bei der **Inspektion** von Nase und Gesicht ist zu achten auf:

1. Form der äußeren Nase (angeborene, traumatische, tumoröse Veränderungen).

2. Verfärbung (Entzündung, Hämatom der Nase, der Augenlider, des Gesichtes).

3. Schwellung (Furunkel, Trauma, Emphysem der Gesichtsweichteile).

4. Befund im Naseninneren:

A. Rhinoscopia anterior (Abb. 75)

Lichtquelle und Stirnreflektor werden wie bei der Otoskopie (S. 40) gehandhabt. Das Speculum (HARTMANN) wird in die geöffnete **linke Hand** gelegt, der Daumen befindet sich oben auf dem Gelenk. Der Zeigefinger stützt sich während der Untersuchung der rechten und der linken Nasenseite an der rechten Wange des Patienten ab.

Bei der Einführung des geschlossenen Speculum ist darauf zu achten, daß die Branchen senkrecht stehen und die vorderen Kanten der Branchen etwas vom Septum wegzeigen, um die Schleimhaut des Septum nicht zu verletzen. Im Nasenvorhof wird das Speculum geöffnet, es spreizt die Nasenflügel ab. Der Nasenvorhof wird besichtigt.

Danach Inspektion der Nasenhaupthöhle in zwei Einstellungen (Abb. 75 a u. b):

a) Der Kopf des Patienten wird mit der **rechten Hand** gering nach vorn geneigt. Man übersieht dann den Nasenboden, den unteren Nasengang, die untere Muschel und medial die unteren Anteile des Septum mit dem Locus KIESSELBACH. Bei weiter Nase kann man die Choanen sehen.

b) Durch Rückwärtsführen des Kopfes des Patienten werden der weiter hinten liegende Kopf der mittleren Muschel und der klinisch wichtige mittlere Nasengang sowie die oberen Septumanteile sichtbar. (Die Ostien selbst sind bei der Spiegeluntersuchung nicht zu sehen.)

Die häufigsten **pathologischen Befunde** sind: Septumdeviation oder Leistenbildung, Schleimhautschwellung, Muschelschwellung, Schleimhautulceration, Blut, Eiter, Polypen, Borkenbildung, selten Tumoren, Fremdkörper.

Bei geschwollener Schleimhaut läßt sich das Nasenlumen nach Einsprayen von schleimhautabschwellenden Medikamenten (z. B. Otriven® = Xylometazolin oder Tyzine® = Tetrycolin) besser übersehen.
Zur Oberflächenanaesthesie werden Pinselungen oder Watteeinlagen mit 4%igem Xylocain® (Lidocain) oder ein Xylocain®-Pumpspray verwendet.

Will man die mittlere Muschel von lateral nach medial zum Septum drängen, um den mittleren Nasengang zu erweitern und bessere Abflußbedingungen aus den Nebenhöhlen zu schaffen, so kann ein längeres Speculum nach Anaesthesie in den mittleren Nasengang unter die mittlere Muschel geschlossen eingeführt und dann vorsichtig geöffnet wer-

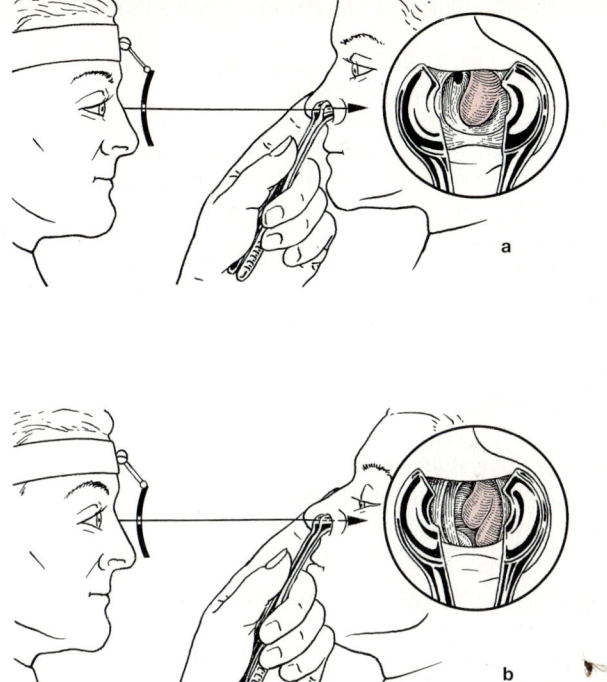

Abb. 75 a, b. Rhinoscopia anterior. **a** Einstellung untere Muschel und Nasenboden; **b** Einstellung mittlere Muschel und mittlerer Nasengang

den. Dieses Abspreizen der mittleren Muschel wurde früher auch zu diagnostischen Zwecken als **Rhinoscopia media** ausgeführt.

Mit schmalen Optiken lassen sich die Verhältnisse im mittleren Nasengang einschließlich der Nebenhöhlenostien genauer inspizieren (Nasenendoskopie S. 182).

175

B. Rhinoscopia posterior (Postrhinoskopie) (Abb. 76)

Benötigt werden ein Mundspatel (linke Hand) und ein kleines gestieltes Spiegelchen (rechte Hand) (Abb. 76 a).
Der Stiel des *auf der Glasseite angewärmten* Spiegelchens wird wie ein Federhalter gehalten. Man überprüft die Erwärmung des Instrumentes durch Auflegen der Metallseite auf den eigenen Handrücken.

Mit dem Mundspatel wird die Mitte der Zunge sanft, aber tief heruntergedrückt (nicht an den Zungengrund kommen, da sonst Würgreiz auftritt).

Das Gaumensegel darf nicht kontrahiert sein, der Patient soll versuchen, durch die Nase zu atmen oder zu schnüffeln, damit das Gaumensegel einen möglichst großen Abstand von der hinteren Rachenwand bekommt. Das Spiegelchen wird – ohne Zunge, Gaumen oder Rachenhinterwand zu berühren – an der Uvula vorbei in den Raum zwischen Gaumensegel und Rachenhinterwand geführt und nach oben gerichtet. Es muß genau von dem Lichtstrahl des Stirnreflektors getroffen werden.
Man erkennt dann im Spiegel ein Teilbild des Nasenrachenraumes.

Durch geringe Kipp- und Drehbewegungen des Spiegels lassen sich der gesamte Nasenrachenraum und die Choanen übersehen.
Am besten orientiert man sich zunächst an der senkrecht stehenden hinteren Kante der Nasenscheidewand und sucht dann die Choanen mit den hinteren Muschelenden, das Rachendach und seitlich die Tubenwülste mit den Tubenöffnungen auf (Abb. 76 b und Farbaufnahme 34).

Pathologische Befunde sind: Verdickte hintere Muschelenden, Polypenbildung, schleimiges/eitriges Sekret, vergrößerte Rachenmandel, Tumoren.
Gelingt die Untersuchung wegen des Würgreizes nicht, lassen sich durch einen Xylocain®-Pumpspray (Lidocain) Zunge und Rachen unempfindlich machen.

Erschlafft das Gaumensegel nicht und kann deshalb die Postrhinoskopie nicht durchgeführt werden, schiebt man nach Anaesthesie je einen dünnen Gummischlauch (Nelaton-Katheter) durch jede Nasenseite, faßt ihn im Rachen und führt ihn zum Mund wieder heraus. Die aus dem Nasenloch und dem Mund heraushängenden Schlauchenden werden auf jeder Seite über der Oberlippe geknotet und so das Gaumensegel vorgezogen. (Von gleicher Wirkung ist der Velotraktor: Instrument zum selbsttätigen

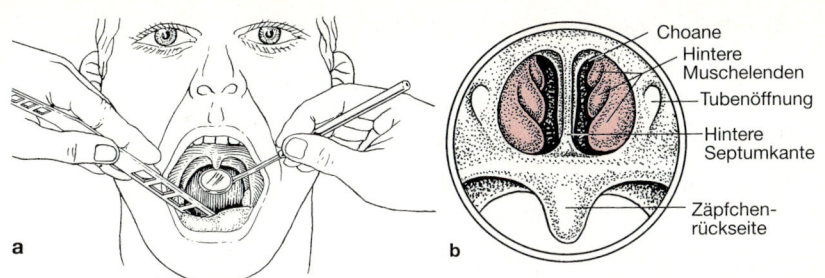

Choane
Hintere
Muschelenden
Tubenöffnung
Hintere
Septumkante
Zäpfchen-
rückseite

a   b

Abb. 76 a, b. Postrhinoskopie. **a** Halten von Spatel und Spiegel; **b** postrhinoskopisches Bild

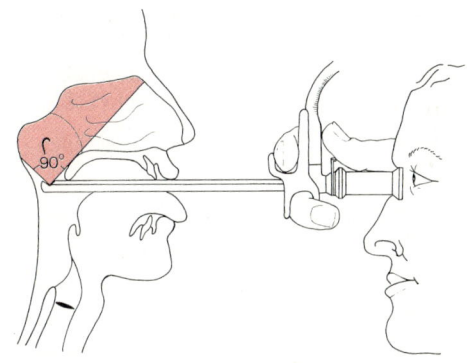

Abb. 77. Lupenendoskop zur Nasopharyngoskopie (um 180° gedreht zur indirekten Laryngoskopie, S. 318)

Vorziehen des Gaumensegels.) Es lassen sich dann zur besseren Übersicht auch größere Spiegel verwenden. Unter Benutzung des Operationsmikroskopes können pathologische Befunde an der Schleimhaut noch genauer betrachtet werden.

Die Postrhinoskopie kann auch ohne Stirnreflektor mit Hilfe einer Nasenoptik (S. 182) direkt durch die Nase oder einer Weitwinkeloptik (**Lupenendoskop** Abb. 77), die durch den Mund eingeführt und bis zur Rachenhinterwand vorgeschoben wird, ausgeführt werden *(Nasopharyngoskopie)*. Das Bild erscheint im Lupenendoskop wie bei der Spiegeluntersuchung am Patienten seitenrichtig, jedoch anders als bei der Spiegeluntersuchung oben/unten vertauscht. (Die Farbaufnahmen 34–41 des Nasenrachenraumes und 55–58 bzw. 60–72 des Kehlkopfes sind in diesem Buch stets als Spiegelbefunde wiedergegeben.)

III. Palpation

Zu beachten sind bei der Palpation

1. des Nasengerüstes: Krepitation und Stufenbildung nach Frakturen,

2. der Orbitabegrenzung: Stufenbildung nach Frakturen, Vorwölbung durch Mucocele oder Tumor,

3. der Nebenhöhlen: Druck- oder Klopfschmerz der Stirnhöhlenvorderwand, Druckschmerz des Stirnhöhlenbodens oder Druckschmerz der Kieferhöhlenvorderwand bei Nebenhöhlenentzündungen,

4. der Austrittspunkte des N. trigeminus: Druckschmerz an den Foramina supraorbitale, infraorbitale oder mentale bei Neuralgien,

5. des Nasensteges mit Anheben der Nasenspitze: Feststellung, ob eine Abweichung der vorderen Septumkante besteht (Subluxatio septi),

6. des Nasenrachenraumes (nur in Ausnahmefällen vorzunehmen) (Abb. 78):

a) bei Kindern Feststellung einer vergrößerten Rachenmandel, falls die Postrhinoskopie nicht gelingt,

b) bei Verdacht auf Tumoren, insbesondere auf ein Nasenrachenfibrom, Feststellung der harten Konsistenz.

Man stellt sich seitlich rechts hinter den Kranken, fixiert mit dem linken Arm den Kopf und drückt mit dem linken Zeige- oder Mittelfinger die Wange zwischen die Zahnreihen, um zu verhindern, daß der Kranke den Mund schließt. Mit dem rechten Zeigefinger (Gummifingerling!) gelangt man dann durch den Mund hinter das Gaumensegel und kann den Nasenrachenraum austasten.

Unruhige Kinder sollten bei der Palpation und bei Spiegeluntersuchungen von einer Hilfsperson gehalten werden:
Einer der Eltern nimmt das Kind auf den Schoß, fixiert die Beine des Kindes zwischen den Knien bei überkreuzten Unterschenkeln, hält mit der einen Hand beide Arme und Hände des Kindes fest und fixiert den Kopf des Kindes mit der anderen Hand an der Brust (Abb. 79).

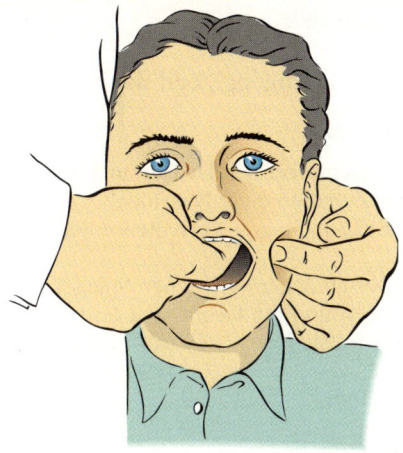

Abb. 78. Palpation des Nasenrachenraumes

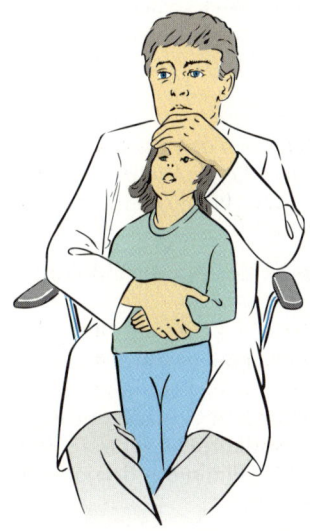

Abb. 79. Halten eines Kindes bei der hno-ärztlichen Untersuchung

IV. Funktionsprüfungen

A. Prüfung der Luftdurchgängigkeit der Nase

1. Qualitative Methoden

Beobachtung der Nasenflügel bei der Ein- und Ausatmung.
Bei wechselweisem Zuhalten eines Nasenloches durch die Nase ein- und ausatmen lassen. Bei Säuglingen Vorhalten einer Flaumfeder oder von Watte.
Auf einen vor die Nasenlöcher gehaltenen Spiegel oder auf eine Metallplatte ausatmen lassen und die Größe und Form des Atemniederschlages rechts und links feststellen.

2. Quantitative Methode

Rhinomanometrie

Messung der Druckdifferenz (Δp) zwischen Naseneingang und Nasenrachenraum bei der Einatmung und bei der Ausatmung durch automatisch registrierende Manometer, wobei gleichzeitig die Strömungsgeschwindigkeit (der Volumenfluß ($\dot{V}$)) gemessen wird. Die gemessenen Werte geben Auskunft über den respiratorischen Funktionszustand der Nase. (Nasale Provokation S. 217.)

Akustische Rhinometrie

Ein Computer berechnet aus den Meßdaten eines reflektierten Schalls (Klick am Naseneingang) die parallel zur Nasenklappe liegenden Querschnitte des Naseninneren. (Wenig gebräuchlich.)

B. Funktionsdiagnostik der Nasenschleimhaut

1. Cytologie

Ausstriche der Nasenschleimhaut werden zur Beurteilung von Epithel, Sekret und zellulärer Immunabwehr konventionell (herkömmliche Färbemethoden) oder immuncytochemisch mit verschiedenen Antikörpern (z. B. Antihuman-IgE-Antikörper) gefärbt. Zur Flimmerschlaganalyse werden ungefärbte, vitale Flimmerzellen direkt unter dem Mikroskop untersucht (= Vitalzytologie).

2. Sekretanalyse

Antikörperbestimmung im Nasensekret, speziell zum Ausschluß eines IgA-Mangelsyndroms.

C. Riechprüfung (Olfactometrie)

1. Qualitative Methoden

Feststellung der Wahrnehmung und der Erkennung von Riechstoffen:

a) Vor jedes Nasenloch werden nacheinander reine Riechstoffe (Olfactoriusreizstoffe) gehalten, z. B. Wachs, Vanille, Lavendel, Terpentinöl, Birkenteer, Zimt u. ä. Der Patient schnüffelt an den vorgehaltenen Proben.
b) Danach Prüfung von Riechstoffen mit Trigeminusreizkomponente, z. B. Menthol (kühl), Formalin, Salmiak, Essigsäure (stechend).
c) Danach Prüfung von Riechstoffen mit Geschmackskomponenten (Reizung des N. glossopharyngeus), z. B. Chloroform (süß), Pyridin (bitter).

Bei Ausfall des Riechvermögens (**Anosmie,** siehe unten und S. 196) werden die Stoffe unter a) nicht wahrgenommen, die Stoffe unter b) und c) gespürt bzw. geschmeckt.

Bei eintretender **Hyposmie** geht zuerst die Erkennungsschwelle, dann die Wahrnehmungsschwelle verloren.

Unter **Parosmie** wird Fehlriechen verstanden, z. B. Kakosmie: dem Patienten erscheint alles übelriechend. Diese Störung deutet auf cerebrale Prozesse (Hirntumoren) hin. Parosmien auch bei viralen Erkrankungen (Grippe).

2. Quantitative Methode

Mit dem Olfactometer wird versucht, die Reizschwellen in relativen oder absoluten Werten zu bestimmen. Wegen des bisher großen Aufwandes hat diese Methode noch keine klinische Bedeutung erlangt. Eine objektive Olfactometrie ist durch Aufzeichnung olfactorisch evozierter Hirnrindenpotentiale (Computer-Olfactometrie) möglich.

3. Ursachen der Riechstörungen

a) Respiratorische Hyp- bis Anosmie bei behinderter Nasenatmung.

b) Neurogene Anosmie:
bei toxischer Schädigung des Riechepithels oder der Fila olfactoria, bei Viruskrankheiten (Grippe) oder chemischen Einwirkungen,
bei Trauma durch Abriß der Fila olfactoria bei Schädelbasisbrüchen,
bei zentralen Störungen durch Contusio cerebri oder Hirntumoren.

V. Untersuchung der Nasennebenhöhlen

Nach Prüfung auf Druck und Klopfschmerzhaftigkeit gibt die **Rhinosko-pie** Hinweise auf eine Nebenhöhlenerkrankung:

a) Durch *Eiterstraßen*
im mittleren Nasengang (Ausführungsgang von Stirnhöhle, vorderen Siebbeinzellen, Kieferhöhle),
über der mittleren Muschel (hintere Siebbeinzellen),
an der Rachenhinterwand (Keilbeinhöhle).

b) durch Auftreten von *Polypen* im mittleren oder oberen Nasengang.

Die **Postrhinoskopie** mit Spiegel oder Optik kann Eiter in der Choane oder an der Rachenhinterwand, vor allem bei Beteiligung der hinteren Siebbeinzellen oder der Keilbeinhöhle, und Choanalpolypen ergeben.

A. Endoskopie

Bei der **Endoskopie der inneren Nase** werden die Nasenhaupthöhle und die Nasengänge, insbesondere der mittlere Nasengang mit schmalen Ge-radeausoptiken, dünnkalibrigen flexiblen Endoskopen (u.U. mit ange-schlossener Videokamera) oder mit Winkeloptiken abgesucht, ob sich Hinweise auf krankhafte Veränderungen z.B. im Bereich der Ausfüh-rungsgänge der Nebenhöhlen finden. Mit dem flexiblen Endoskop las-sen sich nacheinander Nase, Nasenrachenraum, Rachen und Kehlkopf inspizieren. Endoskopisch kontrollierte Operationen s. S.231–237.

Die **Antroskopie (Sinuskopie)** ist gebräuchlich zur Untersuchung der Kieferhöhlen bei Tumorverdacht und zur Schleimhautdiagnostik:
Mit einem Trokar Punktion der Kieferhöhle durch den unteren Nasen-gang (s. S.192) oder die Fossa canina im Mundvorhof und Einschieben des Endoskops mit verschiedenen Winkeloptiken, gegebenenfalls Pro-beexcisionen oder transnasale operative Eingriffe in der Kieferhöhle, u.U. nach Erweiterung des Zuganges im unteren Nasengang.

Mit Endoskopen kann nach einer BECK-Bohrung (S.193) auch die Stirn-höhle untersucht werden.

B. Diaphanoskopie

Lichtdurchleuchtung der Nasennebenhöhlen zur orientierenden Untersuchung, in der Praxis gelegentlich noch gebräuchlich.

1. Kieferhöhle: Im verdunkelten Zimmer wird dem Patienten ein elektrisches Lämpchen in den Mund gehalten. Die Lippen sind zu schließen. Bei gesunden, lufthaltigen Kieferhöhlen findet man ein seitengleiches Aufleuchten
a) der Pupillen,
b) eines sichelförmigen Bezirkes unter den Augen und
c) beider Wangen.
Leuchtet eine Seite nicht auf, ist mit einem krankhaften Prozeß auf dieser Seite zu rechnen. (Oberkieferprothese vorher herausnehmen!)

2. Stirnhöhle: Nacheinander wird das Lämpchen medial an den rechten und linken Stirnhöhlenboden gebracht. Eine lufthaltige Stirnhöhle leuchtet auf. Der Vergleich zwischen rechts und links hat jedoch bei den Stirnhöhlen für einen pathologischen Prozeß geringeren Aussagewert, da die Stirnhöhlen oft asymmetrisch angelegt sind. Besser sind Röntgenaufnahmen bzw. Sonographie (A-Mode).

C. Bildgebende Verfahren   2.2.6

1. Röntgenuntersuchung
Sie dient der Darstellung von entzündlichen Schleimhautschwellungen, Sekretansammlungen, Tumoren und Frakturen.
Übersichtsaufnahmen des Schädels sind wegen der Überlagerung der Nebenhöhlen durch Teile der Schädelbasis – insbesondere der Felsenbeinpyramiden – nicht geeignet, alle Nebenhöhlen frei darzustellen. Es werden daher folgende Spezialaufnahmen angefertigt:

a) Occipito-frontale Aufnahme (Abb. 80)

Stirn und Nase liegen der Platte an.

Gut dargestellt: Stirnhöhlen.

Schlecht: Kieferhöhlen, weil von der Schädelbasis (Felsenbein) überlagert.

b) Occipito-nasale Aufnahme (Abb. 81)

Die Nase liegt der Platte an. (Zentralstrahl = Zielstrahl 15° gegenüber Deutscher Horizontalen angehoben.)

Gut dargestellt: Stirnhöhlen und Siebbeinzellen (letztere allerdings aufeinanderprojiziert).

Schlecht: Kieferhöhlen, weil in den unteren Abschnitten von den Felsenbeinen überlagert.

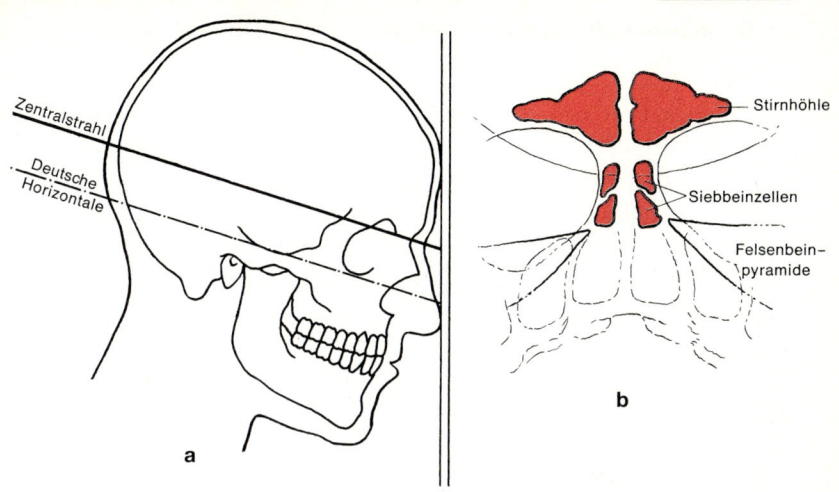

Abb. 80 a, b. Occipito-frontale Röntgenaufnahme. **a** Einstellung; **b** wichtigste Konturen

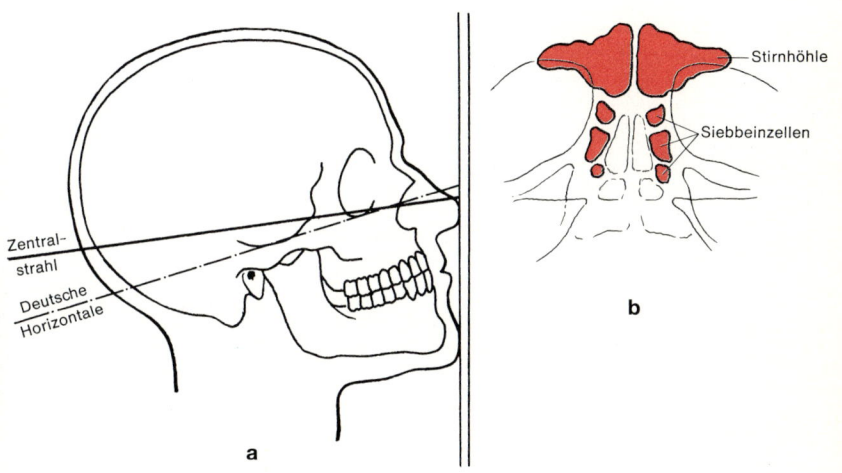

Abb. 81 a, b. Occipito-nasale Röntgenaufnahme. **a** Einstellung; **b** wichtigste Konturen

185

c) Occipito-dentale Aufnahme (= occipito-mentale Aufnahme = halbaxiale Aufnahme) (Abb. 82)

Die Nase und der weit geöffnete Mund mit dem Kinn liegen der Platte an. (Zentralstrahl 30° gegenüber Deutscher Horizontalen angehoben.)

Gut dargestellt: Kieferhöhlen, Keilbeinhöhlen (die sich in den geöffneten Mund projizieren) sowie Jochbeine und Kiefergelenke, außerdem die Nasenpyramide. Stirnhöhlen durch Schrägstellung verzeichnet.

Schlecht: Siebbeine, weil von den Nasenbeinen überlagert. Die Felsenbeine stören nicht mehr, weil sie sich unterhalb der Kieferhöhlen abzeichnen.

Diese Aufnahme wird zur ersten Übersicht der Nebenhöhlen angefertigt.

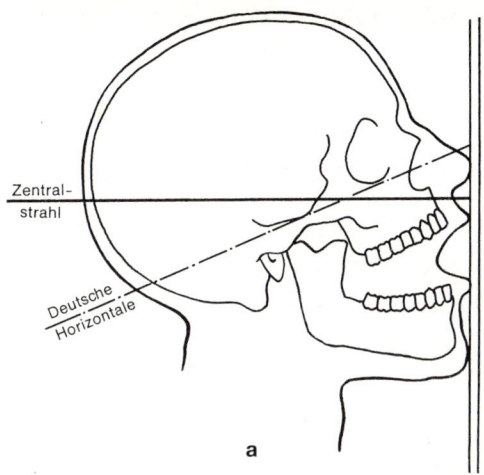

Zentral-
strahl

Deutsche
Horizontale

a

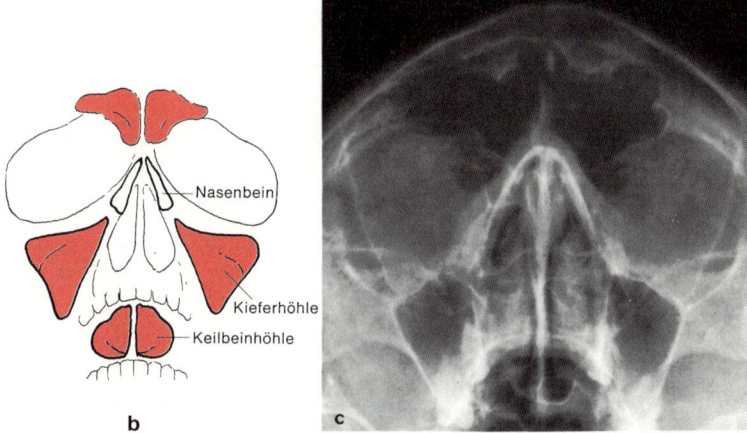

Nasenbein

Kieferhöhle

Keilbeinhöhle

b   c

Abb. 82 a–c. Occipito-dentale Röntgenaufnahme. **a** Einstellung; **b** wichtigste Konturen; **c** Röntgenbild

187

d) Überkippte axiale Aufnahme (WELIN) (Abb. 83 a, b)

Der Zentralstrahl kommt von submental, die Platte liegt an der Stirnhaargrenze.

Gut dargestellt: Stirnhöhlenvorder- und -hinterwand beiderseits und die Tiefenausdehnung der Stirnhöhlen.

Die Aufnahme dient der Feststellung von Frakturen der Stirnhöhlenwände und zur Klärung, ob eine Stirnhöhlenverschleierung bei den sagittalen Projektionen a)–c) auf einer flachen Stirnhöhle oder auf einer Erkrankung des Stirnhöhlenlumens beruht.

e) Axiale Aufnahme (Abb. 83 c, d)

Der Zentralstrahl kommt von submental, die Platte liegt am Scheitel.

Gut dargestellt: Siebbeinzellen, Keilbeinhöhlen, Jochbogen, Schädelbasis.

f) Seitliche Aufnahme (bitemporal)

Gut dargestellt: Stirnhöhlen und vordere Schädelbasis mit Siebbeinzellen und Keilbeinhöhlen sowie Sella turcica, wobei sich allerdings die Strukturen der rechten und der linken Seite aufeinanderprojizieren. Nasenrachenraum.

Auf einer *weichen* seitlichen Aufnahme sind die Weichteile der Nase und Nasenbeinfrakturen gut zu erkennen.

g) Schrägaufnahme nach RHESE

Zur Darstellung der hinteren Siebbeinzellen und des Foramen opticum bei retrobulbären Prozessen.

h) Kontrastmittelaufnahmen

Nach den geschilderten Nativaufnahmen können die gleichen Aufnahmen mit Kontrastmittelfüllung einer oder mehrerer Nebenhöhlen wiederholt werden, um zum Beispiel Schwellungen der Schleimhaut, Polypen oder Cysten besser darzustellen.

i) Tomographie

Röntgenschichtaufnahmen können in allen geschilderten Aufnahmerichtungen durchgeführt werden und helfen, die Ausdehnung eines Tumors, Knochendestruktionen oder Frakturverläufe aufzudecken. (Weitgehend durch Computertomographie und Kernspintomographie ersetzt, S. 190.)

j) Angiographie

Erforderlich bei Verdacht auf arteriovenöse Fistel im Bereich des Sinus cavernosus nach Schädelbasisfraktur und unstillbarem Nasenbluten.

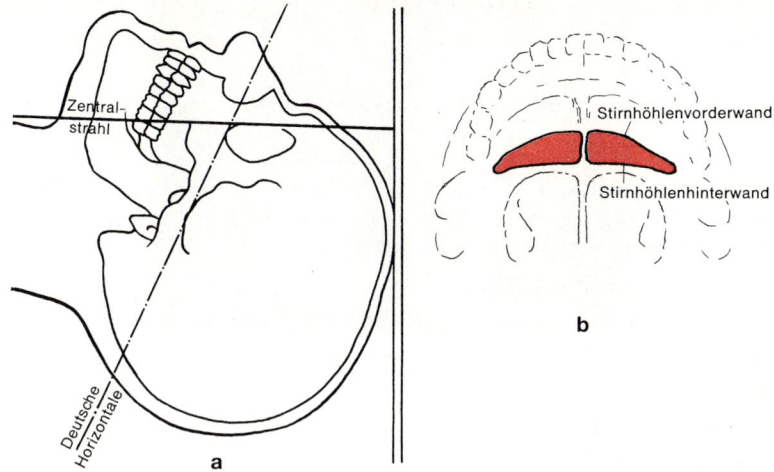

Abb. 83 a, b. Überkippte axiale Röntgenaufnahme. **a** Einstellung; **b** wichtigste Konturen

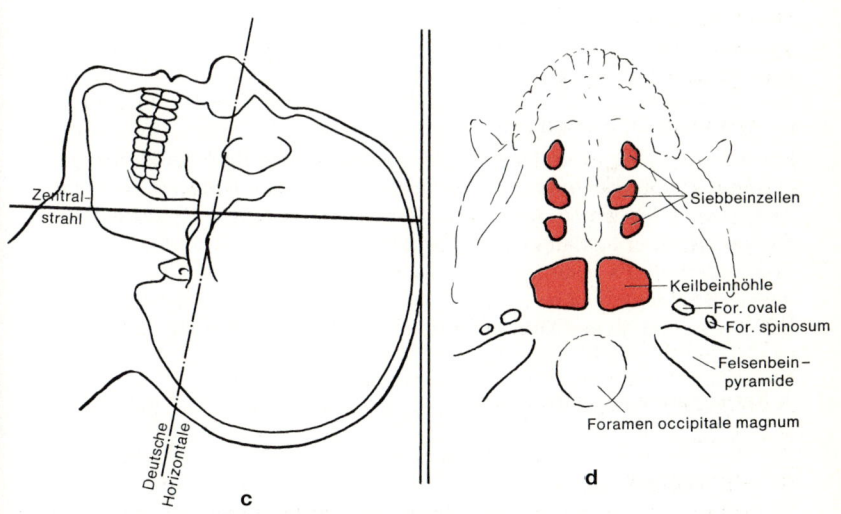

Abb. 83 c, d. Axiale Röntgenaufnahme. **c** Einstellung; **d** wichtigste Konturen

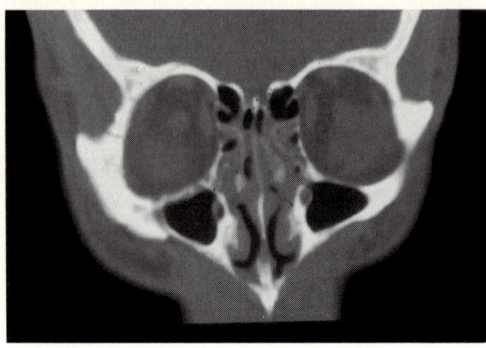

Abb. 84. Coronares Computertomogramm (CT), Verschattung vorderer Siebbeinzellen

2. Computertomographie (Abb. 84)

Gemessen werden die Dichteunterschiede in den verschiedenen durchstrahlten Geweben aufgrund von Absorptionswerten (geringere Strahlenbelastung als bei den Röntgenschichtaufnahmen). Bei hochauflösender coronarer (frontaler) und axialer (horizontaler, transversaler) Computertomographie gute Darstellung einzelner verschatteter Siebbeinzellen und der Keilbeinhöhle (wichtig vor endonasaler Nebenhöhlenchirurgie!) sowie der Tumorausdehnungen und Knochendestruktionen im Nasennebenhöhlenbereich. Bei Schädeltraumen Nachweis der Frakturen, intrakranieller Lufteinschlüsse und Blutungen. Nachweis rhinogener Hirnabscesse und orbitaler Komplikationen. (Sagittale Computertomogramme können rekonstruiert werden.) Mit der Computertomographie beste Darstellung von *Knochenprozessen.* Beim Spiral-CT erfolgt die Aufnahme unter fortlaufender Röhrenrotation und mit kontinuierlichem Tischvorschub. Es resultiert ein vollständiger Datensatz der Region, aus dem sich Schichten an beliebiger Position sowie in beliebigen Schnittebenen berechnen lassen. Dreidimensionale Rekonstruktion möglich.

3. Kernspintomographie (s. S. 321)

Sie dient im Nasen-Nebenhöhlenbereich vor allem der Darstellung der Nebenhöhlentumoren und der endocraniellen Komplikationen bei Schädelhirnverletzungen sowie der Abgrenzung einer Meningoencephalocele von endonasalen Polypen. (3 D-Rekonstruktionsverfahren S. 87.)

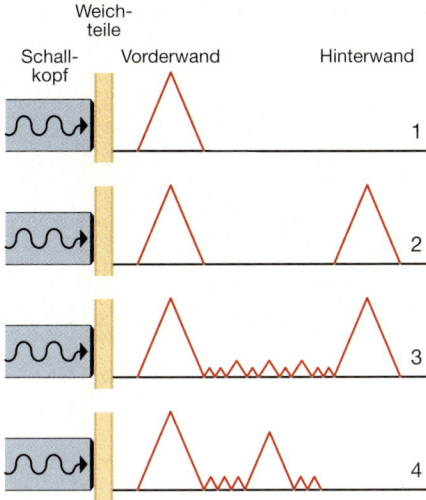

Abb. 85. Kieferhöhlendiagnostik. Sonographie (1–4 siehe Text)

4. Sonographie (Ultraschalldiagnostik) (Abb. 85)

Die Methode (Sonographie A-Mode) wird eingesetzt zur Erkennung von knöchernen Anomalien, Ergüssen, Schleimhautschwellungen und Tumoren (anstelle oder) zur Ergänzung des Röntgenbefundes. Sie hat sich vor allem bei der Verlaufskontrolle von entzündlichen Nebenhöhlenerkrankungen bewährt, um wiederholte Röntgenuntersuchungen zu vermeiden, und wird bei Schwangeren und Kindern bevorzugt.

Im Echogramm zeigen sich außer dem Vorderwandecho

- bei lufthaltiger Kieferhöhle kein weiteres Echo (1),
- bei sekretgefüllter Kieferhöhle ein Hinterwandecho (2),
- bei mit Schleimhaut oder Tumorgewebe ausgefüllter Kieferhöhle Zwischenechos in variabler Höhe mit nachfolgendem Hinterwandecho (3) und
- bei solitären Polypen, Cysten oder Tumorbildungen, die mit der Vorderwand direkt oder über Schleimhautschwellungen in Zusammenhang stehen, ein Echo an der Grenzschicht des Gewebes zur Luft (4).

Im Nebenhöhlenbereich kommt auch die B-Mode Sonographie zur Anwendung.

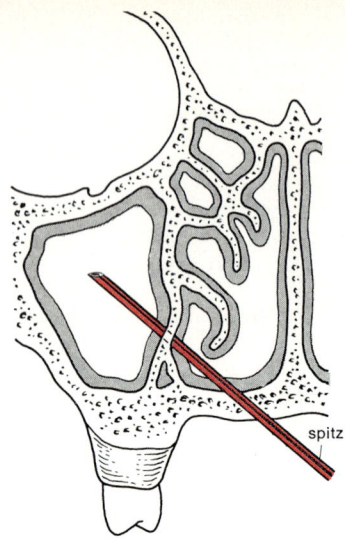

spitz

Abb. 86. Punktion und Spülung der Kieferhöhle durch den unteren Nasengang

D. Spülung der Nebenhöhlen

Punktion und Spülung einer Nebenhöhle können dienen

a) diagnostischen Zwecken (Feststellung, ob Sekret in der Nebenhöhle vorhanden ist, das auf Erreger und u. U. cytologisch untersucht werden kann. Außerdem Möglichkeit des Einfüllens eines Kontrastmittels zur Röntgenuntersuchung, heute dafür besser Computertomographie),

b) therapeutischen Zwecken (Entfernung des Eiters und Einfüllen eines schleimhautabschwellenden Medikamentes oder eines Antibioticum).

1. Kieferhöhle (Abb. 86)

a) Punktion mit *spitzer* Kanüle durch den unteren Nasengang unter der unteren Muschel und Spülung. Die Spülflüssigkeit fließt durch das Ostium in die Nase. Gebräuchlich, weil die korrekte Punktion ungefährlich und der Knochen der lateralen Nasenwand an dieser Stelle dünn ist. In gleicher Weise kann ein Trokar zur Endoskopie der Kieferhöhle eingebracht werden (S. 182).

Die Punktionsstelle wird vorher durch Einlage eines mit 4%igem Xylo-cain® (Lidocain) getränkten Wattestückes anaesthesiert.

Müssen Spülungen an mehreren Tagen wiederholt werden, empfiehlt sich vor allem bei Kindern die Einlage eines Kunststoffröhrchens durch die Punktionsstelle während dieser Zeit.

Wegen der Gefahr einer Luftembolie bei Anstich eines Schleimhautge-fäßes darf sich im Spülsystem keine Luft befinden. *Keine Lufteinbla-sung!*

b) Kaum noch gebräuchlich ist das Einführen eines gebogenen stumpfen Röhrchens zur Spülung der Kieferhöhle durch das natürliche Ostium im mittleren Nasengang. Das Finden des Ostium und das Einführen des Röhrchens sind oft erschwert, und die Orbita ist bei hochgelegenem Ostium gefährdet.

c) Durch Fensterung der Kieferhöhle im unteren oder mittleren Nasengang (S. 235) kann eine Daueröffnung geschaffen werden, durch die das Sekret abfließt und eine wiederholte Spülung mit einem stumpfen Röhrchen möglich ist.

Bei einer Kieferhöhlenradikaloperation (S. 236) wird stets eine Daueröffnung zur Kieferhöhle im unteren Nasengang angelegt, durch die die Kieferhöhle jederzeit mit einem stumpfen Röhrchen ausgespült werden kann.

2. Stirnhöhle

a) In örtlicher Betäubung nach einem kleinen Schnitt in der Augenbraue und Anlegen eines Bohrloches in der Stirnhöhlenvorderwand (BECK-Bohrung) mehrere Tage lang Spülung der Stirnhöhle durch ein Kunststoffröhrchen. Die Spülflüssigkeit läuft durch die natürliche Öffnung in den mittleren Nasengang ab.

b) Einführen eines s-förmigen stumpfen Röhrchens durch den mittleren Nasengang in die Stirnhöhle. Weniger gebräuchliche Methode, weil die Sondierung wegen der Krümmung und Enge des Zuganges meist erschwert ist. Oft genügen ein Abspreizen der mittleren Muschel und eine Schleimhautabschwellung, um Sekret aus der Stirnhöhle zum Abfluß zu bringen oder absaugen zu können. (Operative Erweiterung des Stirnhöhlenzuganges S. 234.)

Prüfungsaufgaben zu Anatomie, Physiologie und Untersuchungsmethoden Nase und Nebenhöhlen s. Anhang Aufgaben 138–154.

Klinik der Nase, der Nasennebenhöhlen und des Gesichts

I. Frakturen

A. Nasenbeinfraktur (eine zentrale Mittelgesichtsfraktur) (Abb. 87)

Meist durch stumpfe Gewalteinwirkung (Fall, Stoß).

▷ *Befund:*
Schiefstand der Nase mit Impression der gegenüberliegenden seitlichen Nasenwand (Farbaufnahme 25) oder Einsinken und Verbreiterung der äußeren Nase je nach Richtung der Gewalteinwirkung (seitliches oder frontales Trauma). Anfangs oft verdeckt durch
- Schwellung der äußeren Nase infolge von Hämatomen, auch Lidhämatome.
- Nur selten Krepitation.
- Eventuell Platz- oder Rißwunden der Haut (verschmutzte, offene Verletzung).
- Nasenbluten durch Zerreißen der Schleimhaut.
- Behinderung der Nasenatmung und des Riechvermögens.

▷ *Diagnose:*
Wird gesichert durch das *seitliche Röntgenbild der Nase* und die *occipitodentale Röntgenaufnahme* zur Darstellung der Nasenpyramide.

▷ *Therapie:*
Reposition in örtlicher Betäubung oder – besser wegen der Gefahr der Blutaspiration während der Versorgung – in Intubationsnarkose. Bei Schiefstand der Nase läßt sich eine Reposition in der ersten Woche meist durch kräftigen Daumendruck durchführen. Heftpflasterzug, Gips- oder Metallschiene zur Fixierung.
Bei eingesunkenem Nasenrücken sind das *Aufrichten* mit einem Elevatorium vom Naseninneren her mit Begradigung des oft frakturierten Septum und eine Tamponade der Nase für einige Tage notwendig. Versorgung äußerer Wunden. Schienung der äußeren Nase durch Gipsschale.
Bei stärkerer Frakturierung des knorpligen Septum ist eine operative Frakturbehandlung im Rahmen einer Septumplastik indiziert (S. 254). Drahtosteosynthesen (Mikroplattenversorgung) sind nur selten bei Trümmerbrüchen der Nasenbeine erforderlich.

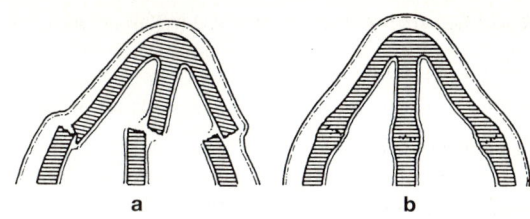

Abb. 87.
a Nasenbeinfraktur;
b Reposition

a   b

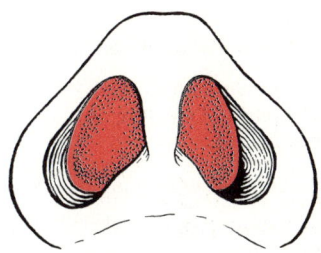

Abb. 88. Septumhämatom

Wird die Reposition innerhalb der ersten 8 Tage versäumt, bleiben eine traumatische Septumdeviation, eine Breit-Sattelnase (bei Gewalteinwirkung von vorn) oder eine Schiefnase (bei Gewalteinwirkung von der Seite) zurück, die später rhinoplastische Eingriffe erfordern (S. 255).

▷ *Komplikationen:*

1. **Septumhämatom** (Abb. 88). Kann sich durch eine Septumfraktur, ohne daß es zur Zerreißung der Schleimhaut kommt, bilden und sitzt – meist beiderseits – zwischen Perichondrium bzw. Periost und Knorpel/Knochen.

▷ *Symptom:* Kurze Zeit nach dem Trauma völlig verlegte Nasenatmung.

▷ *Befund:* Kissenartige pralle Schwellung des Septum.

▷ *Therapie:* Punktion oder – besser – Incision, Ablassen des Hämatoms und bds. Antamponieren des Perichondrium an den Knorpel.

2. **Septumabsceß** durch Infektion eines Septumhämatoms. Kann durch Nekrose des Knorpels zur Sattelnase führen.

▷ *Symptome und Befund:* Wie bei Septumhämatom, zusätzlich Druckschmerz und Rötung des Nasenrückens. Meningitisgefahr!

195

▷ *Therapie:* Incision, Ausräumen der Knorpelsequester und Streifeneinlage zwischen die Perichondriumblätter mit offener Nachbehandlung (Drainage) oder Einpflanzen von Knorpelstreifen zwischen die Septumblätter zur Stützung des Nasenrückens unter antibiotischem Schutz.

3. **Septumperforation** durch Trauma, häufiger als Folge einer Rhinitis sicca anterior (S. 214), einer Septumoperation (S. 254), einer Lues (S. 211), bei WEGENER-Granulomatose (S. 210) und bei jahrelangem Kokainschnupfen.

▷ *Symptom:* Bei kleiner Perforation Pfeifgeräusch beim Atmen, bei großer Perforation Krustenbildung und rezidivierendes Nasenbluten.

▷ *Therapie:* Konservativ mit weichen Salben zur Krustenlösung, operativ plastische Deckung mit gestielten Schleimhautlappen aus der Umgebung.

4. Auf Mitbeteiligung der Nebenhöhlen achten. Bei Frakturausläufern

a) bis an die Kieferhöhle kommt es zum Hämatom in der Kieferhöhle und diffuser Verschattung der Kieferhöhle im Röntgenbild,

b) bis in die Siebbeinzellen kann beim Schneuzen ein Hautemphysem der Lider auftreten,

c) bis in die Stirnhöhlen oder das Siebbein können bei Beteiligung der Stirnhöhlenhinterwand oder des Siebbeindaches lebensbedrohliche Komplikationen entstehen (siehe frontobasale Frakturen, S. 200).

Tritt nach einer Nasenbeinfraktur eine bleibende **Anosmie** auf, ist eine Beteiligung der Schädelbasis mit Schädigung der Fila olfactoria anzunehmen.
Bei behinderter Nasenatmung nach Nasenbeinfraktur besteht nur eine vorübergehende respiratorische Anosmie.

B. Nebenhöhlenverletzungen

1. Frakturen der Kieferhöhle und des Jochbeins
(Laterale Mittelgesichtsfrakturen)

a) Kieferhöhlen-Jochbeinfraktur (Abb. 89)

Bei umschriebener Gewalteinwirkung auf das Jochbein und die Kieferhöhlenwände (Impressionsfraktur, Stückbruch, laterale Mittelgesichtsfraktur Abb. 89a) kommt es zur Fraktur durch laterale Orbitawand, Orbitaboden, laterale Kieferhöhlenwand und Jochbogen.

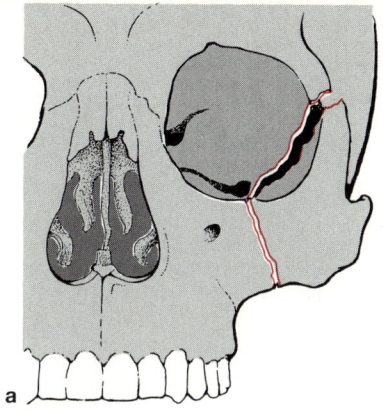 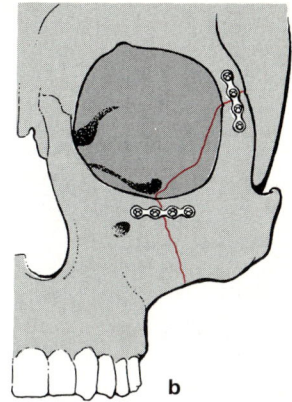

Abb. 89 a, b. Kieferhöhlen-Jochbeinfraktur. **a** Impression des Jochbeinkörpers in die Kieferhöhle; **b** Reposition und Fixation mit Miniplatten

▷ *Symptome und Befund:*
● Monokelhämatom
● Stufenbildung im unteren und lateralen Orbitarand,
● Paraesthesien im Bereich des zweiten Trigeminusastes,
● Doppelbilder durch Absinken des Bulbus,
● Kiefersperre oder Kieferklemme.

▷ *Diagnose:*
● Röntgenuntersuchung (Tomogramm, Computertomogramm),
● Prüfung der passiven Beweglichkeit des Bulbus (Traktionstest),
● Prüfung der Augenmotilitätsstörungen durch Synoptometrie,
● Antroskopie.

▷ *Therapie:*
Reposition und Fixierung der Bruchstücke (Mini- bzw. Mikroplattenversorgung Abb. 89 b oder Drahtosteosynthese). Läßt sich das Jochbein bei alten Frakturen nicht mehr reponieren, dann Heben des Bulbus bei Doppelbildern durch Einbringen von Knorpelscheibchen auf den Orbitaboden.

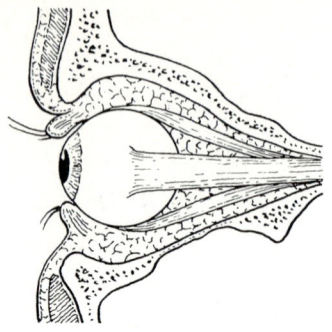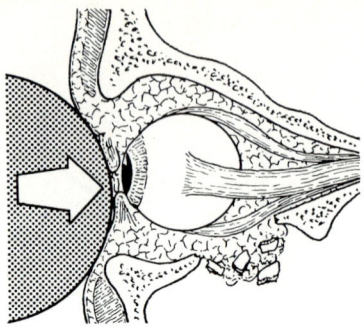

Abb. 90. Blow-out Fraktur

Bei weiterbestehenden Paraesthesien u. U. operative Dekompression des zweiten Trigeminusastes.

b) Blow-out-Fraktur, isolierte Orbitabodenfraktur (Abb. 90)

Nach Gewalteinwirkung auf den Bulbus (Ball, Faustschlag) bricht der Orbitaboden an seiner dünnsten Stelle – zusammen mit Orbitafett – in die Kieferhöhle ein, ohne daß die Fraktur durch den Infraorbitalrand geht (indirekte Orbitabodenfraktur).

▷ *Symptome:*
- Paraesthesien im Bereich des zweiten Trigeminusastes.
- Doppelbilder durch Absinken des Bulbus, Enophthalmus.
- Bewegungseinschränkung des Bulbus beim Blick nach oben (besonders auffallend!) und unten durch Behinderung oder Einklemmung des M. rectus inf. und des M. obliquus inf.

▷ *Diagnose:* Siehe bei 1 a).

▷ *Therapie:*
Einschieben einer dünnen Knorpelscheibe von einem Transconjunctival- oder Subciliarschnitt im Unterlid aus unter das Periost am Orbitaboden, um den Bulbus und evtl. abgesunkenes Fettgewebe zu heben. Schlechtere Ergebnisse sind zu erwarten, wenn außer dem Absinken des Bulbus

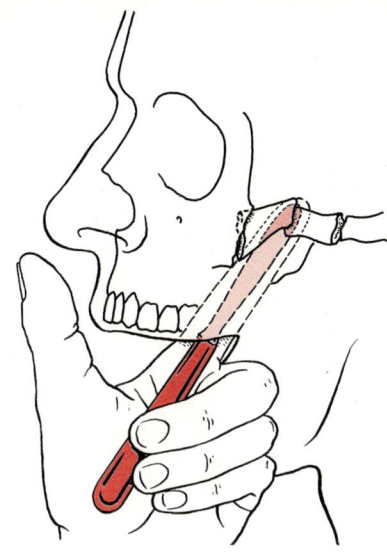

Abb. 91. Jochbogenfraktur

auch ein Enophthalmus – durch Zerstörung und Zugrundegehen von orbitalem Fettgewebe – besteht.

c) Isolierte Jochbogenfraktur (Abb. 91)

Bei rein seitlicher Gewalteinwirkung kommt es zu einem typischen Dreieckbruch des Jochbogens. (Axiale Röntgenaufnahme!)

▷ *Symptome:*
Abflachen der seitlichen Gesichtspartien,
Kieferklemme (Mundöffnung erschwert) oder Kiefersperre (Occlusion unmöglich).

▷ *Therapie:*
Von einem Schnitt im Mundvorhof aus wird der Jochbogen mit einem Elevatorium ohne Eröffnung der Kieferhöhle herausgehebelt oder er wird von außen mit einem Haken herausgezogen. Halten die Bruchstücke nicht von selbst in der richtigen Position, wird eine Drahtung oder Mini- bzw. Mikroplattenversorgung erforderlich (Osteosynthese).

199

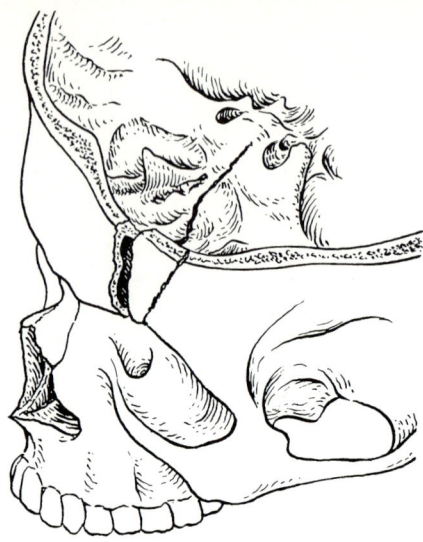

Abb. 92. Frontobasale Fraktur

2. Frakturen der oberen Nebenhöhlen (Frontobasale Frakturen)
(Abb. 92)

Gefahr: Aufsteigende Infektion, **Meningitis.**

▷ *Ursachen:* Verkehrsunfälle, Arbeitsunfälle.

Bei Gewalteinwirkung auf das obere Stirnbein strahlen die Frakturen von oben in die Nebenhöhlen ein (*hohe* frontobasale Fraktur = Escher Typ I: Ausgedehnte frontobasale Trümmerfraktur mit Impression des Stirnbeins).

Bei Gewalteinwirkung auf die Stirn-Nasenwurzelgegend kommt es zu typischen Impressionsbrüchen oder Stückbrüchen im Stirnhöhlen-Siebbeinbereich (*mittlere* frontobasale Fraktur = Typ II: Lokalisierte frontobasale Fraktur).

Bei Gewalteinwirkung auf das Mittelgesicht (PKW-Unfälle!) entstehen transversale oder vertikale (zentrale) Mittelgesichtsfrakturen = Oberkieferfrakturen nach Le Fort I–III, Abb. 93. Die Frakturen Le Fort II und III können von unten in die Schädelbasis einstrahlen (*tiefe* frontobasale Frakturen = Typ III: Abriß des Mittelgesichtes von der Schädelbasis).

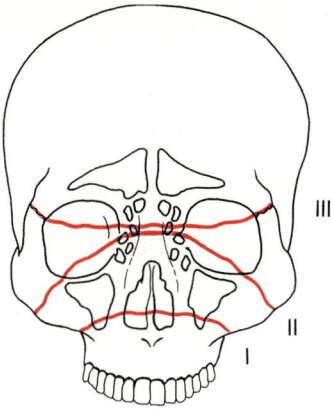

Abb. 93. Le Fort-Frakturen I–III

Bei Gewalteinwirkung mehr von seitlich-vorn Frakturen des Orbitadaches und der Stirnhöhle (Lateroorbitale frontobasale Fraktur = Typ IV).

Die Frakturen der Stirnhöhle, des Siebbeins und der Keilbeinhöhle sind immer dann **Schädelbasisbrüche** (Brüche der Rhinobasis, frontobasale Frakturen), wenn die zur Schädelbasis gehörige Wand der betroffenen Nebenhöhle mitverletzt ist, also bei Frakturen der Stirnhöhlenhinterwand, des Siebbeindaches (Dach der Siebbeinzellen und Lamina cribrosa) und des Keilbeinhöhlendaches.

▷ *Symptome:*

● **Blutung aus Nase und Mund.**

● **Brillenhämatom** (Farbaufnahme 27) oder Monokelhämatom (auch an der Innenseite des Oberlides nachzuweisen!) und subconjunctivales Hämatom (Hyposphagma).

● Anosmie durch Abriß der Riechfäden.

● Eventuell Platzwunden auf der Stirn (die Zerstörungen in der Tiefe sind im allgemeinen erheblich größer, als die äußeren Wunden vermuten lassen).

● Sichere Zeichen einer gleichzeitigen **Durazerreißung** – oft am Übergang von der Stirnhöhle zum Siebbein, da hier der Knochen besonders dünn ist und zur Splitterung neigt – sind:

a) **Rhinoliquorrhoe** (Abtropfen von wäßriger Flüssigkeit aus der Nase). Nachweis von nur im Liquor vorhandenem β_2-Transferrin mittels Immunelektrophorese. (Liquorsammeln auf in die Nase gelegten Schwämmchen.)

Der Liquorabfluß wird bei Vorneigen des Kopfes und Kompression der Venae jugulares internae stärker.

Glukoteststreifen werden durch die Flüssigkeit gefärbt (der Liquor ist zuckerhaltig!).

In den Liquorraum eingebrachter Farbstoff (Fluorescein) kann in der Nase im ultravioletten Licht endoskopisch und laborchemisch nachgewiesen werden. Außerdem lassen sich radioaktive Isotope, die vom Liquorraum durch die vordere Schädelbasis in die Nase gelangen, mit Hilfe der Szintigraphie feststellen.

b) **Pneumatocephalus:** Nachweis der Luftfüllung der Liquorräume durch Röntgenaufnahmen bzw. Computertomographie.

- Häufig zusätzlich Commotio oder Contusio cerebri.
- Pulsierender Exophthalmus und Nasenbluten bei Verletzung der A. carotis int. im Bereich des Sinus cavernosus.
- Intrakranielle Blutungen können sich durch Pulsverlangsamung anzeigen, dazu homolaterale Pupillenerweiterung und Lichtstarre.

▷ *Diagnose:*
- Durch Röntgenaufnahmen. 80% aller Frakturen lassen sich röntgenologisch darstellen. Erforderlich sind:
  Schädelübersichtsaufnahmen in 2 Ebenen (a. p. und seitliche Projektion),
  Spezialaufnahmen in occipito-frontaler, -nasaler und -dentaler Aufnahmerichtung,
  Überkippte axiale Röntgenaufnahme (WELIN).
  Für die Beurteilung der Schädelbasis im Nebenhöhlenbereich, also Stirnhöhlenhinterwand, Siebbeindach und Keilbeinhöhlendach, sind davon besonders wichtig:
  die seitliche Aufnahme (vordere Schädelbasis),
  die WELIN-Aufnahme (Stirnhöhlenhinterwand) und
  Röntgenschichtaufnahmen (bei unklarem Frakturverlauf).
- Computertomogramm, vor allem bei Frakturen mit Schädelhirntrauma und Verdacht auf Durariß, intrakranielle Blutung oder Kontusionsherd.

▷ *Therapie:*
Sofortmaßnahmen und Allgemeinbehandlung:

- Schockbekämpfung durch Infusionen (Auffüllen des Kreislaufs).
- Freihalten der Atemwege (u. U. durch Intubation), bei längerer Bewußtlosigkeit Tracheotomie.
- Blutstillung (vitale Indikation zum Eingriff bei epiduralen Blutungen durch Zerreißung der A. meningea media, bei endocraniellen Blutungen oder lebensbedrohlichen Blutungen aus Nase und Nasenrachenraum).
- Stets Antibiotica und u. U. Tetanusprophylaxe.

Im Nebenhöhlenbereich:
konservativ bei glatten Frakturen ohne Zeichen einer Komplikation,
operativ – stets erst nach Abklingen des Unfallschocks:
a) bei Frühmeningitis (zusätzlich Meningitisbehandlung),
b) bei Auftreten eines Pneumatocephalus,
c) bei Durazerreißung mit Liquorfluß,
d) bei eingedrungenen Fremdkörpern (Schußverletzungen!),
e) bei Trümmer- oder Splitterbildungen an der Schädelbasis,
f) bei vor dem Unfall bereits infizierten Nebenhöhlen.
a–d absolute Indikationen, e–f relative Indikationen (wegen der Möglichkeit der Duraverletzung und der Gefahr einer Meningitis). Keinesfalls reicht die Versorgung der äußeren Hautwunden aus.

Die **Operation** besteht in einem Eingriff an Stirnhöhle und Siebbeinzellen von außen mit Enttrümmerung und Anlegen weiter Zugänge zur Nase, um Sekretstauungen an der Schädelbasis zu verhindern (S. 234), gegebenenfalls in einer Versorgung der Durazerreißung, in einer Reposition einer imprimierten Nasenwurzel (Dish-face) und in einem Wiederaufbau der Stirnhöhlenvorderwand durch Drahtung bzw. Mikrooder Miniplattenversorgung der Bruchstücke oder bei vollständiger Zertrümmerung von Stirnhöhlenvorderwand und -boden selten in einer Verödung der Stirnhöhle:

Schnitt in der Augenbraue, bei hohen frontobasalen Frakturen Coronarschnitt mit Herunterklappen der Stirnhaut. Dabei Entsplitterung und Schaffen glatter Verhältnisse an der Schädelbasis sowie bei Durazerreißung extradurale Duraplastik mit einem frei transplantierten Galea-Perioststück oder Fascia lata-Streifen, die mit Human-Fibrinkleber fixiert werden. Als allogenes (= homologes) Material findet auch lyophilisierte (gefriergetrocknete) Dura Verwendung. Eventuell Entfernung von zerstörtem Hirngewebe aus den Nebenhöhlen. Bei Keilbeinhöhlendachfrakturen und Durariß Tamponade der Keilbeinhöhle mit Muskel- oder Fasciengewebe. Bei intrakranieller Duraplastik durch den Neurochirurgen, die bei gleichzeitiger stärkerer Hirnverletzung erforderlich wird, darf die Nebenhöhlensanierung nicht unterlassen werden, da von den zertrümmerten Nebenhöhlen aus Spätkomplikationen drohen. Gegebenenfalls Knochenersatz an der Schädelbasis durch Glasionomerzement sowie u. U. Opticusdekompression.

Eine *Zusammenarbeit* zwischen Hals-Nasen-Ohrenarzt, Augenarzt, Neurochirurgen (Durahirnverletzung), Kieferchirurgen (Mittelgesichtsverletzung) ist bei allen frontobasalen Frakturen erforderlich.

Spätkomplikationen bei ungenügend operativ versorgten frontobasalen Frakturen sind:

a) Liquorfistel: Der spontane Verschluß eines Durarisses kann durch einen Knochensplitter oder einen kleinen Hirnprolaps verhindert werden. Duranarben können beim Pressen oder Niesen wieder aufreißen.

b) Spätmeningitis: Kann noch nach Jahren bei einem Schnupfen auftreten, gelegentlich auch als rezidivierende Meningitis (meist Pneumokokkenmeningitis).

c) Hirnabsceß (S. 224).

d) Osteomyelitis des Stirnbeins (S. 224).

e) Muco- und Pyocele der Stirnhöhlen (S. 230).

Die Spätkomplikationen erfordern sofortige operative Behandlung.

▷ *Prognose:*
Bei den frontobasalen Schädelhirnverletzungen ist die Prognose abhängig von endokraniellen Komplikationen, die durch die Nebenhöhlenoperation mit Duraplastik und gegebenenfalls neurochirurgische Eingriffe verhütet bzw. behandelt werden müssen.

II. Entzündungen

A. Äußere Nase

1. Naseneingangsekzem

Nach langdauernder Sekretion aus der Nase, bei Diabetes mellitus oder allgemeiner exsudativer Diathese, bei generalisiertem Ekzem.

▷ *Symptome* und *Befund:*
Im von Haut ausgekleideten Nasenvorhof Jucken, Krusten- und Borkenbildung, Rhagaden im oberen Recessus.

▷ *Therapie:*
Ätzen der Rhagaden mit 5%igem Argentum nitricum, Zinksalbe, Einbringen von cortisonhaltiger Salbe in den Nasenvorhof,

Behandlung des zugrunde liegenden Leidens: z.B. Rachenmandel oder Nasenfremdkörper bei Kindern, Nebenhöhlenentzündung, Diabetes mellitus.

Folgekrankheit: Gesichtserysipel (Wundrose) mit scharf abgegrenzter Rötung der Haut (siehe S. 94).

2. Folliculitis des Naseneingangs

Rezidivierende Entzündung der Haarbälge durch Staphylokokken, die meist durch den bohrenden Finger in die Haut des Nasenvorhofs eingerieben werden.

▷ *Symptome und Befund:*
- Schmerzen und Spannungsgefühl in der Nasenspitze.
- Rötung der Nasenspitze oder des Nasenflügels.
- Krustenbildung im Nasenvorhof.
- Im entzündungsfreien Zustand oft trockene Haut im Nasenvorhof.

▷ *Therapie:*
Antibiotica- und cortisonhaltige Salben.
Epilation derjenigen Haare, deren Haarbälge sich immer wieder entzünden.
Im entzündungsfreien Zustand fetthaltige Salben.

3. Nasenfurunkel

Eitrig nekrotisierende Entzündung, die aus einer Folliculitis hervorgeht.

▷ *Symptome und Befund:*
- Ödematöse Anschwellung und Rötung der Nasenspitze und des Nasenrückens (Farbaufnahme 26), gelegentlich auf die Oberlippe übergehend.
- Starke Schmerzen, Fieber.
- Entleerung des Furunkelpfropfes meist in den Nasenvorhof, selten an der Nasenspitze nach außen.

▷ *Therapie:*
Hochdosierte antibiotische Behandlung i.m. oder i.v. gegen Staphylokokken (S. 96). Bei schwerem Krankheitsbild Bettruhe und Breikost zur Ruhigstellung der Oberlippe.

▷ *Örtlich:* Zur schnelleren Demarkierung und Abstoßung des Pfropfes feuchte Umschläge mit Alkohol. Antibioticahaltige Salben.

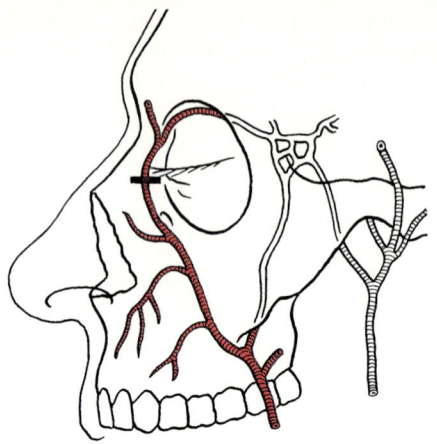

Abb. 94. Durchtrennung der Vena angularis

Niemals Ausdrücken des Furunkels!

▷ *Komplikationen:*
Bei Nasenfurunkeln und mehr noch bei Oberlippenfurunkeln besteht die Gefahr einer Thrombophlebitis der Vena angularis mit Fortleitung zur Vena ophthalmica und zum Sinus cavernosus mit der Folge einer Meningitis:

Cavernosusthrombose (Thrombose des Sinus cavernosus)

▷ *Befund:*
Erste Zeichen: Druckschmerz im Nasenaugenwinkel und Klagen über Sehstörungen.
Später: Hohes Fieber, septische Temperaturen, Schüttelfrost.
Ödematöse Schwellung der Nasolabialfalte und Lidödem.
Bei ausgebildeter Cavernosusthrombose Chemosis, Protrusio bulbi und Motilitätsstörungen. Entzündlicher Liquorbefund (Liquorpunktion!).

▷ *Therapie:*
Beim ersten Zeichen einer Beteiligung der V. angularis elektrochirurgische Durchtrennung der Vene im Augennasenwinkel (Abb. 94).

Bei Cavernosusthrombose und Meningitis (Lebensgefahr!) höchste Antibioticadosen, Versuch einer Entlastung der Orbita bei Protrusio bulbi durch Entfernen der angrenzenden Nebenhöhlenwände, u. U. Anticoagulantien und fibrinolytische Therapie in Zusammenarbeit mit dem Internisten.

▷ *Differentialdiagnose:*
Orbitaphlegmone ausgehend von entzündlichen Erkrankungen der Nasennebenhöhlen.

B. Nasenhaupthöhle

1. Mikrobielle Rhinitiden

a) Virale Rhinitis (Common cold)

Der Schnupfen (Coryza) ist eine Viruserkrankung mit sehr kleinen noch nicht sicher typisierten Rhinoviren (Picornaviren). Ähnliche Symptome werden auch durch bekannte Virusgruppen, z. B. Adenoviren und Grippeviren, hervorgerufen (acute respiratory disease = ARD). Übertragung durch Tröpfcheninfektion.

Auslösend kann eine allgemeine örtliche Auskühlung (Zugluft) mit reflektorischen Durchblutungsänderungen der Nasenschleimhaut mit Verminderung der Aktivität des Flimmerepithels und dadurch erhöhter Anfälligkeit für virale Infekte sein.

Inkubation einige Stunden bis zwei Tage. Nach zwei weiteren Tagen kann der zunächst abakterielle Infekt durch Mischinfektion mit Kokken in einen bakteriellen übergehen. Nach 8–10 Tagen soll die *akute Rhinitis* abgeklungen sein.

▷ *Symptome:*
● Kitzeln in der Nase oder im Nasenrachenraum, Niesreiz.
● Danach Behinderung der Nasenatmung, Kopfdruck, wäßrige Sekretion aus der Nase, Augentränen (katarrhalisches Stadium).
● Später ist die Nase völlig verlegt, das Sekret wird schleimig-eitrig.
● Beeinträchtigung des Riechvermögens, Rhinophonia clausa.
● Gegen Ende der Erkrankung Eindicken des Sekretes und Trockenheitsgefühl auf der Nasenschleimhaut.
● Fieber besteht im allgemeinen nicht, bei Kindern jedoch gelegentlich.
● Bei Infektion mit Adenoviren auf- bzw. absteigender Katarrh mit Beteiligung von Pharynx und Larynx und Fieber.

▷ *Befund:*
● Nasenschleimhaut und Muscheln gerötet und geschwollen, mit serösem oder schleimig-eitrigem Sekret bedeckt.

● Haut am Naseneingang entzündlich gerötet, gelegentlich Naseneingangsekzem.

▷ *Therapie:*
Eine kausale Therapie des Schnupfens gibt es bisher nicht. Bei den ersten Schnupfensymptomen gelingt gelegentlich eine Kupierung mit einem Antihistaminicum.
Bei verlegter Nase helfen symptomatisch Sympathicomimetica als **abschwellende Nasentropfen** oder Sprays, z. B. Otriven® (Xylometazolin), Nasivin® (Oxymetazolin) oder **orale Schnupfenmittel** (Rhinologica, enthalten Sympathicomimetica und Antihistaminica), z. B. Rhinopront®. Für Kinder gibt es Nasentropfen in verdünnten Lösungen, z. B. Otriven® für Säuglinge oder für Kleinkinder. Je stärker die abschwellende Wirkung der vasoconstrictorischen Nasentropfen ist, desto stärker ist auch die nach 4–6 Stunden auftretende reaktive Hyperämie der Nasenschleimhaut und der Muscheln. Es werden dann erneut abschwellende Nasentropfen benötigt. Bei zu langem Gebrauch abschwellender Nasentropfen tritt eine Gewöhnung an die Tropfen ein. Die Patienten können dann ohne Verwendung der Tropfen alle 4 Stunden nicht mehr auskommen („Privinismus", der Name stammt von dem früher viel verwendeten Privin® = Naphazolin). Daher Absetzen der Tropfen möglichst nach einer Woche, weil sonst durch Ausschalten der natürlichen vegetativen Gefäßregulation Entstehen einer *Rhinitis medicamentosa* (S.219). Bei mehr trockener Schleimhaut Verwendung von schleimhautschonenden, weniger abschwellenden viskösen Nasentropfen, z. B. Lubrirhin® Sprüher (Bromhexin).
Angenehm werden **Kamillendampfinhalationen** nach vorheriger Schleimhautabschwellung empfunden.
Jede Nasenseite einzeln ausschneuzen (Einmal-Papiertaschentücher!), um ein Einpressen des Nasensekretes in die Tube und das Mittelohr zu vermeiden.
Bei gleichzeitiger Grippe entsprechende Grippemittel, gegebenenfalls Hustenmittel. Nach einer Grippeerkrankung bleiben gelegentlich eine Hyposmie oder eine Anosmie zurück, die sich durch eine Behandlung mit Corticosteroiden bessern können.

▷ *Komplikationen:*
Durch Fortleitung akute Mittelohrentzündung oder Nebenhöhlenentzündungen bei bakterieller Mischinfektion.

▷ *Prophylaxe:* Abhärtung (Sport, Sauna) und Vitamin C. Gegen einige Influenzavirusstämme (Grippe) Möglichkeit der jährlich zu wiederholenden Impfung.

b) Bakterielle Rhinitis

Von einer *chronischen Rhinitis* spricht man, wenn die Erkrankung über drei Monate andauert. Sie wird oft durch eine eitrige Nebenhöhlenentzündung bei Erwachsenen oder durch eine vergrößerte Rachenmandel bei Kindern unterhalten.

▷ *Befund:*
- Eitrige Beläge auf der Nasenschleimhaut oder zäher Schleim.
- Verdickte Muscheln und Schleimhauthyperplasien mit behinderter Nasenatmung.

▷ *Therapie:*
Ursachen ausschalten:
Nebenhöhlenentzündung behandeln,
Adenotomie.

Örtlich: Isolierte Hyperplasien abtragen, insbesondere auch verdickte hintere Enden der unteren Muscheln.
Antibioticahaltige Nasentropfen oder -salbe bei eitriger Rhinitis nach Erregernachweis und Antibiogramm (z.B. Batrax®, Bacitracin/Neomycin).
Bei erheblicher Septumdeviation operative Begradigung der Nasenscheidewand.

▷ *Folgekrankheit:*
Die hyperplastische Rhinitis kann in eine atrophische Form übergehen.

▷ *Differentialdiagnose:*
Manche Infektionskrankheiten (Masern, Scharlach, Varicellen) gehen mit einer Rhinitis einher.
Bei der früher gelegentlich aufgetretenen Nasendiphtherie fanden sich Blutbeimengungen im Nasenschleim und fibrinöse Auflagerungen auf der Schleimhaut.
Bei Säuglingen kommen gonorrhoische und syphilitische Rhinitiden vor.
Mykotische Rhinitiden entstehen auf dem Boden einer Nebenhöhlenmykose, meist durch Aspergillus.

2. Unspezifische granulomatöse Rhinitis (Maligne Granulome)

▷ *Ursache:* Allergisch-hyperergische Reaktion? Autoimmunreaktion? Fehlverhalten des Immunmechanismus? Immundefizit? Lymphom?

a) Granuloma gangraenescens

▷ *Befund:*
Granulierende Ulcerationen mit Nekrosen und Gewebszerfall, im Mittelgesicht beginnend (Midline granuloma). Durch unaufhaltsame Zerstörung von Haut, Weichteilen und Knochen entstehen Gesichtsdefekte.

▷ *Histologie:* Unspezifische granulierende, nekrotisierende Entzündung.

▷ *Therapie:* Corticosteroide, Antibiotica, Immunsuppressiva (Azathioprin, z. B. Imurek®), Cytostatica (Cyclophosphamid, z. B. Endoxan®), Radiotherapie.

▷ *Prognose:* Gelegentlich Übergang in Non-Hodgkin-Lymphome. Exitus ohne adäquate Therapie nicht selten nach wenigen Monaten.

b) WEGENER-Granulomatose

Erkrankt sind die oberen *und* die unteren Luftwege (pneumogene Granulomatose).

▷ *Befund:*
Initialstadium: Schnupfen mit Borkenbildung, Septumnekrose, knorplige Sattelnase ohne Hautzerstörung, gelegentlich auch granulierende Mittelohrentzündung mit Labyrinthitis und subglottische Laryngitis. Dazu pulmonale Infiltrate.
Im Generalisationsstadium Nieren-, Leber-, Gelenkbeteiligung.

▷ *Serologischer Nachweis:* Anticytoplasmatische Antikörper (ACPA).

▷ *Histologie:* Unspezifisches Granulationsgewebe mit Riesenzellen, Eosinophilen und granulomatöser Entzündung in den kleinen Gefäßen (Vasculitis).

▷ *Therapie:* Corticosteroide, Antibiotica, Immunsuppressiva (Azathioprin), Cytostatica (Cyclophosphamid), Radiotherapie.

▷ *Prognose:* Exitus ohne adäquate Therapie nicht selten nach wenigen Monaten durch Nierenversagen.

3. Spezifische Rhinitiden

a) Tuberkulose der Nase

α) Lupus

▷ *Befund:* An der Haut-Schleimhautgrenze im Nasenvorhof graurote Granulationen, Infiltrationen und Knötchen. Kleine Geschwüre neben narbigen Bereichen mit Bildung von Krusten und Borken. Langsames Fortschreiten. Es kann zu Zerstörungen des Knorpels und des Knochens kommen.

▷ *Diagnose:* Durch Probeexcision.

▷ *Komplikation:* Nach Jahren Entstehen eines Lupus-Carcinoms.

▷ *Therapie:* Tuberculostatica, Vitamin D.

β) Schleimhauttuberkulose

▷ *Befund:* Ausgedehnte schmierige Schleimhautulcerationen am Septum und an den Muscheln. Kommt bei fortgeschrittener Tuberkulose im Endstadium und bei Nachlassen der Abwehrkräfte vor.

▷ *Diagnose:* Durch Probeexcision sowie Nachweis von Tuberkelbazillen.

γ) Morbus Boeck (Sarkoidose)

▷ *Ätiologie:* Unklar, Zugehörigkeit zur Tuberkulose nicht sicher.

▷ *Befund:* Chronische Granulome in Lymphknoten, Haut und Schleimhaut in Form von mehreren kleinen Knoten oder in Form von solitären größeren blauroten Knoten.

▷ *Diagnose:* Durch Probeexcision.

▷ *Histologie:* Epitheloidzellknötchen mit Riesenzellen ohne Verkäsung.

▷ *Therapie:* Corticosteroide. Solide Knoten sind zu exstirpieren.

b) Lues der Nase

Rhinologisch von Interesse ist das tertiäre Stadium.

▷ *Befund:*
Solides Gumma oder gummöse Infiltration im Bereich des knöchernen Septum oder der lateralen Nasenwand. Schmerzhafte Verschwellung der inneren und äußeren Nase oft mit regionärer Lymphknotenschwellung.

Später Nekrose der Infiltration mit Knorpel- und Knochensequestration und übelriechender Sekretion.
Endstadium: Sattelnase im knöchernen Nasenanteil, Septumperforation (syphilitische Ozaena), Synechien im Naseninneren.

▷ *Therapie:* Antisyphilitische Behandlung. Im Endstadium korrektive bzw. rekonstruktive Nasenplastik.

4. Tropenkrankheiten

a) Lepra

▷ *Vorkommen:* Afrika, Asien (Indien), Südamerika, selten Südeuropa.

▷ *Erreger:* Mycobacterium leprae.

▷ *Befund:*
Anfangs serös-blutige Rhinitis und grobknotige Infiltrationen (Leprome) der Gesichtshaut, des Nasenvorhofs, der vorderen Nasenscheidewand, der Zunge, der Lippen und der Ohrmuscheln. Hautnervenbeteiligung, z.B. Paraesthesie und Schwellung im Bereich des N. auricularis magnus. Augenbrauenverlust.
Später geschwüriger Zerfall der Leprome mit Einschmelzung des Nasenskeletts, Septumdefekt und Einsinken der Nase. Schließlich Vernarbungen und Synechien in der Nase.
Geringe Ansteckungsgefahr durch das Nasensekret.

▷ *Diagnose:* Durch Erregernachweis im Nasensekret.

▷ *Histologie:*
Tuberculoide Form: Granulome mit Riesenzellen und Epitheloidzellen.
Lepromatöse Form: Anhäufung von Histiocyten und Plasmazellen.

▷ *Therapie:* Antileprotica, z.B. Dapson.

b) Rhinosklerom

▷ *Vorkommen:* Südost- und Osteuropa (Polen), Indonesien, Südamerika.

▷ *Erreger:* Klebsiella rhinoscleromatosis.

▷ *Befund:* Anfangs Rhinitis mit Borkenbildung (ozaenaartig bei erhaltenem Geruchssinn). Später Knötchen, größere Granulome oder tumorähnliche Infiltrate in der Nase innen und außen mit Übergreifen der Veränderungen auf Rachen, Kehlkopf und Luftröhre. Nur selten Septumdefekte.

Bei Ausheilung ausgedehnte Narbenbildung, u. U. Kehlkopf- und Trachealstenosen.
Tröpfcheninfektion, geringe Ansteckungsgefahr.

▷ *Diagnose:* Durch Erregernachweis im Nasensekret und im histologischen Präparat.

▷ *Histologie:* Blasige MIKULICZ-Zellen (im Stadium der Granulombildung).

▷ *Therapie:* Antibiotica (Streptomycin).

▷ *Prognose:* Relativ gut.

c) Leishmaniose (Leishmaniasis mucocutanea)

▷ *Vorkommen:* Südamerika, Indonesien.

▷ *Erreger:* Leishmania brasiliensis.
Übertragung durch Sandfliegen (Zwischenwirt).

▷ *Befund:* Knotige Verdickungen der Haut. Im Sekundärstadium Granulationen und Ulcerationen am Septum, an den Nasenflügeln und auf den Taschenfalten, danach fötide Borken in Nase, Rachen und Kehlkopf. Ausheilung mit entstellenden Substanzdefekten.

▷ *Diagnose:* Durch Erregernachweis im Geschwürausstrich und durch Leishmanintest (Komplementbindungsreaktion).

▷ *Histologie:* Granulationsgewebe, das an Tuberkulose erinnert.

▷ *Therapie:* Antimonpräparate, Pentamidin.

▷ *Prophylaxe:* Bekämpfung der Sandfliege.

d) Blastomykosen

▷ *Vorkommen:* Nord-, Mittel- und Südamerika.

▷ *Erreger:* Hefeähnliche Pilze.

▷ *Befund:* Ulcerationen der Gesichtshaut und polypöse Granulationen oder Ulcerationen im Bereich der Schleimhäute von Nase, Mundhöhle und Rachen. Lymphknotenschwellung am Hals.

▷ *Diagnose:* Durch Pilznachweis im histologischen Präparat.

▷ *Therapie:* Chirurgische Entfernung der polypösen Wucherungen. Antimykotica (Amphotericin B).

▷ *Differentialdiagnose:* Rotz: Schleimhautulcera, fötide Sekretion.

5. Rhinitis sicca anterior

Entzündung und Atrophie der Septumschleimhaut hinter der Haut/
Schleimhautgrenze.

▷ *Ursache:*
Exogene Schädigungen wie Staub, Dämpfe, Hitze, bohrender Finger.

▷ *Befund:*
Trockene Schleimhaut mit Krustenbildung und Ulcerationen im vorde-
ren Septumabschnitt, gelegentlich Nasenbluten.
Im weiteren Verlauf kann es zur Septumperforation kommen.

▷ *Therapie:*
Bepanthen® Nasensalbe (Dexpanthenol), Emser® Nasensalbe ohne
Menthol, Nisita® mineralische Nasensalbe gegen die trockene Schleimhaut und zum Lösen der Krusten. Plastische Deckung einer Septumperforation durch gestielte Schleimhautlappen. Exogene Ursachen ausschalten.

6. Rhinitis atrophicans (sine foetore) und

Rhinitis atrophicans cum foetore (= Ozaena)

▷ *Ursache:*
Nicht geklärt, tritt familiär auf, häufiger beim weiblichen Geschlecht
(Osteuropa). Eine Infektion spielt wahrscheinlich keine entscheidende
Rolle, eher dürften konstitutionelle Momente ausschlaggebend sein.
Dafür sprechen auch die meist nur gering pneumatisierten Nebenhöh-
len. Die atrophische Schleimhaut begünstigt allerdings sekundär eine
Keimansiedlung.
Gelegentlich traumatisch bedingt, nach Operation einer hyperplasti-
schen Rhinitis (S. 209) bzw. nach Tumoroperationen durch Verlust grö-
ßerer Schleimhautbezirke.

▷ *Befund:*
Weite Nase. Atrophie und fibröse Umwandlung der Schleimhaut und
der Muscheln.
Da auch die Schleimdrüsen atrophieren, Trockenheit der Schleimhaut
und Absonderung von sehr zähem Schleim, der eintrocknet und Krüst-
chen bildet.
Kopfschmerzen.
In ausgeprägten Fällen bei hochgradiger Muschelatrophie mit erheblicher Bildung von gelbgrünen Krusten und Eiterborken, die durch ihre

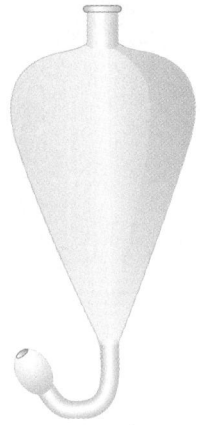

Abb. 95. Nasenspülglocke

Zersetzung einen aashaften Gestank verbreiten, spricht man von der Rhinitis atrophicans cum foetore = Ozaena (Stinknase). (Farbaufnahme 29.)
Dabei besteht durch Mitbeteiligung des Epithels der Regio olfactoria eine Anosmie, so daß die Patienten den Gestank selbst nicht wahrnehmen. Durch den Fötor sind die Kranken meist nicht gesellschaftsfähig. Häufig erstreckt sich die trockene Schleimhaut mit der Krustenbildung bis in den Pharynx und den Larynx.

▷ *Therapie:*

a) Symptomatisch:

Zum Feuchthalten der Schleimhaut:
- Ölige Nasentropfen, z.B. Coldastop® (enthält Vit. A und E) oder Lubrirhin® Sprüher (Bromhexin), *keine* abschwellenden Nasentropfen.
- Inhalationen und Spülungen mit körperwarmem Salzwasser oder Emser® Sole (Nasenspülglocke Abb. 95). Nasendusche mit Water-Pic-Gerät.
- Traubenzucker als Schnupfpulver (hygroskopische Wirkung).
- Nasensalben (s. S. 214 Rhinitis sicca anterior).
- Vitamin A und E in hohen Dosen.
- Seeklima günstig, Hochgebirge ungünstig.

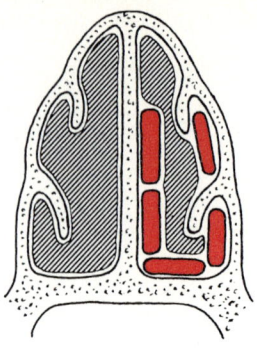

Abb. 96. Ozaena-Operation. Verengerung des Nasenlumens durch Einpflanzen von Knorpelstückchen

---

Zur Entfernung der Borken:
Neben Nasenspülungen mechanisches Ablösen.
Bei der Entfernung von Nasentamponaden, die einige Stunden gelegen haben, gehen die Borken mit heraus.

b) Operative Verengerung des Nasenlumens, um die Austrocknung zu vermeiden, durch Einpflanzen von Knorpelstückchen zwischen Perichondrium und Septumknorpel sowie subperiostal am Nasenboden und an der lateralen Nasenwand möglich (Abb. 96).

▷ *Prognose:* Bei ständiger Nasenpflege Zustand erträglich. Nach Operationen oft für Jahre anhaltende Besserung. Vollständige Ausheilung kaum zu erwarten.

▷ *Differentialdiagnose:*

Rhinosklerom (S. 212)

7. Allergische Rhinitis

(IgE-vermittelte Sofortreaktion, Typ I nach Coombs und Gell). Die allergische Entzündung wird durch bestimmte Cytokine (Peptidhormone) gesteuert, z. B. durch Interleukin 4.

Am bekanntesten und am häufigsten **Heuschnupfen:** Saisonale Rhinitis (Pollinose). Symptome bei Pollenflug während der Baumblüte im zeitigen Frühjahr und der Gräser- und Getreideblüte im Mai und Juni.

Nicht saisonale perenniale Rhinitiden durch Hausstauballergene, vor allem mit am Morgen verstopfter Nase durch Faeces der Hausstaubmilben, Schimmelpilzsporen, Matratzenfüllstoffe, Bettfedern u.a. Außerdem Rhinitiden durch Tierhaare und Berufsallergene (Bäcker und Müller durch Mehl, Schreiner durch exotische Hölzer).
Seltener Nahrungsmittelallergie als Fernreaktion (z.B. Milch).

▷ *Symptome:*
● Juckreiz in der Nase, Niesattacken.
● Erhebliche wässrige Sekretion aus der Nase.
● Behinderung der Nasenatmung, Augentränen (Rhinoconjunctivitis).
● Fortschreitende Allergeninvasion kann zu Husten, spastischer Bronchitis und Asthma bronchiale („Etagenwechsel") führen.

▷ *Befund*
Verdickte, livide verfärbte Muscheln. Wässriger oder glasiger Schleim.
Oberflächlicher Epithelabstrich und Cytologie: Vermehrung eosinophiler Granulocyten und Mastzellen.

▷ *Diagnose:*
Hauttests (Pricktest, Intracutantest).
Nasaler Provokationstest (Aktualitätsnachweis an der Schleimhaut mittels Rhinomanometrie).
IgE-Antikörpernachweis im Blut (RAST = Radio-Allergo-Sorbent-Test, ELISA = Enzyme-Linked-Immuno-Sorbent-Assay).

▷ *Therapie:*
● Allergenkarenz durch Berufswechsel, Haustiere abgeben, Diät.
● Falls durchführbar während der Gräserblüte Aufenthalt in pollenarmer Umgebung oder milbenarmer Region (Hochgebirge, Nordseeinseln).
● Pollenfilter im Personenkraftwagen.
● Milbenreduktion durch Sanierungsmaßnahmen in der Wohnung (Matratzenüberzüge, Bettwäsche, Absenken der Raumtemperatur und der Luftfeuchtigkeit).
● Medikamentöse Stufentherapie je nach Beschwerdegrad:
Anfangs *lokal:* Antihistaminica zur kompetitiven Hemmung der Histaminrezeptoren (H1 Rezeptorenblocker) in Form von Nasenspray, z.B. Livocab® (Levocabastin), Allergodil® (Acelastin).
Cromoglicinsäure (z.B. Intal® nasal Pulver), Nedocromil (z.B. Irtan® Nasenspray) zur Stabilisierung der Mastzellen gegen die Histaminfreisetzung.
Glucocorticoide, z.B. Lenen® Pulver (Fluocortinbutyl), Beconase® Aquosum (Beclometason) zur Hemmung der Entzündungsreaktion.
Abschwellende Nasentropfen höchstens für kurze Zeit.

Später *systemisch* per os: Antihistaminica, z. B. Zyrtec® (Cetirizin), Lisino® (Loratadin). Glucocorticoide z. B. Decortin®H (Prednisolon), kombiniert mit Antihistaminicum z. B. Celestamine® (Betamethason, Dexchlorpheniramin).

- Spezifische Immuntherapie: Subcutane Hyposensibilisierung mit Allergenextrakt, z. B. präsaisonale Kurzzeitimmunisierung mit ALK 7 oder ganzjährige Hyposensibilisierung.
- Eine erhebliche Septumverbiegung mit dadurch behinderter Nasenatmung ist zu operieren, eine gleichzeitige Nebenhöhlenentzündung ist zu behandeln.

▷ *Differentialdiagnose:*
Allergieähnliche Symptome finden sich
- bei der aspirinsensitiven Rhinitis (Analgeticaunverträglichkeit): „Pseudoallergie" auf nicht steroidale Antiphlogistica. Sie kann mit polypöser Nebenhöhlenentzündung, Polyposis nasi und Asthma bronchiale einhergehen und
- bei einer perennialen Rhinitis mit Eosinophilen, bei der keine IgE-Antikörper nachweisbar sind (NARES = Non Allergic Rhinitis with Eosinophilia Syndrom).

8. Hyperreflektorische Rhinitis

Bei diesem früher als *vasomotorische Rhinitis* bezeichneten Krankheitsbild besteht eine gestörte Funktion und Reaktion des autonomen Nervensystems (Überwiegen des Parasympathicus) im Bereich der Nasenschleimhaut, vor allem der Muscheln. Freisetzung von neurogenen Peptiden. Nicht IgE-abhängiger Pathomechanismus. Eine Allergie ist durch entsprechende Tests (S. 217) auszuschließen. Keine Eosinophilie.
Auslöser sind unspezifische Reize wie Kälte, Rauch, Staub, Alkohol und psychische Komponenten oder z. B. eine Ausschaltung des Sympathicus durch Stellatumblockade.

▷ *Symptome:*
- Wechselnd starke, auch anfallartige und lageabhängige, seitenwechselnde Behinderung der Nasenatmung. Herabsetzung des Riechvermögens.
- Absonderung eines wässrigen, in späteren Stadien glasig-schleimigen Sekrets, das in den Rachen hinunterläuft.
- Benommenes Gefühl im Kopf.
- Niesreiz wie bei allergischer Rhinitis.

▷ *Befund:*
- Wechselnd starke Muschelschwellungen, verdickte Muschelenden.

▷ *Therapie:*
- Exogene Ursachen (Rauch, Staub) meiden.
- Lokal Versuch mit Anticholinergica, z.B. Atrovent® Dosier-Aerosol (Ipratropiumbromid) oder Antihistaminica (siehe S. 218).
- Bei bleibenden Muschelverdickungen operative Muschelverkleinerung und bei Nasenscheidewandverbiegungen Septumplastik (S. 254).

Anmerkungen:

Außer bei Privinismus (S. 208) und Aspirinunverträglichkeit (S. 218) kommt es durch verschiedene Chemikalien, wie z.B. Chlor in Schwimmbädern oder gewerbliche Noxen (Lösungsmittel, Formaldehyd, Nickel und Chromate = *toxische Rhinitis*) und durch eine Reihe von Arzneimitteln zu Rhinitissymptomen mit Schwellung der Nasenschleimhaut und der Muscheln und behinderter Nasenatmung *(Rhinitis medicamentosa)*. In erster Linie sind hier Rauwolfia-Alkaloide („Reserpinschnupfen"), andere Antihypertonica und Psychopharmaka zu nennen.

Auch hormonelle Einflüsse, wie Schwangerschaft *(Rhinopathia gravidarum)*, Menopause und die „Pille", führen zu Muschelschwellungen und – meist trockener – nasaler Obstruktion *(endokrine Rhinitis)*.

Das Tropfen der Nase beim alten Menschen („old man's drip") in der Kälte läßt sich durch Einbringen von Bepanthen® Nasensalbe (Dexpanthenol) in den Nasenvorhof beeinflussen.

C. Nebenhöhlenentzündungen

1. Akute Sinusitis

▷ *Ätiologie:* Die akute Sinusitis entsteht fortgeleitet über die Ostien aus einer akuten Rhinitis und beherrscht nach wenigen Tagen das Krankheitsbild.

Auslösend können sein: Schleimhautdisposition, Verschwellung der Nebenhöhlenausführungsgänge, Eindringen von Wasser beim Schwimmen (Badesinusitis), Virulenz der Erreger, allgemeine Abwehrschwäche. Seltener odontogen, nimmt dann fast immer einen chronischen Verlauf mit fötider Eiterung.

Pathologisch-anatomisch handelt es sich um eine ödematöse Schwellung der Nebenhöhlenschleimhaut mit anfangs schleimiger, später bei bakterieller Infektion rein eitriger Absonderung, die häufig auch zum Rachen hin abfließt.

▷ *Häufigkeit:*
Meist Siebbein und Kieferhöhle, seltener Stirnhöhle, sehr selten Keilbeinhöhle.
Pansinusitis = Erkrankung aller Nebenhöhlen.

▷ *Beschwerden:*

Siebbein und Kieferhöhle: Schmerzen – besonders in den Vormittags- und Mittagsstunden – nicht nur über der Kieferhöhle, häufig Kopfschmerzen auch über der gleichseitigen Stirnhöhle oder hinter dem Auge lokalisiert, verstärkt beim Bücken oder Pressen.
Druck- und Klopfempfindlichkeit der facialen Kieferhöhlenwand. Druckschmerz am Austrittspunkt des N. infraorbitalis (V 2).
Behinderte Nasenatmung und Sekretabfluß.

Stirnhöhle: Erhebliche Schmerzen über der Stirn, starker Druckschmerz am Stirnhöhlenboden, besonders im inneren oberen Augenwinkel. Verstärkte Schmerzen beim Bücken.
Klopfempfindlichkeit über der Stirnhöhle (zart mit der Fingerkuppe klopfen!).

Keilbeinhöhle: Dumpfe, in den Hinterkopf ausstrahlende Schmerzen.

Ein Nebenhöhlenschmerz kann auch als „Unterdruckschmerz" auftreten, falls der Ausführungsgang der Nebenhöhle durch entzündliche Schwellung der Schleimhaut oder Erhöhung des Außendrucks, z.B. beim Tauchen oder beim Sturzflug (Barotrauma), verschlossen ist und die Luft aus dem Nebenhöhlenlumen resorbiert wird.

▷ *Differentialdiagnose* der Kopfschmerzen:

Trigeminusneuralgie: Attackenartig auftretende Spontanschmerzen. Druckschmerz umschrieben an den Foramina supra- und infraorbitalia.

Migräne: Stechender Halbseitenkopfschmerz mit Übelkeit und Erbrechen.

Cervicalsyndrom: Vom Nacken aufsteigende Schmerzen.

Arteriitis temporalis: Bohrende, oft pulsierende Schläfenschmerzen.

Meningitis: An Intensität rasch zunehmende Kopfschmerzen mit Benommenheit, Nackensteifigkeit, Erbrechen.

Intrakranielle Erkrankungen: Subarachnoidalblutung, postcommotionelle Beschwerden, Sklerose der Hirngefäße, Hirntumor.

Medikamentenmißbrauch: „Phenacetinkopfschmerz".

Augenerkrankungen: z. B. Glaukom, nicht korrigierte Fehlsichtigkeit, Schielstellungen.

Vasomotorische Störungen und Blutdruckdysregulationen (Hypotonie, Hypertonie): Schmerzen im Hinterkopf oder in der Stirn lokalisiert (vasculärer Kopfschmerz).

COSTEN-Syndrom: Durch Bißanomalien (Occlusionsstörungen) einseitige Kopfschmerzen und Neuralgien (Myoarthropathien).

BING-HORTON-Syndrom: Halbseitige anfallsartige Schmerzen in der Augen-Schläfenregion, Tränensekretion und wäßrige Absonderung aus der Nase.

CHARLIN-Syndrom: Anfallsartige Schmerzen im inneren Augenwinkel (Nasociliarisneuralgie), Tränensekretion und „rotes Auge".

▷ *Befund* bei akuter Sinusitis:

Rhinoskopie: Schwellung der Schleimhaut im mittleren Nasengang (Untersuchung mit Nasenendoskop vorteilhaft) oder

Schleimeiter im mittleren Nasengang, bei isolierter Stirnhöhleneiterung besonders weit vorn. Hyposmie oder Anosmie.

Postrhinoskopie: Eiter in der Choane, bei Keilbeinhöhleneiterung Eiterstraße an der Rachenhinterwand.

Diaphanoskopie – bei einseitiger Kieferhöhlenentzündung anwendbar – ergibt eine schlechtere Lichtdurchlässigkeit dieser Seite.

Sonographie (A-Mode): Bei eitergefüllter Nebenhöhle Vorder- und Hinterwandechos.

Röntgenaufnahmen: Für Kieferhöhle besonders geeignet occipitodentale Aufnahme,
für Stirnhöhle und Siebbein occipito-nasale und WELIN-Aufnahme,
für Keilbeinhöhle occipito-dentale, seitliche und axiale Aufnahme.

Röntgenbefund: Wandständige Verschattung oder diffuse Verschattung bei Schleimhautschwellung. Sekretspiegel bei Eiteransammlung, der sich je nach Stellung des Kopfes verschiebt.

Computertomogramm: Geeignet zur Darstellung isolierter Verschattungen der Siebbeinzellen und der Keilbeinhöhle, vor allem vor geplanten operativen Eingriffen (S. 190).

▷ *Therapie:*

a) Abschwellende **Nasentropfen** bzw. Nasenspray (s. S. 208), um den Sekretabfluß aus den Nasennebenhöhlen zu ermöglichen.
Einlage von Watte, die mit abschwellenden Nasentropfen getränkt ist, unter die mittlere Muschel („hohe Einlage"). Eventuell zusätzlich Abspreizen der mittleren Muschel in örtlicher Betäubung und Absaugen des Sekretes aus den Nasennebenhöhlen.

b) Anwendung von feuchter **Wärme** (Kamillendampf) oder trockener Wärme (Solluxbestrahlungen, Kopflichtbäder, Kurzwellen, Mikrowellen) zur Verbesserung der Durchblutung und schnelleren Abheilung der Entzündung.
Unmittelbar vor Wärmeanwendung *stets* abschwellende Nasentropfen!

c) **Antibiotica** per os (Antibiogramm!). Mucolytica, Analgetica. Bei Fieber: Bettruhe.

Die akute Nebenhöhlenentzündung soll nach ein bis zwei Wochen ausgeheilt sein.
Sonst durch HNO-Arzt:
- bei Kieferhöhleneiterung: **Punktion** der Kieferhöhle durch den unteren Nasengang und **Spülung** (S. 192) sowie Füllung der Kieferhöhle mit einem wäßrigen Antibioticum (keine zähflüssige Plombe!),
- bei Stirnhöhleneiterung, falls das Sekret nicht abläuft:

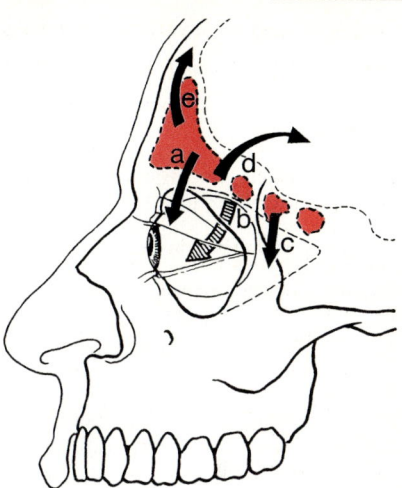

Abb. 97. Komplikationen der akuten Stirnhöhlen- und Siebbeineiterung. *a* Durchbruch am Boden der Stirnhöhle; *b* Durchbruch im Nasen-Augenwinkel (Siebbein); *c* Durchbruch in die hintere Orbita (Siebbein); *d* Durchbruch zum Schädelinneren (= endokranielle Komplikationen); *e* Stirnbeinosteomyelitis

---

BECK-Bohrung im Bereich der Stirnhöhlenvorderwand und Durchspülen der Stirnhöhle (S. 193) oder
Ausräumen der vorderen Siebbeinzellen nach Eröffnung des Infundibulum und des Recessus frontalis („Spaltung der Stirnbucht") zur Schaffung besserer Abflußbedingungen (S. 232).

Komplikationen (Abb. 97) zeigen sich an durch Lidschwellung und -rötung:

a) Beginnende Durchbrüche, erkenntlich am kollateralen Ödem – vor allem Lidödem –, lassen sich häufig noch durch die oben angegebene Therapie beherrschen.

b) Durchbrüche durch die knöchernen Wandungen:

Kieferhöhle: Kommt beim Kleinkind vor und führt zur **Oberkieferosteomyelitis.** Folge: Abstoßung von Zahnkeimen.

▷ *Therapie:* Antibiotica, sparsame Incisionen.

Siebbein: Durchbruch im Nasen-Augenwinkel (Abb. 97 b) mit Ober- und Unterlidschwellung und Rötung vor allem bei Kindern, deren Stirnhöhlen noch nicht angelegt sind. (Computertomogramm!)

▷ *Therapie:* Siebbeineröffnung endonasal, bei Lidabsceß von außen.

▷ *Differentialdiagnose:* Tränensackeiterung.

Stirnhöhle:

1. Durchbruch am Boden oder der Vorderwand der Stirnhöhle mit Oberlidschwellung und Rötung (Abb. 97 a und Farbaufnahme 28).

▷ *Therapie:* Stirnhöhlenoperation von außen (S. 234).

2. **Stirnbeinosteomyelitis** (Abb. 97 e): Fortschreiten der Infektion in den Markräumen der Diploe des Stirnbeins selbst oder über die Diploevenen, vorwiegend bei Jugendlichen.

▷ *Befund:*
Teigige Schwellung im Stirnbeinbereich oberhalb der Stirnhöhle. Nicht sehr hohe septische Temperaturen. Im Röntgenbild und im Computertomogramm fleckige Aufhellungen im Stirnbein erst nach der 2. Woche.

▷ *Therapie:*
Stirnhöhlenoperation von außen, Abtragen der Lamina externa des Schädelknochens und der Diploe im Erkrankungsbereich. Bei Verdacht auf oder nachgewiesenem Durchbruch zum Schädelinneren auch Entfernen der Lamina interna und Freilegen der Dura. Hohe Antibioticagaben. Cave endokranielle Komplikationen!

3. Durchbruch in die hintere Orbita (Abb. 97 c): Vom Siebbein oder der Stirnhöhle ausgehende Subperiostalabscesse mit Verdrängung des Bulbus nach unten außen. Bei Perforation des Subperiostalabscesses: Lidabsceß oder **Orbitalphlegmone** mit Protrusio bulbi. Bulbusbeweglichkeit eingeschränkt. (Computertomogramm!)

▷ *Therapie:* Stirnhöhlen- und Siebbeinoperation von außen.

4. Durchbruch zum Schädelinneren = endokranielle rhinogene Komplikationen (Abb. 97 d, heute selten):
● Epiduralabsceß, Subduralabsceß: Symptome uncharakteristisch, dumpfer Kopfschmerz.
● Stirnhirnabsceß: geringe Herdsymptome:
Desinteressiertheit, Enthemmung, plötzliches Erbrechen, Hirndruckzeichen, Liquorbefund.
▷ *Diagnosesicherung* durch Computertomogramm.
● Rhinogene eitrige **Meningitis** (Liquorbefund!).
● Thrombophlebitis des Sinus sagittalis sup.

- Cavernosusthrombose: Stauung und Lidschwellung, Chemosis, Exophthalmus, Beweglichkeitseinschränkung des Bulbus oft beiderseits, septisches Krankheitsbild (S. 206), Meningitis.

▷ *Therapie* der Komplikationen:
Operative Behandlung der Nebenhöhlenerkrankung, Antibiotica.
(Im übrigen siehe bei Behandlung endokranieller otogener Komplikationen, S. 129).

2. Chronische Sinusitis

Geht aus der nicht ausgeheilten akuten bzw. subakuten Sinusitis hervor.
Meist Siebbein und Kieferhöhle, selten Stirnhöhle, sehr selten Keilbeinhöhle.

Chronische Siebbein-Kieferhöhlenentzündung
(Odontogene Kieferhöhleneiterung s. unter 3.)

Auftreten in zwei Formen:

a) **Serös-polypöse Form:** In den Nebenhöhlen bildet sich polypöse Schleimhaut, die durch die Ostien in die Nase vorwächst. Auftreten von Polypen in der Nasenhaupthöhle (endonasale Polypen = **Polyposis nasi**). Große – meist in den hinteren Siebbeinzellen oder der Kieferhöhle – gestielte Polypen können sich nach dem Nasenrachenraum hin entwickeln (**Choanalpolyp**).
Zugrunde liegt häufig eine Schleimhautdisposition. Polypen nicht selten bei Asthmatikern und bei Analgeticaunverträglichkeit (S. 218).

▷ *Pathologische Anatomie:*
Die Polypen bestehen aus ödematöser Schleimhaut mit Einlagerung von eosinophilen Leukocyten. Innerhalb der Schleimhaut kann es zur Bildung von Retentionscysten kommen.

▷ *Beschwerden:*
Geringer als bei der akuten Sinusitis:
- Dumpfer Kopfschmerz,
- verstopfte Nase – meist beiderseits –, bei Polyposis nasi oder Choanalpolyp oft völlige Verlegung der Nasenatmung, dadurch
- Rhinophonia clausa,
- Hyposmie oder Anosmie,
- Sekretabfluß (Schleim) in den Rachen (Rachenkatarrh!).

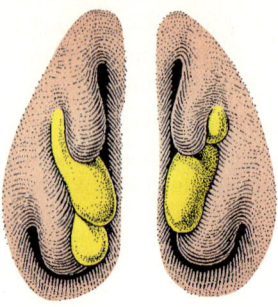

Abb. 98. Polypen im mittleren Nasengang beiderseits

▷ *Befund:*
Solange die *Schleimhautpolypenbildung auf das Nebenhöhlenlumen be-schränkt* ist, läßt sich die Diagnose außer durch eine Sinuskopie nur durch eine *Sonographie* (S. 190) oder *röntgenologisch* bzw. durch *Com-putertomographie* stellen: wandständige, wolkige oder diffuse Verschat-tung der Nebenhöhle. Die Oberflächenkontur der Polypen zeigt sich im Röntgenbild auch nach Einbringen eines Kontrastmittels in das Lu-men der Nebenhöhle (z. B. bei chronisch polypöser Kieferhöhlenentzün-dung nach Punktion und Probeausspülung, wobei die Ausspülung wegen der polypösen Verschwellung des Ostium häufig erschwert ist). Die Computertomographie deckt Schleimhautschwellungen in einzelnen Siebbeinzellen auf.
Die Diaphanoskopie eignet sich bei der polypösen Nebenhöhlenentzün-dung als Untersuchungsmethode nicht, weil der krankhafte Befund oft doppelseitig ist.

Bei *Polyposis nasi:* Rhinoskopisch grauglasige Polypen, die sich mit der Sonde umfahren lassen und deren Stiel meist in den mittleren Nasen-gang unter die mittlere Muschel zu verfolgen ist. Häufig doppelseitig (Abb. 98 und Farbaufnahmen 30 u. 31).

Bei *Choanalpolyp:* Postrhinoskopisch isolierter großer grauglasiger Po-lyp, der die Choane verlegt (Farbaufnahme 35) oder den Nasenrachen-raum ausfüllt. Palpatorisch weich.

▷ *Differentialdiagnose* bei vermeintlich isoliertem Polypen am Nasendach: Meningoencephalocele: glatt, bei Betasten mit der Sonde fester als Po-lyp, Meningitisgefahr bei Verletzung.

▷ *Differentialdiagnose* bei Choanalpolypen: Juveniles Nasenrachenfibrom: hart, grobhöckrig, am Dach breit gestielt (S. 292).

▷ *Therapie:*
Konservativ nur bei geringer Schleimhautschwellung in den Nebenhöhlen:
Versuch mit Tantum® (Benzydamin), traumanase® forte (Bromelaine) oder Calcium. Kurzwellen, Mikrowellen, Aufenthalt im Mittelgebirge. Bei stärkerer Schleimhautschwellung oder Polypenbildung in den Nebenhöhlen oder bei Polyposis nasi zunächst Abklärung, ob eine Analgeticaunverträglichkeit (S. 218) vorliegt. In diesen Fällen Absetzen der Medikamente. Bei Versagen der Therapie *operative Behandlung:*
Operation der betreffenden Nebenhöhle – fast ausschließlich Siebbein und Kieferhöhle – und endonasale Ausräumung der Polypen aus der Nasenhaupthöhle (s. Siebbein- und Kieferhöhlenoperationen S. 232– 237). Das Entfernen allein der Polypen aus dem Lumen der Nase führt in Kürze zu Rezidiven der Polyposis nasi von den Nebenhöhlen aus, es soll daher stets die Nebenhöhlenoperation gleichzeitig durchgeführt werden. Aber auch nach sorgfältiger Operation kann es bei entsprechender Schleimhautdisposition zu Rezidiven der Polypenbildung kommen.

▷ *Therapie der Rezidive:*
Nachoperation und Nachbehandlung mit Corticosteroiden.

Das gleichzeitige Vorkommen von Erkrankungen der Nebenhöhlen und des Bronchialsystems ist einerseits Ausdruck für die Disposition der gesamten Schleimhaut der Luftwege zu krankhaften – auch allergischen – Reaktionen (sog. **sinubronchiales Syndrom,** vor allem bei Kindern), andererseits verschlimmert die Nebenhöhlenentzündung aber auch die Erkrankung der unteren Luftwege. Letzteres gilt ebenso für eine Pharyngitis, Laryngitis, Tracheitis und Bronchitis, die durch die absteigenden Infekte der oberen Luftwege und das herabfließende Sekret bei Rhinitis, Sinusitis und Entzündung der Rachenmandel ungünstig beeinflußt werden. Auch Magenbeschwerden können nach Verschlucken des Sekretes auftreten. Bei Vorliegen dieser Zusammenhänge und in seltenen Fällen, in denen angenommen werden muß, daß die Nebenhöhlenentzündung als Focus wirkt, empfiehlt sich die möglichst baldige operative Verbesserung der Nasenatmung und die operative Behandlung der Nebenhöhlenerkrankung, außerdem internistische bzw. pädiatrische Behandlung.

KARTAGENER-Syndrom: Polyposis, Bronchiektasen, Situs inversus.

Mucoviscidose: Polyposis, cystische Pankreasfibrose, Sekretionsstörung der mucösen exokrinen Drüsen (hereditär).

b) **Eitrige Form:** Die mäßig verdickte, oft fibröse Nebenhöhlenschleimhaut sondert eitriges Sekret ab (Kieferhöhlenempyem). Bei Mischformen von a) und b) ist die Schleimhaut stärker geschwollen und stellenweise polypös.

▷ *Beschwerden:*
Kopfschmerzen – verstärkt beim Bücken – und Schmerzen über der erkrankten Nebenhöhle, meist Kieferhöhle. Die Schmerzen können aber auch fehlen.
● Schnupfen – häufig einseitig –, eitrige Sekretion aus der Nase.
● Abfluß von Eiter in den Rachen, besonders im Liegen (Rachen- und Kehlkopfkatarrh!).
Der Eiter kann bei ostitischen oder odontogenen Prozessen fötide sein.

▷ *Befund:*
Rhinoskopisch: Da es sich meist um eine Kieferhöhleneiterung handelt, Schwellung der Muscheln und der Schleimhaut – oft einseitig – im Bereich des mittleren Nasenganges. Eiter im mittleren Nasengang.
Bei Mitbeteiligung des hinteren Siebbeins auch Eiter auf der mittleren Muschel.

Postrhinoskopisch: Eiter in der Choane und Eiterstraße an der Rachenhinterwand, besonders bei Mitbeteiligung der hinteren Siebbeinzellen und der Keilbeinhöhle.

Diaphanoskopie: Die erkrankte Kieferhöhle leuchtet schlechter auf als die gesunde Seite (nur angezeigt bei einseitiger Eiterung).

Sonographie: Bei sekretgefüllter Kieferhöhle Vorderwand- *und* Hinterwandecho.

Röntgenbild oder *Computertomogramm:* Wandständige Verschattung (gelegentlich mit Sekretspiegelbildung im Lumen) oder diffuse Verschattung.

▷ *Diagnose:*
Die Diagnose der chronischen eitrigen Kieferhöhlenentzündung kann durch die Punktion und Spülung der Kieferhöhle gesichert werden, bei der sich Eiter entleert (Antibiogramm, auch auf Mykosen – Aspergillus – untersuchen).

▷ *Therapie:*
Die Spülung der Kieferhöhle (S. 192) ist zugleich eine therapeutische Maßnahme. Nach der Spülung wird die Kieferhöhle mit einem wäßrigen Antibioticum gefüllt. Kommt es nach einigen Spülungen nicht zu einer Ausheilung, muß auch bei der chronischen eitrigen Form der Nebenhöhlenentzündung eine Siebbein-Kieferhöhlenoperation (s. S. 232) durchgeführt werden.

Bei der seltenen **chronischen Stirnhöhleneiterung** versucht man einige Spülungen der Stirnhöhle von außen nach einer Beck-Bohrung oder endonasal nach Ausräumen der vorderen Siebbeinzellen und endoskopischer Erweiterung des Stirnhöhlenzugangs, ehe man sich zur Operation von außen entschließt. Eine Stirnhöhleneiterung kann auch ausheilen, ohne daß besondere Eingriffe an der Stirnhöhle selbst erforderlich sind, wenn sich schon durch eine Operation des gleichzeitig erkrankten Siebbeins die Abflußverhältnisse aus der Stirnhöhle verbessern lassen. (Siehe Operationen an den Nasennebenhöhlen S. 232.)

3. Odontogene (= dentogene) Kieferhöhleneiterung

Sie tritt einseitig auf. Das eitrige Sekret ist dünnflüssig und *sehr fötide.*

▷ *Erreger:* Oft Anaerobier

▷ *Entstehung:* Durch Wurzelgranulome der Molaren (meist) oder der Prämolaren (seltener),
durch Wurzelreste, die bei der Extraktion in die Kieferhöhle gestoßen werden,
durch Eröffnung der Kieferhöhle bei einer Zahnextraktion = **Kieferhöhlenalveolarkammfistel.**

▷ *Therapie:*
Kieferhöhlenoperation, gegebenenfalls mit Alveolarkammplastik = Schleimhautperiostlappenplastik (S. 236). Zahnbehandlung.

Zahnzysten:
Radiculäre Zahnzysten (von der Zahnwurzel ausgehend) oder *folliculäre* (von verlagerten Zahnkeimen ausgehend um einen rudimentären Zahn) können sich in die Kieferhöhle oder den Nasenboden hinein entwickeln und das Kieferhöhlenlumen von unten her einengen bzw. den Nasenboden anheben.

▷ *Diagnose:*
Rhinoskopie: GERBER-Wulst am Nasenboden.
Röntgenbild.

▷ *Therapie:*
Kleine Cysten werden vom Mundvorhof her ausgeschält (Operation nach PARTSCH II). Große Cysten werden im Rahmen einer Operation der Kieferhöhle exstirpiert, der Hohlraum wird zur Nebenhöhle der Kieferhöhle oder der Nasenhaupthöhle gemacht (nach PARTSCH I).

4. Mucocele, Pyocele

Mit Schleim bzw. Eiter gefüllte und durch die Sekretretention erweiterte Nebenhöhle, deren knöcherne Wände sich durch den Sekretdruck verdünnen.

▷ *Ursache:*
Verschluß des Ausführungsganges (Ostium) durch Entzündung, Verwachsung, Tumor oder Trauma (auch postoperativ durch Obliteration des Zuganges zur Nase).

▷ *Häufigkeit:*
Bedingt durch die Enge und Länge des Ausführungsganges am häufigsten *Stirnhöhle* (selten Siebbeinzellen, Keilbeinhöhle oder Kieferhöhle).

▷ *Symptome:* Geringer Kopfdruck, eventuell Doppelbilder.

▷ *Befund:*
- Vorwölbung der Nebenhöhlenwandung (Stirnhöhlenboden).
- Nennenswerter Druckschmerz nur bei Infektion (Pyocele).
- Die dünne Wand federt bei Druck, dabei gelegentlich Pergamentknistern.
- Verdrängung des Bulbus nach lateral und vorn (**Protrusio**).
- *Rhinoskopisch:* Keine Besonderheiten oder aber Zeichen früherer Traumen, Operationen oder Entzündungen, z.B. Synechien (Narbenbildungen).
- *Röntgenologisch:* Je nach Eindickung des Sekrets diffuse Verschleierung bis Verschattung der Höhle. Die Höhle erscheint aufgetrieben oder weniger buchtenreich als die Gegenseite. Oft völliger Abbau der knöchernen Wände (vor allem am Stirnhöhlenboden) durch den Sekretdruck. Nicht selten ergibt erst die Röntgenschichtuntersuchung oder – besser – die Computertomographie eine Sicherung der Diagnose.

● *Sonographisch* Nachweis des schleimgefüllten Hohlraums.

▷ *Therapie:* Operation der Stirnhöhle endonasal oder von außen.

▷ *Differentialdiagnose:*

a) **Pneumatocele** der Stirnhöhle: Erweiterte Stirnhöhle (Pneumosinus dilatans), mit Luft gefüllt. Ursache ungeklärt. Möglicherweise ehemalige Mucocele, aus der das Sekret abgeflossen ist, oder aber exzessive Pneumatisation durch stärkeres Wachstum der Lamina externa gegenüber der Lamina interna des Stirnbeins.

b) Nebenhöhlentumoren (S. 238–242).

D. Operationen an den Nasennebenhöhlen

In der Nebenhöhlenchirurgie stehen je nach individuellem krankhaften Befund abgestufte Operationsverfahren zur Verfügung. Sie werden funktionserhaltend entweder mit Hilfe von Weitwinkeloptiken (Endoskopen) bzw. dem Operationsmikroskop durch die Nasenhaupthöhle (**endonasale Mikrochirurgie** mit entsprechend entwickelten Instrumenten) oder durch eine der knöchernen Nebenhöhlenwände hindurch ausgeführt. Radikalchirurgische Eingriffe werden heute im Gegensatz zu früher wesentlich seltener vorgenommen. Bei Kindern mit wachsendem Gesichtsschädel sollen ausgedehnte Nebenhöhlenoperationen überhaupt unterbleiben.

Vor endonasalen Nebenhöhlenoperationen empfiehlt sich ein Computertomogramm (S. 190). Postoperativ ist eine Nachbehandlung erforderlich, um die Belüftungswege offen zu halten und das Sekret zu entfernen.

Siebbeinzellen, Stirnhöhle und Kieferhöhle münden mit ihren Ausführungsgängen in den mittleren Nasengang. Über dieses sog. *ostiomeatale*

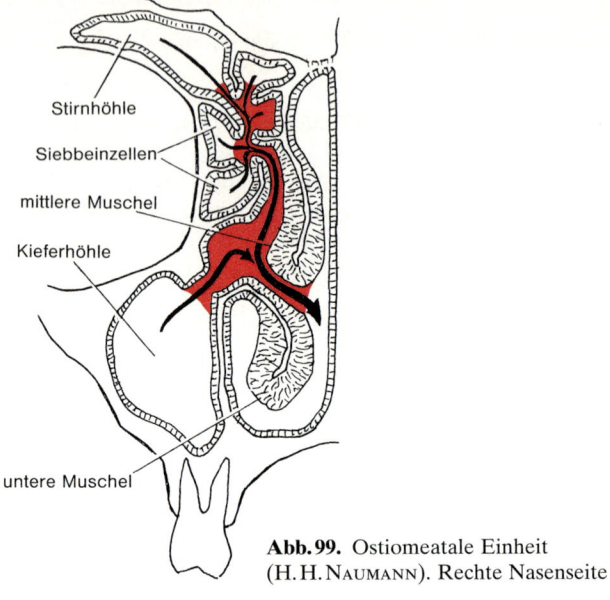

Stirnhöhle

Siebbeinzellen

mittlere Muschel

Kieferhöhle

untere Muschel

Abb. 99. Ostiomeatale Einheit
(H. H. NAUMANN). Rechte Nasenseite

System (Abb. 99) sind die Nebenhöhlen belüftet und entleeren andererseits ihr Sekret in die Nasenhaupthöhle. Schleimhautschwellungen oder Polypen im vorderen Siebbeinbereich mit seinen Engstellen können diese Zugänge verlegen und Entzündungen in den Nebenhöhlen unterhalten.

1. Siebbein

a) Chirurgie des Infundibulum ethmoidale und des Recessus frontalis im vorderen Siebbein (minimal invasive Chirurgie):
Bei recidivierenden Nebenhöhlenentzündungen genügt nicht selten eine endonasale Eröffnung des Infundibulum ethmoidale durch Abtragen des Processus uncinatus des Siebbeins und der medialen Infundibulumwand *(Infundibulotomie* nach MESSERKLINGER) und evtl. zusätzlich eine Ausräumung der vorderen Siebbeinzellen mit Erweiterung der Nebenhöhlenausführungsgänge (z. B. des Recessus frontalis = „Spaltung der Stirnbucht"), um Belüftung und Abfluß der Nebenhöhlen zu gewährleisten. Die dem vorderen Siebbein nachgeordneten Nebenhöhlen Stirnhöhle und Kieferhöhle können dann ohne weitere Eingriffe ausheilen.

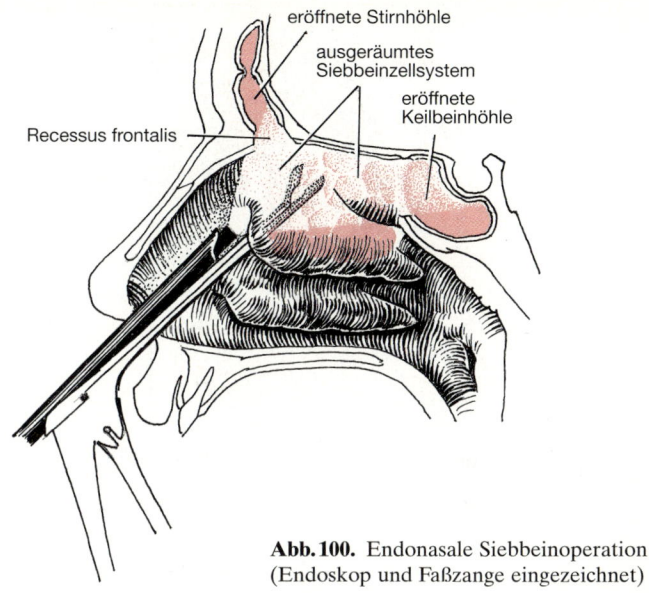

eröffnete Stirnhöhle

ausgeräumtes
Siebbeinzellsystem

eröffnete
Keilbeinhöhle

Recessus frontalis

Abb. 100. Endonasale Siebbeinoperation
(Endoskop und Faßzange eingezeichnet)

b) Endonasale Siebbeinoperation (Abb. 100):
Alle Siebbeinzellen zwischen mittlerer Muschel und Lamina papyracea (Cave Orbita!) lassen sich endonasal bis zum Siebbeinzellendach (Schädelbasis) ausräumen. Stets lateral von der mittleren Muschel, nie medial eingehen, um Verletzungen der Lamina cribrosa zu vermeiden! Durch das ausgeräumte Siebbein kann die Keilbeinhöhle eröffnet werden.

c) Transmaxilläre Siebbeinoperation:
Falls die Kieferhöhle über die Fossa canina operiert werden muß (s. unten), können die hinteren Siebbeinzellen durch die Kieferhöhle erreicht werden.

d) Siebbeinoperation von außen:
Hautschnitt von der Augenbraue bogenförmig zur seitlichen Nase unter Schonung bzw. Refixation des medialen Lidbandes und der Trochlea. Wegnahme von Teilen des Tränenbeins und des Nasenbeins. Ausräumen der Siebbeinzellen. Tangentiales (schonendes) Arbeiten an der Schädelbasis mit bester Übersicht über das Siebbeindach. Ist eine Stirnhöhlenoperation von außen (s. unten) erforderlich, werden Siebbein und Stirnhöhle vom gleichen Hautschnitt aus operiert.

▷ *Indikationen:* Frontobasale Frakturen oder Siebbeinerkrankungen mit Durchbruch nach außen bzw. in die Orbita. Tumorchirurgie.

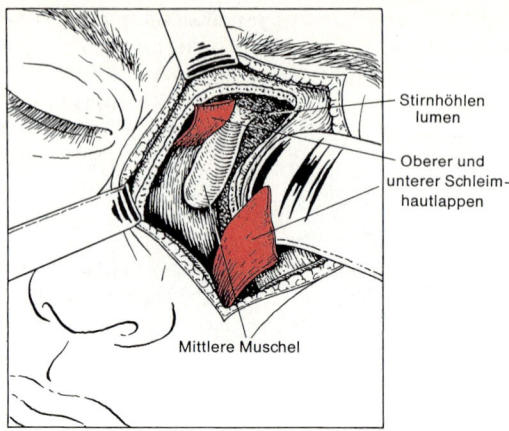

Stirnhöhlen
lumen

Oberer und
unterer Schleim-
hautlappen

Mittlere Muschel

Abb. 101. Stirnhöhlenradikaloperation nach Jansen-Ritter mit Uffenorde-Plastik

2. Stirnhöhle

a) Endonasale Stirnhöhlenoperation:
Nach Spaltung der Stirnbucht Erweitern des Stirnhöhlenzugangs unter Endoskopkontrolle (Cave Schädelbasis!). Alle Buchten der Stirnhöhle sind auf diesem Weg jedoch nicht zugängig.

b) Osteoplastische Stirnhöhlenoperation von außen:
Hautschnitt von der Augenbraue bogenförmig zur seitlichen Nase oder Coronarschnitt. Nach Bilden eines Knochendeckels aus der Stirnhöhlenvorderwand, der entweder mit dem Periost aufgeklappt oder vorübergehend entnommen wird, Operation unter Erhaltung der Schleimhaut und des natürlichen Ausführungsgangs (z.B. bei einer Osteomoperation) oder mit Entfernung der erkrankten Schleimhaut und entweder Schaffen eines breiten Zugangs zur Nase oder alternativ Obliteration der Höhle mit Bauchfett unter Abschluß des Ausführungsganges zur Nase (z.B. bei Polyposis).

c) Radikaloperation der Stirnhöhle nach Jansen-Ritter mit Schleimhautplastik nach Uffenorde (Abb. 101):
Hautschnitt von der Augenbraue bogenförmig zur seitlichen Nase. Wegnahme des knöchernen Stirnhöhlenbodens. Ausräumen der erkrankten Schleimhaut. Wegnahme von Teilen des knöchernen Nasenbeins und Doppellappenplastik aus

der Nasenschleimhaut vor dem Kopf der mittleren Muschel. Durch diese Schleimhautauskleidung des weiten Zugangs zur Nase wird einem narbigen Abschluß der operierten Stirnhöhle mit Mucocelenbildung vorgebeugt. Später kaum sichtbare Narbe von der Augenbraue zur seitlichen Nase.

▷ *Indikationen:* Frontobasale Frakturen (Duraplastik!) oder Stirnhöhlenpolyposis. Mucocelen. Endocranielle Komplikationen. Tumorchirurgie (s. auch S. 242) sowie interdisziplinäre Tumorchirurgie im Bereich der Schädelbasis.

d) Radikaloperation nach RIEDEL zur *Verödung* der Stirnhöhle:
Außer dem knöchernen Stirnhöhlenboden werden auch die Stirnhöhlenvorderwand und alle Schleimhautanteile entfernt. Es bleibt kein Stirnhöhlenlumen zurück, die Stirnhöhle sinkt postoperativ ein. Später kann eine plastische Operation mit Unterfütterung der Einsenkung durchgeführt werden. (Eine Verödung ist auch bei erhaltenen Stirnhöhlenwänden durch Füllen der von Schleimhaut entkleideten Stirnhöhle mit Fettgewebe möglich. Siehe unter b.)

▷ *Indikationen zur Riedel-Operation:* Nur selten bei frontobasalen Frakturen mit völliger Zertrümmerung der Stirnhöhlenvorderwand und des Stirnhöhlenbodens, falls ein Wiederaufbau nicht möglich ist, oder bei Mucocelenoperation nach Abbau aller knöchernen Wände.

3. Kieferhöhle

a) Transnasale Kieferhöhlenoperation:
Zur Entlastung und Drainage der Kieferhöhle wird mitunter lediglich eine *Fensterung* zur Kieferhöhle durch Wegnahme des Knochens im unteren oder im mittleren Nasengang vorgenommen. Durch angelegte Fenster hindurch lassen sich Gewebeproben bei Tumorverdacht entnehmen und isolierte Polypen oder eine polypöse Schleimhautschwellung weitgehend entfernen. (Diese Operation bei Siebbein-Kieferhöhlenpolyposis wird als *endonasale endoskopisch kontrollierte Siebbein-Kieferhöhlenoperation* bezeichnet.)

b) Osteoplastische Kieferhöhlenoperation:
Schleimhautschnitt in der Umschlagfalte im Mundvorhof. Die Kieferhöhlenvorderwand wird nur vorübergehend entnommen und nach der Operation, bei der Schleimhautpolypen abgetragen oder die erkrankte Schleimhaut entfernt werden, und nach Schaffen eines Fensters zum unteren Nasengang wieder eingesetzt. (Vorteil gegenüber 3 c: Keine narbige Einziehung von Wangenweichteilen in die operierte Kieferhöhle.)

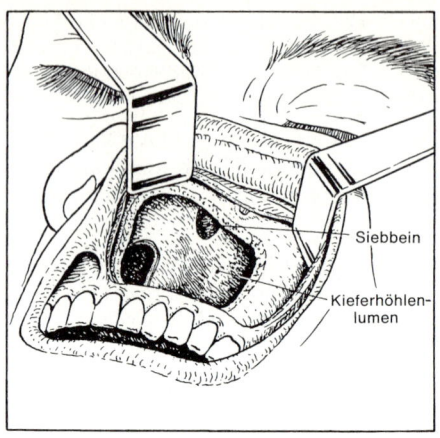

Abb. 102. Kieferhöhlenradikaloperation nach CALDWELL-LUC

c) Radikaloperation der Kieferhöhle nach CALDWELL-LUC (Abb. 102):
Schleimhautschnitt in der Umschlagfalte im Mundvorhof oder Zahnfleischrand-
schnitt. Wegnahme eines Teils der Kieferhöhlenvorderwand im Bereich der Fossa
canina unter Schonung des N. infraorbitalis. Ausräumen der erkrankten Schleimhaut und Schaffen eines Fensters zum unteren Nasengang, evtl. mit Bildung eines
Lappens aus der Nasenschleimhaut, um den Zugang offen zu halten.

▷ *Indikationen:* Heute nur selten bei ausgedehnter Polyposis der Kieferhöhle mit nicht erholungsfähiger Schleimhaut oder durch Spülbehand-
lung und Antibiotica nicht zu beherrschender chronischer Kieferhöhleneiterung, bei Nachoperationen, Pilzerkrankungen, Verletzungen und in
der Tumorchirurgie (s. auch S. 242).

Bei gleichzeitigem Bestehen einer Kieferhöhlenalveolarkammfistel
nach Zahnextraktion wird die Schleimhautplastik nach REHRMANN
durchgeführt (Abb. 103):
Trapezförmiger Schleimhaut-Periostlappen aus der buccalen Gingiva, der durch
eine quere Incision des Periostes an der Basis verlängert wird. Der Lappen wird
über die Fistel gelegt und an der palatinalen Seite der Alveole vernäht.

Durch die Kieferhöhle Zugang zum hinteren *Siebbein* und weiter durch
das Siebbein zur *Keilbeinhöhle* und zum *Nasenrachenraum.*

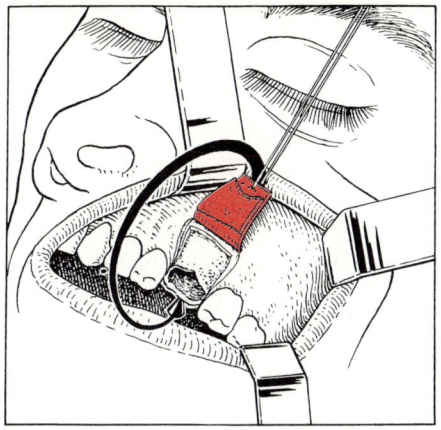

Abb. 103. Periost-Schleimhautplastik nach Rehrmann zum Verschluß einer Kieferhöhlenalveolarkammfistel

---

4. Keilbeinhöhle

Die Keilbeinhöhle wird transnasal, transethmoidal oder transseptal erreicht. Durch die Keilbeinhöhlenhinterwand Zugang zur *Hypophyse.*

III. Tumoren

A. Gutartige Geschwülste

1. Rhinophym („Pfundnase", „Kartoffelnase") (Farbaufnahme 32)

Oft verbunden mit einer Rosacea, meist bei älteren Männern. Als zusätzliche Faktoren werden Alkoholabusus („Säufernase"), Hitze- oder Kälteschäden, intestinale Erkrankungen und Fettstoffwechselstörungen angeschuldigt.

▷ *Befund:*
Knollige Wucherungen (Hypertrophie, Pseudotumor) der Talgdrüsen der Haut im Bereich der knorpligen Nase mit Gefäßerweiterungen und Bindegewebsvermehrung. Sekundäre Entzündung.
Blaurote Verfärbung der tumorartigen Hautverdickungen, Teleangiektasien.

▷ *Therapie:*
Dermabrasio oder Abtragen (Abschälen) der Hautverdickungen mit flachem Messer oder CO_2-Laser ohne Verletzung des Knorpelgerüstes der Nase. Die Epithelisierung der Wundfläche erfolgt aus dem Epithel angeschnittener Talgdrüsenausführungsgänge.

2. Osteom

▷ *Häufigkeit:* Vorwiegend Stirnhöhle, seltener Siebbein, sehr selten Kieferhöhle.

▷ *Histologie:* Kompakte oder spongiöse Struktur.

▷ *Symptom:* Über lange Zeit allmählich zunehmender Kopfschmerz.

▷ *Diagnose:*
Zunächst nur durch das Röntgenbild. Zur Lokalisation des Stiels Nebenhöhlenaufnahmen in mehreren Ebenen, auch WELIN-Aufnahme oder Computertomographie.
Später Verlegung des Ausführungsganges (Mucocelenbildung) oder Verdrängung des Bulbus oder
Ausdehnung nach dem Endocranium mit Druckatrophie der Dura und endokraniellen Komplikationen.

▷ *Therapie:*
Bei Beschwerden oder drohenden Komplikationen Operation von Stirnhöhle und Siebbein mit Exstirpation des knolligen Osteoms, wenn möglich durch osteoplastische Operation (S. 234).

▷ *Differentialdiagnose:*
Ostitis fibrosa (Osteofibrosis deformans juvenilis, fibröse Dysplasie
JAFFÉ-LICHTENSTEIN): Langsam zunehmende, schmerzlose knöcherne
Aufreibung von Oberkiefer oder Stirn, die operativ modellierend abge-
tragen werden kann. Später Übergang in Sarkom möglich.

B. Malignome

1. Äußere Nase

Im Bereich der äußeren Nase finden sich Basaliome (lokal destruierend,
nicht metastasierend), Plattenepithelcarcinome (Spinaliome) und Sarkome (selten).

▷ *Diagnose:* Durch Probeexcision aus der höckrigen, oberflächlich ulce-
rierten Hautveränderung und histologische Untersuchung.

▷ *Differentialdiagnose:* Rhinophym, leukämische Infiltrate, Morbus
BOECK, Lupus erythematodes, Granuloma gangraenescens und WEGE-
NER-Granulomatose (S. 210).

▷ *Therapie:* Excision und rekonstruktive Plastik (S. 256). Bei kleinen Basa-
liomen photodynamische (Hämatoporphyrin) oder kryochirurgische
Therapie möglich. Bestrahlung (im knorpligen Bereich möglichst vermeiden).

2. Papillom

▷ *Histologie:* Fibroepitheliale Geschwulst papillärer Bauart („inverted pa-
pilloma").

▷ *Verlauf: Klinisch oft bösartig* durch Destruktion des Knochens mit Einbruch in das Endocranium.
Rezidivgefahr.

▷ *Befund:* Leicht blutende, lappige, papillomatöse Granulationen, von der
lateralen Nasenwand und den hinteren Nasenabschnitten ausgehend mit
Verlegung der Nasenatmung.

▷ *Diagnose:* Durch Probeexcision (Abgrenzung gegen Carcinom).

▷ *Therapie:* Radikale Tumoroperation, kaum strahlensensibel.

3. Adenoidcystisches Carcinom (= Cylindrom)

Der klinische Befund gleicht dem der übrigen Carcinome (siehe 4.) bei etwas langsamerem Wachstum, vor allem entlang der Nervenscheiden.

▷ *Therapie:* Radikale Operation wie bei anderen Carcinomen. Kaum strahlensensibel.

4. Übrige Carcinome und Sarkome

▷ *Histologie:* Verhornendes Plattenepithelcarcinom oder (seltener) Adenocarcinom von Mund-, Nasen- oder Nebenhöhlenschleimhaut ausgehend. Aesthesioneuroblastome. Sarkome (selten). Adenocarcinome werden in der Nase und im Siebbein als Berufskrebse durch Holzstaub bei der Verarbeitung von Harthölzern (Eichen, Buchen, seltener exotischen Hölzern) beobachtet.

Lokalisation (Abb. 104):

a) *Ca der oberen Etage* umfaßt: Kieferhöhlendach, Siebbein (maxillo-ethmoidalen Winkel) und Stirnhöhle (Einbruch in die Orbita und in das Endocranium!).

b) *Ca der mittleren Etage* umfaßt: Kieferhöhle und laterale Nasenwand (Einbruch in die Nase, die Orbita und die Fossa pterygopalatina!).

c) *Ca der unteren Etage* umfaßt: Alveolarfortsatz, Gaumen und Kieferhöhlenboden (Einbruch in die Mundhöhle!).

Meist handelt es sich um Kieferhöhlencarcinome, seltener geht der Tumor vom Siebbein, der Stirnhöhle oder Keilbeinhöhle aus.

Männer erkranken häufiger als Frauen (3:1).

▷ Erste *Symptome* – bereits in einem fortgeschrittenen Stadium der Erkrankung:

Bei a): Doppelbilder bei Einbruch in die Orbita.

Bei a) und b): *Einseitig* behinderte Nasenatmung, Ausfluß von *fötide riechendem, eitrigem, mit Blut vermischtem Sekret.* Neuralgiforme Be-

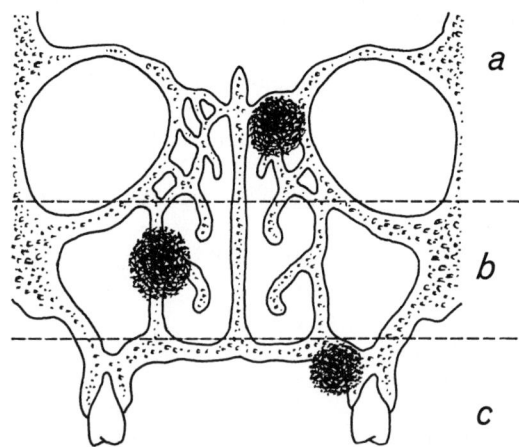

Abb. 104. Nebenhöhlenmalignome. Ursprung: *a* obere Etage, *b* mittlere Etage, *c* untere Etage

---

schwerden im Bereich des 2. Trigeminusastes. Bei Infiltration der Flügelgaumengrube Kieferklemme. Bei Durabeteiligung starke Schmerzen.

Bei c): Vorwölbung des Gaumens oder des Alveolarfortsatzes. Prothese paßt nicht mehr. Zahnschmerzen. Zahnlockerung.

▷ *Befund:*

Bei a): Beginnender Durchbruch zu erkennen an Rötung, Vorwölbung und Ulceration im Nasenaugenwinkel (Farbaufnahme 33), Protrusio bulbi bei Einbruch in die Orbita.

Bei a) und b): Blutende Granulationen oder polypöse Schwellungen im Bereich der lateralen Nasenwand (Farbaufnahme 36).
Auftreibung der Wange,
Verdrängung des Bulbus, Doppelbilder.

Bei c): Höckriger Tumor oder Ulceration am harten Gaumen oder am Alveolarkamm. (KAPOSI-Sarkom S. 295.)
Metastasen sind relativ selten und spät (20 %). Lymphabfluß in die submentalen und submandibulären Lymphknoten und in die tiefen Halslymphknoten.

▷ *Diagnose:*
Durch Probeexcision (direkt oder bei Sinuskopie).
Röntgenaufnahmen (zusätzlich Röntgentomographie): Diffuse *Verschattung* durch den Tumor und *Auflösung* der knöchernen Nebenhöhlenwände. Außer Nebenhöhlenaufnahmen sind Schädelbasisaufnahmen anzufertigen.
Computertomogramm: Tumorausdehnung und Knochendestruktion zeichnen sich ab.
Kernspintomogramm: Tumorausdehnung am besten zu sehen.

▷ *Therapie:*
Operativ **(Oberkieferteilresektionen):**
Bei a) und b) nach Aufklappen der Oberwange durch Schnitt in der Mitte der Oberlippe und Verlängerung des Schnittes paranasal. Bei Einbruch in die Orbita zusätzlich **Exenteratio orbitae** nach Lidrandschnitten. Bei Übergreifen auf die Schädelbasis craniofaciale Resektion.
Bei c) vom Mundvorhof aus mit Teilresektion des Gaumens.

Nachbestrahlung (Hochvolttherapie).

Später Defektprothese bzw. knochenverankerte Epithese oder rekonstruktive Plastik (S. 256 u. S. 299).
Bei regionären Lymphknotenmetastasen: Neck dissection (siehe S. 377) mit suprahyoidaler Ausräumung.
Inoperable Tumoren (Einbruch in das Endocranium oder breit in die Fossa pterygopalatina) werden einer palliativen Bestrahlung zugeführt.
Nebenhöhlentumoren sprechen auf Cytostatica kaum an.

▷ *Heilungsergebnisse:* 35% 5 Jahre Überlebenszeit (Tumoren der oberen Etage besonders schlecht).

Anhang:

Klassifizierung der Kieferhöhlencarcinome nach dem **TNM-System.**

Klassische Untersuchung und bildgebende Verfahren prätherapeutisch:

T1 Antrale Schleimhaut (ohne Knochenarrosion)
T2 Mediale Kieferhöhlenwand, harter Gaumen, Nase
T3 Wange, Orbitaboden, Ethmoid, dorsale Kieferhöhlenwand
T4 Orbitainhalt und benachbarte Strukturen

N Halslymphknotenmetastasen s. S. 392

M Fernmetastasen s. S. 392

IV. Nasenbluten (Epistaxis)

▷ *Ursachen:*

A. Örtlich bedingtes Nasenbluten

a) *Ruptur* eines gestauten Gefäßes am Locus Kiesselbach (siehe Abb. 73, S. 166) (sehr häufig!) durch kleinere mechanische Einwirkungen auf die knorplige Nase, bei Rhinitis sicca anterior, durch bohrenden Finger, durch starkes Schneuzen. Ulceration der Nasenschleimhaut durch häufiges Cocainschnupfen.

b) *Traumatisch* bei Nasenbeinfraktur oder Septumfraktur durch Zerreißen der Schleimhaut, bei Nebenhöhlenfrakturen und bei Schädelbasisfrakturen (frontobasalen Frakturen, S. 200).

c) Verletzung der Schleimhaut durch *Fremdkörper* (S. 248).

d) Sogenannter *blutender Septumpolyp* (Granuloma teleangiectaticum), der seinen Ausgang von der Schleimhaut des vorderen Septum nimmt und wahrscheinlich durch mechanische Reize bedingt ist.
Therapie: Abtragen unter Einbeziehen des Perichondrium.

e) *Maligne Geschwülste* der Nase und der Nasennebenhöhlen.

f) *Juveniles Nasenrachenfibrom.*

B. Symptomatisches Nasenbluten

a) Bei *fieberhaften Infektionskrankheiten* geringfügige Blutungen durch Hyperämie der Schleimhaut der Muscheln oder des Septum (Grippe, Masern oder Schnupfen).

b) Bei *Gefäß- und Kreislaufkrankheiten* arterielle heftige Blutungen aus größeren Gefäßen in den mittleren und hinteren Abschnitten der Nase (Arteriosklerose, Hypertonie, Nierenerkrankungen).

c) Bei *hämorrhagischen Diathesen* flächenhafte Schleimhautblutungen oft beiderseits (Hämophilie, Thrombopathie, Morbus Werlhoff, Leukämie, Lebererkrankungen, Nasenbluten während der Menses, Marcumar-Überdosierung).

d) Bei *Morbus Rendu-Osler* Blutungen aus Blutgefäßknötchen (Hämangiomen) im Bereich der Nasenscheidewand. Die Teleangiektasien sind meist auch auf der Mundschleimhaut und der Haut sichtbar. (*The-*

rapie: Laserchirurgie bzw. Kryochirurgie oder Excision der Septumschleimhaut und Transplantation von Spalthautläppchen.)

▷ *Diagnose:*

Ist die Ursache des Nasenblutens nicht bekannt, sind – sobald die Blutung beherrscht ist – unbedingt gründliche Allgemeinuntersuchungen
mit Blutdruckmessung, Herz- und Kreislaufuntersuchung, Blutbild und
Blutgerinnungsstatus, Urinuntersuchung usw. erforderlich.

Nach Stillung des Nasenblutens – falls erforderlich – Infusionen, Trans-
fusionen, Grundleiden behandeln.

▷ *Therapie:*

1. **Allgemeine Maßnahmen** (auch ohne ärztliche Hilfe)

a) Aufrechtsitzen oder Liegen mit angehobenem Kopf und Ausschneuzen.

b) Nasenflügel für einige Minuten zusammendrücken und damit einen
Druck auf das vordere Septum ausüben.

c) Kalte Halsumschläge oder Eisaufschläge auf den Nacken.

2. Anwendung von **Hämostyptica** i.m. oder i.v.

Entscheidender und wichtiger sind jedoch die

3. **örtlichen Maßnahmen.** Sie geschehen unter Sicht bei Verwendung des
Nasenspeculum in Oberflächenbetäubung (Spray oder Gazetupfer bzw.
Wattebäusche mit 4%igem Xylocain® = Lidocain).

a) Umschriebene (punktförmige) **Ätzung** des blutenden Gefäßes mit
40%iger Trichloressigsäure oder Chromsäureperle reicht meist bei Blutung vom Locus KIESSELBACH aus. Nachbehandlung mit weicher Salbe.
Beiderseitige Ätzung muß wegen der Gefahr einer Septumperforation
unterbleiben.
Blutstillende ätzende Watte soll wegen der diffusen Schädigung der
Schleimhaut nicht verwendet werden.

b) Elektrocoagulation des Gefäßes mit der bipolaren Pinzette ist gelegentlich noch wirkungsvoller. Schädigender für die Nasenschleimhaut
ist ein Thermokauter.

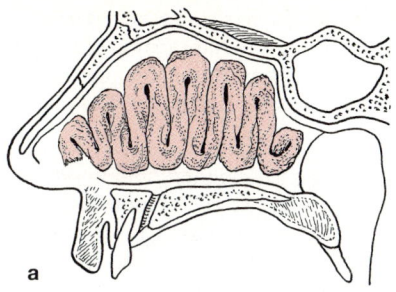

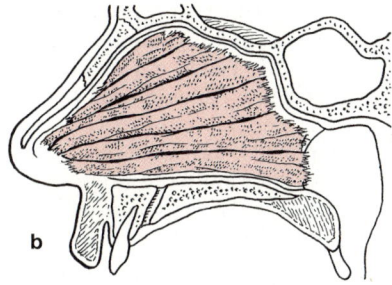

Abb. 105a, b. Vordere Tamponade. **a** fortlaufend; **b** schichtweise

c) **Tamponade,** falls die Gefäßblutung auf Ätzung nicht steht, eine diffuse Blutung vorliegt oder die Blutungsquelle nicht ausgemacht werden kann:

(1) **Vordere Tamponade** mit Gazestreifen, der mit Salbe getränkt sein kann und sich dann besser wieder entfernen läßt, entweder
fortlaufend von hinten nach vorn (Abb. 105a), wobei das hintere Tamponadeende in den Rachen abrutschen kann, oder
schichtweise in Form von vorgefertigten zigarettenförmig zusammengelegten Salbengazestreifen vom Boden zum Dach oder umgekehrt (Abb. 105b).
Um einen ausreichenden Druck zu erzeugen, muß auch die nicht blutende Nasenseite tamponiert werden.

(2) **Hintere Tamponade** (BELLOCQ) ist erforderlich bei arteriellen Nasenblutungen aus den hinteren Nasenpartien, falls die vordere Tamponade nicht ausreicht, und bei Blutungen aus dem Nasenrachenraum (z.B. nach Tumoroperationen). Legen der Tamponade am besten in Intubationsnarkose.

▷ *Ausführung:* Die Enden eines dünnen Gummischlauches werden durch beide Nasenseiten in den Nasenrachenraum vorgeschoben und aus dem Mund wieder herausgeleitet. An diese Enden werden zwei starke Fäden mit einem Gazetupfer oder einem Schaumstoffstück angebunden (Abb. 106 a). Beim Zurückziehen des Gummischlauches aus der Nase wird der Tupfer mit einem Finger durch die Mundhöhle in den Nasenrachenraum geschoben. Die Fäden werden (nachdem noch eine vordere Tamponade beiderseits zusätzlich ausgeführt ist) am Naseneingang über einem zweiten Tupfer festgeknüpft. Soll lediglich eine Choane tamponiert werden, führt man die Fäden nur durch ein Nasenloch heraus. Zum Mund lose herausgeleitete Fäden dienen der späteren Entfernung des „Bellocq" (Abb. 106 b).
Bei einer vorderen Tamponade, die länger als zwei Tage liegt, und bei jeder hinteren Tamponade muß für einige Tage ein Antibioticum gegeben werden, um aufsteigenden Infektionen in die Nebenhöhlen oder das Mittelohr vorzubeugen.

Es besteht auch die Möglichkeit, einen Druck auf die blutende Schleimhautstelle anstatt mit einer Gazetamponade mit einem aufblasbaren **Ballonkatheter** auszuüben bzw. mit einem Ballon die Choane abzudichten. (Weniger aufwendig und angenehmer für den Patienten, dafür aber gelegentlich auch weniger wirksam als eine BELLOCQ-Tamponade.)

Läßt sich eine Blutungsquelle im hinteren Abschnitt der Nase wegen einer Nasenscheidewandverbiegung oder einer Leistenbildung nicht erreichen, muß unter Umständen eine operative Begradigung der Nasenscheidewand vor einer endgültigen Blutstillung durchgeführt werden.

4. **Gefäßunterbindungen** bzw. -verschlüsse durch Clips kommen nur bei heftigen arteriellen Blutungen in Frage, die durch Tamponaden und Kompression nicht zu beherrschen sind.

a) A. maxillaris: Sie wird in der Fossa pterygopalatina erreicht nach Wegnahme der hinteren Kieferhöhlenwand (SEIFFERT).

b) A. carotis externa, von der die A. maxillaris als letzter Ast abgeht: Sie wird vor dem M. sternocleidomastoideus erreicht und nach Abgang der

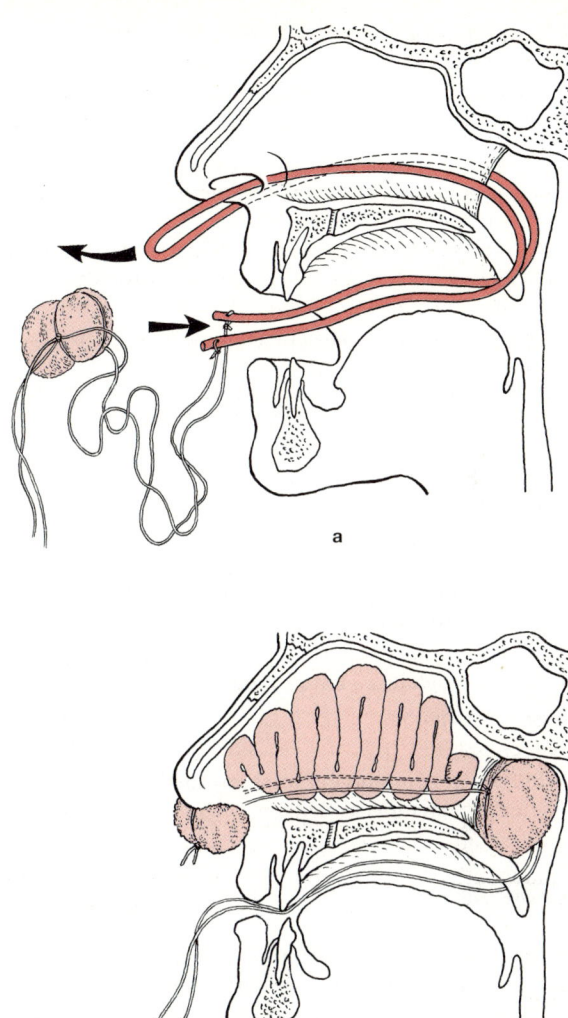

a

b

Abb. 106 a, b. Hintere Nasentamponade (BELLOCQ). **a** Anbinden des Tupfers an die Enden eines Gummischlauches; **b** „BELLOCQ-Tampon" in den Nasenrachenraum gezogen

A.lingualis unterbunden. (Evtl. Versuch einer Kompression bis zum Eintreffen des Operateurs.)

c) Aa.ethmoidales bei Blutungen aus den obersten Nasenabschnitten: Sie werden erreicht über einen Schnitt im Nasenaugenwinkel.

Als Alternative zu Gefäßunterbindungen kommt eine therapeutische Embolisation in Betracht.

V. Fremdkörper

Bei Kindern häufig. Kugeln, Perlen, Münzen, Erbsen, Papier.

▷ *Symptome:*
Zunächst: Einseitige Behinderung der Nasenatmung.
Später: Einseitiger eitriger Schnupfen. Sekret fötide, Kopfschmerzen, Nebenhöhlenentzündung.
Nach Jahren: Ablagerung von Kalksalzen um den Fremdkörper **(Rhinolith).**

▷ *Therapie:*
Extraktion des Fremdkörpers nach Schleimhautabschwellung und Oberflächenanästhesie, bei Kindern Narkose.
Gegebenenfalls Curetten oder Häckchen benutzen! Bei Verwendung von einfachen Pinzetten gleiten glatte runde Fremdkörper ab und gelangen dabei tiefer in die Nase.

▷ *Differentialdiagnose:*
Bei Erwachsenen bei einseitigem fötidem Ausfluß an Tumor oder odontogenes Kieferhöhlenempyem denken!

VI. Mißbildungen

1. **Gesichtsspalten** und **Nasenspalten** sind Folgen ungenügender Vereinigungen der Gesichtswülste oder entstehen durch pathologisches Einreißen von Membranen. (Lippen-Kiefer-Gaumenspalten S.271.)

2. **Nasenfisteln** (Dermoidcysten) können bei der embryonalen Furchung der Nase entstehen und sind mit Haut ausgekleidete Gänge, die auf dem Nasenrücken in der Mittellinie beginnen und unter den Nasenbeinen bis zur Nasenwurzel oder zur Schädelbasis reichen.

▷ *Therapie:* Exstirpation.

3. **Meningoencephalocelen** entstehen infolge angeborener Dehiscenz der Schädelbasis, meist am Siebbeindach, und wölben sich – gelegentlich pulsierend – ins Naseninnere vor. (Sie können mit Nasenpolypen verwechselt werden! Abklärung durch Kernspintomographie.)

▷ *Therapie:* Abtragen und Duraplastik.

4. **Atresie des Naseneingangs** (selten), angeboren oder traumatisch.

▷ *Therapie:* Plastische Operation zur Schaffung des Naseneingangs.

5. **Choanalatresie** (Farbaufnahme 37), angeboren einseitig oder doppelseitig, membranös oder knöchern.

▷ *Symptome:*
Bei *einseitiger* Atresie aufgehobene Nasenatmung und Schleimabsonderung auf dieser Seite. Einseitige Anosmie.

Bei *doppelseitiger* Atresie lebensbedrohliche Zustände bald nach der Geburt, weil die Säuglinge keine Luft durch die Nase bekommen (Dyspnoe und Cyanose). Nahrungsaufnahme erschwert, weil Saugen und Trinken ständig unterbrochen werden müssen, um zu atmen. Dabei Aspirationsgefahr. Die Pflege der Säuglinge ist schwierig, unter Umständen sind Sauerstoffgabe und Sondenernährung notwendig. (Später geschlossenes Näseln.)

▷ *Diagnose:*
Beim Ausatmen entsteht kein Atemniederschlag auf einem vorgehaltenen Spiegel.
Bei Kindern durch Vorschieben feiner Gummischläuche durch die Nase, die dann nicht im Nasenrachenraum erscheinen.
Bei Erwachsenen durch Postrhinoskopie und Endoskopie.
Röntgendarstellung mit Kontrastfüllung der Nase im Liegen bei zurückgebeugtem Kopf. Computertomogramm.

▷ *Therapie:*
Durchstoßen der Atresieplatte mit einem Trokar bringt nur vorübergehend Erleichterung. Besser endonasales Aufbohren oder transpalatinal Freilegen und Ausstanzen der Atresieplatte, Schleimhautplastik.
Anschließend für Wochen Einlage eines Kunststoffröhrchens in die Choane zur Vermeidung von narbigen Strikturen. Je später im Kindesalter die Operation durchgeführt werden kann, desto besser sind die Dauerergebnisse. Beim Erwachsenen kaum wieder narbige Verengerungen.

6. **Synechien** (Abb. 107)
Verwachsungen zwischen Septum und lateraler Nasenwand (Muscheln).
Angeboren, meist jedoch als Folge von Verletzungen, Entzündungen
oder operativen Eingriffen.

▷ *Symptom:* Behinderung der Nasenatmung.

▷ *Therapie:*
Operative Durchtrennung und für einige Tage Einlegen von Salbenstrei-
fen oder Kunststoffplättchen, um eine Epithelisierung zu erreichen und
ein Wiederverwachsen der Wundflächen zu verhindern.

VII. Formfehler

Formfehler sind angeboren oder nach Traumen oder spezifischen Entzündungen erworben. Sie behindern nicht selten die Nasenatmung. Die
operative Behandlung ist daher nicht nur als kosmetischer Eingriff, sondern als endonasal durchzuführende **funktionelle Rhinoplastik** (korrektive Nasenplastik) aufzufassen (S. 255). Die Korrektur umfaßt die äußere und die innere Nase einschließlich des Septum.

1. **Höckernase** (Abb. 108). Sie kann den knöchernen und den knorpligen
Teil des Nasenrückens betreffen.

▷ *Therapie:*
Abtragen des Höckers und mediale Osteotomien nach Abpräparieren
der Weichteile von einem Schnitt im Nasenvorhof aus, anschließend laterale und transversale Osteotomie beiderseits und Aneinanderdrängen
der Ossa nasalia notwendig, um den – nach Abtragen des Höckers zu
breiten – Nasenrücken zu verschmälern (Abb. 109). Nicht selten ist
gleichzeitig eine hängende Nasenspitze zu heben.

2. **Breitnase.** Nach Traumen häufig mit knöcherner und knorpliger
Schiefnase kombiniert.

▷ *Therapie:*
Mediale, laterale und transversale Osteotomien und Verschmälern des
Nasengerüstes (Abb. 110).

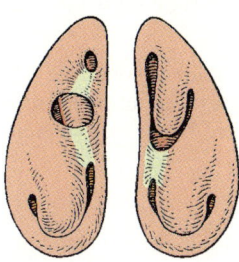 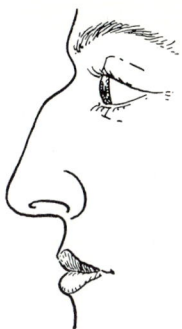

Abb. 107. Synechien zwischen Septum und Nasenmuscheln

Abb. 108. Höckernase

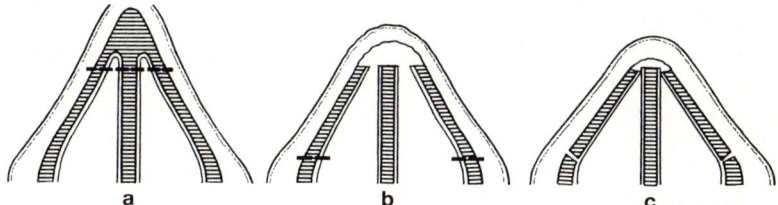

Abb. 109 a–c. Operation der Höckernase. **a** Abtragen des Höckers; **b** laterale Osteotomien; **c** Verschmälern des Nasenrückens

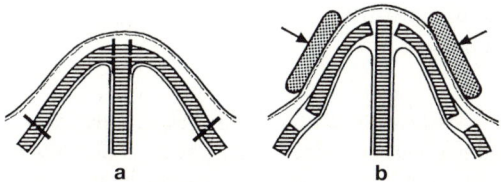

Abb. 110 a, b. Operation der Breitnase. **a** mediale und laterale Osteotomien; **b** Verschmälerung des Nasengerüstes. Während der ersten postoperativen Tage Schienenverband unter leichtem Druck

3. **Schiefnase.** Die *knorplige* Schiefnase ist oft lediglich durch einen Schiefstand der Nasenscheidewand mit Subluxatio septi bedingt.

▷ *Therapie:*
Septumplastik mit Einstellen der Nasenscheidewand in die Mittellinie (S. 254) genügt meist, eventuell noch Korrekturen an den Dreieckknorpeln (Cartilago nasi lateralis), die das innere Nasenloch begrenzen und die „Nasenklappe" bilden.

Bei gleichzeitiger *knöcherner* Schiefnase

▷ *Therapie:* Zusätzliche Osteotomien zur Mobilisierung der knöchernen Nase (= *Septorhinoplastik*) (Abb. 111).

4. **Sattelnase.** Nach Traumen, malignen Granulomen oder spezifischen Rhinitiden (S. 210 u. 211). Außerdem bei zu ausgedehnten früheren Septumresektionen (Sattel im knorpligen Anteil, Abb. 112) oder als Folge einer Lues III (Sattel im knöchernen Anteil).

▷ *Therapie:*
Einbringen eines Knorpelspans aus der Rippe (autologer Knorpel) oder aus Septumanteilen zur Stützung des Nasenrückens. Bei fehlender knorpliger Stütze des Nasenstegs und Absinken der Nasenspitze (Plattnase) Spaneinpflanzung auch in den Nasensteg, u. U. von einem Schnitt im Mundvorhof aus.

5. **Formfehler der Nasenflügelknorpel** oder Ansaugen der Nasenflügel mit Behinderung der Nasenatmung.

▷ *Therapie:*
Beseitigen der Formfehler nach Freilegen der Flügelknorpel vom Nasenvorhof aus.

VIII. Septumdeviation

▷ *Ursachen:*

1. Die bei allen Angehörigen der weißen Rasse mehr oder weniger starke Verbiegung der Nasenscheidewand ist bedingt durch unterschiedliche Wachstumszeiten der knorpligen und knöchernen Anteile und durch Einengung des Raumes zwischen Nasendach und Gaumen beim Menschen infolge der Abknickung der vorderen Schädelbasis und eines hochstehenden harten Gaumens.

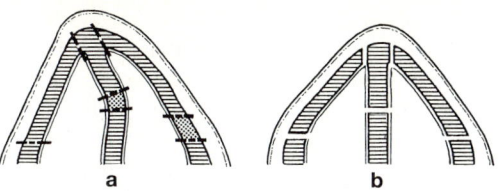

Abb. 111 a, b. Operation der Schiefnase. **a** mediale und laterale Osteotomien beiderseits und u. U. Entnahme eines Knochenkeiles aus der flachgestellten seitlichen Nasenwand und aus dem Septum; **b** reponiertes Nasengerüst

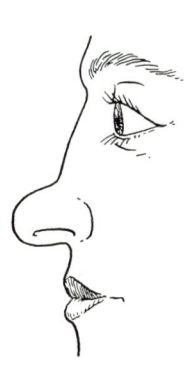

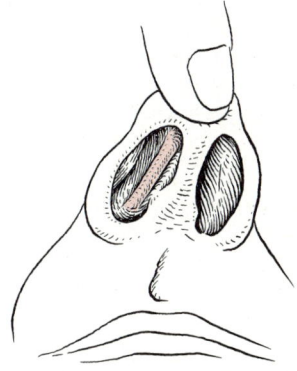

Abb. 112. Sattelnase

Abb. 113. Subluxation der vorderen Septumkante

---

2. Traumatisch bedingt nach Nasenbeinfrakturen.
Eine Septumsubluxation (Abb. 113) kann durch ein Geburtstrauma entstehen.

▷ *Symptome:*
- Behinderte Nasenatmung, Beeinträchtigung des Riechvermögens, Schnarchen.
- Kopfschmerzen, besonders bei hochgelegener Deviation oder wenn das Septum durch die Verbiegung unter Spannung steht **(Spannungsseptum).**
- Schnupfen und Nebenhöhlenentzündungen heilen schlecht ab.
- Durch die Mundatmung trockene Rachenschleimhaut und häufige Rachen- und Kehlkopfkatarrhe, Anginen und Bronchitiden.

▷ *Befund:*
Bei der Rhinoscopia anterior lassen sich Subluxation, Deviation, Leisten (Cristae) und Dornbildungen (Spinae) – nicht selten am Übergang von knorpligen zu knöchernen Anteilen der Nasenscheidewand (Abb. 114) – leicht feststellen. Häufig entsteht durch die ungenügende Luftdurchgängigkeit der Nase eine vasomotorische Muschelschwellung und eine Verdickung der hinteren Enden der unteren Muscheln, die dann eine zusätzliche Atembehinderung darstellen. Die Nasenatmungsbehinderung wird objektiv durch die Rhinomanometrie (S. 180) registriert.

▷ *Therapie:*
Die Behandlung kann nur operativ sein. Da nicht jede Septumdeviation zu Beschwerden führt, ist eine Indikation zur Operation nur bei Auftreten typischer Symptome gegeben. Bei atrophischer Nasenschleimhaut und bei Kindern (noch wachsender Gesichtsschädel!) ist man mit der Operation zurückhaltend.

Septumoperationen:

1. **Subperichondrale Septumresektion** (KILLIAN) (Abb. 115 a) Früher häufig, heute nur noch selten in typischer Weise vorgenommen: Einseitiger Schnitt im Nasenvorhof durch Schleimhaut, Perichondrium und Knorpel. Mit einem Raspatorium beiderseits Ablösen des Perichondrium und des Periostes vom Knorpel und Knochen. Das Perichondrium und die Schleimhaut der Gegenseite sollen dabei nicht perforiert werden (Gefahr der bleibenden Septumperforation).
Entfernen des verlegenden Teiles des knorpligen und knöchernen Septum mit allen Leisten- und Spornbildungen. Am Nasensteg und am Nasendach muß ein Knorpelstreifen stehen bleiben, um ein späteres Absinken der Nasenspitze und eine Sattelnase zu vermeiden (Ausdehnung der Resektion siehe Abb. 71, S. 164).
Zusammendrücken der Schleimhautblätter durch Tamponade beider Nasenseiten für 24 Stunden, um ein Septumhämatom zu verhindern.
Verdickte hintere Muschelenden werden mit der Schlinge abgetragen.

2. **Septumplastik** (COTTLE) (Abb. 115 b): Operationstechnisch schwieriger, aber der Septumresektion vorzuziehen, weil das knorplige Septum als Stütze der Nase erhalten bleibt (funktionelle Septumchirurgie). Wird vor allem durchgeführt, wenn nur das knorplige Septum verbogen ist (häufig traumatisch) oder eine Subluxation besteht, außerdem im Rahmen der funktionellen Rhinoplastik und bei der operativen Reposition einer frischen Fraktur.
Es wird die Knorpelplatte vom knöchernen Nasenboden gelöst und durch Einschnitte im Knorpel spannungsfrei in die Mittellinie gestellt. Müssen Knorpelstreifen entfernt werden, werden sie – falls erforderlich – replantiert. Knochenleisten werden abgetragen.
Durch diese Operation läßt sich häufig auch eine knorplige Schiefnase beseitigen, denn ein Schiefstand des knorpligen Septum mit Subluxation zur Gegenseite führt zum Schiefstand der gesamten knorpligen Nase.

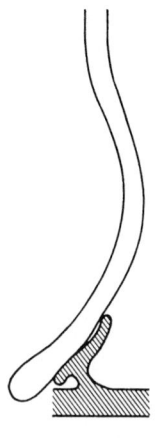

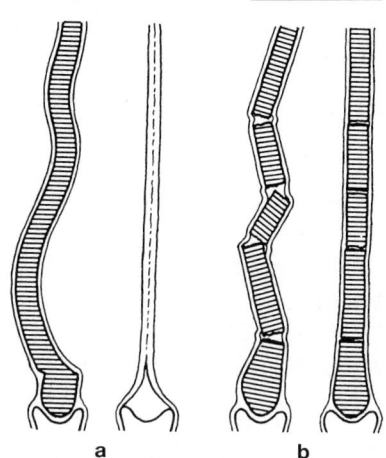

a　　　　　　　b

Abb. 114. Septumdeviation
und Bodenleiste

Abb. 115 a, b. Septumoperationen.
a subperichondrale Septumresektion
(KILLIAN); **b** Septumplastik (COTTLE)

IX. Plastische Maßnahmen

2.3.6

Zur regionalen plastischen Chirurgie gehören die *korrektive* Nasenplastik bei Formfehlern und Mißbildungen und die *rekonstruktive* Nasenplastik bei Defekten, die traumatisch oder bei der operativen Tumorbehandlung entstanden sind.

Die **korrektive Nasenplastik** umfaßt das äußere Nasengerüst *und* die Nasenscheidewand, da nicht nur die äußere Form, sondern auch die Luftdurchgängigkeit der Nase berücksichtigt werden müssen (**funktionelle Rhinoplastik,** Septorhinoplastik).

Die Korrekturen werden vom Nasenvorhof aus, nur in Ausnahmefällen nach Aufklappen der Nasenweichteile durchgeführt:

a) Korrekturen der knorpligen Nase und des Septum (S. 254) durch Formen der Knorpel,

b) Korrekturen der knöchernen Nase durch Osteotomien bei Höckernase, Schiefnase und Breitnase (S. 250–252).

255

Zusätzlicher Aufbau der Nase bei Plattnase und bei knorpliger und knöcherner Sattelnase (S. 252) durch autogenen Knorpel oder Knochen.

Die **rekonstruktive Nasenplastik** zur Deckung der Defekte und zum subtotalen bzw. totalen Nasenersatz verwendet neben Knorpel und Knochen:

a) freie Hauttransplantate oder freie gefäßgestielte Transplantate (mikrovasculäre Operationen S. 299 u. 380),

b) freie zusammengesetzte Transplantate (Haut/Knorpel = Composite grafts) aus der Ohrmuschel,

c) Nahlappen aus Wange, Stirn oder Skalp (Verschiebelappen, Rotationslappen, Transpositionslappen, Insellappen) oder selten

d) Fernlappen (Rundstiellappen) von Hals, Arm, Brust oder Bauch.

Bei der **Gesichtsplastik** kommen entsprechende Nah- und Fernlappen zur Rekonstruktion von Stirn-, Wangen-, Kiefer- und Lippendefekten zur Anwendung. Die Hautschnitte sind in die Spannungslinien der Haut zu legen.

Freie revascularisierte Fettlappen oder desepithelisierte myocutane Lappen dienen zur Unterfütterung eingesunkener oder atrophischer Gesichtspartien.

Bei **Oberkieferdefektplastiken** finden ebenfalls revascularisierte freie Transplantate (myocutaner Latissimus-dorsi-Lappen) Verwendung.

Prüfungsaufgaben zu Klinik Nase, Nebenhöhlen und Gesicht s. Anhang Aufgaben 155–192.

Mundhöhle und Pharynx

Anatomie

I. Mundhöhle (Abb. 116)

Der **Mundvorhof** (Vestibulum oris) zwischen den Lippen bzw. Wangen und den Alveolarfortsätzen mit den Zahnreihen ist durch diese von der Mundhöhle abgegrenzt. Das Dach der Mundhöhle wird vom **harten** und **weichen Gaumen** (mit dem Zäpfchen) gebildet. Nach hinten geht die Mundhöhle durch den **Isthmus faucium** in Höhe der vorderen Gaumenbögen in den Mundrachen (Oropharynx) über. Die Mundhöhle ist mit nicht verhornendem Plattenepithel ausgekleidet.

Die **Zunge** füllt bei geschlossenem Mund die Mundhöhle praktisch aus und liegt dem Gaumen an. Sie besteht aus Zungenspitze, Zungenkörper und Zungenwurzel (Zungengrund). Das Foramen caecum linguae und die Papillae vallatae bilden die Grenze zwischen Körper und Wurzel. An der Oberfläche der Zunge (Zungenrücken) finden sich die Papillae fungiformes, filiformes und foliatae (Geschmacksknospen), am Zungen-

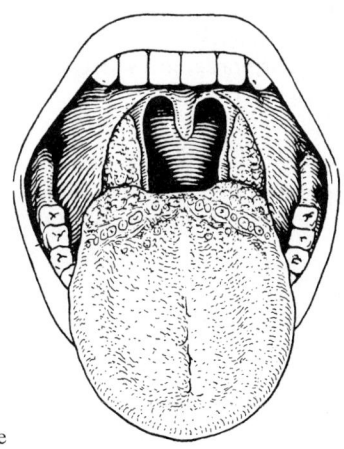

Abb. 116. Mundhöhle

grund die flachen Zungenmandeln. Zwischen Zungengrund und Epiglottis liegen die **Valleculae epiglotticae.** Die Muskulatur der Zunge besteht außer der autochthonen Muskulatur aus den einstrahlenden Mm. genioglossi, hyoglossi, palatoglossi und styloglossi. Vom **Mundboden** werden beiderseits nach Anheben der Zungenspitze die Plica sublingualis mit der Caruncula sublingualis (Abb. 117), der Mündung der Ausführungsgänge der Glandula sublingualis und der Glandula submandibularis (WHARTON-Gang), sichtbar. (Ausführungsgang der Gl. parotidea S. 381.)

Die Muskulatur des Mundbodens besteht aus den Mm. genioglossi, geniohyoidei und mylohyoidei (Abb. 118).

Das Zungenbein bekommt seinen Halt durch die am Unterkiefer bzw. an der Unterfläche des Schläfenbeins ansetzenden Mm. geniohyoidei, digastrici und stylohyoidei.

Gefäße:

A. lingualis (Zunge) mit A. sublingualis (Mundboden), A. palatina descendens (Gaumen) und A. facialis (Wange und Gesicht) aus der A. carotis externa.

Venenabfluß über die V. facialis in die V. jugularis interna.

Lymphabfluß über die submentalen und submandibulären zu den tiefen Halslymphknoten (auch kontralateral!).

Nerven der Zunge:

Motorisch: N. hypoglossus (XII),
Sensibel: N. lingualis (V3) und N. vagus (X) für Zungengrund,
Sensorisch: Geschmacksfasern am Zungengrund N. glossopharyngeus (IX) und an den vorderen zwei Dritteln der Zunge Chorda tympani (aus N. facialis, s. S. 18).

Nerven des Gaumensegels:

Äste des N. glossopharyngeus (IX) und des N. vagus (X) für M. levator veli palatini und des N. trigeminus (V3) für M. tensor veli palatini.

Gesichtsnerven:

Motorisch: N. facialis (VII).
Sensibel: N. trigeminus (V).

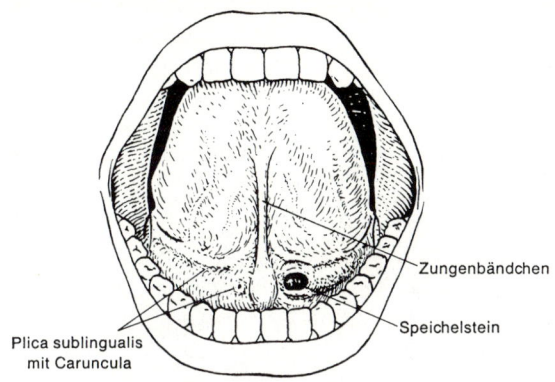

Zungenbändchen

Speichelstein

Plica sublingualis
mit Caruncula

Abb. 117. Mundhöhle (Zungenspitze angehoben)

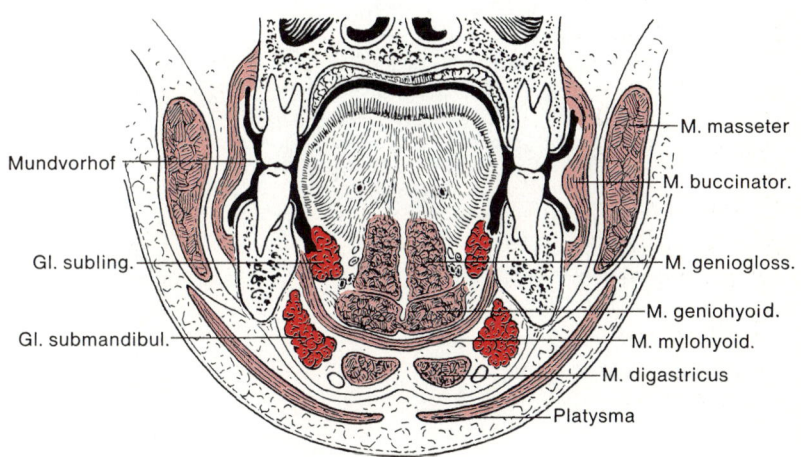

M. masseter

M. buccinator.

Mundvorhof

M. geniogloss.

Gl. subling.

M. geniohyoid.

M. mylohyoid.

Gl. submandibul.

M. digastricus

Platysma

Abb. 118. Schnitt durch Mundhöhle, Zunge und Mundboden

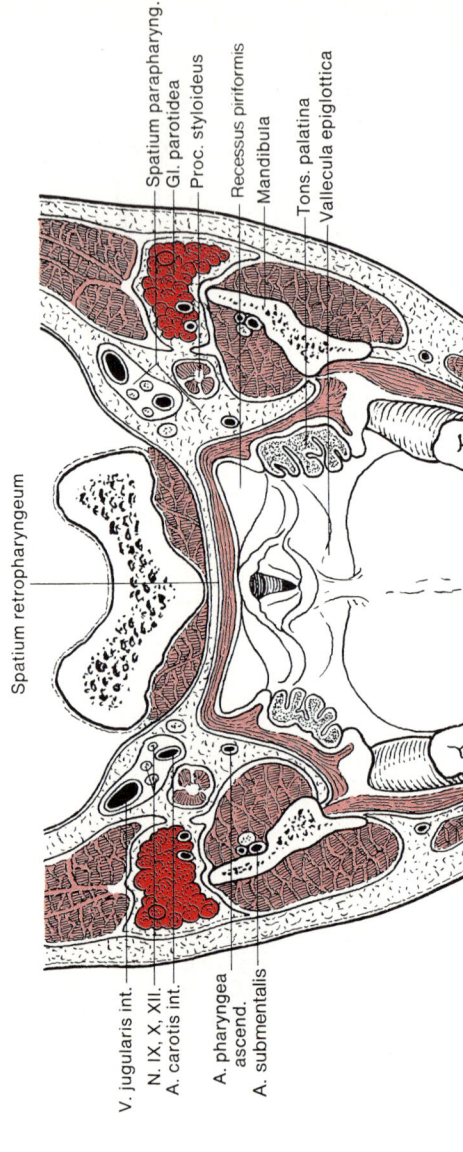

Spatium parapharyng.
Gl. parotidea
Proc. styloideus
Recessus piriformis
Mandibula
Tons. palatina
Vallecula epiglottica

Spatium retropharyngeum

V. jugularis int.
N. IX, X, XII.
A. carotis int.
A. pharyngea ascend.
A. submentalis

Abb. 119. Spatium peripharyngeum: Spatium retropharyngeum und Spatium parapharyngeum (= lateropharyngeum, durch das die großen Halsgefäße laufen)

II. Rachen (Pharynx)

Der Rachenraum besteht aus drei untereinander liegenden, jeweils vorn offenen Etagen, dem **Nasopharynx**, dem **Oropharynx** und dem **Hypopharynx** (Abb. 120, S. 262).

Der Schleimhautmuskelschlauch des Pharynx reicht von der Schädelbasis bis etwa in Höhe des 6. Halswirbels. Die Schleimhaut trägt im Nasopharynx Flimmerepithel, im Oro- und Hypopharynx nicht verhornendes Plattenepithel.

Das **Spatium peripharyngeum** (Abb. 119) ist klinisch von Bedeutung und gliedert sich in zwei Teile. Der spaltförmige, mit Bindegewebe ausgefüllte Raum zwischen Fascia (Lamina) praevertebralis und Fascia pharyngobasilaris wird als **Spatium retropharyngeum** bezeichnet. Das Spatium **lateropharyngeum** (parapharyngeum) liegt rechts und links neben dem Pharynxschlauch und enthält die großen Halsgefäße, Nerven, Lymphbahnen und Lymphknoten und geht in das Mediastinum über. Tonsillenerkrankungen und Erkrankungen der Gl. parotidea können auf das Spatium parapharyngeum übergreifen (Parapharyngealabsceß! Jugularisthrombose!).

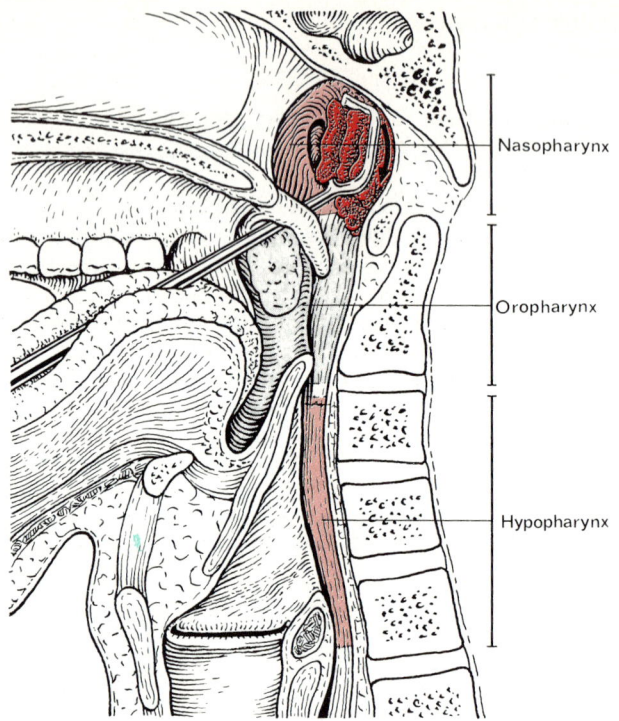

Nasopharynx

Oropharynx

Hypopharynx

Abb. 120. Die Etagen des Rachenraumes (eingezeichnet Adenotom s. S. 291)

1. Der **Nasopharynx** (Nasenrachen, Epipharynx) (Abb. 120) ist nach vorn über die Choanen zur Nase geöffnet. Die vordere untere Wand besteht aus der Rückseite des weichen Gaumens. Das Dach wird von einem Teil der Schädelbasis, der unteren Fläche des Keilbeinkörpers, gebildet. Am Rachendach und der hinteren oberen Pharynxwand sitzt (bei Kindern) die **Rachenmandel.** Seitlich findet sich rechts und links die **Tubenöffnung** mit dem sie oben und hinten umgreifenden Tubenwulst, der durch den Tubenknorpel gebildet wird (Abb. 76 b, S. 177). Die ROSENMÜLLER-Grube liegt zwischen dem Tubenwulst und der hinteren Pharynxwand.

2. Der **Oropharynx** (Mundrachen, Mesopharynx) (Abb. 120) reicht vom Zäpfchen (Uvula) bis zum Rand des Kehldeckels (Epiglottis). Er öffnet sich über den Isthmus faucium zur Mundhöhle. In ihm liegt zwischen den Gaumenbögen die **Gaumenmandel** (Tonsilla palatina). Der vordere und hintere Gaumenbogen laufen oben im spitzen Winkel zusammen und bilden dort die Fossa supratonsillaris. Teile des Zungengrundes und die Valleculae epiglotticae gehören zum Oropharynx.

3. Der **Hypopharynx** (Kehlkopfrachen = Laryngopharynx, Schlund) (Abb. 120) umfaßt den Raum von der Epiglottis bis herab zur Ringknorpelhinterfläche und geht dort am Oesophagusmund in den Oesophagus über. Er steht mit dem Kehlkopfeingang in offener Verbindung. Der Hypopharynx ist durch den davorliegenden Kehlkopf in Ruhe nur spaltförmig ausgebildet mit zwei seitlichen Schleimhautbuchten, den **Recessus piriformes.**

III. Lymphatischer Rachenring (WALDEYER)

A. Zusammensetzung

Er umfaßt das lymphoepitheliale Gewebe, das sich angehäuft findet

1. in der Rachenmandel (und den Tubenmandeln) im Nasopharynx,
2. in den Gaumenmandeln im Oropharynx,
3. in den Zungenmandeln im Oro- und Hypopharynx,
4. in den Seitensträngen an der Rachenhinterwand rechts und links,
5. in einzelnen Lymphfollikeln in der Schleimhaut der Rachenhinterwand.

B. Entwicklung

Im 3. bis 4. Embryonalmonat beginnt die Entwicklung der Organe des lymphatischen Rachenringes durch Ansammlung von Lymphocyten unter der gefältelten Schleimhaut. Im 7. Monat entstehen in dem diffusen Lymphgewebe primäre Lymphknötchen (Primärfollikel). Die Sekundärfollikel mit Lymphocytenrandwall und hellen Zentren bilden sich erst nach der Geburt.

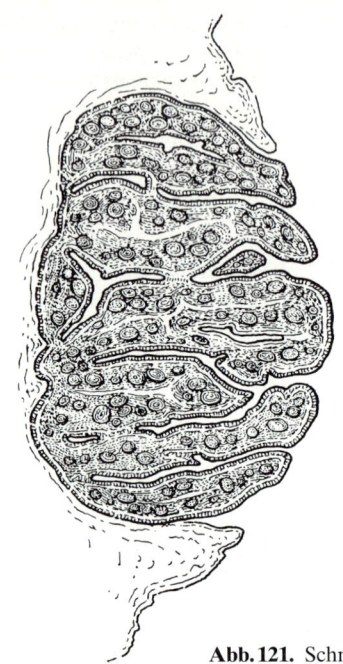

Abb. 121. Schnitt durch die Gaumenmandel

C. Gaumenmandel (Tonsilla palatina) (Abb. 121)

Die Gaumenmandel sitzt mit ihrer Kapsel dem peritonsillären Bindegewebe auf und ist zum größten Teil durch den vorderen Gaumenbogen
bedeckt. Zahlreiche Krypten ziehen von der sichtbaren Oberfläche in
die Tiefe des Mandelgewebes und verzweigen sich dort. Die Plattenepithel tragende Oberfläche wird dadurch erheblich vergrößert. Zwischen
dem Epithel der Krypten und dem darunterliegenden lymphatischen
Gewebe besteht ein sehr enger Kontakt durch Einwandern von Lymphocyten aus dem Tonsillengewebe in das Epithel (*Retikulierung*, Sym-
biose zwischen Epithel und Lymphocyten). Nahe dem Kryptenepithel
und diesem auffällig zugeordnet finden sich in dem diffusen Lymphgewebe sekundäre Lymphknötchen *(Sekundärfollikel)* mit einem hellen
Zentrum (Keimzentrum) und einer dem retikulierten Epithel zuge-
wandten dunklen Lymphocytenkappe (Polkappe). Die Krypten enthal-

ten Detritus (Mandelpfröpfe), der aus abgeschilfertem Epithel, Lymphocyten, Bakterien und eventuell Speiseresten besteht und beim Schlucken durch Kontraktion der Gaumenbögen und des Zungengrundes ausgepreßt wird.

D. Rachenmandel (Tonsilla pharyngealis = adenoidea)

Der lymphoepitheliale Aufbau entspricht dem der Gaumentonsille, die Krypten sind jedoch weniger verzweigt und enthalten Schleimdrüsen, die durch ihre Absonderung für eine Reinigung der Krypten sorgen. Die Oberfläche trägt Flimmerepithel. Die Rachenmandel ist unpaarig angelegt.

Gefäße:

A. pharyngea ascendens und A. palatina ascendens (Ast der A. facialis) aus A. carotis externa.

Venenabfluß über die V. facialis und die V. jugularis int., Verbindungen bestehen zum Plexus pterygoideus und zum Sinus cavernosus.

Lymphabfluß von Nasopharynx und Rachenhinterwand über die retropharyngealen (prävertebralen) Lymphknoten im Spatium retropharyngeum zu den oberflächlichen und tiefen Halslymphknoten hinter, vor und unter dem M. sternocleidomastoideus.

Die Gaumenmandeln besitzen keine zuführenden Lymphgefäße. Lymphabfluß von den Tonsillen über die Kieferwinkellymphknoten, die auf der Gefäßscheide an der Einmündung der V. facialis in die V. jugularis interna sitzen, zu den tiefen Halslymphknoten auf der Gefäßscheide vor und unter dem M. sternocleidomastoideus. Dorthin auch Lymphabfluß vom Hypopharynx (Abb. 156, S. 370).

Nerven:

Motorisch: M. constrictor pharyngis durch Plexus pharyngeus aus Ästen des N. glossopharyngeus (IX) und des N. vagus (X). (Bei Ausfall Schluckstörung.)

Sensibel:
Nasopharynx zweiter Ast des N. trigeminus (V2).
Oropharynx N. glossopharyngeus (IX).
Hypopharynx N. vagus (X).

Physiologie

A. Schluckakt

Im Rachen kreuzen sich *Luftweg* (Nase-Rachen-Kehlkopf) und *Speiseweg* (Mund-Rachen-Oesophagus). Nur bei verlegter Nase kommt es zur Mundatmung. Durch die auf den Zungengrund gelangende Nahrung wird der Schluckreflex ausgelöst. Dabei schließen sich der Nasenrachenraum durch Anheben des weichen Gaumens an die Rachenhinterwand und der Kehlkopfeingang durch Höhertreten des Kehlkopfes und damit Druck des Zungengrundes auf die Epiglottis, die sich vor den Kehlkopfeingang legt. Die Stimmlippen verschließen die Glottis. Der Speisebrei wird über die Recessus piriformes durch Kontraktion des M. constrictor pharyngis in den Anfangsteil des Oesophagus geschluckt und gelangt durch die peristaltischen Kontraktionen der Oesophaguswand in den Magen.

B. Sprachbildung

Zur Artikulation und als Resonanzraum werden die Mundhöhle, der Rachen und die Nasenhöhle benötigt, wobei die richtige Lautbildung von der Zungenstellung und der guten Funktion des Gaumensegels abhängt (S. 172 u. 395).

C. Tonsillenfunktion

Mit dem übrigen lymphatischen Gewebe im Körper haben die Tonsillen gemeinsam die Aufgabe der Lymphocyten- und Plasmazellenbildung und der *Antikörperbildung* (Immunglobuline IgA, IgD, IgE, IgG, IgM). B-Lymphocyten, die sich in den Keimzentren finden, sind Vermittler der humoralen Immunabwehr, T-Lymphocyten vermitteln die zelluläre Immunabwehr.

Über die Krypten und das retikulierte Epithel bekommt das lymphoepitheliale Gewebe der Gaumenmandel besonders engen Kontakt mit Bakterien und anderen Fremdstoffen der Mundhöhle, die als Antigene wirken können und als solche „erkannt" werden, wobei LANGERHANS-Zellen beteiligt sind. Über den Blutweg werden die Informationen durch Lymphocyten an das gesamte lymphatische System weitergeleitet und

Abwehrstoffe bereitgestellt. Es kann kein Zweifel daran bestehen, daß die Aufgaben des lymphatischen Rachenringes in einer immunspezifischen Schutz- und Abwehrfunktion liegen. Außerdem werden Lymphocyten über die Krypten in die Mundhöhle und damit in den Magen und den Darmtrakt abgegeben.

Vor allem in den ersten Lebensjahren („immunologische Lernphase") sind die Tonsillen als immunaktives Organ aufzufassen (Immunkomplexbildung aus Antigen und Antikörper S. 289).

Untersuchungsmethoden

A. Inspektion

1. Mundvorhof

Bei Reflektorbeleuchtung werden zur Besichtigung des *Mundvorhofes* mit einem Spatel Lippen und Wangen von den Zahnreihen abgehoben. Dabei Inspektion der Mündungsstellen der *Parotisausführungsgänge* gegenüber den zweiten oberen Molaren.

2. Mundhöhle

Durch Anhebenlassen der Zungenspitze können Veränderungen an den Ausführungsgängen der Glandulae submandibulares und sublinguales im Bereich der *Plica sublingualis* festgestellt werden. Bei Druck auf die Kopfspeicheldrüsen von außen muß sich klarer Speichel entleeren. Sondierung des Ausführungsganges der Gl. submandibularis bei Verdacht auf Steine oder Stenosen mit feinen Silbersonden von der Caruncula aus.

Weiterhin Prüfung der Beweglichkeit und der Oberflächenbeschaffenheit der *Zunge*. (Bei Hypoglossusparese weicht die Zunge beim Herausstrecken zur gelähmten, atrophischen Seite ab!) Der Spatel drückt danach tief, aber nicht brüsk den Zungenkörper bei nicht herausgestreckter Zunge hinunter. Der Spatel sitzt dabei in der Mitte des Zungenkörpers, der Mundboden kann nach unten ausweichen.

3. Oropharynx

Nach Druck auf die Zunge läßt sich der Isthmus faucium übersehen. Die Beweglichkeit des *Gaumensegels* kann durch Sprechenlassen des Vokals a geprüft werden. (Bei einseitiger Lähmung des N. glossopharyngeus weichen das Zäpfchen, der weiche Gaumen und die Rachenhinterwand bei Kontraktion zur nicht gelähmten Seite ab! Kulissenphänomen!)

Die *Schleimhaut an der Rachenhinterwand* ist blaß und feucht. Pathologische Befunde sind: Trockenheit, firnisartiger Glanz, Tumor, Schwellung und Rötung der Seitenstränge, Eiterstraßen vom Nasenrachenraum.

Bei der Untersuchung der *Gaumentonsille* ist folgendes zu beachten:

a) die Größe (Hyperplasie, Tumor),

b) die Tonsillenoberfläche (Rötung, Stippchen, Fibrinbeläge und Ulcera, oberflächliche Narben, Zerklüftung),

c) die Beschaffenheit des vorderen Gaumenbogens (Rötung bei chronischer Tonsillitis, Vorwölbung bei Peritonsillarabsceß),

d) die Luxierbarkeit der Tonsillen (bei chronischer Tonsillitis schlecht luxierbar),

e) der Druckschmerz (bei Peritonsillitis),

f) das Exprimat.

Die Zunge wird bei der Untersuchung zu d)–f) mit dem in der linken Hand liegenden Spatel nach unten gedrückt, während die rechte Hand mit einem zweiten Spatel oder einem Tonsillentaster die Tonsille durch Eindrücken des vorderen Gaumenbogens luxiert. Gleichzeitig wird dabei die Druckschmerzhaftigkeit geprüft und ein Teil des Krypteninhaltes ausgepreßt, der aus Pfröpfen oder Eiter bestehen kann (Abstrich!). Bei akuten Tonsillenentzündungen sollen die Tonsillen nicht ausgedrückt oder gequetscht werden.

Spiegeluntersuchung des Nasopharynx siehe unter Postrhinoskopie (S. 176), des Hypopharynx unter Laryngoskopie (S. 315).

B. Endoskopie der Mundhöhle und des Pharynx   3.2.2

Mundhöhle und Oropharynx können mit Geradeausoptiken, Naso- und Hypopharynx mit Winkeloptiken inspiziert werden. (Lupenendoskopie S. 177).

C. Palpation   3.2.3

Finden sich bei der Inspektion krankhafte Veränderungen, ist eine Palpation erforderlich (Gummifingerling oder -handschuh!):
Tumorkonsistenz und Ausdehnung z. B. bei Tonsillen-, Zungen- oder Wangenveränderungen.
Bimanuelles Tasten von der Mundhöhle und von außen, z. B. bei Veränderungen der Gl. parotidea und der Speicheldrüsen im Mundbodenbereich (S. 381).

An die Inspektion der Mundhöhle und des Oropharynx hat sich stets auch die Palpation der regionären *Lymphknotengebiete* (S. 370) submental und am Kieferwinkel anzuschließen!

D. Geschmacksprüfung (Gustometrie)   3.2.4

Geprüft werden die Geschmackskomponenten
süß mit Zuckerlösung,
sauer mit Zitronenlösung,
salzig mit Kochsalzlösung,
bitter mit Chininlösung.

Die Lösungen stehen in verschiedenen Konzentrationen zur Prüfung des Geschmackssinnes bereit und werden nacheinander auf die Zungenoberfläche rechts und links, vorn und hinten mit einer Pipette aufgetropft. Zwischen den einzelnen Prüfungen muß der Mund gespült werden. Süß wird vor allem an der Zungenspitze, sauer am Zungenrand und salzig bzw. bitter am Zungengrund wahrgenommen. Geschmacksempfindungen können auch durch elektrische Reizung der Papillen ausgelöst werden (Elektrogustometrie); dabei kommt es jedoch zur Mitreizung sensibler Nerven (N. lingualis aus V3).
Geschmacksausfall = Ageusie (in den vorderen zwei Dritteln der Zunge bei Läsion der Chorda tympani im Mittelohr). Minderung der Geschmacksempfindung (Hypogeusie) z. B. nach Röntgenbestrahlung bei Tumoren des Mundbodens und des Oropharynx.

Sensorische Innervation der Zunge S. 258.

E. Untersuchung der Mundhöhle und des Pharynx mittels bildgebender Verfahren

1. Nasopharynx oder Oropharynx

Zur Darstellung des Nasenrachenraumes und des Rachens, insbesondere bei Naso- und Oropharynxtumoren, eignen sich die *seitliche* Röntgenaufnahme des Schädels, die axiale Röntgenaufnahme (S. 188), Tomogramme sowie vor allem Computertomogramme, die die Knochenzerstörungen und die Ausdehnung der Tumoren wiedergeben. Weichteiltumoren – auch in Zunge und Zungengrund – werden am besten mit der Kernspintomographie (S. 321) und der B-Mode-Sonographie (u. U. auch endoskopisch) erfaßt. Bei Nasenrachenfibrom (S. 292) und bei Glomustumor (S. 135 u. 375) digitale Subtraktionsangiographie.

2. Hypopharynx

Die *seitliche* Halsaufnahme zeigt eine prävertebrale Verbreiterung der Weichteile an (z. B. bei Retropharyngealabsceß, Mediastinitis, Mediastinalemphysem, Luftschatten nach Oesophagusperforation) und läßt Fremdkörperschatten oder Luftschatten in der Umgebung sich röntgenologisch nicht darstellender Fremdkörper in der oberen Oesophagusenge erkennen.

Die Recessus piriformes, ein Divertikel oder eine Schluckstörung (Vaguslähmung) sind am besten bei einer Röntgendurchleuchtung mit Kontrastmittel (Breischluck) darzustellen. Bei Verdacht auf eine Perforation der Hypopharynxwand ist wasserlösliches Kontrastmittel zu verwenden! Die Ausdehnung der Tumoren zeigt sich auch im Bereich des Hypopharynx am besten im Computer- und im Kernspintomogramm (3D-Rekonstruktion S. 87). Die B-Mode-Sonographie gibt Hinweise.

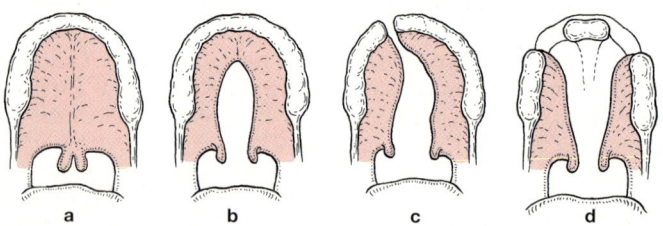

Abb. 122 a–d. Gaumenspalte. **a** Uvula bifida; **b** Spalte im weichen und hinteren Anteil des harten Gaumens; **c** Lippen-Kiefer-Gaumenspalte; **d** doppelseitige Spalte

Klinik der Mundhöhle und des Pharynx

I. Mundhöhle

A. Mißbildungen

Gaumenspalte (Abb. 122):

▷ *Ursache:*
1. Genschäden, unregelmäßig dominanter Erbgang.
2. Intrauterin erworben. Embryopathien (Viruserkrankungen der Mutter, toxische Schäden).

▷ *Entstehung:* Hemmungsmißbildung. Ungenügende Verwachsung der seitlichen Gaumenfortsätze.

▷ *Symptome:*
Offenes Näseln (Rhinophonia aperta S. 402) durch ungenügenden Abschluß des Nasenrachenraumes und der Nase.
Bei Säuglingen Schwierigkeiten mit der Ernährung, da das Saugen unmöglich sein kann und die Fütterung mit dem Löffel notwendig wird. Austritt von Nahrung aus der Nase. Häufig entzündliche Mittelohrerkrankungen oder Mittelohrergüsse (Mucotympanum S. 105) mit bleibender Schalleitungsschwerhörigkeit durch die ungeschützt liegende Tubenöffnung und die ungenügende Mittelohrbelüftung (fehlende Kontraktion der Gaumenmuskeln).

▷ *Befund:*
Die Spalte kann verschieden stark ausgebildet sein:
Submuköse Gaumenspalte. (Sie läßt sich unter der Schleimhaut des weichen Gaumens fühlen.)
Uvula bifida (doppeltes Zäpfchen) (Abb. 122 a).
Spaltbildung nur im weichen Gaumen (Abb. 122 b) oder
im weichen und harten Gaumen, evtl. kombiniert mit Kiefer- und Lippenspalte (Lippenspalte im Volksmund fälschlicherweise „Hasenscharte") (Abb. 122 c).
Doppelseitige Spalte (Abb. 122 d).

▷ *Therapie:* Operativer Verschluß der Lippe mit 6 Monaten, des weichen Gaumens ab 2. Lebensjahr und des harten Gaumens später nach Abschluß der Milchgebißausbildung, aber möglichst bis zur Einschulung, und zwar im Bereich des weichen Gaumens dreischichtig (Nasenschleimhaut, Muskulatur, Mundschleimhaut), im Bereich des harten

Gaumens zweischichtig (Nasenschleimhaut, Mundschleimhaut). Bei velopharyngealer Insuffizienz Brückenlappenplastik zwischen Gaumensegel und Rachenhinterwand.
Kieferorthopädische Vor- und Nachbehandlung (evtl. Gaumenplatte).
Postoperativ Sprachübungsbehandlung durch Logopäden.

Anmerkung: **Torus palatinus:** Selten vorkommender knöcherner Wulst am harten Gaumen im Verlauf der Sutura palatina mediana.

B. Verletzungen

1. Verbrühungen und Verätzungen

▷ *Ursachen:*
Kinder trinken unbeobachtet aus der Tülle der Kaffee- oder Teekanne.
Verwechslung von Flascheninhalt (in Bier- oder Sprudelflaschen gefüllte Säuren oder Laugen).
Ungeschicktes Pipettieren.
Suicidale Absicht.

▷ *Symptome:* Brennende Schmerzen im Mund, Schluckbeschwerden, Speichelfluß.

▷ *Befund:* Kurzdauernde Rötung der Schleimhaut, evtl. Blasenbildung. Nach Minuten oder Stunden – je nach Schwere der Verbrühung oder Verätzung – ist die Mundschleimhaut mit weißlichen, festhaftenden Fibrinbelägen (Schorfen) bedeckt.

▷ *Therapie:* Im Vordergrund steht die Behandlung der gleichzeitigen Oesophagusverätzung (S. 360).
Bei alleiniger Schädigung der Mundschleimhaut: Schmerzlinderung durch Anaesthesin® Pastillen (Benzocain) oder Laryngomedin®-Spray (enthält Tetracain), Mundspülen, Antibiotica, Corticosteroide.

2. Pfählungsverletzung des Gaumens

▷ *Ursache:* Kinder stürzen mit einem Bleistift oder einem Stäbchen im Mund hin und perforieren sich den weichen Gaumen.

▷ *Komplikationsmöglichkeit:* Verletzung der A. carotis communis oder ihrer Äste, die gegebenenfalls unterbunden werden müssen.

▷ *Therapie:* Bei klaffender Wunde Naht der Gaumenschleimhaut.

3. Zungenbiß

▷ *Ursache:* Meist epileptischer Anfall.

▷ *Befund:* Wegen der guten Blutversorgung der Zunge stärkere Blutung möglich, aber gute Heilungstendenz.

▷ *Therapie:* Nur bei klaffender Wunde Naht.

C. Entzündungen

1. Stomatitis ulcerosa

▷ *Ursache:* Zahnschäden, chemische, thermische, bakterielle Einwirkungen.

▷ *Symptome:* Brennen, Schmerzen, Speichelfluß, Foetor ex ore, schlechter Geschmack, Nahrungsaufnahme erschwert.

▷ *Befund:* Ulcerationen an Mundschleimhaut und Gingiva. Die leicht blutenden Geschwüre haben einen nekrotischen, mit Fibrin bedeckten Grund. Im Abstrich fusiforme Bakterien und Spirillen.

▷ *Therapie:* Auswischen der Ulcera mit 5%iger Chromsäurelösung, Penicillinlösung oder Farbstoffen (Pyoktanninlösung oder Gentianaviolett 1%), Mundspülen, Zahnbehandlung. (Siehe Angina PLAUT-VINCENT S. 283.)

▷ *Differentialdiagnose:*
Carcinom: Bei allen Ulcerationen der Mundschleimhaut stets an Carcinom denken und durch Probeexcision und histologische Untersuchung Befund abklären.
HIV-Infektion (AIDS S. 376)

Lues:

Primäraffekt: Derbes Infiltrat oder Ulcus mit regionärer, schmerzloser Lymphknotenvergrößerung.

▷ *Diagnose* durch Spirochätennachweis, später serologische Untersuchungen positiv (Luessuchreaktionen).

Sekundäres Stadium: Nach etwa 8 Wochen Erytheme und flache Infiltrate, seichte Ulcera oder Papeln (**Plaques muqueuses,** Plaques opalines). Die Schleimhaut ist oft von einem weißlichen Fibrinschleier bedeckt (rauchige Trübung).

▷ *Diagnose* durch serologische Untersuchung.

Tertiäres Stadium: **Gumma** im harten oder weichen Gaumen mit späterer Perforation des Gaumens und erheblichen narbigen Veränderungen.

Tuberkulose: Flache konfluierende Ulcera mit girlandenförmigen lividen, granulierenden Rändern.

▷ *Entstehung:* Bronchogen oder hämatogen.

▷ *Diagnose* durch Erregernachweis, Lungenröntgenuntersuchung und Probeexcision.

Blutkrankheiten: Bei **Agranulocytose** oder **akuten Leukosen** entstehen auf der Mundschleimhaut oder den Tonsillen schmutzig belegte, u.U. schwärzlich verfärbte tiefe Ulcera und Nekrosen ohne Lymphknotenbeteiligung.

▷ *Diagnose* durch Blutbild!

Angulus infectiosus (Perlèche): Rhagaden oder Ulcerationen im Mundwinkel bei pyogener Infektion, Soor, Diabetes mellitus oder Lues (Carcinom ausschließen!)

▷ *Therapie:* Ätzen der Rhagaden mit 5%igem Argentum nitricum.

2. Gingivostomatitis herpetica (Stomatitis aphthosa)

▷ *Ursache:* Virusinfektion mit Herpes simplex-Virus.

▷ *Symptome:* Fieber, starke brennende Schmerzen im Mund, Mundgeruch, Speichelfluß.

▷ *Befund:* Anfangs Bläschen, bald darauf zahlreiche linsengroße Erosionen mit weißlichem Fibrinbelag, schmerzhafte Halslymphknoten.

▷ *Therapie:* Betupfen der Aphthen mit 5%iger Chromsäurelösung, Virustatica (Zostrum® = Idoxuridin) oder 1%iger Gentianaviolettlösung, Mundspülen, reizlose Kost. Laryngomedin®-Spray (enthält Tetracain).

▷ *Differentialdiagnose:*

● **Chronisch recidivierende – habituelle – Aphthen:** Ursache unbekannt, keine Virusinfektion. Oft bei vegetativ labilen Patienten Auftreten einzelner Aphthen in Schüben über Jahre hinweg jeweils für 8–10 Tage, gelegentlich in Abhängigkeit von den Menses. Kein Fieber.

● **Morbus Behçet:** Multiple Aphthen, Hypopyon-Iritis, Genitalulcera. Allgemeine Vasculitis, Autoimmunkrankheit(?), kann in wenigen Jahren zur Erblindung und zum Tode führen.

● **Pemphigus vulgaris der Mundschleimhaut:** Blasen, die platzen, und mit Fibrin bedeckte Erosionen, die später Narben hinterlassen.

▷ *Therapie:* Corticosteroide, u. U. Immunsuppressiva. *Verlauf* in Schüben.

● **Erythema exsudativum multiforme:** Fibrinbeläge und Blasen auf der Mundschleimhaut und den Lippen. Lymphknotenschwellungen. Fieber. Hautveränderungen.

● **Morbus Bowen:** Rötlich-weißliche, etwas erhabene Plaques. (Präcancerose!)

● **Lichen ruber planus:** Weißliche Knötchen oder flache Plaques. (Präcancerose!)

3. Soor (Candidiasis)

▷ *Ursache:* Sproßpilze (Candida albicans), die auch als Saprophyten auf der Schleimhaut vorkommen. Auftreten der Krankheit bei resistenzgeschwächten, kachektischen Patienten, während einer Strahlen- oder Chemotherapie und nach längerer Antibioticabehandlung.

▷ *Symptome:* Brennen in Mund und Rachen. Schluckbeschwerden.

▷ *Befund:* Die düsterrote Mundschleimhaut ist von weißen Fleckchen, die zu Membranen zusammenfließen können, bedeckt. Die Membranen sitzen mäßig fest und lassen sich ablösen (Blutung). Sie können bis in den Oesophagus reichen.

▷ *Diagnose:* Durch Abstrichuntersuchungen und Pilznachweis.

▷ *Therapie:* Mundspülen und Pinseln der Pilzrasen mit Nystatin (z. B. Moronal® Suspension) oder Pinseln mit 1%igem Gentianaviolett. Bei Therapieresistenz Verdacht auf HIV-Infektion (AIDS S. 376).

4. Leukoplakien

▷ *Ursachen:* Mechanische Reize, Nikotin, Alkohol.

▷ *Befund:* Weißliche Epithelverdickungen, bei Zigarettenrauchern nicht selten auf der Schleimhaut im Mundwinkel (retroanguläre Leukoplakien: Farbaufnahme 49).

▷ *Therapie:* Bei verrucösen oder erosiven Leukoplakien Carcinomverdacht und großzügige Excision.

II. Zunge und Mundboden

A. Entzündung

1. Glossitis

▷ *Symptome:* Zungenbrennen und Schmerzen, besonders an der Zungenspitze und den Zungenrändern.
Parästhesien und Geschmacksstörungen.

▷ *Befund:* Gerötete Flecke und Streifen auf der Zungenoberfläche, die Papillen sind vergrößert und hochrot. Später kommt es zur Atrophie der glatten glänzenden, roten Schleimhaut.

▷ *Ursachen* können sein: Scharfe Zahnkanten, Zahnstein, Verwendung verschiedener Metall-Legierungen bei der Zahnsanierung, Mundsoor, Vitaminmangel (A, B und C), Anaemia perniciosa (Zungenbrennen als Frühsymptom der HUNTER-Glossitis), Eisenmangelanaemie (Zungenbrennen bei PLUMMER-VINSON-Syndrom S. 280), Auftreten in der Menopause, Diabetes mellitus. Zungenbrennen nicht selten psychogen verstärkt oder Zeichen einer larvierten Depression. Allergische Glossitis (Zungenschwellung) auf Medikamente, Nahrungsmittel, Insektenstiche.

▷ *Diagnose:* Blutbild – Magensaftuntersuchung – Serumeisengehalt.

▷ *Therapie:* Grundleiden behandeln. Vitamin A, B und C, Eisenpräparate. Symptomatisch: Mundspülen mit Kamille, scharfe Speisen und Getränke sowie Nikotin meiden, Volon® A-Haftsalbe (Triamcinolonacetonid).

2. Zungen- und Mundbodenabsceß

Sie entwickeln sich in der Zunge oder den Logen und Spatien des Mundbodens.

▷ *Ursachen:*
Verletzungen und Infektion der Zunge durch Einspießen von Fremdkörpern (Gräten, Knochensplittern).
Vom Zahnsystem (Molaren) oder von der Glandula sublingualis bzw. der Glandula submandibularis ausgehende Mundbodenabscesse oder -phlegmonen **(Angina Ludovici).**
Zungengrundabsceß nach einer Entzündung der Zungentonsillen (Angina lingualis).

▷ *Symptome:*
● Schwellung der Zunge. Starke Schmerzen bei Bewegungen der Zunge, beim Sprechen, Kauen und Schlucken, beim Betasten.
● Bei Übergreifen auf den Mundboden harte Schwellung submental, bei tiefliegenden Abscessen zunächst ohne Rötung der Haut. Starke Druckschmerzhaftigkeit, Kieferklemme, Fieber.
● Bei phlegmonösen Prozessen Gefahr des Weiterschreitens bis in das Mediastinum.

▷ *Therapie:* Punktion und Incision der Zungenabscesse enoral, der Mundbodenabscesse und -phlegmonen submental oder submandibulär. Antibiotica.

▷ *Differentialdiagnose:*
Actinomykose: Eintritt der stäbchenförmigen anaeroben Bakterien (vorwiegend Actinomyces israeli), die im Gewebe Drusen bilden, über die Gingiva, defekte Zähne, die Speicheldrüsen oder über Verletzungen der Haut durch Gräser und Halme.

▷ *Befund:* Bretthärte, wenig schmerzhafte, blauviolette Infiltrate im Mundboden, Fistelbildung nach außen oder wiederholte Abscesse.

▷ *Therapie:* Incisionen, Antibiotica.

B. Veränderungen der Zungenoberfläche

1. **Lingua plicata:** Die Zunge ist von Längs- und Querfurchen durchzogen; angeboren, erblich.

▷ *Differentialdiagnose:*
MELKERSSON-ROSENTHAL-Syndrom: Zungen-, Lippen- und Wangenschwellung, rezidivierende Facialisparese.

2. **Lingua geographica:** Durch oberflächliche Epithelabstoßung der Papillae filiformes runde oder girlandenförmige helle, rosafarbene oder rote Flecke mit grauweißen Säumen, Konstitutionsanomalie. Harmlos!

3. **Glossitis rhombica mediana:** In der Mitte des Zungenrückens geröteter erhabener Bezirk mit Atrophie der Papillen. Wahrscheinlich fissurales Angiom (Persistenz des Tuberculum impar). Harmlos!

4. **Leukoplakie:** Umschriebene – nicht abwischbare – Epithelverdickung von weißer Farbe (Hyperkeratose). Auf dem Boden einer Leukoplakie kann ein Carcinom entstehen!

▷ *Differentialdiagnose:* Plaques muqueuses bei Lues. Weißlich-leistenartige Veränderungen (orale Haarleukoplakie) am Zungenrand gelegentlich bei HIV-Infektion, ein prognostisch ungünstiges Zeichen. AIDS S. 376.

5. **Haarzunge:** Schwarze oder braune Fäden auf dem Zungenrücken, die durch eine Hypertrophie und Verhornung der Papillae filiformes entstehen. Keine Beschwerden. Gelegentlich bei Mykosen und nach Antibioticagaben.

▷ *Therapie:* Entfernung der Fäden mit einer harten Zahnbürste oder Aufweichen mit 3%igem Salicylspiritus, gegebenenfalls Antimycotica.

6. **Belegte Zunge:** Grauweißer Zungenbelag aus abgeschilferten Zellen, Speiseresten, Bakterien und Pilzen findet sich häufig bei Magen-Darm-Krankheiten, bei Fieber und bei Parodontitis.

7. **Himbeerzunge:** Vorkommen bei Scharlach.

8. **HUNTER-Glossitis:** Glatte, graurote, trockene Zungenoberfläche mit Atrophie der Papillen bei perniziöser Anaemie.

Anm.: **Gelbfärbung** bzw. gelbbraune Querstreifung **der Zähne** bei Kindern gelegentlich nach Tetracyclingaben während der Zahnentwicklung. Schwangeren und Kindern bis zum 10. Lebensjahr sollten keine Tetracycline gegeben werden.
Zahnfleischpapillenhyperplasie nach längerer Behandlung der Epilepsie mit Hydantoinderivaten.
Zahnfleischbluten bei Gerinnungsstörungen (auch Überdosierung von Marcumar® = Phenprocoumon) oder Vitamin C-Mangel.

III. Rachen

A. Entzündungen der Rachenschleimhaut

1. Akute Pharyngitis

Auftreten im Rahmen eines allgemeinen Virusinfektes der oberen Luftwege, bei Kindern unter Umständen hochfieberhafte Erkrankung.

▷ *Symptome:* Kratzen und Brennen im Hals, Schluckbeschwerden, Trockenheitsgefühl.

▷ *Befund:* Schleimhaut an der Rachenhinterwand gerötet, Schleimabsonderung. Die lymphatischen Gewebe (einzelne Lymphfollikel und die Seitenstränge) sind verdickt, hochrot und erhaben.
Bei Fieber, vorwiegender Beteiligung der Seitenstränge und Auftreten von Stippchen auf dem lymphatischen Gewebe sowie ausstrahlenden Schmerzen ins Ohr spricht man von einer **Seitenstrangangina** (gelegentlich bei tonsillektomierten Patienten, Streptokokkeninfektion).

▷ *Therapie:*
Warme Halswickel, heiße Milch mit Honig angenehm.
Milde Öle durch die Nase in den Rachen laufen lassen, z. B. Coldastop® (enthält Vit. A und E).
Linderung schaffen Lutschtabletten, z. B. Bepanthen® (Dexpanthenol) oder Formamint® N, Dobendan® bzw. Tyrosolvetten® (Cetylpyridiniumchlorid). Antibioticahaltige Lutschtabletten sollten vermieden werden, da keine Wirkung auf die Virusinfektion besteht und ein Auftreten allergischer Reaktionen oder eine Soorerkrankung möglich sind.

2. Chronische Pharyngitis

▷ *Ursachen:* Staubeinwirkung, chemische Reize am Arbeitsplatz, trockene Luft in Büroräumen, Nicotin- oder Alkoholabusus.
Ständige Mundatmung bei verlegter Nase infolge Septumdeviation, Muschelschwellung, Nebenhöhlenentzündung oder Rachenmandelhyperplasie.
Nicht selten bei hormoneller Umstellung im Klimakterium oder als Folge einer Strahlentherapie im Kopf-Halsbereich.

▷ *Symptome:* Lästiges Trockenheitsgefühl im Hals, Räusperzwang, Absonderung von zähem Schleim, Globusgefühl (Kloßgefühl), Schluckzwang, Schluckbeschwerden beim Leerschlucken, Durstgefühl, Reizhusten.

▷ *Befund:*

a) Meist **atrophische Form = Pharyngitis sicca:** Schleimhaut trocken, blaß, atrophisch, firnisartig glänzend, mit etwas zähem Schleim bedeckt. Oft besteht gleichzeitig eine Rhinitis und Laryngitis sicca.

▷ *Differentialdiagnose:* Die trockene atrophische Schleimhaut verbunden mit Zungenbrennen kann Teilsymptom eines PLUMMER-VINSON-Syndroms = sideropenische Dysphagie (Eisenmangel bei Frauen, Salzsäuremangel im Magensaft, hypochrome Anämie! In zehn Prozent der Fälle entwickeln sich Postcricoidcarcinome!) oder eines SJÖGREN-Syndroms (S. 387) sein.

b) Seltener **hyperplastische Form** entweder als
Pharyngitis granulosa (= granularis) mit Hyperplasie der Lymphfollikel, die über die Rachenhinterwand verstreut sind (Farbaufnahme 44) oder als

Pharyngitis lateralis mit Hyperplasie vorwiegend des lymphatischen Gewebes im Bereich der Seitenstränge, die bis auf Bleistiftdicke anschwellen können. Verbunden oft mit einer Hyperplasie der Zungentonsillen als Kompensation lymphatischen Gewebes nach Tonsillektomie.

▷ *Therapie:*
- Rauchen, scharfe Gewürze, konzentrierte Alkoholika und berufliche Noxen meiden.
- Raumfeuchtigkeit erhöhen (Wasserverdunster in zentralgeheizten Räumen!). Aufenthalt an der See günstig, Hochgebirge ungünstig.
- Inhalieren und Gurgeln mit Emser Salz echt® zur Befeuchtung der Schleimhaut.
- Lutschen von Isla-Moos®-Pastillen, Emser Pastillen echt® ohne Menthol.
- Öl durch die Nase in den Rachen bringen zur Linderung des Trockenheitsgefühls, z.B. Coldastop® Nasenöl (enthält Vitamin A und E; Schutzfilm auf der Schleimhaut).
- Bei Bestrahlungsfolgen Einsprayen der Mundhöhle mit synthetischem Speichel (Glandosane®).
- Bei Pharyngitis lateralis Ätzen der Seitenstränge und evtl. des Zungengrundes mit Argentum nitricum 5%ig, strichförmig mit Trichloressigsäure 20%ig oder Kryo- bzw. Laserchirurgie des hyperplastischen Gewebes.
- Bei geringem organischen Befund, aber ausgeprägtem **Globusgefühl** (funktionelle Schluckbeschwerden, psychosomatisches Krankheitsbild, Globus pharyngis, oft verbunden mit einer Carcinophobie) Linderung

durch psychische Führung, evtl. unterstützt durch Tranquilizer (Benzodiazepin). Globusgefühl verbunden mit Stimmveränderungen tritt gelegentlich auch bei funktioneller Blockade der oberen HWS-Gelenke (S. 143) auf. Eine organische Ursache der Schluckbeschwerden und des Globusgefühls ist erst dann ausgeschlossen, wenn durch Röntgenuntersuchungen auch keine *Osteochondrose der Halswirbelsäule* und kein verlängerter *Processus styloideus* (Stylalgie) nachgewiesen werden können und außerdem durch gründliche Untersuchung ein beginnendes Tumorwachstum im Oro- oder Hypopharynx, eine Struma oder ein ZENKER-Divertikel (S. 363) ausgeschlossen wurden. Bei ungeklärter Dysphagie u. U. Röntgenvideographie.

B. Hyperplasie des lymphatischen Rachenringes

▷ *Entstehung:* Auf konstitutioneller Grundlage in den ersten Lebensjahren. Rückbildung in der Pubertät. Entzündliche Prozesse verzögern die Involution. Bei Erwachsenen finden sich im allgemeinen nur noch kleine Gaumenmandeln und keine Rachenmandel mehr.

▷ *Ursache:* Immunologische Abwehrvorgänge und endokrine Steuerung wahrscheinlich. Kohlenhydratreiche Kost fördert die Hyperplasie. Geringe entzündliche Reaktionen bei Kindern – auch wenn sie mehrfach im Jahr vorkommen – sprechen für den Aufbau einer Immunabwehr, stärkere fieberhafte Entzündungen (Anginen) zeigen eher an, daß sie – wenigstens vorübergehend – geschwächt ist.

▷ *Symptome und Befund:*

1. **Gaumenmandelhyperplasie:** Kloßige Sprache, bei rezidivierenden entzündlichen Prozessen Schluckbeschwerden und Schwellung der Kieferwinkellymphknoten.

2. **Rachenmandelhyperplasie:** Sogenannte adenoide Vegetation (Adenoide), im Volksmund als „Polypen" oder „Wucherungen" bezeichnet:

Durch Verlegung des Nasenrachenraumes bei Kindern kommt es in typischer Weise

a) zu behinderter Nasenatmung mit offenstehendem Mund (Mundatmung) und dümmlichem Gesichtsausdruck, dabei oft hoher spitzer Gaumen,

b) zu Schnarchen, schlechtem Schlaf (und dadurch mäßigen schulischen Leistungen), geringem Appetit, Teilnahmslosigkeit, Rhinophonia clausa,

c) zu behinderter Luftdurchgängigkeit der Ohrtuben mit Tubenkatarrhen, Trommelfellretraktionen, Schalleitungsschwerhörigkeit, rezidivierenden akuten Mittelohrentzündungen, „Leimohr" (Seromucotympanum S.105),

d) bei gleichzeitigen entzündlichen Prozessen des adenoiden Gewebes **(Adenoiditis)** zu Schleimabsonderung aus der Nase und in den Rachen, chronischer Rhinitis, Sinusitis und Bronchitis sowie regionären Lymphknotenschwellungen hinter dem M. sternocleidomastoideus.

▷ *Diagnose* der Rachenmandelhyperplasie durch Postrhinoskopie (S.176, auch Lupenendoskopie S.177) (Farbaufnahme 38) oder Palpation des Nasenrachenraumes (falls die Postrhinoskopie bei Kindern nicht gelingt): Die Rachenmandel verdeckt als gelapptes, längsgefurchtes, rötliches – bei Palpation weiches – Gebilde die oberen Anteile der Choanen und bei starker Hyperplasie auch die Tubenöffnungen.

▷ *Therapie:* Bei hyperplastischen, die Nahrungsaufnahme und die Atmung behindernden *und* zu rezidivierenden Anginen neigenden Gaumentonsillen ist die Tonsillektomie, bei vergrößerter Rachenmandel mit obigen Symptomen a)–d) ist die Adenotomie indiziert (S.291).

▷ *Differentialdiagnose* bei behinderter oder verlegter Nasenatmung im Kindesalter:
a) Choanalatresie S.249.
b) Nasenrachenfibrom S.292.
c) Malignes Lymphom im Nasopharynx S.296.
d) Nasenfremdkörper S.248.

C. Entzündungen des lymphatischen Rachenringes

1. Akute Entzündung der Gaumenmandeln (Angina lacunaris, akute Tonsillitis)

▷ *Erreger:* Meist β-hämolysierende Streptokokken der Serogruppe A. Selten Pneumokokken oder Staphylokokken.

▷ *Vorkommen:*
Vor allem bei größeren Kindern und jugendlichen Erwachsenen, selten nach der Involution des lymphatischen Gewebes, dann meist als akute Rezidive einer chronischen Tonsillitis.

▷ *Symptome:*
Schluckbeschwerden, Speichelfluß, Kopfschmerzen, Fieber, Abgeschlagenheit, Stiche ins Ohr beim Schlucken.

▷ *Befund:*
Anfangs nur Rötung und Schwellung der Gaumenmandeln **(Angina catarrhalis)** oder ihrer Follikel **(Angina follicularis),**
dann Fibrinbeläge als Stippchen und Pfröpfe in den Krypten **(Angina lacunaris,** Farbaufnahme 45)
oder konfluierende und auf die Gaumenbögen übergreifende Beläge bei **Pneumokokkenangina.**
Ödeme der Gaumenbögen und des weichen Gaumens.
Druckschmerzhafte Halslymphknoten.

Stippchen können sich auch auf dem übrigen lymphatischen Gewebe des WALDEYER-Rachenringes finden:
● auf der Rachentonsille: **Angina retronasalis** mit Schwellung der Nackenlymphknoten,
● auf den Zungentonsillen: **Angina lingualis (Zungengrundangina)** mit Gefahr des Zungengrundabscesses, des Glottisödems und Epiglottisabscesses,
● auf den Seitensträngen: **Seitenstrangangina.**

▷ *Verlauf:* In 3–6 Tagen klingen Fieber und Schluckbeschwerden ab.

▷ *Therapie:* Bettruhe, Penicillin oral oder parenteral (1–2 Millionen täglich, mindestens 4 Tage lang), Analgetica, u.U. Kreislaufmittel.
Örtlich: Warme Halswickel, Mundspülen mit Kamillentee.

▷ *Differentialdiagnose* (dazu Tonsillen- bzw. Schleimhautveränderungen bei Allgemeinerkrankungen):
● **Angina PLAUT-VINCENT** (Angina ulcero-membranacea): Einseitige Schluckbeschwerden, Ulceration einer Tonsille, kraterförmiges Geschwür am oberen Tonsillenpol, Foetor ex ore, schmerzhafte Lymphknotenschwellung am Kieferwinkel, im Abstrich Borrelia vincentii und Fusobacterium fusiforme. Tonsillencarcinom u.U. durch Biopsie ausschließen. Allgemeinbefinden wenig gestört.
▷ *Therapie:* Auswischen des Ulcus mit 5%iger Chromsäure oder Antibioticalösung.
● **Angina agranulocytotica:** Schmutzige Nekrosen auf den Tonsillen. Starker Foetor ex ore. Keine Lymphknotenschwellung. (Blutbild!)
● **Spezifische Angina** (Lues II): Etwa 8 Wochen nach Primärinfektion schleierartige weißliche, u.U. papulöse Beläge auf den Tonsillen und

der Mundschleimhaut, Plaques muqueuses. (Luessuchreaktionen positiv!)

- **Tuberkulose:** Flache Ulcera mit granulierenden Rändern. (Lungenaufnahme!)
- **Scharlachangina:** Düsterrote Tonsillen und Rachenring.
- **Diphtherie:** Weißliche, fibrinöse – bei Berührung leicht blutende – Membranen über die Tonsillen hinausreichend, süßlich riechend (Abstrich!), dazu Gaumensegellähmung. Nekrosen bis in die Submucosa. Schwellung der Kieferwinkellymphknoten. Fieber.
  ▷ *Therapie:* Schon bei Verdacht Diphtherieserum und Penicillin.
- **Herpangina:** Coxsackie-A-Virus. Kleine Aphthen-ähnliche Erosionen auf den vorderen Gaumenbögen, hohes Fieber, Lymphknotenschwellung.
- **PFEIFFER-Drüsenfieber** (Lymphoidzellenangina, Monocytenangina, infektiöse Mononucleose): Viruserkrankung. Übertragung durch Mundkontakt (Speichel, Küssen).
  Tonsillen verdickt, gerötet, Fibrinbeläge, außer Tonsillitis allgemeine Lymphknotenschwellungen, Milzschwellung, Leberschwellung, Myokarditis, Fieber. (PAUL-BUNNELL-Test, Monosticon Schnelltest in der 2.–3. Woche positiv, im Blutbild Lymphocytose: Monocyten und atypische Lymphocyten. Serologischer Nachweis von EPSTEIN-BARR-Virus, s. S. 296.)
- **Soor:** Weiße Stippchen oder Pilzrasen, darunter flache Erosionen der Schleimhaut (S. 279) (mykologische Untersuchung!).
  ▷ *Therapie:* Nystatin (z. B. Moronal®).
- **Tonsillencarcinom:** Ulceration der Tonsille, auf die Umgebung übergreifend. Probeexcision und histologische Untersuchung! (S. 298.)
- **Hyperkeratose der Tonsillen:** Umschriebene weißliche, stachelartige Epithelverdickungen, die den Befund einer Angina lacunaris vortäuschen können. Harmlos.
- **Glossopharyngeusneuralgie:** Stechende Schmerzen im Oropharynx (Tonsille) ohne entzündliche Erscheinungen, ausgelöst durch Kauen, Schlucken oder Sprechen.

2. Komplikationen der Angina lacunaris

a) *Folgekrankheiten:*

Endo-, Myo-, Pericarditis, rheumatisches Fieber, Nephritis (daher nach jeder Angina lacunaris Urinkontrolle!). Immunkomplexe und hyperergische Reaktionen S. 289.

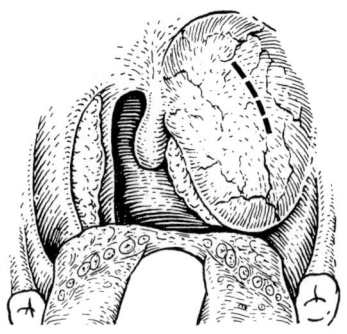

Abb. 123. Peritonsillarabsceß links (Incisionsstelle eingezeichnet)

---

b) *Örtliche Komplikation:*

Peritonsillarabsceß (Paratonsillarabsceß) (Abb. 123 und Farbaufnahme 46). Die Entzündung breitet sich im Bindegewebe zwischen Tonsille und M. constrictor pharyngis aus (Peritonsillitis) und führt dort zu einer Abscedierung.

▷ *Symptome:* Wenige Tage nach einer Angina lacunaris
● *einseitige* erhebliche Schluckbeschwerden,
● Stiche ins Ohr,
● kloßige Sprache,
● Kieferklemme (Mundöffnung behindert),
● erneut Fieberanstieg.

▷ *Befund:*
● Rötung und Vorwölbung des vorderen Gaumenbogens einer Seite,
● einseitige Bewegungseinschränkung des weichen Gaumens,
● Zäpfchen nach der anderen Seite gedrängt und ödematös,
● Druckschmerz bei vorsichtigem Betasten des peritonsillären Gewebes,
● schmerzhafte Schwellung der Kieferwinkellymphknoten.

Schwer zu diagnostizieren sind Abscesse, die sich hinter der Tonsille bilden und zu einer Verdickung des hinteren Gaumenbogens und einem Ödem des Kehlkopfeingangs führen **(Retrotonsillarabsceß!).**
Peritonsillarabscesse können in das Spatium parapharyngeum durchbrechen und ins Mediastinum absinken.

▷ *Differentialdiagnose:*
- Uvulaödem bei Virusinfektionen, hereditäres angioneurotisches Ödem und als allergische Reaktion.
- Kieferklemme:
  myogen: entzündlich (Peritonsillarabsceß, Mundbodenabsceß, Dentitio difficilis) oder Tumorinfiltration (Kieferhöhlencarcinom, Tonsillencarcinom, Tumor in der Flügelgaumengrube),
  neurogen: Tetanus (!),
  arthrogen: Kiefergelenkserkrankung, Kiefergelenks- und Jochbogenfraktur (dabei auch Kiefersperre).

▷ *Therapie:*
- Bei Peritonsillitis Versuch mit Penicillin oral oder parenteral (1–2 Millionen Einheiten pro Tag, 4–5 Tage lang).
- Bei Absceßbildung **Incision** und Spreizen auf der Höhe der Vorwölbung nach vorheriger Punktion (um den Absceß zu finden). Cave Verletzung der A. carotis!
  Einige Tage lang Nachspreizen mit der Kornzange.
- Bei tiefliegenden Abscessen, die sich schlecht entleeren: **Absceßtonsillektomie** („heiße" Tonsillektomie).
- Bei rezidivierenden Abscessen Tonsillektomie vier Tage nach Absceßincision oder im absceßfreien Intervall.

c) *Allgemeinkomplikation:*

Sepsis nach Angina (Tonsillogene Sepsis)
Bakterieneinbruch in die Blutbahn auf drei Wegen (Abb. 124) möglich:

1. **Hämatogen** über die kleinen Mandelvenen → Vena jugularis interna mit Thrombophlebitis (Jugularisthrombose).

2. **Lymphogen** über die abführenden Lymphbahnen in die Kieferwinkellymphknoten, die der Vena jugularis interna anliegen. Über eine Periphlebitis kommt es zur Thrombophlebitis der Vena jugularis interna.

3. Über einen **Absceß** oder eine **Phlegmone** des Spatium parapharyngeum (Abb. 119, S. 260) Thrombophlebitis der Vena jugularis interna. (Außer tonsillogenen kommen auch odontogene Halsphlegmonen vor, die sich bis in das Mediastinum ausbreiten können.)
Von dem infizierten Thrombus in der Vena jugularis interna wird infektiöses Material mit dem Blut verschleppt.

▷ *Symptome:* Septische Temperaturen und *Schüttelfrost.*

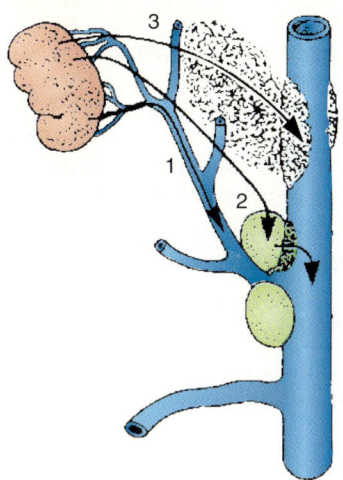

Abb. 124. Sepsis nach Angina. Einbruch in die Blutbahn. *1* über die kleinen Mandelvenen; *2* über die Lymphbahnen und die Kieferwinkellymphknoten; *3* über eine Phlegmone des Spatium parapharyngeum

---

▷ *Befund:*
Druckschmerz und strangförmige Verhärtung der Vena jugularis interna vor dem M. sternocleidomastoideus.
Bei der lymphogenen Form verbackene druckschmerzhafte Lymphknotenpakete am Kieferwinkel.
Bei der phlegmonösen Form Infiltration der seitlichen Halsweichteile.
Im Blutbild Leukocytose und Linksverschiebung. Hohe BKS. Gelegentlich gelingt der Erregernachweis im Blut (Blutkultur), wenn Blut während des Schüttelfrostes entnommen wird.
Bei fortgeschrittenem Krankheitsbild Milzschwellung und septische Metastasen in Lunge, Leber, Haut.

▷ *Therapie:*
● Hohe Gaben von Breitbandantibiotica (Cefalosporine, Gyrasehemmer) oder breitwirkende Penicilline (mehrere Millionen Einheiten täglich) und

287

- operative Behandlung:
  Ausschaltung der Eintrittspforte = Tonsillektomie spätestens nach dem zweiten Schüttelfrost bei der hämatogenen Form.
  Ausschaltung des Sepsisherdes = Resektion der Vena jugularis interna bei Thrombophlebitis der Vene.
  Eröffnung und Ableitung des Spatium parapharyngeum seitlich am Hals bei phlegmonösen Prozessen in den Weichteilen.

▷ *Prognose:* Bei antibiotischer *und* operativer Behandlung nicht ungünstig, jedoch stets ernstes Krankheitsbild.

3. Retropharyngealabsceß

Entsteht bei Abscedierung der retropharyngealen Lymphknoten nach Entzündungen im Nasenrachenraum, meist bei Kindern im 1. und 2. Lebensjahr.

▷ *Symptome:*
- Schluckbeschwerden,
- Verweigerung der Nahrung,
- Behinderung der Nasenatmung,
- steife Kopfhaltung,
- subfebrile Temperaturen.

▷ *Befund:*
- Vorwölbung der Schleimhaut an der Rachenhinterwand. Bei Palpation prallelastisch oder Fluktuation.
- Lymphknotenschwellung hinter dem M. sternocleidomastoideus.
- Auf der seitlichen Röntgenaufnahme des Halses verbreiterter prävertebraler Weichteilschatten.

▷ *Therapie:* Incision der Rachenhinterwand am liegenden Patienten mit rekliniertem Kopf, um eine Aspiration zu verhindern.

▷ *Differentialdiagnose:* „Kalter" Retropharyngealabsceß als Folge einer Tuberkulose der Halswirbelkörper.

4. Chronische Tonsillitis

Die Entzündung spielt sich entweder nur in den Krypten (Kryptentonsillitis) oder auch im Parenchym und im peritonsillären Gewebe ab. Sie kann sich ohne stärkere akute Entzündung, aber auch nach rezidivierenden Anginen entwickeln.

▷ *Histologie:* Die Krypten enthalten Detritus aus Epithelien, Bakterien, Lymphocyten und Leukocyten. Im Parenchym und im peritonsillären

Gewebe finden sich entzündliche Infiltrate und narbige Veränderungen nebeneinander.

▷ *Symptome:* Keine bis geringe Schluckbeschwerden. Bei Detritus Mundgeruch und schlechter Geschmack.

▷ *Befund:*
● Tonsillenoberfläche zerklüftet und narbig verändert (vor allem nach früherer Tonsillotomie).
● Vordere Gaumenbögen gerötet.
● Schlechte Luxierbarkeit der Tonsillen bei peritonsillären Infiltraten und Vernarbungen.
● Aus den Tonsillen läßt sich Detritus und flüssiger Eiter ausdrücken.
● Die Tonsillen können vergrößert sein bei gleichzeitigem Vorhandensein von Hyperplasie und entzündlichen Veränderungen, sie können durchaus aber auch klein und atrophiert sein.

▷ *Therapie:* Konservative Maßnahmen unwirksam. Indikationen zur Tonsillektomie S. 290.

5. (Sogenannte) Herdinfektion

In den chronisch entzündeten Tonsillen wird durch die Streptokokkenantigene eine Antikörperbildung induziert. Die Tonsillen wirken als Herd (Focus) durch Aufnahme und Weiterleitung von Antigenen sowie durch Abgabe von Antikörpern, die mit antigen wirksamen Substanzen Immunkomplexe bilden (Antigen-Antikörperkomplexe). Die Immunkomplexe führen in herdfernen Organen zu entzündlichen hyperergischen Reaktionen (fehlerhafter Ablauf der Immunreaktion).
„Abgekapselte" entzündliche „Herde" im Tonsillengewebe sind für die Auslösung einer Herdinfektion nach heutiger Kenntnis nicht mehr zwingend notwendig. Es genügen z.B. bereits Streptokokkendepots in den Tonsillenkrypten, um eine krankmachende Mittlerrolle zu spielen.

Die wichtigsten Krankheiten, die erfahrungsgemäß durch Streptokokken bedingt sein können, sind:
Rheumatisches Fieber, akuter fieberhafter Gelenkrheumatismus
(nicht dagegen primär chronischer Gelenkrheumatismus),
Glomerulonephritis und Herdnephritis,
entzündliche Herz- und Gefäßkrankheiten,
Pustulosis palmaris et plantaris,
entzündliche Augenkrankheiten,
Neuritiden (?).

Tests, die bei positivem Ausfall für ein Herdgeschehen sprechen, bei deren negativem Ausfall ein Herd jedoch nicht auszuschließen ist, sind:

Abstrich und Erregernachweis (häufig β-hämolysierende Streptokokken der Serogruppe A),

Blutbild mit Zeichen für entzündliches Geschehen,

erhöhte Blutsenkung,

Antistreptolysintiter – nach allmählichem Anstieg hoch.

Provokationstests: Kurzwellenbestrahlung, Ultraschall, Quetschung der Tonsillen. Sie sind jedoch nicht gefahrlos, können zu einem Aufflakkern der Herderkrankung führen und sollten daher unterlassen werden.

Auf das Vorliegen eines Tonsillenfocus kann aus der Vorgeschichte (rezidivierende Anginen), dem Befund (chronische Tonsillitis) und den Folgekrankheiten nur geschlossen werden. Ein Beweis ist erst durch den Erfolg der Therapie zu erbringen.

▷ *Therapie:* Da Pinseln, Gurgeln, Antibiotica per os, Mandelabsaugen und Mandelkappen (Tonsillotomie) keinen Einfluß auf die „Herde" oder die Immunkomplexbildung in den Tonsillen haben, kommt nur die Tonsillektomie in Frage.

6. Mandeloperationen

3.3.2

a) Tonsillektomie (Gaumenmandelausschälung)

▷ *Indikationen:*

- Chronische Tonsillitis mit subjektiven Beschwerden (Pfropfbildung mit Foetor ex ore, Schluckschmerzen),
- Verdacht auf Herdgeschehen (bei Operation antibiotischer Schutz!),
- rezidivierende Anginen (Operation im Intervall!),
- nicht abheilender oder wiederholter Peritonsillarabsceß (als Absceßtonsillektomie oder Operation im Intervall),
- Sepsis nach Angina,
- hyperplastische Tonsillen nur dann, wenn sie bei Kindern ein mechanisches Hindernis darstellen oder es zur Schlafapneu kommt (S. 402). Die früher üblichen *Tonsillotomien* (Mandelkappungen) bei Kindern werden heute nicht mehr ausgeführt, weil sie zu oberflächlichen Vernarbungen führen und eine Herdwirkung der Tonsillen nicht ausschalten.

Keine Operationen bei Agranulocytose oder Leukämie und während Poliomyelitisepidemien (postoperativ in früheren Jahren gehäuft bulbäre Form der Poliomyelitis). Bei Hämophilie Tonsillektomie erst nach vorheriger Substitution oder als *Kryotonsillektomie.* Das Alter der Patienten stellt *keine* Gegenindikation dar. Bei trockenen Schleimhäuten (Pharyngitis sicca) sollte man zurückhaltend mit der Tonsillektomie sein, das gleiche gilt für offene Gaumenspalten. Eine Tonsillektomie bei Kindern unter vier Jahren während des Aufbaus der Immunabwehr und der „immunologischen Lernphase" ist nur nach strengster Indikationsstellung durchzuführen. Später ist durch eine Tonsillektomie kein Immundefekt mehr zu erwarten.

Ausführung:
Bei Kindern in Intubationsnarkose (am liegenden Patienten mit rekliniertem Kopf), bei Erwachsenen ebenso oder in örtlicher Betäubung.
Nach Schlitzen des vorderen Gaumenbogens wird die Tonsille halbscharf aus dem Tonsillenbett (vom oberen Pol angefangen) unter Schonung der Mm. palatoglossus et palatopharyngeus herauspräpariert und am Zungengrund mit einer Schlinge abgeschnürt. Blutende Gefäße werden unterbunden.
Mitunter Nachblutungen am Operationstag, sobald die Wirkung der Anaesthesieflüssigkeit (der Vasoconstringentien zugesetzt sind) nachläßt, oder am 6. bis 7. Tag, wenn sich die weißlichen Fibrinbeläge (Schorfe) abstoßen. Blutende Gefäße werden bei Nachblutungen umstochen. Bei rezidivierenden Blutungen u. U. Gefäßunterbindung der A. carotis ext. oder ihrer Äste im Spatium parapharyngeum. Nach der Tonsillektomie hypertrophiert gelegentlich kompensatorisch das lymphatische Gewebe am Zungengrund oder an den Seitensträngen (Globusgefühl!).

b) Adenotomie (Rachenmandeloperation)

▷ *Indikationen:*
Rachenmandelhyperplasie mit
● ständigem Schnupfen,
● Behinderung der Nasenatmung,
● Schnarchen,
● Tubenventilationsstörungen, Seromucotympanum,
● rezidivierenden Mittelohrkatarrhen,
● Nasennebenhöhlenentzündungen,
● Bronchitis.

Ausführung:
In Intubationsnarkose in Rückenlage mit rekliniertem Kopf, um eine Blutaspiration zu vermeiden.
Abtragen der vergrößerten Rachenmandel mit dem BECKMANN-Ringmesser (Adenotom Abb. 120, S. 262).

IV. Tumoren

A. Gutartige Geschwülste

1. Juveniles Nasenrachenfibrom (Basalfibroid) (Abb. 125)

Auftreten bei männlichen Jugendlichen ab 10 Jahren. Lebhafte Wachstumstendenz. Rückbildungstendenz in manchen Fällen nach der Pubertät.

▷ *Ursache* nicht bekannt, hormonelle Einflüsse?

▷ *Histologie:* Gutartiger gefäßreicher Tumor: *Angiofibrom.*

Sitz: Ursprung von der Fibrocartilago basalis. Breitgestielte Basis am Rachendach (Unterseite des Keilbeinkörpers), füllt den Nasenrachenraum aus und wächst verdrängend und expansiv (klinisch bösartiger Eindruck) in die Nase, in die Nasennebenhöhlen, in die Fossa pterygopalatina und in die Schädelbasis (Clivus und Keilbeinflügel).

▷ *Symptome:*
● Verlegte Nasenatmung mit eitriger Rhinitis.
● Nasenbluten.
● Kopfschmerzen.
● Tubenmittelohrsymptome durch Verlegung der Tube.
● Rhinophonia clausa.

▷ *Befund:*
Postrhinoskopisch: Knolliger grauroter Tumor von glatter Oberfläche im Nasenrachenraum mit Ausläufern in die Choanen, Gefäßzeichnung an der Oberfläche. (Endoskopie!)
Bei *Palpation* sehr hart.
Später Auftreibung des Gesichtsschädels.
Röntgenaufnahmen: Schichtaufnahmen in seitlicher und axialer Aufnahmerichtung zeigen den Tumor und die Knochendestruktion.
Bei der *digitalen Subtraktionsangiographie* füllt sich der gefäßreiche Tumor mit Kontrastmittel an.
Im *Computertomogramm* und im *Kernspintomogramm* wird vor allem die Tumorausdehnung deutlich.

Bei der *Probeexcision* erhebliche Blutungsgefahr!

▷ *Therapie:* Meist kann eine spontane Rückbildung wegen der Blutung und der verlegten Nasenatmung nicht abgewartet werden. Der Tumor ist kaum strahlensensibel, daher Operation:

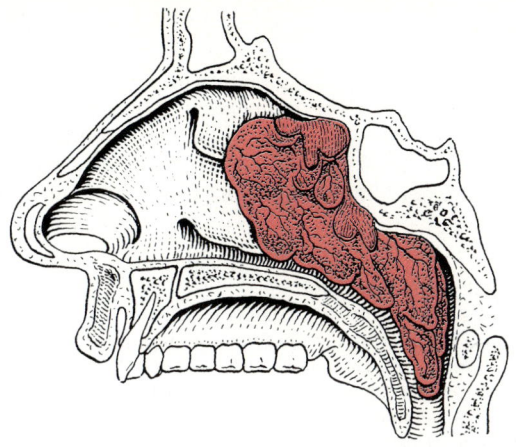

Abb. 125. Juveniles Nasenrachenfibrom

Transmaxillär oder transpalatinal Abtragen des Tumors, dabei heftige Blutung. Bei großen Tumoren vorher Unterbindung der Arteria maxillaris oder der Arteria carotis externa ratsam, evtl. Embolisation der Tumorgefäße.

▷ *Komplikation:* Verbluten. Rezidivneigung, ab dem 25. Lebensjahr jedoch selten.

▷ *Differentialdiagnose:*

Rachenmandelhyperplasie: Bei Palpation weich, gelappt, längsgefurcht (Farbaufnahme 38).

Nasopharynxcyste: Bei Palpation prall-elastisch, glatt (Farbaufnahme 39).

Choanalpolyp: Weich, glasig, *nicht* am Rachendach gestielt, sondern aus der Choane kommend (Farbaufnahme 35).

2. Chordom

Ausgehend von Resten der embryonalen Chorda dorsalis.
Sitz an der Schädelbasis mit Einbruch in die hintere Schädelgrube und die Hypophyse sowie Vordringen in den Nasenrachenraum.

B. Malignome

Die prätherapeutische Einteilung (klinische Klassifikation) der in der *Mundhöhle* am häufigsten vorkommenden Malignome, der Carcinome, erfolgt nach dem **TNM-System** für Lippe und Mundhöhle mit Mundschleimhaut, Alveolarfortsätzen, hartem Gaumen, Mundboden und Zunge nach klinischer Untersuchung mit Endoskopie und bildgebenden Verfahren.

TX = Primärtumor kann nicht beurteilt werden.
TO = Kein Anhalt für Primärtumor.
Tis = Präinvasives Carcinom (= Carcinoma in situ).
T1 = Tumor mit 2 cm oder weniger in seiner größten Ausdehnung.
T2 = Tumor mit mehr als 2 cm, jedoch nicht mehr als 4 cm Ausdehnung.
T3 = Tumor mit mehr als 4 cm Ausdehnung.
T4 = Tumor mit Ausdehnung auf Nachbarstrukturen: Knochen, Skelettmuskeln usw. (Tiefeninfiltration).

Die gleiche Einteilung gilt für den *Oropharynx* mit Tonsillen.

Für den *Nasopharynx* wird die Klassifizierung T1–T4 je nach der Anzahl der befallenen, den Raum begrenzenden Wände (Bezirke) = T1, T2, nach der Überschreitung des Organs (Befall Nase, Oropharynx) = T3 sowie dem Befall der Schädelbasis und der Hirnnervenbeteiligung = T4 vorgenommen. (Hypopharynx s. S. 347.)

N0–3 zeigt den unterschiedlich starken Befall der regionären Lymphknoten an (Halslymphknotenmetastasen S. 377), wobei die Einteilung abhängig ist von der Größe und der Anzahl der Lymphknoten sowie dem ein- oder beiderseitigen bzw. ipsi- oder kontralateralen Befall. (Die für alle Metastasen von Kopf-Halstumoren gültige Einteilung siehe S. 392.)

MX = Das Vorliegen von Fernmetastasen kann nicht beurteilt werden.
M0 und M1 bedeuten keine bzw. vorhandene Fernmetastasen.

pTNM = postoperative histopathologische Klassifikation.
G = Histopathologisches Grading (GX-G4 Differenzierungsgrad).

1. Mundhöhle

a) Zunge, Mundboden

Fast stets **Plattenepithelcarcinome.** Entwicklung nicht selten im Bereich von Leukoplakien. Häufig Alkohol- und Nicotinabusus, schlechte Mundpflege.

▷ *Symptome:* Brennende Schmerzen, verstärkt beim Schlucken. Speichelfluß, Foetor ex ore.

▷ *Befund:* Ulceration am Zungenrand (Farbaufnahme 48) oder am Zungenrücken bis in den Zungengrund.
Bei Palpation ist in der Umgebung der Ulceration die Zunge meist in größerer Ausdehnung hart tumorös infiltriert, nicht selten übergehend auf den Mundboden (Farbaufnahme 43). Lymphknotenmetastasen oft beiderseitig.

▷ *Diagnose:* Durch Biopsie, Sonogramm, Computertomogramm, Kernspintomogramm.

▷ *Therapie:*
● Bei Zungenrand- und Zungenrückencarcinom großzügige Excision – evtl. nach Unterbindung der A. lingualis – und suprahyoidale Ausräumung der Weichteile.
● Bei den prognostisch besonders ungünstigen verhornenden Plattenepithelcarcinomen von Zungengrund und Mundboden, die häufig bereits inoperabel zur Behandlung kommen, entweder simultane Radio-Chemotherapie durch kombinierte Cytostatica (Carboplatin bzw. Cisplatin/5-Fluoro-Uracil) oder alleinige Strahlentherapie,
● bei Operabilität Zungenteilresektion, Mundbodenteilresektion mit suprahyoidaler Ausräumung im Block und Neck dissection (u. U. bds.) nach Unterkieferdurchtrennung oder -teilresektion, plastische Maßnahmen S. 299.

▷ *Heilungsergebnisse:* Nur 15% 5 Jahre Überlebenszeit bei Zungengrundtumoren, günstiger bei Zungenrandtumoren.

▷ *Differentialdiagnose:*
Zungengrundstruma: Schilddrüsenknoten in der Gegend des Foramen caecum. Vor evtl. Exstirpation durch Szintigraphie feststellen, daß weiteres Schilddrüsengewebe vorhanden ist, sonst anschließend Substitution erforderlich.
Kaposi-Sarkom: Hochmaligne Tumorbildung u. a. am harten Gaumen, an der Gingiva und seltener im Kehlkopf bei erworbenem Immundefektsyndrom (AIDS S. 376).

b) Lippen und Wangen

Fast stets **Plattenepithelcarcinome** der Unterlippe oder der Wangenschleimhaut.
Leukoplakien sind als Präcancerosen aufzufassen (nicht selten multiples Auftreten).
Raucher, insbesondere Pfeifenraucher, sind besonders gefährdet.

▷ *Befund:* Ulcus mit hartem Rand und Infiltration der Lippe (Farbaufnahme 50) bzw. der Wange.

▷ *Diagnose:* Durch Probeexcision und histologische Untersuchung.

▷ *Therapie:* Großzügige Excision (meist Keilexcision), gegebenenfalls rekonstruktive Plastik (S. 256 u. S. 299). Bei Metastasen Exstirpation der regionären Lymphabflußgebiete submental und submandibulär, außerdem Neck dissection und Nachbestrahlung.

▷ *Differentialdiagnose:* Syphilitischer Primäraffekt.

2. Nasopharynx

a) **Carcinome:** Meist Plattenepithelcarcinome, seltener Adenocarcinome, adenoidcystische Carcinome und Übergangszellcarcinome (Transitional cell carcinoma).

b) **Undifferenziertes (anaplastisches) Nasopharynxcarcinom (= Lymphoepitheliale Tumoren** SCHMINCKE-REGAUD), gehäuft in Ostasien.

c) **Maligne Lymphome** (Lymphoreticuläre Tumoren): Im Nasopharynx vorwiegend Non-HODGKIN-Lymphome (B-Zell- und T-Zell-Lymphome) mit verschiedenem Malignitätsgrad (S. 379), frühere Nomenklatur u. a. großfolliculäres Lymphosarkom (BRILL-SYMMERS), Retikulosarkom und das bereits im Kindesalter vorkommende lymphoblastäre Lymphosarkom.

Beim undifferenzierten Carcinom des Nasopharynx, seltener des Oropharynx, können – wie auch beim BURKITT-Lymphom – im Gewebe EPSTEIN-BARR-Viren und im Serum IgA-Antikörper gegen Capsidantigen und Early-Antigen des EPSTEIN-BARR-Virus nachgewiesen werden. Sie dienen der Therapie- und Rezidivkontrolle und zeigen die Radiosensitivität des Tumors an (humorale Tumormarker).

Mit Hilfe von monoclonalen Antikörpern können bei manchen Tumoren immunologische Tumormarker diagnostisch zur Differenzierung einer als Frischmaterial entnommenen Gewebeprobe nachgewiesen werden (pathohistologische Tumormarker).

▷ *Symptome:*

Anfangs nur *Tubenventilationsstörungen* (!), behinderte Nasenatmung, schleimig-eitrige Absonderung mit Blutbeimischung.

In diesem Stadium oft nicht erkannt.

Später *Hirnnervenausfälle:* Augenmuskellähmungen, Trigeminusneuralgien. Beteiligung des N. vagus und des N. glossopharyngeus bei Vorwachsen zum Foramen jugulare und durch Metastasen.

▷ *Befund: Postrhinoskopie* und *Lupenendoskopie* (S. 177): Primärtumor im Nasenrachenraum (Farbaufnahmen 40 u. 41), oft nur klein, im Tubenwinkel als höckriges Granulationsgewebe oder als Schleimhautulceration zu erkennen. Bei der Ohrspiegelung retrahiertes Trommelfell oder Seromucotympanum. Schalleitungsschwerhörigkeit.

▷ *Diagnose:* Durch Probeexcision und histologische Untersuchung.

In der Hälfte aller Fälle werden zuerst die Lymphknotenmetastasen – nicht selten bds. – unter und hinter dem Ansatz des M. sternocleidomastoideus an der Schädelbasis und im Nacken entdeckt und nach Exstirpation und histologischer Untersuchung als Malignommetastasen erkannt.

Danach ist eine intensive Fahndung nach dem Primärtumor im Nasenrachenraum erforderlich – unter Umständen Narkose, Velotraktor, Endoskopie mit verschiedenen Optiken, Operationsmikroskop. (Das gleiche gilt bei älteren Patienten mit nicht zu beeinflussendem Tubenmittelohrkatarrh.)
Röntgenschichtaufnahmen der Schädelbasis in seitlicher und axialer Aufnahmerichtung, Computertomogramm (S. 190) oder Kernspintomogramm (S. 321).

▷ *Therapie:*

● Lymphoepitheliale Tumoren und maligne Lymphome sind strahlensensibel und zeigen rasche Rückbildungen unter Megavolttherapie percutan. Bestrahlungen auch der abführenden Lymphwege im Nacken und in den seitlichen Halsweichteilen. Nicht selten Rezidive. Bei generalisierten malignen Lymphomen Cytostatica.
● Auch bei Plattenepithelcarcinomen Strahlentherapie bzw. Radio-Chemotherapie, weil die Tumoren operativ praktisch nie radikal zu exstirpieren sind (Einbruch in die Tube und die Schädelbasis!).
Bei Metastasen Neck dissection (S. 377). Percutane Nachbestrahlung (Hochvolttherapie).
Bei Mukotympanum Paukendrainage.

▷ *Heilungsergebnisse:* Nur 15% 5 Jahre Überlebenszeit, bei strahlensensiblen Tumoren besser. Gilt auch für Oropharynxtumoren (S. 298).

▷ *Differentialdiagnose:* Bei übelriechenden Borken oder Sekret im Nasopharynx an *Bursitis pharyngealis* (TORNWALDT-Krankheit) denken: Entzündung einer Bursa pharyngea am Rachendach (Persistierende Tasche in der Mittellinie).

3. Oropharynx (Tonsille, Zungengrund)

a) **Carcinome** (in späteren Lebensjahren) und Übergangszellcarcinome.

b) **Lymphoepitheliale Tumoren** (SCHMINCKE-REGAUD).

c) **Maligne Lymphome** (Lymphoreticuläre Tumoren) (s. auch S. 296 u. 378).

▷ *Symptome:* Frühzeitig einseitige Schluckbeschwerden, Stiche ins Ohr.

▷ *Befund:* Ulceration und geschwüriger Zerfall der Tonsille bei Carcinom (Farbaufnahme 47), mehr tumoröser Prozeß bei malignem Lymphom. Kieferklemme.
Bei Palpation erscheint die Tonsille verhärtet.
Ein Übergreifen auf Gaumenbögen, weichen Gaumen und vor allem Zungengrund verschlechtert die Prognose erheblich (S. 295).
Frühzeitige Metastasierung in die Kieferwinkellymphknoten (Farbaufnahme 51).

▷ *Diagnose:* Durch Biopsie, Sonogramm, Computertomogramm, Kernspintomogramm.

▷ *Therapie:*
● Tonsillektomie mit Einschluß der Gaumenbögen und evtl. Teilen des Zungengrundes.
● Bei Inoperabilität Radio-Chemotherapie, u. U. palliative Tumorverkleinerung mit dem CO_2-Laser.
● Bei Carcinommetastasen zusätzlich Neck dissection und Nachbestrahlung.
● Bei Übergangszellcarcinom (Transitional cell carcinoma), lymphoepithelialem Tumor und malignem Lymphom Bestrahlung der Tonsillengegend und der seitlichen Halsweichteile (Hochvolttherapie) besser als operative Behandlung. Bei malignen Lymphomen auch Chemotherapie.

▷ *Schmerztherapie* in der Onkologie bei Bedarf nach einem festen Zeitplan regelmäßig durch Kombination von peripher und zentral wirkenden opiatfreien und opiathaltigen oralen, später parenteralen Analgetica (Stufenplan), zusätzlich Neuroleptica. Neuerdings epidurale, u. U. intradurale Applikation mittels Pumpsystem.

▷ *Differentialdiagnose:*
- Bei Ulceration: Angina PLAUT-VINCENT, Agranulocytose, Tuberkulose (S. 283).
- Bei tumoröser Vergrößerung der Tonsille und der Lymphknoten: Hyperplasie, HODGKIN-Lymphom (S. 379).

4. Hypopharynx (siehe S. 346)

(Pulsionsdivertikel Hypopharynx s. S. 363)   3.3.4

V. Plastische Maßnahmen   3.3.5

Defekte im Bereich der Mundhöhle entstehen – abgesehen von Lippen-Kiefer-Gaumenspalten (S. 271) – durch Tumoroperationen. Defektplastiken werden vor allem an den Lippen, den Wangen, dem Gaumen und zur Abdeckung des Mundbodens erforderlich.

Man verwendet zur **Rekonstruktion**

a) von Lippendefekten Rotationslappen aus der gegenüberliegenden Lippe oder Verschiebelappen aus der Wange,

b) von Wangen- oder Mundbodendefekten Hals-, Brust- oder Schulterlappen (Innenauskleidung mit Spalthaut) oder gefäßgestielte myocutane Insellappen des M. pectoralis major,

c) des Mundbodens auch eine Fixation der Restzunge an der Wangenschleimhaut,

d) des Gaumens und des Oropharynx Lappen aus der Wangenschleimhaut oder der Temporalgegend oder freie Unterarmlappen (s. u.),

e) eines funktionsfähigen Unterkiefers Knochenspäne oder Metallimplantate.

Anstelle von Nahlappen kommen Fernlappen (Rundstiellappen) aus der Bauchhaut kaum noch in Frage. Viel verwendet werden heute freie, revascularisierte Transplantate (Mikrochirurgischer Gewebetransfer, z.B. ein myocutaner Latissimus dorsi Lappen, ein fasciocutaner Unterarmlappen oder ein osteomyocutaner Lappen mit Beckenkamm bei zusätzlichem Unterkieferknochendefekt. Die Transplantate werden an die Gefäße der Empfängerregion angeschlossen, S. 379.)

VI. Schlafapnoe S. 402

VII. Dysphagie (Siehe auch S. 415)

Schluckstörungen (Dysphagien) sind Folgen neurogener oder myogener Erkrankungen mit Beeinträchtigung des normalen Schluckaktes von der Mundhöhle bis in den oberen Oesophagus. Schmerzen fehlen. Durch „Verschlucken" besteht Aspirationsgefahr!

▷ *Therapie:* Bei schwerem Krankheitsbild mit Hirnstamm- oder Hirnnervenlähmungen (N. IX, X und N. XII) Tracheotomie und Abblocken der Trachealkanüle. Bei einseitiger Lähmung Möglichkeit der Resektion der paralytischen ausgesackten Pharynxwand und Myotomie des Schleudermuskels (S. 363).

Prüfungsaufgaben zu Mundhöhle und Pharynx s. Anhang Aufgaben 193–221.

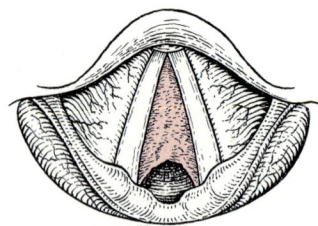

Abb. 126. Segelbildung zwischen den Stimmbändern

Larynx und Trachea

Entwicklung

Das Tracheo-Bronchialsystem mit dem Kehlkopf entsteht durch Ausbuchtung aus dem Vorderdarm. Aus dem vorderen oberen Anteil der Ausbuchtung entwickeln sich die Anlagen zur Supraglottis mit der Epiglottis
und den Aryknorpeln und aus den oberen Trachealabschnitten Glottis
und Subglottis mit dem Ringknorpel. Gefäß- und Nervenversorgung sowie Lymphabfluß sind daher supra- und subglottisch verschieden (S. 312).

Das Zungenbein entstammt dem zweiten und dritten, der Schildknorpel
dem vierten und fünften Schlundbogen. Beim Erwachsenen können die
Kehlkopfknorpel, zuerst Schild- und Ringknorpel und später die Aryknorpel, verknöchern.

Der M. cricothyroideus (äußerer Stimmlippenspanner) stammt – ebenso
wie der M. constrictor pharyngis (Schlundschnürer) – aus Anteilen des
vierten Schlundbogens und wird vom N. laryngeus sup. versorgt. Die innere Kehlkopfmuskulatur leitet sich vom sechsten Schlundbogen ab, ihre Innervation erfolgt durch den N. laryngeus inf. (= N. recurrens). Eine besondere Größenzunahme erfährt der Kehlkopf während der Pubertät.

Mißbildungen (GK 4.3.1)

1. Am häufigsten finden sich angeborene **Bildungsstörungen der Epiglottis.** Sie kann rinnenförmig, hufeisenförmig oder sehr schmal ausgebildet sein. Zusammen mit einer besonderen Weichheit beim Säugling
ist sie dann Ursache eines inspiratorischen **kongenitalen Stridors** (Stridor laryngis).

▷ *Therapie:* Zuwarten, bis sich die Kehlkopfknorpel im ersten Lebensjahr
festigen, evtl. vorübergehend Intubation.

2. **Segelbildung** (Diaphragma) in der vorderen Kommissur zwischen den
Stimmbändern führt ebenfalls zu kongenitalem Stridor (Abb. 126).

▷ *Therapie:* Geschlossene Behandlung: Durchtrennen des Segels (Laser-chirurgie) und evtl. Einnähen eines Kunststoffröhrchens oder offene Be-handlung: Thyreotomie und Einlegen einer T-förmigen Kunststoffplatte (siehe Abb. 144, S. 324), jeweils bis die Wundfläche überhäutet ist.

3. Ausweitungen des Sinus MORGAGNI im Sinne einer **Laryngocele** kön-nen angeboren oder erworben sein (Pressen, Husten, Glasbläser!). Be-findet sich die Aussackung innerhalb des Kehlkopfes (innere Laryngoce-le, Farbaufnahme 66) wölbt sich das Taschenband vor (Heiserkeit, Luft-not). Tritt sie dagegen zwischen oberer Schildknorpelkante und Zungen-bein durch die Membrana hyothyroidea in die Halsweichteile (äußere Laryngocele), kommt es zur Vorwölbung außen am Hals (Abb. 127).

▷ *Diagnose:* Im Sonogramm, im Röntgenbild, insbesondere im Computer-tomogramm und im Kernspintomogramm gute Darstellung des Luft-sackes, bei Infektion Sekretspiegelbildung.

▷ *Therapie:* Exstirpation von außen. Kleine innere Laryngocelen können endolaryngeal entfernt werden.

4. Sulcus glottidis: Längsfurche (Rinnenbildung) entlang der Stimmlippe.

Anatomie

I. Das knorplige Kehlkopfgerüst (Abb. 128)

1. **Kehldeckel** (Epiglottis): Löffelförmiger, durchlöcherter, elastischer Knorpel, dessen Stiel (Petiolus) über der vorderen Stimmlippenkommis-sur liegt. Der freie Epiglottisrand reicht bis in Höhe der Mitte des Zun-gengrundes nach oben.

2. **Schildknorpel** (Cartilago thyroidea): Zwei Platten aus hyalinem Knor-pel, die vorn im rechten Winkel zusammengewachsen sind und mit der Eminentia laryngea (Adamsapfel) außen am Hals deutlich vorspringen. Die hinteren Ränder laufen oben und unten in die Schildknorpelhörner aus. Durch Bänder sind die oberen mit dem Zungenbein, die unteren mit dem Ringknorpel verbunden. Zwischen Zungenbein und Schild-knorpeloberrand finden sich die *Membrana hyothyroidea*, zwischen Schildknorpelunterrand und Ringknorpel das *Ligamentum cricothyroi-deum* (= Ligamentum conicum, Stelle der Coniotomie!).

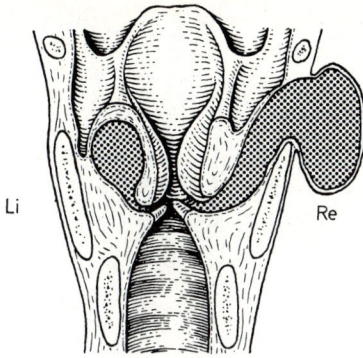

Abb. 127. Innere Laryngocele links. Äußere Laryngocele rechts

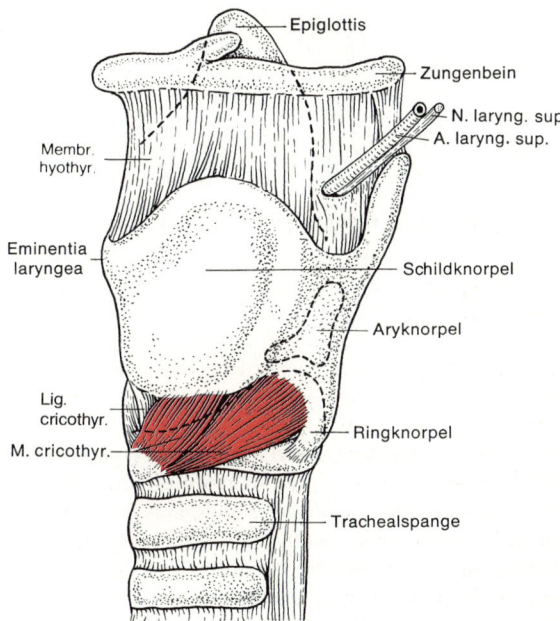

Abb. 128. Kehlkopf: Knorpelgerüst, Membranen, äußere Muskulatur

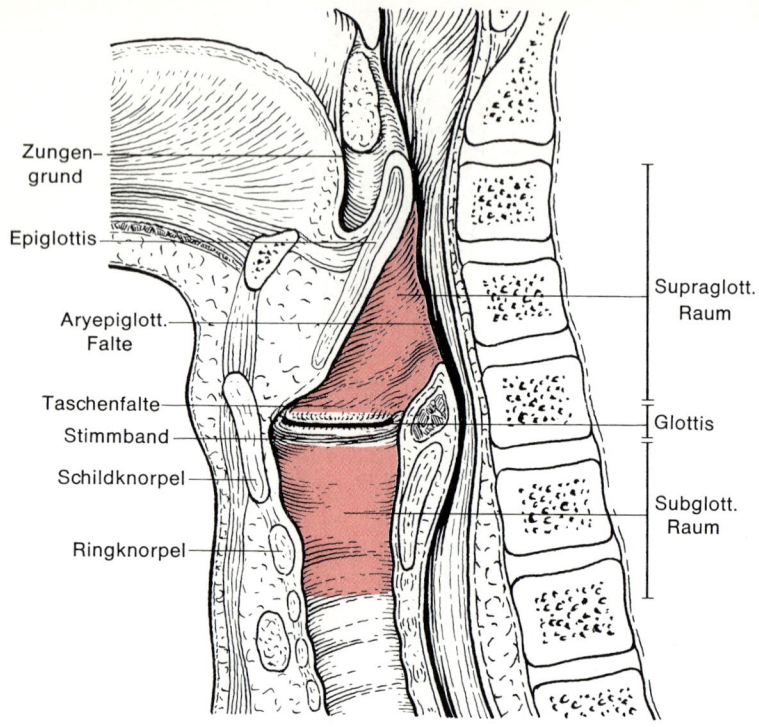

Zungen-
grund

Epiglottis

Aryepiglott.
Falte

Taschenfalte

Stimmband

Schildknorpel

Ringknorpel

Supraglott.
Raum

Glottis

Subglott.
Raum

Abb. 129. Kehlkopfinneres (von der Seite)

3. **Ringknorpel** (Cartilago cricoidea): Ein siegelringähnlicher hyaliner Knorpel mit der Platte hinten.

4. Zwei **Stellknorpel** (Cartilago arytaenoidea = **Aryknorpel**): Die kleinen Knorpelpyramiden sitzen der Ringknorpelplatte auf und sind mit ihr durch Dreh-Gleitgelenke verbunden. An der Basis der Pyramide dient der nach vorn gerichtete *Processus vocalis* als Ansatz für den M. vocalis, der nach lateral gerichtete *Processus muscularis* als Ansatz für die Mm. cricoarytaenoidei. Auf der Spitze der Pyramide sitzen die funktionell bedeutungslosen WRISBERG- und der SANTORINI-Knorpel.

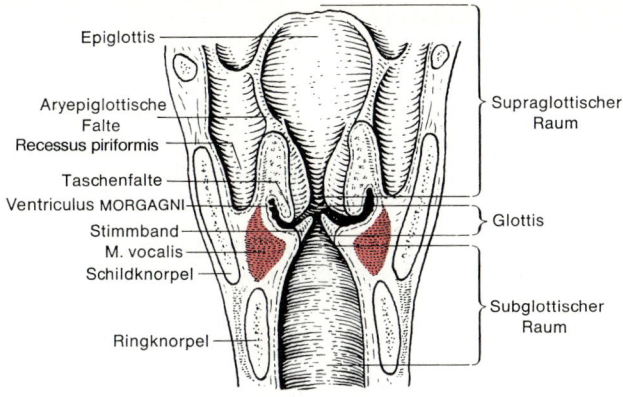

Epiglottis

Aryepiglottische
Falte

Recessus piriformis

Taschenfalte

Ventriculus MORGAGNI

Stimmband

M. vocalis

Schildknorpel

Ringknorpel

Supraglottischer
Raum

Glottis

Subglottischer
Raum

Abb. 130. Kehlkopfinneres (von hinten)

II. Kehlkopfinneres (Abb. 129 u. Abb. 130)

Der **supraglottische Raum** (Vestibulum laryngis) reicht vom Kehlkopf-eingang = Aditus laryngis (Epilarynx: freier Epiglottisrand, aryepiglot-tische Falten, Aryknorpel) bis zu den Taschenfalten. Zwischen der Ta-schenfalte und der Stimmlippe findet sich auf jeder Seite der Eingang in den MORGAGNI-Ventrikel (Ventriculus MORGAGNI, Ventriculus laryn-gis).

Der **glottische Raum** (Glottis, Rima glottidis = Stimmritze) liegt zwi-schen den Stimmlippen, die die Mm. vocales enthalten. Stimmband (Li-gamentum vocale) = Fasern am Rand der Stimmlippe.

Der **subglottische Raum** reicht unterhalb der Stimmlippen bis zum un-teren Rand des Ringknorpels.

Die **Recessus piriformes** liegen lateral von den aryepiglottischen Falten.

Der Kehlkopf ist mit Becherzellen enthaltendem *mehrreihigen Flimmer-epithel* ausgekleidet. Das Sekret wird in Richtung Rachen befördert.

Auf den Stimmlippen und stellenweise auch auf der laryngealen Epi-glottisfläche findet sich Schleimhaut mit geschichtetem Plattenepithel, das sich im Alter im Kehlkopf ausdehnt.

III. Kehlkopfmuskulatur

A. Stimmlippenspanner

1. **M. cricothyroideus:** Vom vorderen oberen Rand des Ringknorpels zum vorderen unteren Rand des Schildknorpels (Abb. 128, S. 303 u. Abb. 132).

Funktion: Nähert visierartig den Schildknorpel an den Ringknorpel und spannt dabei die Stimmlippe **(äußerer Stimmlippenspanner)** (Abb. 131 a).

Funktionsausfall: Beide Stimmlippen schlaff (Der Ausfall eines äußeren Kehlkopfmuskels wirkt sich auch auf die Gegenseite aus). Stimme heiser, kraftlos (Abb. 131 b).

Innervation: Als **einziger** Muskel vom **N. laryngeus sup.** innerviert, da der Muskel außerhalb des Kehlkopfgerüstes liegt.

Alle übrigen an Atmung und Stimmbildung beteiligten Muskeln sind *innere* Kehlkopfmuskeln, setzen am Aryknorpel an (Abb. 132) und werden vom **N. laryngeus inf. (N. recurrens)** innerviert.

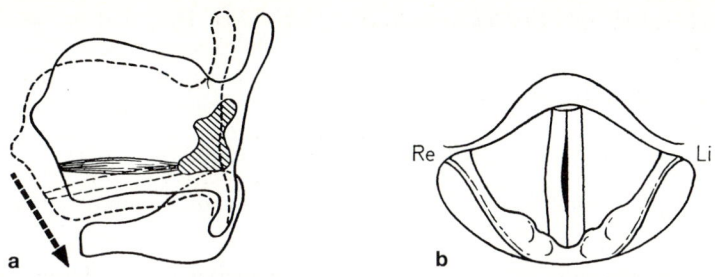

Abb. 131 a, b. Wirkung des äußeren Kehlkopfmuskels (M. cricothyroideus).
a Funktion; **b** Funktionsausfall rechts

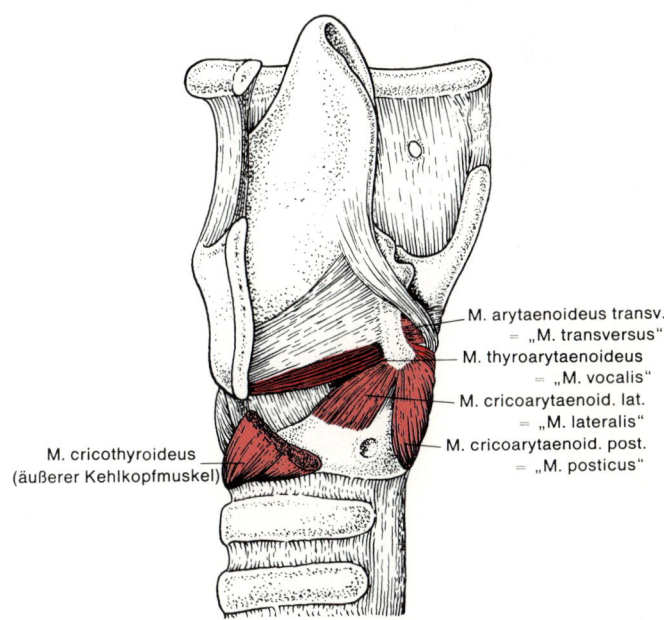

M. arytaenoideus transv.
= „M. transversus"

M. thyroarytaenoideus
= „M. vocalis"

M. cricoarytaenoid. lat.
= „M. lateralis"

M. cricoarytaenoid. post.
= „M. posticus"

M. cricothyroideus
(äußerer Kehlkopfmuskel)

Abb. 132. Innere Muskulatur des Kehlkopfes (Schildknorpel links entfernt)

2. **M. vocalis** (M. thyroarytaenoideus) (Abb. 133): Der mediale Anteil zieht von der Innenfläche der vorderen Schildknorpelabschnitte zum Processus vocalis des Aryknorpels. Der Muskel liegt in der Stimmlippe, deren freier Rand unter dem Epithel aus den elastischen Fasern des Stimmbandes (Ligamentum vocale) besteht. (Der laterale Anteil des M. thyroarytaenoideus zieht zur Seitenfläche des Aryknorpels).

Funktion: Spannung der Stimmlippen. Verengung der Stimmritze **(Rima glottidis)** und Feinregulierung des Tones.

Funktionsausfall: Einseitig: schlaffe Stimmlippe. Beiderseits: Bei Phonation bleibt ein ovalärer Spalt zwischen den Stimmlippen bestehen („Internusschwäche").

B. Stimmritzenöffner

M. cricoarytaenoideus posterior (M. posticus) (Abb. 134): Von der Ringknorpelplatte zum Processus muscularis des Aryknorpels.

Funktion: **Einziger Glottisöffner** durch Zug am Processus muscularis des Aryknorpels nach hinten medial.

Funktionsausfall: Die Glottis kann nicht geöffnet werden. Bei beiderseitiger Störung Atemnot!

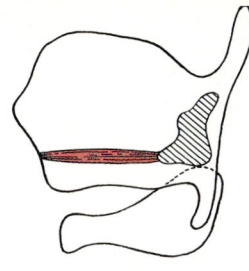 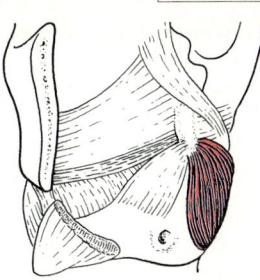

a Topographie

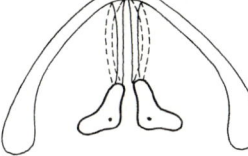 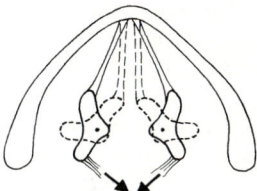

b Funktion

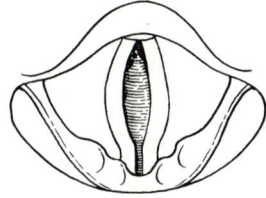 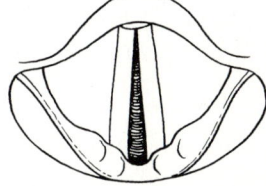

c Funktionsausfall

Abb. 133 a–c. M. vocalis

Abb. 134 a–c. M. cricoarytaenoideus posterior (M. posticus)

C. Stimmritzenschließer

Außer dem bereits als Stimmlippenspanner erwähnten M. vocalis:

1. **M. cricoarytaenoideus lateralis** (M. lateralis) (Abb. 135): Von den seitlichen Abschnitten des Ringknorpels zum Processus muscularis des Aryknorpels.

Funktion: Schließt – abgesehen vom hinteren Drittel – die Glottis durch Zug am Processus muscularis des Aryknorpels nach vorn seitlich.

Funktionsausfall: Die Glottis kann nicht geschlossen werden. Bei beiderseitiger Störung besteht eine rhombusähnliche Glottisöffnung während der Phonation.

2. **M. arytaenoideus transversus** (M. transversus) (Abb. 136): Zwischen den Aryknorpeln.

Funktion: Schließt das hintere Drittel der Glottis durch Annäherung der Aryknorpel. Unterstützt vom M. arytaenoideus obliquus.

Funktionsausfall: Bei beiderseitiger Störung bleibt ein hinterer dreieckiger Spalt zwischen den Aryknorpeln während der Phonation bestehen.

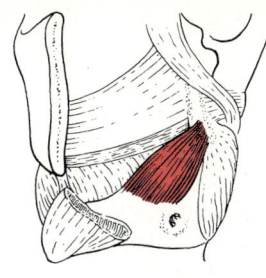 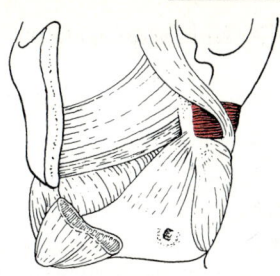

a Topographie

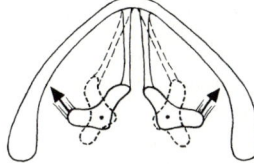 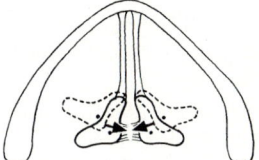

b Funktion

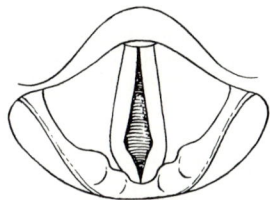 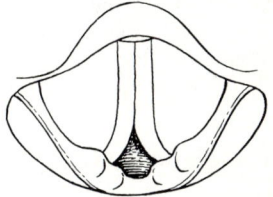

c Funktionsausfall

Abb. 135 a–c. M. cricoarytaenoideus lateralis (M. lateralis)

Abb. 136 a–c. M. arytaenoideus transversus (M. transversus)

IV. Kehlkopfnerven (Abb. 137)

1. Der **N. laryngeus superior** geht im oberen Halsteil vom N. vagus (X) ab und versorgt
mit einem äußeren Ast motorisch den M. cricothyroideus und
mit einem inneren Ast sensibel die obere Kehlkopfschleimhaut bis zum Stimmband (außerdem motorische Fasern für die supraglottische Muskulatur). Dieser Ast gelangt zusammen mit der A. und V. laryngea superior durch die Membrana hyothyroidea in den Kehlkopf.

2. Der **N. laryngeus inferior (N. recurrens)** geht im unteren Halsteil bzw. im oberen Thoraxbereich vom N. vagus (X) ab und tritt in den Brustraum ein. Der rechte Nerv zieht um die A. subclavia, der linke reicht noch tiefer herab und zieht um den Aortenbogen. Er ist daher durch Prozesse im Mediastinum stärker gefährdet! Sie steigen danach seitlich zwischen Trachea und Oesophagus wieder zum Kehlkopf hoch (Nähe zum unteren Schilddrüsenpol und zur A. thyroidea inf.) und versorgen motorisch die innere Kehlkopfmuskulatur.
Der N. recurrens versorgt außerdem die Schleimhaut der subglottischen Region und der Trachea sensibel.

V. Gefäße (Abb. 137)

A. laryngea superior und **Ramus cricothyroideus** aus A. thyroidea superior aus A. carotis externa (oder A. carotis communis).

A. laryngea inferior (nur für Subglottis und M. cricoarytaenoideus posterior) aus A. thyroidea inferior aus A. subclavia.

Venenabfluß in die **Vena jugularis interna.**

Lymphabfluß:
Die Stimmlippen enthalten nur spärlich Lymphbahnen (prälaryngealer Lymphknoten). Abfluß aus den supraglottischen Abschnitten (Kehldeckel, aryepiglottischen Falten, Taschenfalten) in die tiefen Halslymphknoten auf der Gefäßscheide **(Nodi lymphatici cervicales profundi).** Abfluß aus den subglottischen Abschnitten in die **prä- und paratrachealen Lymphknoten** (siehe auch Abb. 156, S. 370).

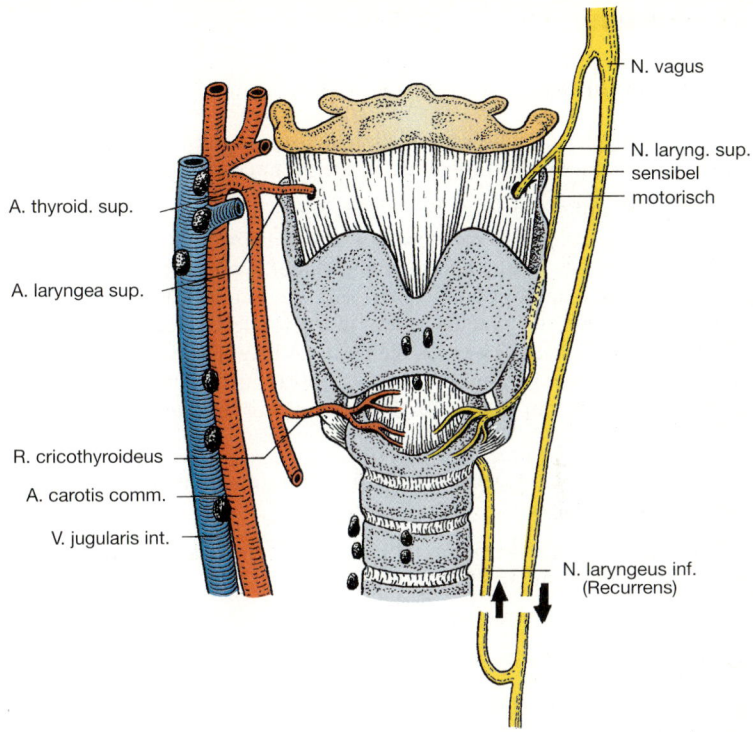

N. vagus

N. laryng. sup.
sensibel
motorisch

A. thyroid. sup.

A. laryngea sup.

R. cricothyroideus

A. carotis comm.

V. jugularis int.

N. laryngeus inf.
(Recurrens)

Abb. 137. Gefäße (rechte Kehlkopfseite), Nerven (linke Kehlkopfseite) und Lymphknoten des Kehlkopfes, obere Trachea

VI. Trachea (Abb. 137)

Vom Ringknorpel bis zur Bifurkation 16 hufeisenförmige, hinten offene Knorpelspangen, die durch elastisches Bindegewebe verbunden sind. Die Hinterwand der Trachea ist membranös (Paries membranaceus) und liegt auf dem Oesophagus. Die Schleimhaut trägt Flimmerepithel. Der seitlichen Trachealwand liegen die Schilddrüsenlappen an, sie sind vor der Trachea durch den Isthmus verbunden. Beim Schlucken hebt sich die Schilddrüse zusammen mit Kehlkopf und Luftröhre.

Physiologie

I. Schutzfunktion

Das Eindringen von Flüssigkeit oder Speisen in die tieferen Luftwege beim Schlucken wird auf folgende Weise vermieden:

1. Der Kehlkopf steigt beim Schlucken hoch. Dadurch drückt der Zungengrund die Epiglottis vor den Kehlkopfeingang und verschließt ihn. (Die Funktion des Kehldeckels kann auch der Zungengrund allein übernehmen.) Mit dem Kehlkopf heben sich die Schilddrüse, nicht jedoch Lymphknoten auf der Gefäßscheide oder laterale Halscysten!
Das Heben und Senken von Zungenbein und Kehlkopf beim Schlucken ist im wesentlichen bedingt durch die Kontraktion der vom Zungenbein und Kehlkopf an der Schädelbasis und am Sternum ansetzenden Muskeln.

2. Die Stimmlippen legen sich beim Schlucken aneinander und verschließen die Glottis.

3. Der Hustenreflex wird ausgelöst, sobald ein Fremdkörper in den Kehlkopf oder in die Trachea gelangt.

II. Atmung

Die engste Stelle im Kehlkopf liegt in Höhe der Glottis, die durch Auseinanderweichen der Stimmlippen bei der Einatmung weit geöffnet wird **(Respirationsstellung)** (s. Abb. 139 a, S. 317. Farbaufnahme 55).
Stenosen im Kehlkopfbereich führen zu inspiratorischem Stridor, Trachealstenosen zu in- und exspiratorischem Stridor.

III. Stimmbildung S. 395

Untersuchungsmethoden

I. Inspektion

Die Besichtigung des Kehlkopfes von außen ist wichtig, um Prozesse zu erkennen, die auf das Kehlkopfgerüst übergegriffen haben (Tumoren, Perichondritis).

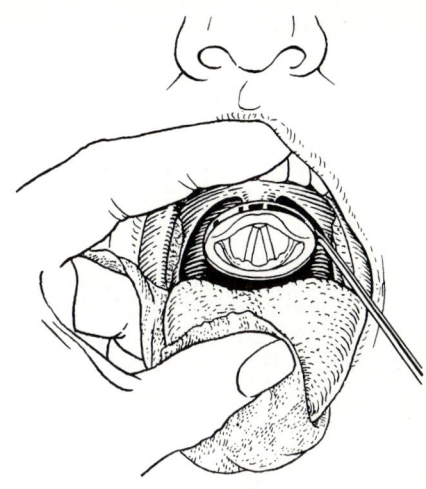

Abb. 138. Spiegeluntersuchung des Kehlkopfes

Beim Schluckenlassen sieht man bei schlankem Hals, daß der Kehlkopf mit der Schilddrüse unter der Haut nach oben steigt.

II. Laryngoskopie

A. Indirekte Laryngoskopie

Erstmals an sich selbst durchgeführt 1855 von dem spanischen Gesanglehrer GARCÍA.

Gebrauch von Lichtquelle und Stirnreflektor wie bei der Otoskopie (S. 40).

Zur Laryngoskopie benötigt man ein **Mulläppchen,** um die Zunge zu fassen, und einen **Kehlkopfspiegel,** der eine größere Spiegelfläche als der zur Postrhinoskopie verwendete Spiegel besitzt.

Ausführung (Abb. 138):

Die Zunge wird mit der *linken* Hand vorgezogen: Der Daumen liegt auf der Zunge, der Mittelfinger an der Unterseite der Zungenspitze. Der Mittelfinger schützt das Frenulum der Zunge gleichzeitig vor den scharfen Kanten der unteren Schneidezähne. Der Zeigefinger wird verwendet, um eine herabhängende Oberlippe, gegebenenfalls auch einen Schnurrbart nach oben zu schieben. Das Licht wird auf die Uvula gerichtet.

Der auf der Glasseite angewärmte Spiegel, dessen Erwärmung auf dem eigenen Handrücken überprüft werden muß, wird wie ein Federhalter in die *rechte* Hand genommen und unter dem Gaumen entlang bis an das Zäpfchen geführt. Der Zungengrund darf dabei nicht berührt werden (Würgreiz!).

Das Zäpfchen wird auf die Hinterfläche des Spiegels geladen und nach hinten oben geschoben. Der Spiegelgriff wird im linken Mundwinkel abgestützt.

Durch das Hervorziehen der Zunge richtet sich die Epiglottis auf, und der Einblick in den Kehlkopf wird frei. Sagt der Patient „hi", stellt sich die Epiglottis noch steiler.

Bei starkem Würgreiz kann der Rachen mit einem Xylocain®-Pumpspray (Lidocain) unempfindlich gemacht werden. Zahnprothesen sollen vor der Untersuchung entfernt werden.

Kehlkopfspiegelbild (Abb. 139 und Farbaufnahme 55)

Im Spiegel werden die **Seiten richtig wiedergegeben** (das rechte Stimmband erscheint im Spiegelbild auch auf der rechten Seite des Patienten), **vorn** (z.B. vordere Commissur) ist im Spiegel **oben, hinten** (z.B. Aryknorpel) ist im Spiegel **unten.** Man erkennt ganz oben über dem Kehlkopf im Spiegel den *Zungengrund* und die *Valleculae epiglotticae.* Darunter liegt der *Kehlkopfeingang,* der oben vom *freien Rand der Epiglottis,* rechts und links von den *aryepiglottischen Falten* und hinten von den *Aryknorpeln* gebildet wird. Innerhalb dieser Begrenzung liegen lateral die *Taschenfalten* und weiter medial die weißen *Stimmbänder* (Ränder der Stimmlippen), zwischen denen man bei der Respiration durch die dreieckige *Glottis* hindurch auf die *Vorderwand der Trachea* mit den oberen Trachealknorpeln sieht (Abb. 139a).

Bei der Phonation („hi" sagen lassen!) legen sich die Stimmbänder in der Mitte der Glottis aneinander und verschließen sie (Abb. 139b). Die Beweglichkeit der Aryknorpel zeigt sich außerdem an der Entfaltung der lateral von den aryepiglottischen Falten liegenden Recessus piriformes während der Phonation.

Nimmt der Patient gegenüber der normalen Haltung (Abb. 140) den Kopf weit zurück und steht der Untersucher, läßt sich die Kehlkopfvorderwand besonders gut sehen (TÜRCK, Abb. 141a). Beugt der stehende

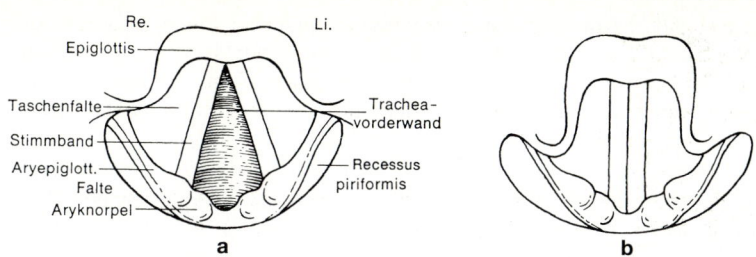

Re.   Li.

Epiglottis

Taschenfalte   Trachea-
                                vorderwand
Stimmband

Aryepiglott.   Recessus
  Falte   piriformis
Aryknorpel

a   b

Abb. 139 a, b. Kehlkopfspiegelbild. **a** Respirationsstellung; **b** Phonationsstellung

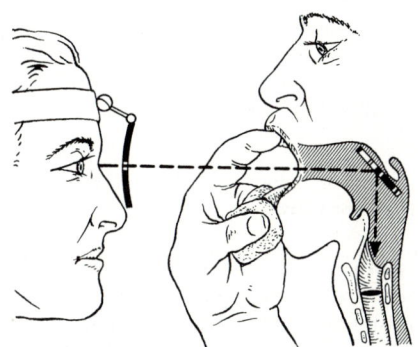

Abb. 140. Normale Haltung beim Spiegeln

Patient den Kopf vor, bekommt der Untersucher einen besseren Aufblick auf die Kehlkopfhinterwand (KILLIAN, Abb. 141 b). Man sollte daran denken, daß das im Spiegelbild scheinbar in einer Ebene liegende Kehlkopfinnere eine Tiefenausdehnung von 8–10 cm vom Epiglottisrand bis in den subglottischen Raum hat.

Eine indirekte Laryngoskopie ist auch mit einer vergrößernden Weitwinkeloptik (Lupenlaryngoskop = **Lupenendoskop** Abb. 77, S. 177), die durch den Mund bis zur Rachenhinterwand vorgeschoben wird, möglich und kann weitere Aufschlüsse bringen. Außerdem lassen sich Kehlkopf und Trachea direkt mit dünnen **flexiblen Endoskopen,** die durch die Nase oder den Mund vorgeschoben werden, inspizieren.

Pathologische Befunde sind:
Rötung, Schwellung, Tumorgranulationen, Ulcerationen, Fremdkörper, Bewegungseinschränkung der Stimmlippen, Rückstände von Speichel im Recessus piriformis (bei Schlucklähmung).

B. Direkte Laryngoskopie

Erstmals angegeben von dem Laryngologen KIRSTEIN 1894.
Mit beleuchteten starren Rohren oder Rinnenspateln wird der Kehlkopf direkt eingestellt und betrachtet. Die Laryngoskope können durch Abstützen auf der Brust zu selbsttragenden Instrumenten werden (Stützautoskopie). Beim Einführen des Laryngoskopes wird – wie bei der direkten Tracheoskopie, der Bronchoskopie und der Oesophagoskopie – der Kopf des Patienten weit nach hinten überstreckt und das Rohr über den mundbodenwärts gedrückten Zungengrund vorgeschoben, bis die Epiglottis aufgeladen werden kann. (Untersuchung mit flexiblen Endoskopen s. oben.)

C. Mikrolaryngoskopie

Das Operationsmikroskop gestattet es, im Zusammenhang mit der direkten Laryngoskopie am liegenden, narkotisierten Patienten (Intubation oder Injektorbeatmung) unter 6–40facher Vergrößerung Diagnose und Therapie von Stimmlippenveränderungen zu verfeinern (**Mikrochirurgie des Kehlkopfes** Abb. 142, endoskopische Operationen, Kehlkopfbehandlungsmöglichkeit mit CO_2-Laserstrahlen).

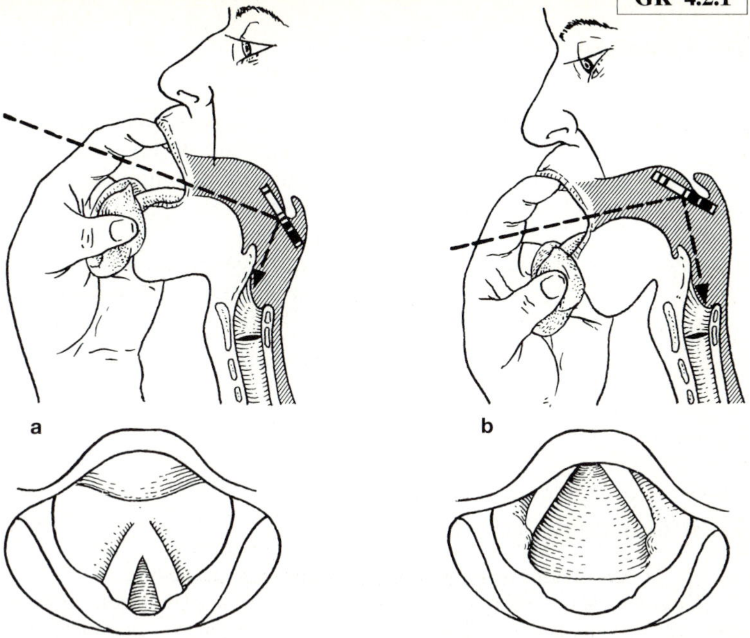

Abb. 141. a Besichtigung der Kehlkopfvorderwand (vordere Kommissur); **b** Besichtigung der Kehlkopfhinterwand

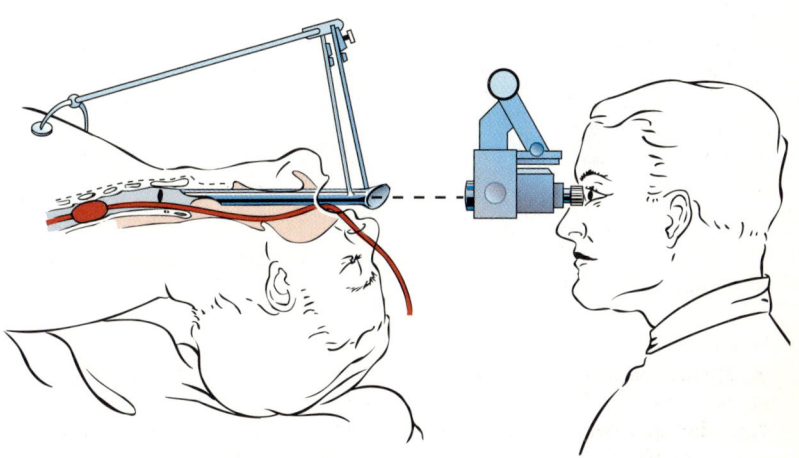

Abb. 142. Direkte Laryngoskopie zur Mikrochirurgie des Kehlkopfes

III. Palpation

Bei der Betastung wird die Konsistenz und die Druckschmerzhaftigkeit der Veränderung sowie die Beweglichkeit des Kehlkopfes beim Schlucken und die Lage der Schilddrüse zum Kehlkopfgerüst geprüft. Die Schilddrüse steigt mit dem Kehlkopf beim Schlucken nach oben!

Von großer Bedeutung ist die Palpation der Lymphknotengebiete des Halses, um metastatische Prozesse zu erkennen und sich über Sitz, Ausdehnung und Verschieblichkeit der Metastasen zu orientieren (S. 374).

IV. Bildgebende Verfahren

Indikationen: Knorpelfrakturen, Stenosen, Kehlkopftumoren, Fremdkörper, Laryngocelen, Verlagerung oder Verdrängung des Kehlkopfes.

A. Röntgennativaufnahmen

1. Seitliche Aufnahmerichtung:
Auf der Aufnahme zeigt sich das Knorpelskelett des Kehlkopfes um so besser, je stärker die Knorpel verkalkt sind. Weiche Aufnahmen dienen dazu, auch die Weichteile und den lufthaltigen Raum des Kehlkopfinneren zur Darstellung zu bringen.

2. Posterior-anteriore Aufnahmerichtung:
Der lufthaltige Raum mit Taschenfalten, Ventriculus MORGAGNI und Stimmlippen wird dargestellt (Abb. 143).

B. Röntgentomographie

Überlagerungen durch die Wirbelsäule lassen sich durch Schichtaufnahmen vermeiden, die die Ausdehnung von Kehlkopftumoren und -stenosen wiedergeben.

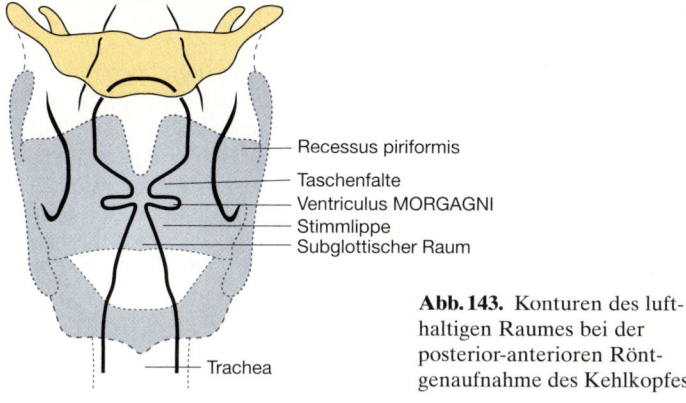

Recessus piriformis
Taschenfalte
Ventriculus MORGAGNI
Stimmlippe
Subglottischer Raum

Trachea

Abb. 143. Konturen des lufthaltigen Raumes bei der
posterior-anterioren Röntgenaufnahme des Kehlkopfes

C. Computertomographie

Die hochauflösende Computertomographie zeigt das Ausmaß der Tumorinfiltration, der Knorpelfrakturen sowie Ausdehnung (Sitz) von Laryngocelen und Stenosen.

D. Laryngographie

Ein vorsichtiges Besprühen der Kehlkopfschleimhaut mit Kontrastmittel
macht Veränderungen der Konturen des lufthaltigen Kehlkopflumens
auf Röntgenaufnahmen noch deutlicher.

E. Kernspintomographie

(MRT = Magnetic Resonance Tomography, MRI = Magnetic Resonance
Imaging)

Mit der MR-Tomographie können überlagerungsfreie Schnittbilder jeder Körperregion in beliebiger Schnittführung gewonnen werden. Gemessen werden feinste magnetische Eigenschaften von Wasserstoffker-
nen und das Maß ihrer Beweglichkeit. Das Verfahren zeichnet sich
durch eine sehr kontrastreiche Darstellung gerade der *Weichteile* (Tumorausdehnung, Metastasen) aus und ist damit teilweise komplementär
zu den Röntgenverfahren. Bei T1-Gewichtung erreicht man ein hohes
anatomisches Auflösungsvermögen und bei Gabe eines Kontrastmittels
(Gd-DTPA) hohe Spezifität. T2-Gewichtungen ermöglichen hohe Sensi-
tivität bei der Suche pathologischer Veränderungen mit geringer Spezifität. (3D-Rekonstruktionsverfahren S. 87.)

F. Sonographie (Echolaryngographie)

Die Ultraschalluntersuchung (B-Mode) läßt Stimmlippen- und Taschen-
faltengegend, ihre Funktion und ihre pathologischen Veränderungen erkennen. Möglichkeit auch der endolaryngealen Sonographie mit minia-
turisierten Endoskopen. Darstellung von Bewegungsabläufen bei der
Phonation und beim Schluckakt durch M-Mode-Sonographie von außen. Metastasenaufdeckung und Verlaufskontrolle bei der Therapie maligner Tumoren s. auch S. 373.

Klinik   `4.3`

(Mißbildungen S. 301)   `4.3.1`

I. Verletzungen

A. Äußere Einwirkungen

1. **Stumpfe Gewalteinwirkung** (Verkehrsunfälle mit Aufprall auf das
Lenkrad, Schlägerei, Strangulation) führt zu Schildknorpelfrakturen
und Blutungen (Hämatom, Farbaufnahme 72) oder zu Ödemen in den
Kehlkopfweichteilen. Atemnot! Bei Schleimhautzerreißung auch Em-
physeme.

▷ *Therapie:* Antibiotica, Corticosteroide, Calcium i. v., Eiskrawatte. Bei
Einbruch des Kehlkopfgerüstes Tracheotomie und Stützen des Kehlkopfes durch Kunststoffrohr. (Innere Schienung des Kehlkopfes.)

2. **Scharfe Gewalteinwirkung** (Schnitt- und Stichwunden, sehr selten
Schußverletzungen). Bei Schnittwunden durch Mord- oder Selbstmord-
versuch kommt es zur Eröffnung des Kehlkopflumens ober- oder unterhalb des Schildknorpels.

▷ *Gefahr:* Blutung in die eröffneten Atemwege.

▷ *Therapie:* Schockbekämpfung, operative Versorgung, Blutstillung, Intubation oder Tracheotomie.

▷ *Spätfolgen:*

Larynx- oder Trachealstenosen bei ungenügender Frühversorgung der
Verletzung (S. 324 u. 352).

B. Innere Einwirkungen

1. Fremdkörper

Gräten, Knochenstückchen, Nadeln in den Valleculae (oft auch in den Tonsillen), den Recessus piriformes oder der Glottis.

▷ *Symptome:* Hustenreiz, Atemnot, stechender Schmerz in Kehlkopfhöhe. Hustenanfälle, wenn der Fremdkörper die Glottis passiert hat. Bei größeren Fremdkörpern, die in der Glottis hängen bleiben, Erstickungsgefahr. Bei längerem Liegen der Fremdkörper können Ödeme (bei Kindern!) oder Drucknekrosen entstehen. Bei plötzlichem Kehlkopfverschluß „Bolustod".

▷ *Diagnose:* Indirekte Laryngoskopie (Lupenendoskopie). (Bei Rachenfremdkörper auch Tastbefund!)

▷ *Therapie:* Entfernung aus dem Kehlkopf mit Spezialzangen bei indirekter oder direkter Laryngoskopie. Falls dazu keine Möglichkeit und drohende Erstickung, Kinder an den Füßen hochhalten, u. U. Nottracheotomie. (Siehe auch Bronchialfremdkörper S. 359.)

2. Intubationsschäden

a) Außer zu Verletzungen der Stimmbänder und Epitheldefekten bei der Intubation kann es nach länger liegendem Tubus zu umschriebener Granulationsbildung **(Intubationsgranulom)** in der Gegend des unmittelbar unter der Schleimhaut gelegenen Processus vocalis des Aryknorpels – häufig bds. – kommen (Farbaufnahme 56).

▷ *Symptom:* Die Heiserkeit tritt bei Granulationsbildung einige Tage oder Wochen nach der Intubation auf.

▷ *Therapie:* Sorgfältige Abtragung – möglichst bei direkter Laryngoskopie mit Hilfe des Operationsmikroskops –, sonst kommt es nicht selten zu Rezidiven. Indikation zur Laserchirurgie. Nach der Abtragung Stimmschonung. (Siehe auch Granulom S. 330.)

b) Nach Dauerintubation und dadurch bedingter Läsion der subglottischen Schleimhaut oder der Trachealschleimhaut kommen entzündliche Reaktionen (Ringknorpelperichondritis, Perichondritis der Trachealringe, Aryknorpelankylose) mit nachfolgender **Stenosierung** von Kehlkopf oder Trachea vor.

▷ *Symptome:* Zunehmende Atemnot, Stridor.

▷ *Therapie:* Operation (plastische Eingriffe S. 352).

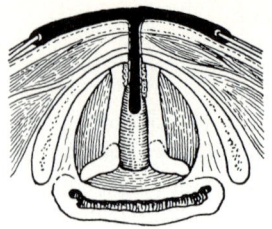

Abb. 144. T-Stück zur Behandlung von Stimmbandsynechien

3. Verbrühungen oder Verätzungen

▷ *Gefahr:* Glottisödem, Stridor.

▷ *Diagnose:* Anfangs ödematöse Schwellung und Rötung der Kehlkopfschleimhaut, nach einigen Stunden weißliche Fibrinbeläge.

▷ *Therapie:* Corticosteroide. Bei Atemnot Tracheotomie, vor allem bei Verbrühungen im Kindesalter gelegentlich notwendig. Sonst siehe Oesophagusverätzungen S. 360.

4. Synechien (Narbensegel) zwischen den Stimmbändern der vorderen Kommissur sind Folgen von Verletzungen oder von Tumoroperationen im Kehlkopf. (Angeborene Segelbildung S. 301.)

▷ *Symptome:* Heiserkeit, Atemnot.

▷ *Therapie:* Spaltung des Schildknorpels (Thyreotomie), Durchtrennen der Synechien und Einlegen einer T-förmigen Kunststoffplatte für einige Wochen, bis die vorderen Anteile der Stimmbänder wieder überhäutet sind (Abb. 144), oder vorübergehendes Einnähen eines Kunststoffröhrchens in die vordere Kommissur bei geschlossenem Kehlkopf. Bei dünnen Narbensegeln endolaryngeale Laserchirurgie.

5. Trachealstenose

▷ *Symptome:* Atemnot. Inspiratorischer *und* exspiratorischer Stridor bei Einengung der Trachea auf etwa die Hälfte des Lumens. (Bei Einengung des Kehlkopfes inspiratorischer Stridor.)

▷ *Ursachen:*
- Intubationsfolge oder Komplikation nach Tracheotomie.
- Retrosternale Struma, die die Trachea von außen zusammendrückt *(Säbelscheidentrachea).*
- Intratracheale Struma.
- Tracheomalacie, Tracheopathia chondroosteoplastica.
- Narben nach Verletzungen.
- Fremdkörper.
- Tumoren der Trachea, z. B. Chondrome, Papillome oder Adenome.
- Tumoren, die in die Trachea einwachsen, z. B. Oesophaguscarcinome, Mediastinaltumoren oder Lymphknotenmetastasen.

▷ *Therapie:* Je nach Ursache:
- Endotracheal (durch das Tracheobronchoskop) Fremdkörperentfernung, Tumoroperation.
- Strumaresektion bei retrosternaler Struma.
- Von außen Freilegen der Trachea und Versteifen der Wand bei Tracheomalacie durch Knorpel- bzw. Knochenspäne oder -spangen.
- Bei Tracheomalacie auch Tracheopexie (Lateralfixation der Tracheawände durch Naht an umgebendes Gewebe) oder endotracheale Kunststoffspirale, „Stent").
- Bei erhaltenen Trachealringen endotracheale Einlage eines Kunststoffrohres (Trachealendoprothese) für 4 Monate nach vorherigem Ausschneiden der Narben und Schleimhauttransplantation.
- Eröffnen der Trachea und Erweitern des Tracheallumens bei Narbenstrikturen. Später sekundäre plastische Deckung der Trachealrinne (S. 352).
- Tracheaquerresektion bei kurzen Stenosen von 3 bis 4 cm Länge (S. 352).
- Tracheatransplantation bei längeren Stenosen (S. 352).

Durchführung der Tracheobronchoskopie S. 355.

II. Entzündungen

A. Akute Entzündung

1. Laryngitis acuta

▷ *Entstehung:* Teilerscheinung einer von der Nasen- oder Rachenschleimhaut absteigenden katarrhalischen Entzündung der oberen Luftwege (Virusinfekt) oder nach übermäßiger stimmlicher Belastung in trockenen rauchigen Räumen (nicht-entzündlicher Reizzustand).

▷ *Symptome:*
- Rauhe Stimme, Heiserkeit bis zur Aphonie.
- Trockenheitsgefühl, Kitzeln und Brennen im Hals.
- Hustenreiz, bei stärkerer Entzündung Schmerzen.

▷ *Befund:*
Stimmlippen gleichmäßig gerötet, aufgelockert. Gefäßzeichnung (Farbaufnahme 57). Auf den Stimmlippen oft etwas Fibrin oder zäher Schleim. Beweglichkeit der Stimmlippen (Respirationsstellung – Phonationsstellung) nicht eingeschränkt.

▷ *Therapie:*
- Stimmschonung, Rauchverbot.
- Heiße Halsumschläge, warme Getränke.
- Dampfinhalationen mit Zusatz von Kamille oder Salbei für einige Tage werden gegen Trockenheit, Kitzeln und Schmerzen angenehm empfunden. (Kein Paraffinöl instillieren!) (Gurgeln unwirksam!)
- Bei etwas ödematösen Stimmlippen Ficortril®-Spray (Hydrocortison).
- Bei eitriger Entzündung Locabiosol® Dosier-Aerosol (Fusafungin).
- Gegebenenfalls Mittel gegen Husten. Bisolvon® (Bromhexin).
- Behandlung des Allgemeininfektes.

▷ *Mögliche Folgen:* Schädigung des M. vocalis durch ein entzündliches Infiltrat (Myositis) mit nachfolgenden myopathischen Schäden, z.B. „Internusschwäche" S. 332.

▷ *Differentialdiagnose:* Bei *einseitiger* Stimmlippenrötung: Carcinom, Tuberkulose.

2. Laryngitis subglottica (Stenosierende Laryngo-Tracheitis)

Bei Virusinfektionen der Kleinkinder kommt es im Rahmen einer akuten Laryngitis vor allem zu einem Ödem des subglottischen lockeren Bindegewebes.

▷ *Symptome:* Bellender Husten, inspiratorischer Stridor, Atemnot, (Kruppsyndrom = **„Pseudokrupp"**). Fieber.

▷ *Befund:*
Nur geringe Rötung der Stimmlippen, dagegen subglottisch blaßrote Wülste (Farbaufnahme 58).
Bei Grippeepidemien oder bakterieller Mitinfektion und absteigender Entzündung Bildung von Fibrinbelägen und Membranen in der Trachea: **Stenosierende Laryngo-Tracheitis.** (In- und exspiratorischer Stridor!)

▷ *Therapie:* Stationäre Behandlung.
● Sedativa, Antibiotica, Corticosteroide.
● Freiluftbehandlung oder Sauerstoffzelt. Luft feucht halten.
● Bei Borkenbildung Inhalation/Instillation von Tacholiquin® (Tyloxapol).
● Bei drohender Erstickung oder toxischen Zeichen **nasale Intubation** mit schleimhautschonenden Kunststofftuben (möglichst nicht länger als einige Tage, sonst Schädigung der subglottischen Schleimhaut), später – und besonders bei stenosierender Laryngotracheitis mit Fibrinbelägen in der Trachea – gegebenenfalls **Tracheotomie** und Absaugen bzw. instrumentelles Entfernen der Krusten aus der Trachea.

▷ *Differentialdiagnose:* Aspirierte Fremdkörper, spastische Bronchitis, Diphtherie (= echter Krupp, S. 331).

3. Epiglottitis (Epiglottisödem, „Glottisödem")

Ebenfalls bei kleinen Kindern, aber auch gelegentlich bei Erwachsenen kommt es im Verlauf eines Virusinfektes, einer Infektion mit gramnegativen Keimen (Haemophilus influenzae) oder einer Zungengrundangina zu einem Ödem oder zu einem Absceß der Epiglottis **(Angina laryngis).**

Weitere Ursachen für ein **Larynxödem** sind: Allergie, infizierte Tumoren, Bestrahlungsfolgen, Stauung bei Herzinsuffizienz und Mediastinaltumoren, *Insektenstiche,* hereditäres angioneurotisches Ödem (= HANE, C1-Esterase-Inhibitormangel, primäres QUINCKE-Ödem).

▷ *Symptome:* Inspiratorischer Stridor, rauhe Stimme, starke Schluckschmerzen, kloßige Sprache, Speichelfluß, Fieber, rasch zunehmende Atemnot.

▷ *Befund:* Ödematöse glasige Schwellung der Epiglottis, oft auch der aryepiglottischen Falten und der Aryknorpelgegenden (Farbaufnahme 60).
Bei Abscedierung starke Rötung und gelblich durchscheinende Kuppe oder nach Absceßentleerung Fibrinbelag am freien Epiglottisrand.
Im seitlichen Röntgenbild Epiglottisverdickung.

▷ *Therapie:* Stationäre Behandlung: Antibiotica, Corticosteroide, Calcium, Eiskrawatte, eventuell Stichincision eines Epiglottisabscesses. Bei Atemnot Intubation. Tracheotomie selten erforderlich.

4. Kehlkopfperichondritis

▷ *Ursachen:*
- Epiglottitis bei Angina laryngis.
- Ulcerierende spezifische Entzündungen – vor allem Tbc.
- Mischinfizierte maligne Tumoren nach Tumorbestrahlung mit höchsten Dosen.
- Verletzungen, z.B. auch Verletzungen des Ringknorpels bei der Tracheotomie oder durch lange liegende Trachealkanüle, Intubation oder Magensonde.

▷ *Symptome:* Heiserkeit. Starke Schmerzen, vor allem beim Schlucken und beim Betasten des Kehlkopfes. Stiche ins Ohr, Atemnot.

▷ *Befund:* Kehlkopfödem, Einschränkung der Stimmlippenbeweglichkeit, Abscedierung.
Chronischer Verlauf bei Tuberkulose und Tumoren mit Knorpelsequestrierung und nachfolgenden Narbenstenosen.

▷ *Therapie:* Tracheotomie, hohe Antibioticagaben, Incision von Abscessen und Entfernung sequestrierter Knorpelanteile.

B. Chronische Entzündungen

1. Laryngitis chronica

▷ *Entstehung:*
- Aus einer akuten Laryngitis bei mangelnder Stimmschonung und ungenügender Behandlung.
- Bei Arbeiten in staubreicher Umgebung oder bei ungünstigen Witterungsverhältnissen.
- Bei Nicotinabusus.
- Bei behinderter Nasenatmung und dadurch bedingter ständiger Mundatmung. Dabei spielt häufig eine Schleimhautdisposition eine ungünstige Rolle.
- Fortgeleitete Entzündung der Schleimhäute mit chronischer Rhinitis, Sinusitis oder Adenoiditis oder aufsteigend bei Bronchitis (ständiger Husten).
- Bei falscher Stimmtechnik und als Folge lange bestehender funktioneller Stimmstörung.

▷ *Symptome:* Wechselnd starke, über Wochen bestehende Heiserkeit, Reizhusten, Trockenheitsgefühl.

▷ *Befund:* Stimmlippen gerötet, verdickt, schleimbedeckt oder auffallend trocken. Grobe Beweglichkeit nicht eingeschränkt. Kehlkopfschleimhaut insgesamt ebenfalls gerötet und aufgelockert.

▷ *Therapie:*

• Stimmschonung. Verbot von Tabak, Alkohol, scharfen Gewürzen.

• Heiße Wasserdampfinhalationen mit Emser Salz oder Sole (wegen der trockenen Schleimhaut keine abschwellenden Medikamente!). Sekretlösende Medikamente.
Aerosole (Trockennebel) sind weniger geeignet als Feuchtnebel, da sie sich wegen der kleinen Tröpfchen nicht im Kehlkopf, sondern vorwiegend in den Bronchien niederschlagen.

• Tantum gegen die Schwellung der Kehlkopfschleimhaut.

• Ursachen, vor allem ungünstige Berufseinflüsse, ausschalten.

• Nasenatmung operativ verbessern, Nebenhöhlenentzündungen behandeln.

• Kuraufenthalt mit Soleinhalationen oder Seeklima.

• Bei falscher Stimmtechnik logopädische Behandlung.

▷ *Differentialdiagnose:*
Bei länger als drei- bis vierwöchiger Heiserkeit unbedingt Carcinom oder spezifische Entzündung durch Probeexcision ausschließen! Das gilt insbesondere bei einseitigen Befunden.

2. Laryngitis chronica sicca

Sie tritt häufig zusammen mit einer Pharyngitis sicca auf (S. 280) und kann zur *Ozaena laryngis* führen.

▷ *Entstehung:* Vorwiegend konstitutionell, verschlechtert durch Arbeiten bei großer Hitze, z. B. Glasbläser, Hochofenarbeiter, Heizer.

▷ *Befund:* Hochgradige Trockenheit im Larynx, auf der Schleimhaut und in der Glottis zäher Schleim und gelblich-braune Krusten. Heiserkeit.

▷ *Therapie:* Nur symptomatisch zur Linderung der Trockenheit: Tacholiquininstillationen® (Tyloxapol), Inhalationen mit Emser® Salz, Sole oder Bisolvon® (Bromhexin).

3. Laryngitis chronica hyperplastica

▷ *Befund:* Lappige polypös-ödematöse Stimmlippen (Farbaufnahme 59), die in der Glottis flattern können (REINKE-Ödem = Ödem im subepithelialen Spalt, dem sog. REINKE-Raum). Heiserkeit. Vorwiegend bei Rauchern mit Stimmbelastungen. (Laryngopathia gravidarum S. 405).

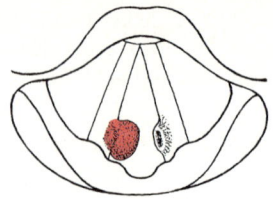

Abb. 145. Pachydermie und gegenüberliegende Ulceration, aus der sich ein Granulom (rot) entwickelt hat

▷ *Therapie:* Abtragung der polypösen Massen durch **Decortikation** („Stripping") der Stimmlippen bei direkter Laryngoskopie mit Hilfe des Operationsmikroskops in Intubationsnarkose (Mikrochirurgie des Kehlkopfes, evtl. Laserchirurgie) unter Schonung des Lig. vocale und des M. vocalis. Bei doppelseitigem Ödem vordere Commissur von der Decortikation aussparen, um postoperative Synechien zu vermeiden.

▷ *Differentialdiagnose:*

a) **Entzündlicher Prolaps des Ventriculus Morgagni:** Ödematöse Schleimhaut zwischen Stimmlippe und Taschenfalte.

▷ *Therapie:* Abtragung.

b) **Dyschylischer Pseudotumor** der Taschenfalte:
Eine tumorähnliche Auftreibung der Taschenfalte entsteht durch eine Stenose oder einen Verschluß von Schleimdrüsenausführungsgängen infolge einer chronischen Laryngitis. Das Sekret wird gestaut und eingedickt.

▷ *Therapie:* Submucöse Ausschälung aus der Taschenfalte endolaryngeal (Mikrochirurgie des Kehlkopfes).

c) **Kontaktulcus, -granulom:** Schüsselförmige Ulceration im Bereich des Processus vocalis (Kontaktulcus), gegenüberliegend oft Pachydermie. Ursache – oft psychosomatisch bedingte – Überbeanspruchung der Stimme (z. B. Schausteller, Kasernenhof) mit Zusammenschlagen der Aryknorpel. Aus dem granulierenden Ulcus kann ein größeres **Granulom** (Abb. 145) entstehen, ähnlich dem Intubationsgranulom (S. 323).

▷ *Therapie:* Stimmschonung, Versuch mit logopädischer Behandlung. Größere Granulome in direkter Laryngoskopie abtragen (Indikation zur Lasertherapie), anschließend Stimmtherapie. Rezidivneigung!

C. Spezifische Entzündungen

1. Diphtherie (Krupp)

▷ *Entstehung:* Durch Absteigen einer Rachendiphtherie früher häufig, heute sehr selten. Infektion durch Corynebacterium diphtheriae (LÖFF-LER).

▷ *Symptome:* Wie bei akuter Laryngitis. Stimme aphonisch. Dazu Schluck-beschwerden und bellender Husten, Fieber, schlechter Allgemeinzu-stand, toxisches Bild, Atemnot, Cyanose.

▷ *Befund:* Wie im Rachen weißliche bis gelbgrüne membranöse Beläge, die beim Ablösen zu einer Blutung führen. Süßlicher Geruch.

▷ *Therapie:* Diphtherieserum. Bei zunehmender Atemnot Tracheotomie.

▷ *Differentialdiagnose:* Stenosierende Laryngo-Tracheitis oder subglotti-sche Laryngitis (Pseudokrupp S. 326).

2. Tuberkulose

▷ *Entstehung:* Sekundär. Meist sputogen bei offener Lungentuberkulose, auch hämatogen. Kommt heute selten zur Beobachtung.

▷ *Formen:* Produktive Form, exsudative Form.

▷ *Symptome:* Wechselnde Heiserkeit, ins Ohr ausstrahlende Schmerzen beim Schlucken, vor allem bei ulcerösen Prozessen. Hustenreiz.

▷ *Befund:* Blaßrote Infiltrate, flache Granulationen oder Ulcerationen, vorwiegend an den Stimmlippen (ein- oder beidseitig), an der Kehlkopf-hinterwand und an der laryngealen Epiglottisfläche.
Die Beweglichkeit einer oder beider Stimmlippen kann eingeschränkt sein.

▷ *Diagnose:* Röntgenaufnahme der Lunge, Probeexcision, Sputumunter-suchung, Magensaftuntersuchung.

▷ *Therapie:* Kombination verschiedener Tuberculostatica. Die früher übli-che örtliche Behandlung mit Kauterisation, Ätzen, Ultraviolettlicht-Be-strahlungen usw. ist nicht mehr erforderlich.
Stärkere einseitige ins Ohr strahlende Schmerzen machen eine Lei-tungsanaesthesie (Novocain® = Procain) oder eine Ausschaltung

(70%iger Alkohol) des Nervus laryngeus sup. an der Durchtrittsstelle durch die Membrana hyothyroidea notwendig.

▷ *Differentialdiagnose: Carcinom* (durch Probeexcision ausschließen).

3. Lues

Die Kehlkopfschleimhaut kann bei einer Rachenschleimhautentzündung im Sekundärstadium der Lues miterkrankt sein (Papeln, Plaques muqueuses S. 274).

Im Tertiärstadium kommen sehr selten einmal Gummen vor (tiefe harte Ulcerationen, Foetor), die zu einer Zerstörung des knorpligen Kehlkopfgerüstes und nachfolgenden Narbenstenosen des Kehlkopflumens führen.

III. Kehlkopflähmungen (Stimmlippenlähmungen) $\boxed{4.3.2}$

A. Myopathische Lähmungen

Selten sind isolierte Schädigungen der Kehlkopfmuskeln (spezifische Entzündungen, Diphtherie, Trichinose). Die dabei zu erwartenden Stellungen der Stimmlippen wurden bei der Anatomie der Kehlkopfmuskulatur (S. 306) beschrieben.

Praktische Bedeutung hat die Schädigung der Mm. vocales durch eine akute oder chronische Laryngitis, falls während der Erkrankungszeit die Stimmlippen nicht durch Schweigen ruhiggestellt worden sind. Es bleibt danach gelegentlich ein ungenügender Stimmlippenschluß, eine sogenannte „Internusschwäche" zurück, die sich bei der Spiegeluntersuchung im Offenbleiben eines ovalären Spaltes zwischen den Stimmlippen bei der Phonation zeigt. Die Stimme ist heiser. (Siehe Abb. 133c, S. 309.)

Ein gleicher Befund ergibt sich im hohen Alter (Greisenstimme) und bei sehr geschwächten Patienten durch Nachlassen der Spannung der Stimmlippen.

▷ *Therapie:* Stimmübungen, Elektrotherapie.

B. Nucleär ausgelöste Lähmungen

Bulbäre Prozesse äußern sich außer in Stimmlippenlähmungen (N.X) auch in Funktionsstörungen anderer Hirnnerven, vor allem N.V, N.IX,

N.XI, N.XII. Bei Bulbärparalyse treten Schluckstörungen (Dysphagie S.300 u. 415) und „Verschlucken" auf. Beim WALLENBERG-Syndrom und bei anderen Durchblutungsstörungen, insbesondere im Versorgungsgebiet der A.cerebelli inf. post. kommt es gelegentlich zur homolateralen Stimmlippenlähmung.

C. Nervenlähmungen (infranucleäre Lähmungen)

1. N.laryngeus superior

Allein selten ausgefallen. Gelegentlich bei Verletzungen.

▷ *Befund:* Durch Ausfall des äußeren Kehlkopfmuskels (M.cricothyroideus) Stimmlippe schlaff (s. Abb.131 b, S.307).

▷ *Symptome:* Geringe Heiserkeit, Verlust der hohen Töne und Stimmschwäche, keine Atemnot. Sensibilitätsstörungen der Kehlkopfschleimhaut.

2. N.laryngeus superior und N.laryngeus inferior

Bei Schädigung des N.vagus an der Schädelbasis, z.B. bei Tumoren, oder bei nucleären Vaguslähmungen.

▷ *Befund:* Durch Ausfall des äußeren und aller inneren Kehlkopfmuskeln steht die gelähmte Stimmlippe in der Mittelstellung zwischen Öffnungs- und Schließungsstellung (d.h. Respirations- und Phonationsstellung), also in der **Intermediärstellung** still (Abb.146 b, S.335). Kein Glottisschluß.

▷ *Symptome:* Stärkere Heiserkeit, hauchige Stimme, keine Atemnot.

▷ *Therapie* der Stimmstörung: Stimmübungsbehandlung, Elektrotherapie.

3. N. laryngeus inferior (N.recurrens)

Die **Recurrensparese** tritt gelegentlich auf nach Strumaoperationen (besonders Rezidivoperationen), bei Struma maligna, Mediastinaltumoren, Metastasen eines Bronchialcarcinoms oder bei Aortenaneurysma. Seltener bei Neuritiden und als idiopathische oder „rheumatische" Lähmung (nach Grippe?). Bei mediastinalen Prozessen meist linksseitige Parese.

▷ *Befund:* Durch Ausfall der inneren Kehlkopfmuskeln, also des Stimmritzenöffners und der Stimmritzenschließer, müßte man eine Intermediärstellung der Stimmlippe erwarten. Der intakte äußere Kehlkopfmuskel (M. cricothyroideus) zieht jedoch die gelähmte Stimmlippe durch seine Spannfunktion in die Mittellinie, es resultiert die **Median-** bzw. **Paramedianstellung** (Abb. 146c und Farbaufnahme 61). Eine Paramedianstellung ist auch denkbar durch eine Teilschädigung des N. recurrens, wonach die Funktion der Schließer die des einzigen Öffners (des M. posticus) überwiegt ("Posticuslähmung").

a) Einseitige Recurrensparese:

▷ *Symptome:* Nur sehr geringe Heiserkeit, Verlust der Singstimme, leichte Stimmermüdung, keine nennenswerte Atemnot durch die in Paramedianstellung stillstehende Stimmlippe. Ist die Beweglichkeit der Stimmlippe lediglich eingeschränkt, spricht man von *Recurrensschwäche*. Erregbarkeitsprüfung durch Elektromyographie (S. 399) und Magnetstimulation (siehe auch S. 89).

▷ *Therapie:* Stimmübungsbehandlung, Elektrotherapie.
Ziel der Therapie: Verbesserung der Funktion eines nur geschädigten und nicht durchtrennten Nerven oder Kräftigung der Stimme durch eine Zunahme der Beweglichkeit der nicht gelähmten Stimmlippe, die sich unter Umständen kompensatorisch etwas über die Mittellinie hinaus bis an die gelähmte Stimmlippe legen kann. Das gilt auch für die Behandlung der Intermediärstellung (Abb. 146d).

Anmerkung: Die Stimme wird schlechter, falls es zu einer allmählichen Atrophie der musculären Anteile der gelähmten Stimmlippe und damit zu einer sogenannten **Kadaverstellung** mit excavierter Stimmlippe in Intermediärstellung und Verlagerung des Aryknorpels kommt (Abb. 146e und Farbaufnahme 62):

▷ *Symptom:* Hauchige Stimme bei großem Luftverbrauch (Phonatorische Dyspnoe). Klangloser Husten.

▷ *Therapie* der "Kadaverstellung": Einpflanzen eines Knochen- oder Knorpelspanes in die gelähmte Stimmlippe, um die Glottis zu verengen und die Stimme zu verbessern.

b) Doppelseitige Recurrensparese:

▷ *Symptome:* Geringe Heiserkeit, starke **Atemnot,** inspiratorischer Stridor durch Stillstand beider Stimmlippen in Paramedianstellung (Abb. 146f).

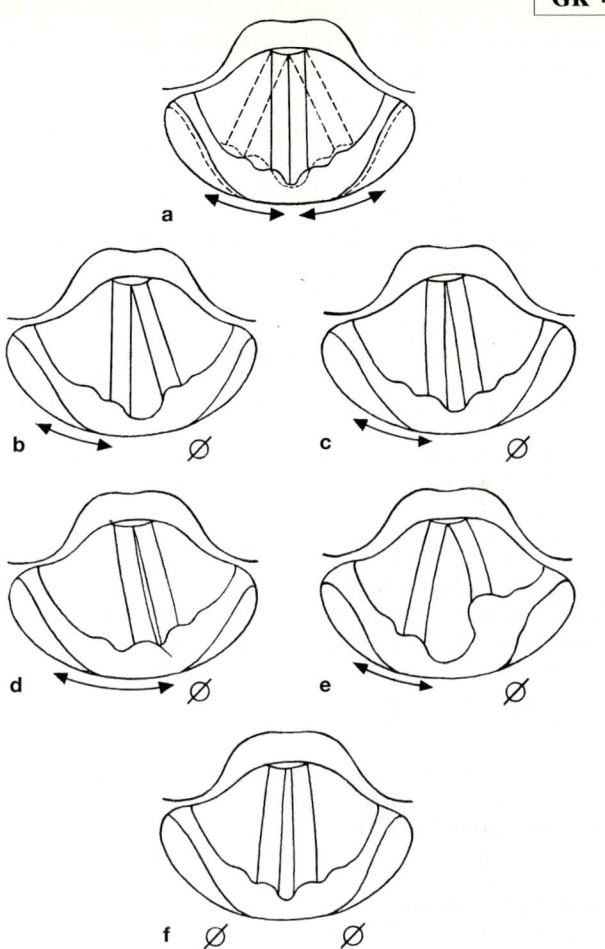

Abb. 146 a–f. Stimmlippenlähmungen. Stellung der Stimmlippen abhängig vom Ausfall der Kehlkopfnerven. **a** normale Stimmlippenbeweglichkeit; **b Intermediärstellung** der linken Stimmlippe bei gleichzeitiger Lähmung des N. laryngeus sup. und des N. laryngeus inf. links; **c Paramedianstellung** der linken Stimmlippe bei Lähmung des N. laryngeus inf. links (= „**Recurrenslähmung** links"); **d** Verbesserung der Stimme durch Anlegen der nichtgelähmten Stimmlippe an die gelähmte Stimmlippe links; **e** Verschlechterung der Stimme durch Atrophie der gelähmten Stimmlippe links (sog. **Kadaverstellung**); **f** Paramedianstellung beider Stimmlippen bei Lähmung des N. laryngeus inf. beiderseits (= „Recurrenslähmung beiderseits")

▷ *Therapie:* Tracheotomie (S. 348) und Sprechkanüle (S. 350) wegen der Atemnot oft erforderlich.

Besteht die doppelseitige Recurrensparese länger als 12 Monate, ist mit einer Rückkehr der Nervenfunktion nicht mehr zu rechnen.

Um zu verhindern, daß die Patienten *Dauerkanülenträger* werden, kommt dann die operative Erweiterung der Stimmritze in Frage durch die

- **Laterofixation einer Stimmlippe,** wobei der Aryknorpel von außen freipräpariert und er selbst oder nach seiner Entfernung der erhalten gebliebene Processus vocalis an die hintere Schildknorpelkante genäht werden, oder durch die heute bevorzugte
- **einseitige Arytaenektomie und Stimmlippenverlagerung** nach seitlich oben an die Taschenfalte endolaryngeal bei direkter Laryngoskopie (Mikrochirurgie, auch Laserchirurgie bei der Entfernung des Aryknorpels).

Je stärker die Stimmritze operativ erweitert wird, desto besser ist die Atmung, desto schlechter wird aber die Stimmleistung. Hier gilt es, einen Kompromiß zwischen für die Atmung ausreichender Weite und für die Stimmbildung noch möglicher Weite zu schließen.

▷ *Anmerkung:* Arthrogene Stimmlippenlähmungen durch Ankylose des Aryknorpels kommen vor bei chronischer Polyarthritis, nach Langzeitintubation, nach Strahlentherapie und bei lange bestehenden Recurrenslähmungen.

Funktionelle Stimmstörungen s. S. 404.

IV. Tumoren des Larynx 4.3.3

A. Gutartige Geschwülste

1. Stimmlippenpolyp

▷ *Histologie:* Entzündliche Schleimhauthyperplasie von fibrom- oder angiomartiger Struktur (Pseudotumor) oder echte Fibrome.

▷ *Befund:* Gestielter oder breitbasig einer Stimmlippe – nicht selten am Übergang vom vorderen zum mittleren Drittel – aufsitzender grauglasiger oder bläulicher, kugeliger „Tumor" (Farbaufnahmen 63 u. 64). Gelegentlich bei Atmung und Phonation in der Glottis flottierend. Heiserkeit, bei flottierendem Polypen Heiserkeit in wechselnder Stärke.

▷ *Therapie:* Abtragung mit Doppellöffel oder Zängelchen indirekt oder besser und für die Stimmlippe schonender bei direkter Laryngoskopie (mikrochirurgische endolaryngeale Entfernung).

▷ *Differentialdiagnose:* Intubationsgranulom (S. 323), Kontaktgranulom (S. 330).

2. Stimmlippenknötchen

Bei Kindern „**Schreiknötchen**", bei Sängern „**Sängerknötchen**" genannt, entstehen bei mechanischer Überbelastung der Stimmlippen und falscher Stimmtechnik (hyperfunktionelle Dysphonie S. 404).

▷ *Symptome:* Heisere, rauhe Stimme, die nicht mehr belastungsfähig ist.

▷ *Befund:* Bis stecknadelkopfgroße *Epithel-* und *Bindegewebsverdickungen* korrespondierend auf beiden Stimmlippen am Übergang vom vorderen zum mittleren Drittel der Stimmritze, dem Ort der größten Schwingungsamplitude und maximaler Belastung. („Hühneraugen" der Stimmlippen) (Farbaufnahme 65).

▷ *Therapie:* Stimmschonung und Stimmübungsbehandlung zum Erlernen richtiger Stimmtechnik.
Bei größeren harten, fibrosierten Knötchen mikrochirurgische Abtragung.

3. Kehlkopfpapillomatose des Kindes

▷ *Ursache:* Virusbedingt, „Schleimhautwarzen", ähnlich den Warzen der Haut.

▷ *Histologie:* Fibroepitheliome.

▷ *Symptome:* Heiserkeit bis Aphonie, bei ausgedehnter Papillomatose inspiratorischer Stridor.

▷ *Befund:* Blumenkohlartige oder traubige, multiple, blaßrote, weiche Geschwülstchen auf den Stimmlippen, aber auch im Bereich der übrigen Kehlkopfschleimhaut.

▷ *Therapie:* Entfernung in direkter Laryngoskopie. (Indikation zur Laserchirurgie.) Zellgifte (Podophyllin), die mehrfach örtlich aufgetupft werden, führen nur selten zu einer Rückbildung. Eine Röntgenbestrahlung sollte wegen der möglichen Schädigung des kindlichen Kehlkopfgerüstes nicht durchgeführt werden. Medikamentöse (auch Interferon-) Behandlung bisher ohne Dauererfolg.

Bei plötzlicher Verlegung des Kehlkopflumens durch flottierende Papillommassen ist gelegentlich eine Tracheotomie nicht zu umgehen.

▷ *Verlauf:* Die kindlichen Kehlkopfpapillome rezidivieren bis in das Pubertätsalter häufig (oft auch noch bis in das Erwachsenenalter) und müssen in den meisten Fällen mehrfach in Abständen von Monaten oder Jahren abgetragen werden, am besten mit dem CO_2-Laser. Schonendes Operieren ist erforderlich, um narbige Synechien im Kehlkopfinneren, vor allem im Bereich der vorderen Commissur zu vermeiden.

Merke: Papillome beim Erwachsenen sind nicht zurückgebildete kindliche Papillome oder gutartige Tumoren, die zur Entartung neigen (Präcancerose) (S. 340).

4. Chondrom

Meist von der Ringknorpelplatte ausgehend. Dyspnoe und Heiserkeit.

▷ *Befund:* Subglottische Vorwölbung von glatter, unveränderter Schleimhaut überzogen, beim Betasten von harter Konsistenz.

▷ *Diagnose:* Laryngoskopie, Röntgenaufnahme, Probeexcision.

▷ *Therapie:* Exstirpation nach Laryngofissur (Spaltung des Kehlkopfes).

▷ *Differentialdiagnose:*

Amyloidose des Larynx („Amyloidtumor"):
Einlagerung von Amyloid in die Schleimhaut, entweder sekundär bei generalisierter Amyloidose oder – aus bisher ungeklärter Ursache – primär tumorartig isoliert im Kehlkopf.

▷ *Befund:* Kugelige Verdickung im Kehlkopf oder in der Trachea von glatter, gelblich erscheinender Schleimhaut überzogen.

▷ *Diagnose:* Durch Probeexcision.

▷ *Therapie:* Corticosteroide.
Bei tumorartiger Ausbildung Exstirpation endoskopisch-mikrochirurgisch, selten Laryngofissur erforderlich.

Plasmocytom: Es kommt im Bereich der Schleimhaut der oberen Luftwege vor als malignes Lymphom (periphere B-Zell-Neoplasie) (S. 379) und als extramedulläre Absiedlung eines ossären Plasmocytoms.

B. Präcancerosen

1. Epitheldysplasien

Darunter fallen die klinischen Bilder der **Leukoplakie** und **Pachyder-mie**. Sie kommen als Vorerkrankung eines Kehlkopfcarcinoms in Frage.

▷ *Befund:* Weißliche, den Stimmlippen aufsitzende, oft erhabene bis hök-kerige Partien (Farbaufnahme 67).

▷ *Histologie:* Einteilung nach KLEINSASSER:
Stadium I: Einfache Plattenepithelhyperplasie.
Stadium II: Epithelhyperplasie mit vereinzelten örtlichen Zellatypien.
Stadium III: Präcanceröses Epithel **(Carcinoma in situ)** mit Kernaty-pien, atypischen Mitosen, Reifungsstörungen des Epithels, jedoch **ohne** infiltrierendes Wachstum = präinvasives Carcinom (bei Zerstörung der Basalmembran handelt es sich bereits um ein mikroinvasives Carci-nom).
Die WHO unterscheidet vier Abstufungen der Dysplasie entsprechend dem ansteigenden Entartungsrisiko.

▷ *Therapie:* Abtragung am besten im Rahmen einer Decortikation der Stimmlippe und histologische Untersuchung.
Bei Carcinoma in situ kann eine Strahlentherapie (percutane Hochvolt-therapie) angeschlossen werden, mit der man bei jüngeren Menschen zurückhaltender ist.

2. Papillom (des Erwachsenen)

Abgesehen von einer rezidivierenden virusbedingten Form, ähnlich den kindlichen Papillomen (S. 337), kommen beim Erwachsenen solitäre Ge-schwülste mit stärkerer Verhornung vor.

▷ *Histologie:* Fibroepitheliome mit breitem vielschichtigen Plattenepithel.

▷ *Symptome:* Heiserkeit und – je nach Ausdehnung – Atemnot.

▷ *Befund:* Breitbasig aufsitzende, höckerige rötliche Tumormassen im Kehlkopflumen (Farbaufnahme 68).

▷ *Therapie:* Operative Entfernung (Indikation zur photodynamischen La-serchirurgie) und sorgfältige histologische Aufarbeitung. Kaum strahlen-sensibel, dennoch bei Recidiven Strahlentherapie angezeigt.

▷ *Prognose:* Zweifelhaft, da die Papillome in 20% der Fälle zu maligner Entartung neigen *(Präcancerose!).*

C. Kehlkopf- und Hypopharynxcarcinom

1. Einteilung

a) *Einteilung nach Bezirken und Unterbezirken* zwecks Klassifizierung:

Kehlkopfcarcinom (früher „inneres" Kehlkopfcarcinom). Dazu gehören Carcinome der

- Supraglottis
  Suprahyoidale Epiglottis (einschließlich
  freiem Epiglottisrand, lingualer [vorderer]
  und laryngealer Oberfläche)
  aryepiglottische Falte, laryngealer Anteil
  Arythenoidgegend
  infrahyoidale Epiglottis
  Taschenfalten (falsche Stimmlippen)
- Glottis
  Stimmlippen
  vordere Kommissur
  hintere Kommissur
- Subglottis

} Epilarynx (einschließlich Grenzzone)

} Supraglottis (ohne Epilarynx)

Hypopharynxcarcinom (früher „äußeres" Kehlkopfcarcinom). Dazu gehören

- Carcinom des Recessus piriformis.
- Carcinom der Hypopharynxhinterwand.
- Carcinom der Postcricoidgegend.

b) *Einteilung nach Ausdehnung* (Staging) (z. B. Kehlkopfcarcinom):
TNM-System = **T**umor, **N**odulus, **M**etastase (Siehe auch S. 242, 294, 347
u. S. 392).

	Tis	= präinvasives Carcinom (Ca in situ).
(Stadium I):	**T1**N0M0	= Tumor auf einen Unterbezirk begrenzt. Beim Stimmlippencarcinom: Stimmlippe beweglich (T1a: Befall einer Stimmlippe, T1b: Befall beider Stimmlippen).
(Stadium II):	**T2**N0M0	= Tumor auf zwei Unterbezirke ausgedehnt. Bei Stimmlippenbefall: Stimmlippe eingeschränkt beweglich.
(Stadium III):	**T3**N0M0	= Tumor in mehr als zwei Unterbezirken, auf den Larynx begrenzt. Bei Stimmlippenbefall: Stimmlippe fixiert.
	T1–3**N1**M0	= Außer Primärtumor Auftreten eines ipsilateralen Lymphknotens (nicht größer als 3 cm).
(Stadium IV):	**T4**N0–1M0	= Tumor hat die Grenzen des Organs verlassen oder ist in den Knorpel eingebrochen.
	T1–4**N2–3**M0	= Außer Primärtumor Auftreten von großen, mehreren, bi- oder kontralateralen Lymphknoten (siehe S. 392).
	T1–4N0–3**M1**	= Zusätzlich Auftreten von Fernmetastasen.

Diese *prätherapeutische* Klassifizierung (klinische Untersuchung, Laryngoskopie bzw. Endoskopie und bildgebende Verfahren) ist von praktischer Bedeutung für Behandlungsmöglichkeiten und Prognose.

▷ *Vorkommen* des Kehlkopfcarcinoms:
Es erkranken vorwiegend ältere Männer. Der Tumor wird seit den dreißiger Jahren häufiger beobachtet als früher, offenbar nicht nur durch eine verbesserte Diagnostik und eine längere Lebenserwartung, sondern auch wegen der Zunahme äußerer Noxen *(Syncarcinogenese)*. Vor allem ist das Zigarettenrauchen schuld daran, daß die Carcinome der Atemwege heute an erster Stelle der Häufigkeitsstatistik stehen. Im Rauch ist das cancerogene Benzpyren enthalten. 50 Prozent aller Krebse des Hals-Nasen-Ohrengebietes sind Kehlkopfkrebse.

▷ *Histologie:*
Meist verhornende oder nicht verhornende Plattenepithelcarcinome, selten gering oder undifferenzierte Carcinome, sehr selten Sarkome (1%). Vorerkrankungen des Carcinoms können erfahrungsgemäß sein:
- Lange andauernde chronische Laryngitis,
- Pachydermien,
- Leukoplakien,
- Papillome des Erwachsenen.

▷ *Diagnose:*
- Durch indirekte (mit Spiegel oder Lupenendoskop) und direkte Laryngoskopie (mit Larynxoperationsmikroskop und Optiken) und Probeexcision, u. U. vorher Abstrich und Cytologie.
- Die Stroboskopie kann bereits bei Beginn der Erkrankung eine Beeinträchtigung der Schwingungsfähigkeit der Stimmlippe aufdecken.
- Röntgentomogramme zeigen Höhen- und Tiefenausdehnung an.
- Computertomogramme und Kernspintomogramme ergeben das Ausmaß der Tumorinfiltration und der Metastasen.
- Bei der Laryngographie erkennt man die Tumoroberfläche.
- Die Sonographie hilft bei Metastasensuche und Verlaufsbeobachtung.

2. Stimmlippencarcinom

▷ *Prognose:* Relativ günstig,
- weil früh Heiserkeit auftritt und dadurch zeitiger Behandlungsbeginn möglich,
- weil die Stimmlippe relativ wenig Lymphbahnen enthält und dadurch selten und spät Auftreten von Metastasen,
- weil die Therapiemöglichkeiten gut sind.

▷ *Symptome:* Heiserkeit, später Luftnot.

Bei jeder Heiserkeit, die über 3–4 Wochen andauert, Carcinomverdacht! Ausschluß durch Laryngoskopie und gegebenenfalls Probeexcision.

▷ *Befund:*
- Stimmlippe einseitig gerötet, verdickt, höckerig, ulceriert, mit Fibrin bedeckt (Farbaufnahme 69), Lupenlaryngoskopie!
- Beweglichkeit anfangs erhalten. Eine Einschränkung der Stimmlippenbeweglichkeit bedeutet ein Einwachsen in die Aryknorpelgegend und verschlechtert die Prognose erheblich (dann kein isoliertes Stimmlippencarcinom mehr!).

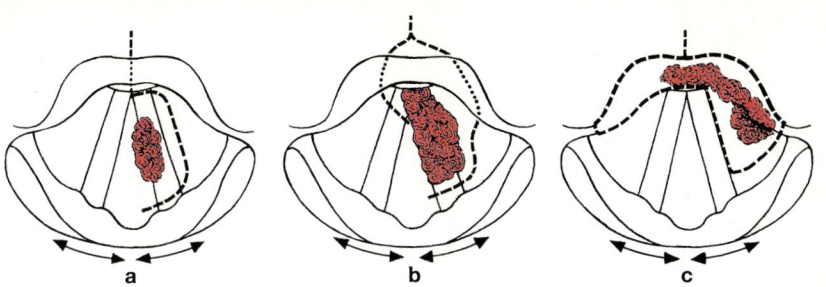

Abb. 147 a–c. Operative Behandlung des Kehlkopfcarcinoms (für Atmung und Stimme funktionserhaltende Teilresektionen). **a** Thyreotomie und Chordektomie; **b** frontolaterale Teilresektion; **c** supraglottische Teilresektion

▷ *Therapie:*
● Bei erhaltener Stimmlippenbeweglichkeit und Befall einer Stimmlippe (T1) früher vorwiegend **Thyreotomie** (Spaltung des Schildknorpels in der Mittellinie) und **Chordektomie** (Excision der Stimmlippe mit Musculus vocalis) (Abb. 147 a) – bei T1-Tumor heute meist **endolaryngeale Laseroperation** – oder percutane Hochvolttherapie (Herddosis etwa 60 Gy = 6000 rad) mit guter Stimmqualität nach primärer Radiatio.
Nach der Chordektomie bildet sich an Stelle der Stimmlippe eine straffe Narbe mit einer brauchbaren Stimme.
● Bei Übergreifen auf die vordere Commissur und den vorderen Abschnitt der anderen Stimmlippe vertikale *frontolaterale Teilresektion* des Kehlkopfes nach LEROUX-ROBERT (Abb. 147 b).

▷ *Heilungsergebnisse:* 90% 5 Jahre Überlebenszeit bei Operation, wenn die Stimmlippe noch beweglich war; etwa ebenso günstig bei Bestrahlung.

3. Supraglottisches Carcinom

▷ *Prognose:* Schlechter,
● weil später erkannt, da erst bei Übergreifen auf das Stimmband Heiserkeit auftritt und
● weil in 40% Metastasen in den tiefen laterocervicalen Halslymphknoten auftreten (bei marginalen Tumoren in über 50%).

▷ *Symptome:* Zunächst uncharakteristisch Druckgefühl im Kehlkopf, später rauhe Stimme, Heiserkeit.

▷ *Befund:*
- Auf der Taschenfalte oder der laryngealen Epiglottisfläche granulierender, ulcerierter Tumor (Farbaufnahme 70).
- Später Übergreifen auf die andere Seite, auf das Stimmband oder Durchbruch in den prälaryngealen Fettkörper. Letzteres ist erkennbar an der Starre der Epiglottis.
- Bei Einbruch in den Knorpel: *Tumorperichondritis* durch Infektion entlang des Tumorzapfens. Bei Perichondritis möglichst operative Behandlung und keine Bestrahlung!

▷ *Therapie:*
Die operative Therapie ist beim supraglottischen Carcinom – vor allem bei bereits erfolgter Metastasierung – der alleinigen Strahlentherapie überlegen. Die Chemotherapie (S. 295) ist beim Kehlkopfcarcinom wenig erfolgreich. Daher Operation:
- Bei streng halbseitigem Befund: *Halbseitenresektion* (Hemilaryngektomie), wird heute nur noch selten ausgeführt.
- Bei Befall nur der Epiglottis und des Taschenbandes (bei tumorfreier und gut beweglicher Stimmlippe): horizontale *supraglottische Teilresektion* nach ALONSO (Abb. 147 c, S. 343). Danach zunächst Schluckstörungen, bis der Abschluß des restlichen Kehlkopfeinganges beim Schluckakt durch den Zungengrund erfolgt (S. 266).
- Bei T1- und T2-Tumoren auch endolaryngeale Laserchirurgie möglich.

Meist handelt es sich jedoch um ausgedehntere Kehlkopfcarcinome, dann
- *Laryngektomie* (= Totalexstirpation) und – bei Metastasen – *Neck dissection* en bloc (Abb. 148) sowie percutane *Nachbestrahlung* des Operationsgebietes einschließlich der seitlichen Halsregion.
  (Diese Behandlung ist auch beim **subglottischen Carcinom** – subglottische Ausdehnung eines Stimmlippencarcinoms – erforderlich, da eine Teilresektion nicht möglich ist. Der Tumor bricht zeitig in den Knorpel ein und metastasiert früh in die prä- und paratrachealen Lymphknoten.)
  Die Minderung der Erwerbsfähigkeit des Laryngektomierten auf dem allgemeinen Arbeitsmarkt beträgt 60–80% (Behinderung u. a. durch Verlust der sprachlichen Kommunikation, Verlust der Bauchpresse durch fehlenden Glottisschluß, Verlust der Nasenatmung und des Riechvermögens, Schwierigkeiten beim Baden und Schwimmen wegen des Tracheostomas).

▷ *Heilungsergebnisse:* 60% 5 Jahre Überlebenszeit.

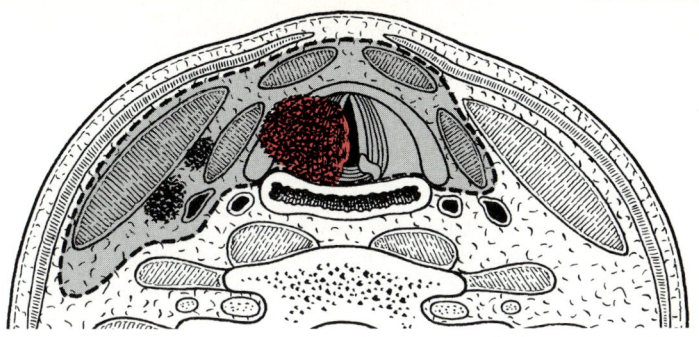

Abb. 148. Laryngektomie und Neck dissection en bloc (gestrichelt umrandet)

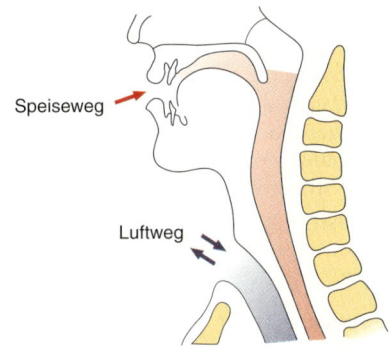

Speiseweg

Luftweg

Abb. 149. Laryngektomie (Trennen von Luft- und Speiseweg)

Laryngektomie:
Absetzen des Kehlkopfes einschließlich des Zungenbeines vom Hypopharynx und von der oberen Trachea. Damit Trennen des Luft- und Speiseweges. Das Pharyngostoma wird verschlossen, der Stumpf der Trachea wird als Tracheostoma in die Halshaut eingenäht (Abb. 149 und Farbaufnahme 54). (Anlegen einer Neoglottis, chirurgische Stimmrehabilitation S. 351).

Neck dissection (Radikale Halsausräumung):
Sie ist als *kurative N. d.* (S. 377) bei bereits tastbaren Metastasen (manifeste Metastasen) erforderlich. Metastasen sollten stets operiert werden, da sie auf Bestrahlung schlecht ansprechen. Nachbestrahlung jedoch wichtig.

345

Bei erfahrungsgemäß früh metastasierenden Carcinomen (z.B. Taschenfalte, Kehlkopfeingang, Hypopharynx) müssen in jedem Fall die tiefen Halslymphknoten auf der Gefäßscheide kontrolliert werden, auch wenn sie von außen nicht zu tasten waren (Möglichkeit der klinisch latenten Metastasen). Von dem operativ aufgedeckten Befund wird der Entschluß zur anschließenden N.d. abhängig gemacht (S.378).

Ersatzsprache (Rehabilitation des Kehlkopflosen durch Logopäden): Der Laryngektomierte kann sich mit Hilfe der sog. **Oesophagusersatzstimme** verständigen. In den Oesophagus geschluckte (eingesaugte) Luft wird hochgerülpst (Rülpssprache, Ructussprache). Ein Stimmklang entsteht dabei am engen Oesophagusmund („Pseudoglottis"). Die Artikulation ist ungestört, daher ist die üblichere Bezeichnung „Oesophagus*sprache*" nicht korrekt.

Falls die Oesophagusersatzstimme nicht erlernt wird, Verwendung einer **elektronischen Sprechhilfe** („Elektrolarynx"): Kleiner, batteriebetriebener Tongenerator mit vibrierender Platte (Körperschallgeber), der auf den Mundboden oder den äußeren Hals aufgesetzt wird. Die akustische Energie pflanzt sich durch die Weichteile fort. Mit der in Schwingung versetzten Luft im Ansatzrohr (Rachen, Mund, Nase) wird artikuliert. Aus dem Summton werden Sprachlaute. Durch eine Betonungstaste läßt sich in die knarrende, monotone Sprache eine gewisse Satzmelodie bringen. Chirurgische Stimmrehabilitation S.351.

Lebenslange Tumornachsorge mit Kontrollen auf Recidive und Metastasen.

4. Hypopharynxcarcinom

▷ *Prognose:* Sehr schlecht,
- weil durch uncharakteristische Symptome erst sehr spät erkannt und
- weil sehr früh Metastasierung (in 70% der Fälle).

▷ *Symptome:* Geringe Schluckbeschwerden, Verschlucken, Stiche zum Ohr, Kloßgefühl, Fremdkörpergefühl. Häufig werden zuerst die Lymphknotenmetastasen am Kieferwinkel oder hinter und unter dem Ohr an der Schädelbasis bemerkt. Heiserkeit erst bei Übergreifen auf den Aryknorpel. In der Vorgeschichte oft Alkohol- und Nicotinabusus.

▷ *Befund:* Im Recessus piriformis – beim Spiegeln schlecht zu erkennen – übergreifend auf die aryepiglottische Falte, postcricoidal im Oesophaguseingang, an der seitlichen oder an der hinteren Wand des Hypopharynx Tumormassen (Abb.150 und Farbaufnahme 71). Sekundär Einwachsen in das Kehlkopfinnere (Heiserkeit!) und in die Schilddrüse.

346

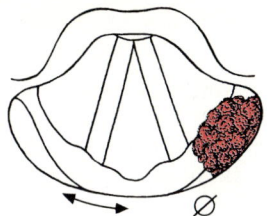

Abb. 150. Hypopharynxcarcinom

Prätherapeutisches TNM-System:

T1–T2   Befall von einem bzw. zwei Unterbezirken (S. 340).
T3   Tumor fixiert den Larynx.
T4   Tumor infiltriert Knorpel oder Weichteile des Halses.
N   Halslymphknotenmetastasen s. S. 392.
M   Fernmetastasen s. S. 392.

▷ *Therapie:*

● Bei T1- und T2 Tumoren Hypopharynxteilresektion (Laser), möglich, sonst *Laryngektomie* mit *Hypopharynxteilresektion* und *Neck dissection*. Nachbestrahlung. Bei Hypopharynxresektion plastischer Wiederaufbau s. S. 351.

● Bei inoperablen Tumoren oder Fernmetastasen palliative Tumorverkleinerung mit dem CO_2-Laser (schonend, blutarm) und Bestrahlung (Hochvolttherapie) oder simultane Radio-Chemotherapie. Danach durch Strahleneinwirkung auf die Speicheldrüsen häufig Beschwerden durch Trockenheit der Schleimhaut (*Strahlensialadenitis* S. 387), die nach Einsprayen von synthetischem Speichel in den Mund gelindert werden können (Glandosane®). Während der Bestrahlung von Kopf-Halstumoren Pflege der Mundhöhle bei Schleimhautreaktionen (Epitheliolyse, Mucositis) mit Bepanthen® (Dexpanthenol), Azulon® liquidum, Moronal® Suspension (Nystatin).

Cytostatica (S. 295) sind beim Hypopharynxcarcinom – außer Carboplatin bzw. Cisplatin/5-Fluoro-Uracil – weniger erfolgreich als bei Oropharynxcarcinomen.

Im Endstadium ist neben einer Tracheotomie gelegentlich auch noch eine Gastrostomie (percutane endoskopische Gastrostomie = PEG) erforderlich, um den Patienten ernähren zu können. Tod an Kachexie oder Gefäßarrosion mit Verblutung.

▷ *Heilungsergebnisse:* 20% 5 Jahre Überlebenszeit.

Schmerztherapie s. S. 298.

V. Tracheotomie

Klassische Indikation bei mechanischer Behinderung der Atmung im Kehlkopf oder in der oberen Trachea durch Schleimhautentzündungen, Perichondritis, Tumoren, Fremdkörper, Verätzungen, Verletzungen, Blutungen, Stimmbandlähmungen, Mißbildungen.

Erweiterte Indikation bei zentralen Atemstörungen, bulbären Krankheitsbildern, Apoplexie, Bewußtlosigkeit nach Schlafmittelvergiftungen oder Schädel-Hirntraumen, kardiopulmonalen Prozessen, komatösen Zuständen, Polyneuritiden, um

- eine Aspiration zu vermeiden,
- die Atmung zu erleichtern (z.B. Totraumverkleinerung)
- den Bronchialbaum besser absaugen zu können und Sekretstauungen zu vermeiden („Bronchialtoilette") und
- eine künstliche Dauerbeatmung durchführen zu können.

Durch eine orotracheale **Intubation** kann eine Atemstörung vorübergehend für einige Tage überbrückt werden (Langzeitintubation bei Kindern mit Kunststofftuben nasotracheal auch wenige Wochen ohne geblockten Cuff). Kontrolle der Kehlkopf- und Trachealschleimhaut mit dünnen flexiblen Endoskopen durch den liegenden Tubus. Bei Auftreten von Schleimhautschäden, die subglottische Kehlkopfstenosen, Laryngo-Trachealfisteln oder Trachealstenosen (S. 322 u. S. 324) zur Folge haben können, wird eine Tracheotomie erforderlich. Man kann sich die Tracheotomie erleichtern, indem man bei liegendem Tubus ohne Zeitdruck die Trachea eröffnet.

Durchführung der Tracheotomie (in Intubationsnarkose oder örtlicher Betäubung):
Zur Prämedikation keine Morphinderivate oder Barbiturate (Atemdepression!), dagegen zur Ausschaltung vagaler Reflexe **Atropin** unbedingt erforderlich!

Tracheotomie (= „obere" Tracheotomie, Abb. 151 b): Hautschnitt in der Mittellinie des Halses. Abwärtsdrängen oder Durchtrennen des Schilddrüsenisthmus, der die oberen Trachealringe bedeckt. Incision der Trachea und Ausstanzen eines kleinen Fensters in Höhe des 2. oder 3. Trachealknorpels (Tracheostoma). Verletzungen des Ringknorpels vermeiden wegen der Gefahr einer Perichondritis mit einer späteren subglottischen Stenose!

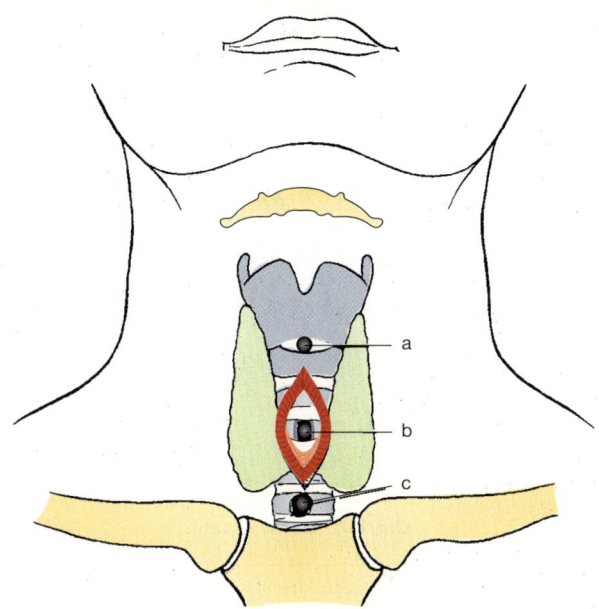

Abb. 151 a–c. Luftröhrenschnitt. **a** Coniotomie; **b** Tracheotomie (mit Hautschnitt); **c** „untere" Tracheotomie

„Untere" Tracheotomie (Abb. 151 c): Eingehen oberhalb des Jugulum. Wegen der hier bereits tiefliegenden Trachea und der Gefahr einer Infektion des Mediastinum und einer Arrosionsblutung (A. anonyma!) bei länger liegender Kanüle ist die untere Tracheotomie weniger günstig. Sie wird nur durchgeführt, wenn die übliche Tracheotomie in Höhe des zweiten oder dritten Trachealknorpels nicht möglich ist. Ein plastisches Tracheostoma ist dann stets erforderlich, um die Wundflächen mit Haut abzudecken (S. 351).

Coniotomie (Abb. 151 a): Als Nottracheotomie Eingehen zwischen dem gut zu tastenden Schildknorpel und dem Ringknorpel durch das Ligamentum conicum hindurch (Verwendung kann ein Spezialtrokar mit aufgesetzter Kanüle finden). Eine reguläre Tracheotomie ist anzuschließen.

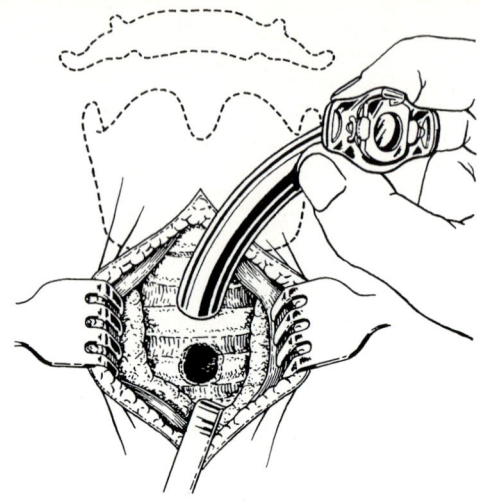

Abb. 152. Trachealkanüle

Trachealkanülen werden in das Tracheostoma eingesetzt, mit einem Band um den Hals fixiert und sollen täglich gewechselt werden:

● Gebogene Silber- oder Kunststoffkanülen mit zur Reinigung herausnehmbarem Innenteil gibt es je nach Verwendungszweck in verschiedenen Größen (Abb. 152).

● Lochkanülen, deren äußere Öffnung man beim Sprechen mit dem Finger verschließt, sowie

● Sprechkanülen, die sich bei der Ausatmung durch ein Kläppchen selbst verschließen und so das Sprechen mit der Ausatmungsluft gestatten.

● Extra lange Kanülen für Stenosen in den tiefen Abschnitten der Trachea.

● Kanülen mit aufblasbarer Gummimanschette zum Abdichten der Trachea bei Blutungen oder bei maschineller Beatmung.

▷ *Nachbehandlung* bei Tracheotomierten und Tracheostomaträgern nach Laryngektomie:

● Luft feucht halten, um eine Krustenbildung zu verhindern (Wasserdampf- oder Soleinhalationen).

● Eventuell Einträufeln von Tacholiquin® (Tyloxapol). Bisolvon® (Bromhexin), Mucosolvan® (Ambroxol). Kein Paraffinöl (Gefahr einer „Ölpneumonie"!).

- Trachea und Hauptbronchus steril durch die Kanüle absaugen.

Ein **„erschwertes Décanulement"** kann durch Granulationen, die sich in Höhe eines scheuernden Kanülenendes bilden, durch eine Ringknorpel-perichondritis mit nachfolgender subglottischer Stenose (besonders bei Kindern!), durch eine Trachealstenose bzw. eine Tracheomalazie oder durch psychische Faktoren bedingt sein.

Bei **verstopfter Kanüle** mit Atemnot sofort Kanüle bzw. Kanüleneinsatz herausziehen und neue Kanüle einsetzen.

Für Laryngektomierte ist die Mitarbeit in Selbsthilfegruppen bzw. die Mitgliedschaft im „Bundesverband der Kehlkopflosen" sinnvoll.

VI. Plastische Chirurgie

4.3.5

Plastische Maßnahmen an Kehlkopf und Trachea können durchgeführt werden zwecks

1. Bilden einer Neoglottis, chirurgische Stimmrehabilitation

Nach Laryngektomie operativ angelegter Shunt zwischen Trachea und Hypopharynx oder Oesophagusmund (u. U. unter Verwendung einer Ventilprothese) mit dem Ziel, beim Ausatmen im Bereich der Neoglottis eine Stimmbildung zu erreichen, ohne daß beim Schlucken Flüssigkeit oder Speisen in die Trachea gelangen. Das Tracheostoma muß während des Sprechens mit einem Finger oder einem Ventil verschlossen werden.

2. Wiederherstellung des Speiseweges

Erforderlich nach Resektion des Hypopharynx im Rahmen einer Laryngektomie. Wiederaufbau des Hypopharynx durch einen myocutanen Lappen. (Freie revascularisierte Jejunumabschnitte S. 380.)

3. Anlegen eines plastischen Tracheostoma (primär epithelisiertes Tracheostoma)

Durch gestielte Hautlappen (Transpositionslappen) oder Anteile der Tracheavorderwand oder Vernähen von Haut mit Trachealschleimhaut wird erreicht, daß zwischen äußerer Haut und Trachealschleimhaut kein Wundkanal mit Granulationen bestehen bleibt und die Trachealkanüle nicht zu Gefäßarrosionen führen kann. Das gilt insbesondere, wenn die Tracheotomie tief angelegt werden mußte („untere" Tracheotomie) oder wenn abzusehen ist, daß die Kanüle längere Zeit getragen werden muß. Nach dem Décanulement ist ein operativer Tracheostomaverschluß erforderlich.

4. Beheben einer Stenose

Bei *subglottischer Stenose* als Folge einer Intubation oder Tracheotomie wird die Ringknorpelplatte gespalten, ein Knorpelstück eingesetzt und entweder ein Kunststoffrohr (Kehlkopfendoprothese) als Platzhalter für den erweiterten Luftweg eingesetzt oder eine offene Laryngotrachealrinne gebildet, die nach Stabilisierung der Wände später plastisch wieder verschlossen wird.

Bei *Trachealstenosen* wird bei kurzer Stenose eine quere Resektion des stenotischen Abschnittes mit End-zu-Endanastomose ausgeführt (u. U. nach Mobilisieren der unteren Trachea von einer Thoracotomie aus), bei längerer Stenose werden dagegen eine offene Rinne angelegt – gegebenenfalls mit Spaltung des Ringknorpels – und sekundärem plastischen Verschluß oder chemisch konservierte homologe (allogene) Tracheaabschnitte implantiert. Bei inoperablen Tumoren der Trachea Einlage eines Stent zur Überwindung der Stenose. (Plastische Operationen am äußeren Hals S. 379.)

Prüfungsaufgaben zu Larynx und Trachea s. Anhang Aufgaben 222–262.

Oesophagus und Bronchien

Es werden in diesem und im nächsten Kapitel (5 u. 6) nur die für das hals-nasen-ohrenärztliche Teilgebiet der Medizin wichtigen Untersuchungsmethoden und Krankheitsbilder abgehandelt.

Anatomie

I. Oesophagus

Die Speiseröhre, ein 23 bis 26 cm langer Muskelschlauch im Mediastinum, besitzt drei Engen. Die erste (obere) Enge befindet sich in Höhe des Ringknorpels (Oesophagusmund = Oesophaguseingang), die zweite (mittlere) in Höhe der Bifurkation (bedingt durch den kreuzenden Aortenbogen), die dritte (untere) im Bereich der Kardia. Fremdkörper bleiben meist in der ersten Enge stecken, Verätzungen sind im Bereich der Engen am tiefgreifendsten. Der Oesophagusmund wird durch quere Fasern (Pars fundiformis = KILLIAN-Schleudermuskel) des M. cricopharyngeus gebildet. Darüber liegt an der Hinterwand eine muskelschwache Stelle (KILLIAN-Dreieck), durch die sich die Pharynxschleimhaut nach hinten in das Spatium retropharyngeum vorstülpen kann (ZENKER-Pulsionsdivertikel Abb. 154, S. 363). Unterhalb der Pars fundiformis liegt das LAIMER-Dreieck, anatomisch ebenfalls eine muskelschwache Stelle.

Die Oesophaguswand besteht aus Schleimhaut mit nicht verhornendem mehrschichtigen Plattenepithel und Muskulatur (innere Ring- und äußere Längsmuskulatur).

II. Bronchien

Die Trachea teilt sich an der Bifurkation in den steil verlaufenden rechten Hauptbronchus mit Ober-, Mittel- und Unterlappenbronchus und den flacher verlaufenden linken Hauptbronchus mit Ober- und Unterlappenbronchus. Weitere Aufteilungen in Segmentbronchien. Die Wände enthalten Knorpelspangen. Die Schleimhaut trägt Flimmerepithel, das das Sekret in Richtung Kehlkopf transportiert.

Physiologie

I. Schluckakt (S. 266)

II. Lungenfunktion

Für das HNO-Gebiet sind vorwiegend die obstruktiven, weniger die restriktiven Lungenfunktionsstörungen wichtig. Obstruktive Störungen treten auf bei allergischen Erkrankungen im Bereich der Bronchioli (Asthma bronchiale), aber auch durch Verlegung der Atemwege (Schleim, Tumoren, Tracheomalacie und Narbenstenosen).

Funktionsprüfungen:
Im Rahmen der **Spirometrie**, z. B. mit dem inspiratorischen und exspiratorischen TIFFENEAU-Test, ist eine Aussage über den Sitz des Atemwegshindernisses möglich.

Mit der **Ganzkörperplethysmographie** (Alveolardruck, Volumenfluß) kann außer der Messung des Atemwegswiderstandes (Resistance) differentialdiagnostisch zwischen Asthma bronchiale, Tracheomalacie und starren Stenosen unterschieden werden.

Die **Blutgasanalyse** (O_2) kann bei gestörter Atmung pathologische Werte ergeben.

Untersuchungsmethoden (Endoskopie)   5.2

I. Oesophagoskopie   5.2.1

Sie wird am liegenden Patienten in Intubationsnarkose durchgeführt. *Starre* beleuchtete Rohre (Oesophagoskope) stehen in verschiedener Länge und Dicke zur Verfügung. Als Lichtquelle wird Kaltlicht verwendet.
Bei nach hinten überstrecktem Kopf und in Richtung Mundboden gedrückter Zunge wird das Rohr vorsichtig am Zungengrund entlang geschoben, lädt die Epiglottis auf und gelangt – nach Inspektion des Hypopharynx – hinter den Aryknorpeln in den Oesophaguseingang. Nachdem der Widerstand am Oesophaguseingang mit sanftem Druck überwunden ist, läßt sich das Rohr durch die erste Enge hindurch im Lumen des Oesophagus bis zur Kardia vorschieben. Die Schleimhaut ist rosa,

glatt und feucht. Die Länge des oberen Speiseweges zwischen der Zahnreihe und der Kardia beträgt beim Erwachsenen 40–50 cm.

Es kann auch ein pneumatisches Oesophagoskop, durch das Luft in den Oesophagus gepumpt wird, zum Erweitern und zum besseren Inspizieren des Oesophaguslumens Verwendung finden.

Außerdem werden zu diagnostischen und therapeutischen Zwecken (nicht zur Fremdkörperentfernung!) zunehmend *flexible* Fiberglasendoskope (Fiberskope) verwendet, mit denen auch Magen- und Duodenumuntersuchungen durchgeführt werden können. Die Untersuchung ist für den Patienten weniger belastend und wird in Oberflächenanaesthesie bei linker Seitenlage oder im Sitzen vorgenommen.

▷ *Pathologische* Befunde sind: Wandstarre, Stenosen, Rötung der Schleimhaut, Granulationen, Tumoren, Ulcera, Fibrinbeläge, Varicen, Fremdkörper.

Pathologische Veränderungen werden mit Optiken näher untersucht, Fremdkörper werden entfernt (starres Rohr!), und aus Schleimhautveränderungen können Probeexcisionen durchgeführt werden.

Gefahr bei der Oesophagoskopie: Durchstoßen der Oesophaguswand (Oesophagusperforation S.358) mit nachfolgender Mediastinitis!

▷ **Indikationen zur Oesophagoskopie**
- Fremdkörperverdacht,
- Tumorverdacht,
- ungeklärte Schluckbeschwerden im Bereich der Speiseröhre,
- Kontrolle nach Verätzungen,
- Stenoseverdacht,
- ungeklärte Blutungen,
- Blutstillung mittels Laser.

II. Tracheobronchoskopie

Sie wird in Narkose in Form der Beatmungsbronchoskopie am liegenden, relaxierten Patienten vorgenommen. Sauerstoff und Narkosegas werden durch das liegende Rohr zugeführt. Die Bronchoskope haben eine distale Lichtquelle.

Einführen des Bronchoskops durch die Glottis hindurch und Vorschieben in der Trachea bis zur Bifurkation (Abb. 153, S. 356). Eingehen in den rechten, anschließend in den linken Hauptbronchus und Inspektion aller Bronchialabgänge mit verschiedenen Winkeloptiken.

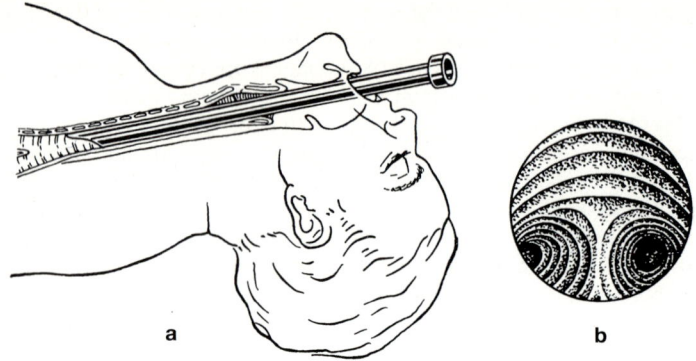

Abb. 153 a, b. Bronchoskopie. **a** Lage des Bronchoskops; **b** Bifurkation

Anstelle der starren Bronchoskope werden zu diagnostischen Zwecken – vor allem auch bei Stenosen, nicht jedoch zur Fremdkörperentfernung – weniger belastende dünne flexible Fiberglasbronchoskope (Fiberskope) in Oberflächenanaesthesie eingesetzt. Sie lassen sich durch Nase, Mund oder ein Tracheostoma einführen.

Ein sehr dünnes flexibles Endoskop findet Verwendung zur Schleimhautkontrolle der Trachea bei Langzeitintubation (S. 348).

▷ *Pathologische* Befunde sind: Granulationen, Tumoren, Blutungsquellen, Ulcerationen, Fremdkörper.

▷ **Indikationen zur Tracheobronchoskopie**

- Fremdkörperverdacht,
- Tumorverdacht,
- Tracheal- und Bronchialstenosen,
- ungeklärte Blutungen,
- Nachweis von Schleimhautveränderungen bei spezifischen Entzündungen.

III. Mediastinoskopie (Carlens)

In Intubationsnarkose wird das Rohr (Mediastinoskop) von einem Hautschnitt im Jugulum aus vorgeschoben, nachdem der tastende Finger vor der Vorderwand der Trachea unter der prätrachealen Fascie einen

Weg bis in Höhe der Bifurkation gebahnt hat. Punktion und anschließend Probeexcision aus prä- und paratrachealen Lymphknoten und aus Mediastinaltumoren unter Verwendung des Operationsmikroskops.

▷ *Indikationen:*
Abklärung von Lymphknotenerkrankungen oder Tumoren des vorderen Mediastinum, z. B. Metastasen eines Bronchialcarcinoms und Beurteilung der Operabilität des Tumors, M. BOECK, M. HODGKIN, Lymphknotentuberkulose, Mediastinaltumoren.

▷ *Gefahr:* Gefäßverletzung und Blutung bei der Probeexcision erfordern gelegentlich eine Thoracotomie, auf die der Operateur vorbereitet sein muß.

IV. Bildgebende Verfahren

Bei Erkrankungen des Oesophagus, des Bronchialbaumes und der Lungen sind unterschiedliche radiologische Untersuchungen (z. B. Röntgenaufnahmen, Röntgenbreipassage oder neuerdings Videofluoroskopie, Computertomogramme, Kernspintomogramme) entsprechend den vorliegenden Symptomen zur Diagnosestellung vor der Oesophagoskopie bzw. der Tracheobronchoskopie indiziert. Lokalisation und Ausdehnung von Trachealstenosen lassen sich am besten im Spiral-Computertomogramm darstellen.

Klinik

I. Fremdkörper

A. Oesophagusfremdkörper

Sie sitzen meist in der *ersten* Enge des Oesophagus: Fleischbrocken bei zahnlosen Patienten, Münzen bei Kindern, Knochen, Gräten, Zahnprothesenteile, Pfirsichkerne.

▷ *Symptome:*
● Schmerzen, Stiche und Druck hinter dem Kehlkopf oder dem Brustbein, Appetitlosigkeit bei Kindern. Bei völliger Verlegung des Oesophaguslumens ist das Schlucken von Flüssigkeiten oder Speisen unmöglich. Hustenreiz durch „Verschlucken" (Eindringen von Speichel in Kehlkopf oder Trachea).

Die seitliche Röntgenleeraufnahme zeigt schattengebende Fremdkörper oder einen Luftschatten in der Speiseröhre unmittelbar über dem Fremdkörper, da das Lumen des Oesophagus wegen des Fremdkörpers etwas klafft.

- Oft Streckhaltung der Halswirbelsäule.

▷ *Therapie:* Oesophagoskopie (starres Rohr!) und endoskopische Fremdkörperentfernung mit entsprechenden Faßzangen unter Sicht des Auges. Zu warnen ist vor blinden Extraktionsversuchen mit sog. Münzenfängern oder dem Versuch, Fremdkörper blind mit Sonden in den Magen zu stoßen.

In der ersten Enge festsitzende und endoskopisch nicht zu lösende Fremdkörper werden durch eine *collare Oesophagotomie* von außen entfernt.

▷ *Komplikation:*

Oesophagusperforation: Durch spitze Fremdkörper (Knochen, Metallhaken an Prothesen), bei ungeschickten Extraktionsversuchen, bei der Oesophagoskopie oder beim Legen einer Magensonde kann die Oesophaguswand perforiert werden. Mediastinitisgefahr!

▷ *Symptome und Befund:*
- Schmerzen in der Brust und zwischen den Schulterblättern.
- Luftemphysem der verdickten Halsweichteile (Knistern bei Palpation vor allem supraclaviculär).
- Im seitlichen Röntgenbild prävertebraler Luftschatten = Emphysem im Mediastinum. Eine Verbreiterung der prävertebralen Weichteile zeigt eine Entzündung im perioesophagealen Gewebe an.
- Die Röntgenbreipassage des Oesophagus mit wasserlöslichem Kontrastmittel läßt durch den Breiaustritt die Perforationsstelle erkennen, am besten mit Hilfe der Röntgenkinematographie.

▷ *Therapie:* Liegt die Perforation – wie meist – im Hypopharynx oberhalb des Oesophagusmundes, läßt sie sich von außen leicht erreichen, liegt sie im oberen thorakalen Teil der Speiseröhre, muß die Verletzungsstelle durch *collare Mediastinotomie,* bei Verletzungen im tieferen thorakalen Anteil durch eine *Thoracotomie* freigelegt und vernäht werden. Nur in Ausnahmefällen bei kleinsten Verletzungen der Oesophaguswand kann man ohne Operation allein mit antibiotischer Behandlung und Ernährung über eine Magensonde auskommen. Abscesse der Halsweichteile sind nach außen zu drainieren.

Abgekapselte Mediastinalabscesse hinter der Speiseröhre lassen sich endoskopisch durch Schlitzen der Oesophaguswand eröffnen.

Breitbandantibiotica aus der Gruppe der Penicilline, Cephalosporine und Gyrasehemmer.

Anmerkung:
Schleimhautreizungen oder -läsionen des Oesophagus können medikamentenbedingt sein. Tetracyclinpräparate z. B. sollen mit genügend Flüssigkeit eingenommen werden, um den Oesophagus rasch passieren zu können.

B. Bronchialfremdkörper

Erste Entfernung eines aspirierten Fremdkörpers durch KILLIAN 1897.

▷ *Symptome* bei Aspiration:
● Hustenanfall, Erstickungsanfall, Stridor.
● Stechender Schmerz bei spitzen Fremdkörpern.

▷ *Befund:*
Bei Auskultation und mit Hilfe bildgebender Verfahren:

a) *Atelektase,* falls Bronchus verschlossen,

b) *Überblähung,* falls Ventilverschluß eines Bronchus durch den Fremdkörper. (Der Bronchus weitet sich bei der Inspiration und läßt Luft eintreten.)

Dabei häufig auch Verlagerung des Mediastinum. Metallfremdkörper stellen sich im Röntgenbild und bei der Röntgendurchleuchtung dar (u. U. Hilfe bei der Extraktion). Bei länger liegenden Fremdkörpern eitrige Bronchitis und Granulationsbildung.

Häufigste Fremdkörper:
Bei Kindern Erdnußkerne. Bei Erwachsenen – vorwiegend im rechten Hauptbronchus – Nadeln, Zahnprothesenteile, Eierschalenteile. Sie werden meist während einer Schreckreaktion aspiriert.

▷ *Differentialdiagnose:*
Bei Oesophagusfremdkörpern (also nicht aspirierten, sondern geschluckten Fremdkörpern) *kein* Hustenanfall (höchstens Hustenreiz oder Hüsteln durch „Verschlucken"), dafür Schluckbehinderung (S. 357). Kehlkopffremdkörper S. 323.

▷ *Therapie:* Tracheobronchoskopie (starres Rohr!) und endoskopische Entfernung des Fremdkörpers mit verschieden geformten Faßzangen.

Dabei ergeben sich unter Umständen Schwierigkeiten durch kugelige, das Lumen vollständig verschließende Gebilde, die sich schlecht fassen lassen oder wieder abgleiten. Gefahr des plötzlichen Verschlusses auch des anderen Hauptbronchus (Bolustod!).

Spitze, in der Wand steckende Nadeln sind mitunter nicht einfach zu entfernen.

Durch länger dauernde bronchoskopische Eingriffe besteht bei Kleinkindern die Gefahr einer Schwellung des lockeren subglottischen Gewebes. Eine anschließende vorübergehende Intubation oder – selten – eine Tracheotomie können dann erforderlich werden.

II. Verätzungen des Oesophagus

Laugen führen zu tiefgreifenden *Kolliquationsnekrosen* = Verflüssigung des Gewebes.

Säuren führen zu oberflächlichen *Coagulationsnekrosen* = dicke Schorfe.

Häufigste Ätzmittel: Laugen in Bäckereien und bei der Seifenherstellung, Waschmittel, Salmiakgeist, Essigsäure, Salzsäure.

▷ *Ursachen:*
Versehentlich durch Verwechslung der Flasche.
Kinder trinken aus nicht gesicherten Flaschen, die Ätzmittel enthalten.
Suicidale Absicht: Prognostisch ungünstiger, da größere Mengen getrunken werden.

A. Frische Verätzungen

Der Grad der Verätzung ist abhängig von Menge, Konzentration und Einwirkungsdauer des Ätzmittels.

▷ *Symptome:* Zunächst brennende Schmerzen in Mund, Rachen und Speiseröhre. Speichelfluß. Brechreiz. Eventuell Stridor.

▷ *Befund:*
Örtlich: Die Mund- und Rachenschleimhaut ist in den ersten Stunden gerötet und ödematös geschwollen. Danach bilden sich weiße Fibrinbeläge. Es kann zu einem Kehlkopfödem und zur Atemnot kommen. Aus den Veränderungen der Mund- und Rachenschleimhaut ist im allgemeinen – aber nicht immer! – auf die Schwere der Verätzung im Oesophagus zu schließen. Oft Ätzspuren in der Mundumgebung.

Allgemein:

● **Schockzustand.** Intoxikation. Leber- und Nierenschäden. Nierenversagen. Benommenheit.

● **Mediastinitiszeichen** bei Oesophagusperforation: Schmerzen retrosternal und zwischen den Schulterblättern, Mediastinal- und Halsemphysem.

● **Peritonitis** bei Magenperforation: Bauchdeckenspannung, freie Luft im Bauchraum.

▷ *Verlauf:* Je nach Schwere der Schleimhautschädigung: Bei leichten Verätzungen heilen die Schleimhautläsionen. Bei tiefgreifenden Verätzungen mit Zerstörung großer Teile der Schleimhaut bilden sich Ulcera und Fibrinschorfe, nach deren Abstoßung es zu einer reparativen Entzündung mit Bindegewebsproliferation, Narbenbildung und später Stenosen kommt.

▷ *Therapie:*

Sofortmaßnahmen:

Ist die Verätzung nicht länger als 2 Stunden her und bestehen keine Zeichen einer Oesophagus- oder Magenperforation, kann eine **Magenspülung** mit weichem Schlauch durchgeführt werden. Sie ist vor allem erforderlich, wenn bei einem Suicidversuch zusätzlich Tabletten genommen wurden.

● Reichlich **Milch** oder Wasser trinken lassen.

● **Neutralisation** versuchen, wenn viel Ätzmittel getrunken wurde (Suicid) und Behandlung sehr rasch möglich ist (meist nicht sehr effektvoll):
Bei Säuren mit Magnesia usta (kein Natriumcarbonat wegen starker Gasbildung), bei Laugen mit verdünnter Essigsäure, Zitronen- oder Orangensaft (neutralisierende Wirkung auch des Magensaftes!).

● Schockbekämpfung mit Infusionen (Auffüllen des Kreislaufs mit Volumenersatzmitteln) und Corticosteroide i. v.

● Antibiotica als Infektionsschutz, Analgetica, Sedativa.
Gegebenenfalls Behandlung von Leber- und Nierenschäden.
Intubation bei Bewußtlosen, Tracheotomie bei Larynxödem.

Nach 8 Tagen:
Oesophagoskopie zur Inspektion der Schwere der Schleimhautveränderungen:

● Bei fehlenden Schleimhautschäden Therapie absetzen;

● bei Fibrinschleiern und geringen Ätzspuren weiter Antibiotica und Corticosteroide (per os) zur Verhütung von stärkeren Bindegewebsproliferationen und Narbenbildungen;

- bei Schleimhautulcerationen, bei denen nachfolgend mit narbigen Stenosierungen zu rechnen ist, täglich Einführen eines weichen Magenschlauches während einiger Wochen (**Frühbougierung,** um das Lumen zu erhalten).
- Wöchentliche Kontrolle der Schleimhautveränderungen durch Oesophagoskopie (flexible Endoskope), später durch Röntgenbreipassagen (Röntgenkontrastdarstellung des Oesophaguslumens).

B. Narbenstenosen

▷ *Spätfolgen* einer Verätzung nach ungenügender Behandlung oder unterlassener Frühbougierung: *Stenosen,* häufig ringförmig und im Bereich der zweiten Oesophagusenge oder nur fadenförmiges Lumen über längere Oesophagusabschnitte.

▷ *Symptome:* Wenige Wochen nach der Verätzung zunehmende Schluckbehinderung und Abmagerung. Plötzlicher Stopp, wenn sich Speise vor die Stenose legt.

▷ *Diagnose:*
Durch *Röntgenbreipassage,* bei der sich Sitz und Ausdehnung der Stenose nachweisen lassen und
durch *Oesophagoskopie* zur Entfernung vor der Stenose sitzender Fremdkörper und zur Feststellung der Weite des Oesophaguslumens.

▷ *Therapie:* Sondieren der Stenose und Aufbougieren des Lumens:

a) Während der diagnostischen Oesophagoskopie Beginn der Bougierung unter Sicht des Auges mit **Vollbougies,** die bei genügender Weite des Oesophagus in den folgenden Tagen mit jeweils dickeren Bougies ohne erneute Oesophagoskopie fortgesetzt werden kann bis zu einem Bougiedurchmesser von $1^{1}/_{2}$ cm bei Erwachsenen (45 Charrière) und 1 cm bei Kindern (30 Charrière).

b) Bei hochgradigen Stenosen Bougieren mit **Hohlbougies** über einen Faden: Der 8 m lange Leitfaden, der vorn mit einem Bleikügelchen beschwert ist, wandert durch die Stenose bis in den Darm. Über den so im Darm fixierten Faden werden während einiger Wochen täglich Hohlbougies von zunehmender Dicke geschoben (Dauersondenbehandlung). *Vorteil:* Keine Perforationsgefahr. Später – nach Abschneiden des Fadens, der dann durch den Darm abgeht – Umstellung auf Vollbougies und – wenn möglich – Durchführen der weiteren Bougierung durch den Patienten selbst über längere Zeit.

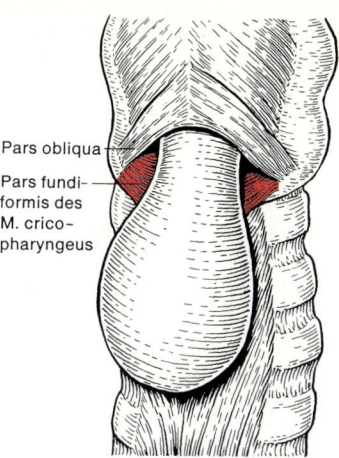

Abb. 154. Hypopharynxdivertikel („KILLIAN-Schleudermuskel" rot)

Der Faden kann auch nach Passage der Stenose durch ein Gastrostoma zum Magen herausgeleitet werden. Es läßt sich dann vom Magen aus eine „retrograde Bougierung" mit Hohlbougies durchführen.

c) Bei narbigem Verschluß Oesophagusersatz durch Magenhochzug oder Jejunuminterponat.

d) Stenosen des Pylorus erfordern Eingriffe durch den Chirurgen (Gastroenterostomie).

III. Divertikel (GK 3.3.4)

▷ *Entstehung:* Infolge spastischer Muskelkontraktionen und hastiger Eßgewohnheiten kommt es zur sackartigen Vorwölbung der Schleimhaut des Hypopharynx an der muskelschwachen Stelle der Hinterwand „KILLIAN-Dreieck" zwischen der Pars obliqua und der Pars fundiformis (KILLIAN-Schleudermuskel) des M. cricopharyngeus (Anteil des M. constrictor pharyngis inferior). Dieses Pulsionsdivertikel (ZENKER) ist also eigentlich ein *Hypopharynxdivertikel* (Abb. 154) und kein Oesophagusdivertikel.

▷ *Symptome:* Die geschluckte Speise bleibt im Hals stecken und wird nach dem Essen unverdaut regurgitiert. Fauliges Aufstoßen. Betroffen sind fast stets ältere Menschen. Je größer das Divertikel ist, desto weniger Speise gelangt in den Oesophagus, da der gefüllte Divertikelsack die Speiseröhre zudrückt.

▷ *Befund und Diagnose:*
Beim Spiegeln des Kehlkopfes oft schaumiger Speichel in den Recessus piriformes beiderseits.
Röntgenbreipassage des Oesophagus: Das Divertikel füllt sich mit Kontrastmittel an.

▷ *Therapie:*

a) Divertikeloperation von außen (Zugang am Vorderrand des linken M. sternocleidomastoideus):
Abtragen oder – allerdings nur bei kleinen bis kirschgroßen Divertikeln möglich – Einstülpen des Divertikelsackes. Die Fasern des Schleudermuskels und der angrenzenden Ringmuskulatur sollen in jedem Fall durchtrennt werden (Myotomie), um Divertikelrezidiven vorzubeugen.

b) Endoskopische Schwellendurchtrennung nach A. SEIFFERT:
Einstellen der Divertikelschwelle im Oesophagoskop und Durchtrennen der Schwelle bis auf den Divertikelboden mit einer geraden Schere. Kleinerer Eingriff, jedoch Gefahr der Blutung eines in der Schwelle verlaufenden Gefäßes und der Eröffnung des Mediastinum. Außerdem bleibt häufig ein Restdivertikel zurück. (Heute Laserchirurgie möglich.)

Anmerkung: **Traktionsdivertikel** (zipfelige Ausziehung) des Oesophagus durch narbige Verwachsung mit mediastinalen Lymphknoten bedürfen im allgemeinen keiner Behandlung. Keine Dysphagie.
Selten kommen postentzündliche narbige Membranstenosen (Webs) der Oesophagusschleimhaut zur Beobachtung.

IV. Diagnostische Endoskopie

A. Oesophagus

Außer bei der Suche nach Fremdkörpern oder dem Nachweis von Verätzungsfolgen wird eine Oesophagoskopie durchgeführt zur Diagnosesicherung bei Verdacht auf Tumoren oder einen Kardiospasmus und zur Abklärung von Blutungen aus dem oberen Speiseweg.

1. Tumoren

Meist **Plattenepithelcarcinome,** am häufigsten im Bereich der physiologischen Engen, vorwiegend bei älteren Männern.

▷ *Symptome:* Zunehmende Schluckschmerzen und Schluckbehinderung, bis der Patient nur noch flüssige Nahrung zu sich nehmen kann. Blutbeimengungen im Speichel. Gewichtabnahme. Nicht selten Recurrensparese.

▷ *Diagnose:* Durch

a) Röntgenbreipassage: Füllungsdefekt, Stenose, die sonst glatte Oesophaguswand erscheint höckerig.

b) Oesophagoskopie (S. 354): Starre Enge mit leicht blutenden höckerigen Granulationen, aus denen eine Probeexcision durchgeführt wird.

c) Computertomogramm, Kernspintomogramm.

▷ *Therapie:* Selten – am ehesten noch im unteren Oesophagusabschnitt – operabel (Resektion durch Chirurgen). Meist Chemo- und Strahlentherapie. Kunststoffendoprothese zum Offenhalten des Speiseweges oder Gastrostomie (S. 347).

▷ *Differentialdiagnose:*

Dysphagia lusoria: Schluckbeschwerden, bedingt durch eine A. lusoria. Der abnorme Verlauf der aus dem Aortenbogen links entspringenden rechten A. subclavia zwischen Wirbelsäule und Oesophagus führt zu einer röntgenologisch und oesophagoskopisch nachweisbaren pulsierenden Einengung des Oesophaguslumens. Arteriographie!

Oesophagitis: Die Oesophagoskopie ergibt
bei *Soorbefall* nach langer antibiotischer Behandlung weiße Beläge, bei *Refluxoesophagitis* infolge einer gleitenden Hiatushernie mit Kardiainsuffizienz flache, weißlich belegte, leicht blutende Ulcerationen im unteren Oesophagusabschnitt (peptische Geschwüre durch aufsteigenden sauren Magensaft).
Massive Blutungen stammen aus *Oesophagusvaricen* bei Lebercirrhose und werden mit einer Ballonsonde gestillt oder bei einer Notfallendoskopie sklerosiert bzw. mit dem Laserstrahl verödet.

2. Kardiospasmus

Unvermögen zur reflektorischen Erschlaffung des muskulären Verschlußapparates der Kardia beim Schluckakt.

▷ *Ursache:* Bisher nicht restlos geklärt. Neuromuskuläre Störung? Degenerative Veränderungen im AUERBACH-Plexus (Achalasie).

▷ *Symptome:* Magendruck, krampfartige Beschwerden, Schluckbehinderung, Dysphagie, Abmagerung.

▷ *Befund:*
Bei der Röntgenbreipassage: Erweiterung des Oesophaguslumens oberhalb der Kardia, Breistopp und nur langsame Entleerung durch die enge Kardia. Überall glatte Wandkonturen.
Bei der Oesophagoskopie: Glatte Schleimhaut, unterer Oesophagus weit, Kardia eng. Besonders auf Zeichen eines **Kardiacarcinoms** achten: Tumorgranulationen, Starre des engen Oesophagusabschnittes, Steifheit der Oesophaguswand.

▷ *Therapie:* Spasmolytica oft ohne Erfolg, dann
Dehnen der Kardia mit dicken quecksilbergefüllten Gummischläuchen oder – intensiver – mit dem STARCK-Dilatator (Spreizinstrument) oder einer Ballonsonde (pneumatische Dilatation).
Bei Rezidiven operativ: Laparotomie und Myotomie.

B. Tracheobronchialbaum

Die diagnostische Tracheobronchoskopie dient neben der Fremdkörpersuche vor allem der Biopsie bei Verdacht auf Bronchialtumoren oder spezifische Schleimhauterkrankungen sowie zur Abklärung von Blutungen aus den tiefen Luftwegen.

1. Tumoren

Gutartige Tumoren: vorwiegend Adenome.
Bösartige Tumoren: meist Carcinome (das Bronchialcarcinom ist beim Mann das häufigste Organcarcinom! Zigarettenraucher!).

▷ *Symptome:* Zunächst uncharakteristisch. Bei zunehmender Bronchuseinengung und Sekretstauung mit Infektion bronchitische und pneumonische Zeichen. Husten, Auswurf, Thoraxschmerzen. Später Dyspnoe, pfeifende Atmung. Hämoptoe (häufig auch bei Adenomen).

▷ *Diagnose* durch

a) Röntgenuntersuchung einschließlich Tomographie und Bronchographie, evtl. Computertomographie bzw. Kernspintomographie und Szintigraphie.

b) Tracheobronchoskopie:
- Absuchen der Trachea, aller Bronchien und Abgänge sowie Verzweigungen mit vergrößernden Geradeaus- und Winkeloptiken oder flexiblen Endoskopen.
- Absaugen von Bronchialsekret (u. U. nach Bronchusspülung) zur cytologischen und bakteriologischen Untersuchung.
- Entnahme von Gewebeproben mit schlanken und flexiblen Probeexcisionszangen zur histologischen Untersuchung.

▷ *Befund:*
- Adenom: gestielt, oberflächlich glatt oder uneben, glänzend, tiefrot (Blutungsgefahr!), Schleimhaut weitgehend intakt. (*DD:* Intratracheale Struma.)
- Plattenepithelcarcinom: mehr flächenhaftes Wachstum, kleinhöckerig, granulierend, feste Konsistenz, grauweiß.
- Kleinzelliges Bronchialcarcinom: Konsistenz weicher, Farbe rötlich und Blutungsneigung.

▷ *Therapie:* Operation (bei gutartigen Tumoren evtl. endoskopische Abtragung bzw. Laserchirurgie) oder Bestrahlung.
Einzelheiten siehe in internistischen und chirurgischen Lehrbüchern.

2. Schleimhauterkrankungen

▷ Bronchoskopiebefund bei
- Tuberkulose: gelbliche Granulationen und Ulcerationen, später stenosierende Narben, bei tuberkulösen Lymphknoten kommt es zur Kompression des Bronchuslumens oder zur Perforation in den Bronchus.
- Sarkoidose (M. BOECK): gelbliche Knötchen oder Plaques mit Granulationen auf der Schleimhaut.

Prüfungsaufgaben zu Oesophagus und Bronchien s. Anhang Aufgaben 263–280.

Hals

Anatomie (Abb. 155)

Der **M. sternocleidomastoideus,** der vom Brust- und Schlüsselbein schräg zum Warzenfortsatz zieht, grenzt das vordere vom seitlichen Halsdreieck ab (Regio cervicalis anterior mit Trigonum submandibulare und Trigonum caroticum, Regio cervicalis lateralis mit Trigonum omoclaviculare). Unter dem Muskel laufen die großen Halsgefäße mit ihren Ästen:

Die **Vena jugularis interna** mit V. facialis, V. retromandibularis und V. thyroidea superior. Die V. jugularis interna und die oberflächlich durch das seitliche Halsdreieck laufende V. jugularis externa münden in die V. subclavia. Der Ductus thoracicus endet im Winkel zwischen der linken V. jugularis interna und der linken V. subclavia. Rechts und links im Winkel münden außerdem die Lymphabflüsse aus dem Kopf-Halsbereich über die Trunci jugulares dexter et sinister in das venöse System.

Die **A. carotis communis** teilt sich am Sinus caroticus (Pressoreceptoren) in die A. carotis interna und die A. carotis externa mit den von ihr im Halsbereich abgehenden Ästen: A. thyroidea superior, A. pharyngea ascendens, A. lingualis, A. facialis und A. occipitalis. In der Carotisgabel liegt das Glomus caroticum (Chemoreceptor).

Prälaryngeale Muskulatur: M. sternothyroideus, M. thyrohyoideus, M. sternohyoideus, M. omohyoideus.

Die Halsfascien (oberflächliche, mittlere, tiefe) umgeben Muskeln, Gefäßnervenstränge und Halseingeweide.

Spatium parapharyngeum und Spatium retropharyngeum s. S. 260 u. 261.

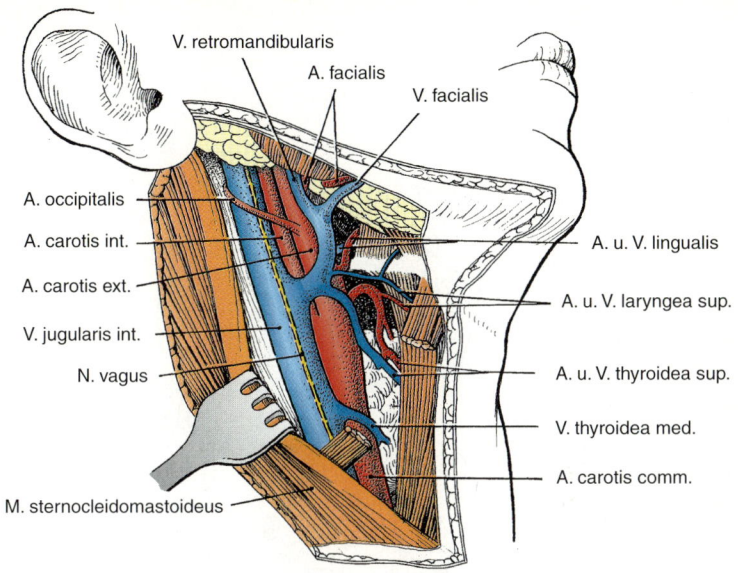

Abb. 155. Halsweichteile (Lage der großen Halsgefäße)

Mit und *unter* den Gefäßen ziehen der **N. vagus (X)** – in der Abb. 155 gestrichelt auf der Vena jugularis interna eingezeichnet – aus dem Foramen jugulare kommend in den Brustraum und der **Truncus sympathicus** (Grenzstrang mit Ganglion stellatum).

Der **N. hypoglossus** verläuft lateral der A. carotis ext. durch das Trigonum submandibulare zur Zungenmuskulatur.

Die **A. vertebralis** zieht durch die Foramina transversaria der Halswirbel nach oben und dann über den Atlasbogen nach vorn zum Circulus arteriosus cerebri (WILLISII), ohne Halsäste abzugeben.
Im Trigonum submandibulare kann die **Gl. submandibularis** getastet werden.

Lymphknoten: Große Bedeutung für die Erkennung und Behandlung von Erkrankungen, insbesondere auch für Malignome im Kopf-Halsbereich und ihre Metastasierung haben die Lymphabflußgebiete im seitlichen Halsbereich.

369

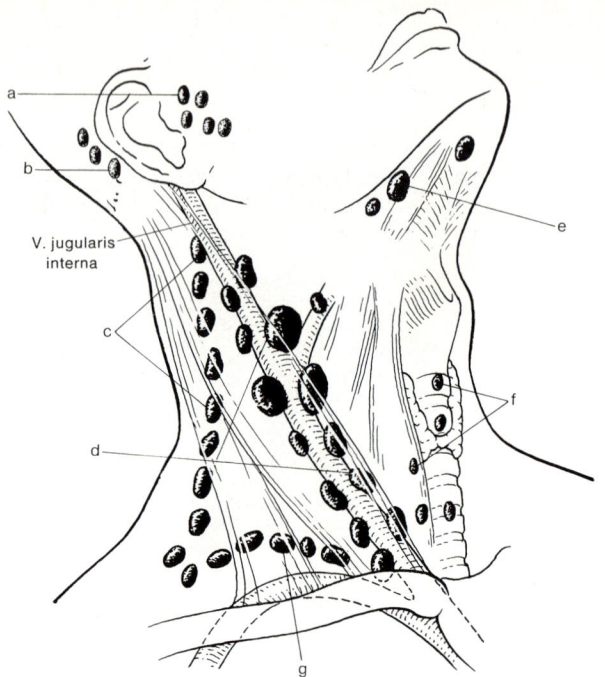

Abb. 156. *a–g* Topographie der Lymphknoten im Halsbereich (s. Text)

Vergrößerte regionäre Lymphknoten sind zu tasten (Abb. 156):

a) *im Parotisbereich* bei Erkrankungen des äußeren Gehörgangs und der Kopfhaut (Nodi lymphatici parotidei),

b) *auf dem Warzenfortsatz* bei Erkrankungen der Ohrmuschel und der Kopfhaut (Nodi lymphatici retroauriculares),

c) *hinter* dem M. sternocleidomastoideus im Nacken (nuchal) bei Erkrankungen der Kopfhaut, der Gl. parotidea und des Nasopharynx (Nodi lymphatici cervicales superficiales),

d) *vor* dem M. sternocleidomastoideus im Venenwinkel unterhalb des Kieferwinkels und auf der Gefäßscheide bei Erkrankungen der Nasennebenhöhlen, der Tonsillen, der Gl. parotidea, des Zungengrundes, des

Hypopharynx und des Kehlkopfes (Nodi lymphatici cervicales profundi mit dem unter dem M. digastricus liegenden Nodus jugulodigastricus). Über diese Lymphknoten Hauptabfluß aus dem Kopf-Halsgebiet – einschließlich Schilddrüse,

e) *submental und submandibulär* bei Erkrankungen der vorderen Zunge, des Mundbodens, der Lippen, der Wange, der Nasennebenhöhlen und bei Zahnwurzelerkrankungen (Nodi lymphatici submentales bzw. submandibulares),

f) *prä- und paratracheal* bei Erkrankungen der subglottischen Region und der Trachea (Nodi lymphatici praelaryngeales bzw. tracheales),

g) *supraclaviculär* in der Fossa supraclavicularis (Nodi lymphatici supraclaviculares) bei Erkrankungen des Brustraumes (linke Lunge Abfluß nach rechts außer linker Oberlappen; supraclaviculär links auch Metastasen eines abdominellen oder genitalen Carcinoms = Virchow-Drüse, Mündung des Ductus thoracicus).

c), d) und g) werden zusammen als *laterocervicale Lymphknoten* bezeichnet.

Untersuchungsmethoden $\boxed{6.2}$

Eine exakte klinische Untersuchung der tributären Gebiete (Quellgebiete) von Kopf und Hals ist Voraussetzung für die Bewertung von Halslymphknotenschwellungen.

I. Inspektion der Halsstrukturen $\boxed{6.2.1}$

Beim Gesunden sind Halslymphknotenschwellungen – außer gelegentlich bei Kindern und sehr schlankem Hals – nicht zu sehen. Sichtbare Lymphknoten entsprechen also meist einem krankhaften Zustand. Zu achten ist bei der Inspektion weiter auf Verdickungen oder Knotenbildungen der Schilddrüse, der submandibulären und submentalen großen Speicheldrüsen (S. 381), auf Fistelöffnungen, auf halbkugelartige Vorwölbungen im Bereich der Gefäßscheide oder vor dem Zungenbein, die Halscysten entsprechen können (S. 374), sowie auf Laryngocelen (S. 302).

II. Palpation

Zu tasten ist bimanuell seitenvergleichend und bei entspannter Haut. Die Untersuchung erfolgt sowohl von vorn als möglichst auch von hinten am sitzenden Patienten, der den Kopf etwas vorneigen soll. Getastet wird von submental zum Kieferwinkel, danach an der Gefäßscheide entlang zum Jugulum, wobei der Kopf etwas zur Gegenseite gedreht wird, anschließend supraclaviculär und schließlich hinter dem M. sternocleidomastoideus und im Nacken.

Zu achten ist auf Anzahl, Größe (Angabe in cm), Druckschmerz, Verschieblichkeit, Anordnung und Konsistenz der Lymphknoten (Fixation spricht für Malignität!).

III. Gewebeentnahme

a) **Nadelbiopsie, Feinnadelbiopsie und cytologische Untersuchung:** Die Ergebnisse sind wegen der nur geringen Materialmengen oft nicht aussagekräftig.

b) **Probeexcision (Biopsie):** Sie ist die sicherste diagnostische Maßnahme und sollte bei allen länger als vier Wochen bestehenden Lymphknotenvergrößerungen durchgeführt werden. Entweder wird ein Teil eines Lymphknotens, besser aber noch ein ganzer Lymphknoten mit Kapsel und angrenzendem Gewebe exstirpiert und zur histologischen und immunologischen Untersuchung gegeben. (Cave N. accessorius im seitlichen Halsdreieck!)

c) **Scalenusbiopsie** (DANIELS)
Hierbei werden in örtlicher Betäubung präscalenische Lymphknoten mit dem Fettgewebe im Winkel zwischen V. jugularis interna und V. subclavia unmittelbar über der Clavicula (Trigonum omoclaviculare) entfernt. (Links cave Ductus thoracicus!)

Indikation: Bei Verdacht auf Sarkoidose oder M. HODGKIN. Bei Carcinom der Lunge, der Brustdrüse, des Bauchraumes und der weiblichen Genitalorgane bereits bei Verdacht auf Metastasen, auch wenn noch keine Halslymphknoten palpabel sind.

IV. Bildgebende Verfahren

A. Röntgenaufnahmen

Röntgenuntersuchungen im Halsbereich werden zur Darstellung der Halswirbelsäule und bei Kehlkopferkrankungen (S. 320) durchgeführt.

B. Lymphographie, Szintigraphie

a) **Lymphoszintigraphie** (indirekte Methode)
Radionuklide werden nach Injektion lymphogen resorbiert, in den regionären Lymphknoten gespeichert und im Lymphoszintigramm nachgewiesen. Erfaßt werden vor allem die tiefen cervicalen Lymphknotengruppen. Heute ist diese Methode zur Darstellung der Lymphknoten durch Ultraschalluntersuchung, Computertomographie oder Kernspintomographie ersetzt worden.

b) **Cervicale Lymphographie** (direkte Methode)
Kontrastmittel werden direkt in Lymphgefäße eingebracht und erlauben auf der Röntgenaufnahme eine Darstellung der Lymphbahnen und Lymphknoten. Keine praktische Anwendung, da der technische Aufwand sehr groß ist.

c) Mit der **Positronenemissionstomographie (PET)** lassen sich der Glucosestoffwechsel eines Tumors und seine Änderungen während der Therapie messen.

C. Sonographie

Ultraschalluntersuchungen des Halses (B-Mode) werden bei der Suche nach Lymphknotenmetastasen und bei der Verlaufsbeobachtung der Lymphknotenveränderungen während und nach der Strahlentherapie bzw. der Radiochemotherapie eingesetzt. Möglichkeiten der ultraschallgesteuerten Feinnadelbiopsie. Nachweis von Wandinfiltrationen der A. carotis. Gute Darstellung von Halscysten.

D. Computertomographie

Bestimmung der Ausdehnung solider oder cystischer Tumoren und vergrößerter Lymphknoten. 3-D Rekonstruktionsverfahren S. 87.

E. Kernspintomographie (Magnetresonanztomographie)

Derzeit beste Darstellung der Halsweichteile (Tumoren, Metastasen, Lymphome, Speicheldrüsen, große Halsgefäße).

F. Untersuchung der Gefäße

a) **Angiographie** (digitale Subtraktionsangiographie) und Magnetresonanzangiographie: Darstellung der Gefäßverläufe und Gefäßveränderungen bzw. des Blutflusses.

b) **Ultraschalluntersuchung** (Dopplertechnik) zum Nachweis der Carotisdurchströmung bei stenosierenden Gefäßerkrankungen.

I. Mißbildungen 6.3.1

1. **Mediane Halscysten und Fistelgänge** sind Residuen des Ductus thyroglossalis. Die Cyste liegt in der Mittellinie des Halses zwischen Zungenbein und Kehlkopf. Der Fistelgang zieht durch den Zungenbeinkörper oder hinter ihm entlang bis zum Foramen caecum (Abb. 157).

▷ *Symptome und Befund:*
Die schleimgefüllte Cyste ist prallelastisch unter der Haut zu tasten und steigt beim Schlucken nach oben. Bei entzündlichen Reaktionen auch Verklebungen mit der Haut, Fluktuation und Durchbruch nach außen. (Äußere Fisteln entstehen auf diese Weise oder iatrogen nach Incision.)

▷ *Therapie:*
Sorgfältige Exstirpation der Cyste und des Fistelganges unter Resektion des mittleren Teiles des Zungenbeinkörpers. Bei Zurücklassen von Gangresten Rezidive.

▷ *Differentialdiagnose:* Struma.

▷ *Anmerkung:* Am Foramen caecum kann sich eine **Zungengrundstruma** entwickeln, die nur bei Nachweis von weiterem Schilddrüsengewebe (Szintigraphie!) vollständig entfernt werden darf.

2. **Laterale Halsfisteln und -cysten** bilden sich während der embryonalen Entwicklung in unmittelbarer Nachbarschaft des zweiten Schlundbogens (Persistieren des Sinus cervicalis). Die äußere Öffnung des Fistelganges liegt am Vorderrand des M. sternocleidomastoideus meist in Höhe des Kehlkopfes. Der Gang verläuft oberhalb der Carotisgabel zwischen den Gefäßen und mündet als Rest der zweiten Schlundtasche oberhalb der Gaumenmandel in die Fossa supratonsillaris (Abb. 157).
Abgeschlossene Cysten (branchiogene Cysten, cystische Veränderungen cervicaler Lymphknoten?) lassen sich auf der Gefäßscheide palpieren (Farbaufnahme 52). Sehr selten Entwicklung eines branchiogenen Carcinoms (S. 378).

▷ *Therapie:* Exstirpation.

▷ *Differentialdiagnose:*
Carcinommetastasen S. 377.
Lymphknotenschwellungen S. 375 u. 376.

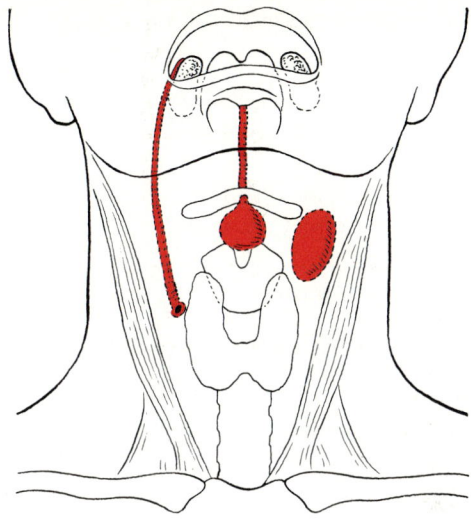

Abb. 157. Mediane und laterale Halsfisteln(-cysten)

Maligne Lymphome S. 378

Neurinom des N. vagus (X): Tiefsitzender glatter, eiförmiger, harter Tumor – ebenfalls ohne vertikale Verschieblichkeit.

Lipom: weich, schmerzlos, meist subcutan gelegen.

Glomus caroticum-Tumor (nicht-chromaffines Paragangliom): Bei Palpation nur seitliche, jedoch keine vertikale Verschieblichkeit des in der Carotisgabel sitzenden gefäßreichen Tumors, der durch digitale Subtraktionsangiographie, Sonographie, Dopplersonographie und Kernspintomographie zu diagnostizieren ist. Oft pulsierend und pulssynchrones Geräusch. (Cave Probeexcision!)

II. Entzündungen

6.3.2

1. Lymphknotenhyperplasie häufig bei Kindern mit Hyperplasie des lymphatischen Gewebes im WALDEYER-Rachenring.

2. Unspezifische Lymphadenitis colli

a) Bei Entzündungen in den Organen (Primärherd), aus denen die Lymphe stammt, z.B. bei Angina, Peritonsillarabsceß und Entzündungen der Rachenmandel durch Streptokokken und Staphylokokken (Druckschmerz).

b) Bei Virusinfektion, z.B. PFEIFFER-Drüsenfieber (infektiöse Mononucleose) mit Milz- und Leberschwellung (S. 284).

3. Spezifische Lymphadenitis colli

a) **Tuberkulose:** Hämatogen (postprimär, sekundär) (Lungenuntersuchung!) oder im Rahmen eines Primärkomplexes (heute selten). (Kaum schmerzhaft.)
▷ *Therapie:* Tuberculostatica und Exstirpation, vor allem bei verkästen und fistelnden Lymphknoten, bei denen eine Chemotherapie kaum Wirkung zeigt.

b) **M. Boeck** (Sarkoidose): Diagnose durch Scalenusbiopsie oder Mediastinoskopie und histologische Untersuchung. (Morbus BOECK der Nase S. 211.)

c) **Lues:** Indolente Lymphknoten im Rahmen eines Primäraffektes oder hämatogen im Sekundärstadium.

d) **Diphtherie:** Erhebliche Lymphknotenschwellungen bei Rachendiphtherie. (In den letzten Jahren kaum noch aufgetreten.)

e) **Katzenkratzkrankheit** (Lymphoreticulosis benigna): Viruslymphadenitis 2–6 Wochen nach Verletzung durch Tierkrallen.

f) **Tularämie:** Wenige Tage nach Kontakt oder Verletzung durch ein infiziertes Tier (Erreger: Francisella tularensis). Akutes Krankheitsbild.

g) **Toxoplasmose:** Diagnose serologisch durch SABIN-FELDMAN-Test. (Keineswegs seltene Erkrankung jugendlicher Erwachsener!) Betroffen sind vor allem die nuchalen Lymphknoten (Erreger: Toxoplasma gondii).
▷ *Therapie:* Sulfonamide, Daraprim® (Pyrimethamin).

h) **AIDS** (Acquired Immune Deficiency Syndrom): Einige Monate nach der HIV-Infektion (Human Immunodeficiency Virus Infektion) können schmerzlose Lymphknotenschwellungen – vor allem im Nacken hinter dem M. sternocleidomastoideus – im Rahmen des Adenopathiesyndroms auftreten. Das Virus zerstört die T-Helferzellen und schwächt die Immunabwehr (Immunmangelsyndrom, Immundefektsyndrom). Das Vollbild der Krankheit ist – Jahre nach der HIV-Infektion – durch opportunistische Infektionen gekennzeichnet, denen die Patienten nicht selten erliegen. 3–5% der Patienten entwickeln ein Non-HODGKIN-Lymphom. (KAPOSI-Sarkom S. 295. Hörsturz S. 177, Mundschleimhauterkrankungen: Ulcera S. 273, Soor S. 275, Haarleukoplakie S. 278, Sialadenitis S. 387.) Diagnose durch serologischen Nachweis von Antikörpern. Bisher steht keine erfolgversprechende Therapie der Krankheit zur Verfügung.

III. Geschwülste

A. Carcinommetastasen

von Primärtumoren des Kopf-Halsgebietes (vorwiegend Plattenepithelcarcinome, vom WALDEYER-Rachenring auch lymphoepitheliale Tumoren). Bei Auftreten von Metastasen, insbesondere wenn sie mit den großen Halsgefäßen verwachsen (d. h. fixiert) sind, erhebliche Verschlechterung der Prognose (Farbaufnahme 51).

Metastasierungshäufigkeit (N1–3, s. S. 392):

Nase und Nasennebenhöhlen 20%	Oropharynx 70%
Mundhöhle 45%	Hypopharynx 70%
Kopfspeicheldrüse 50%	Kehlkopf 25% (Stimmband-
Nasopharynx 60% (bis 30%	carcinom nur 7%)
bilaterale Metastasen)	Mittelohr 30%.

Therapie: Zusammen mit der Entfernung des Primärtumors ist bei manifesten Metastasen in den Halslymphknoten, die auf Bestrahlung oder Radiochemotherapie schlecht ansprechen, eine **kurative radikale Neck dissection** (radikale Halsausräumung) durchzuführen:

Sie besteht in der operativen Entfernung des gesamten Lymphgefäße und -knoten enthaltenden Gewebes am Hals. Dazu gehören die Vena jugularis interna, evtl. die A. carotis ext., der M. sternocleidomastoideus und das Fettgewebe bis zum Vorderrand des M. trapezius einschließlich des N. accessorius. Erhalten bleiben die A. carotis, der N. vagus und die Mm. scaleni (Ungünstige Prognose bei fixierten Lymphknoten, Inoperabilität bei Einbruch des Tumors in die A. carotis communis oder interna. Die Möglichkeiten des Gefäßersatzes sind begrenzt). Gegebenenfalls zusätzlich suprahyoidale Ausräumung.
In günstig gelagerten Fällen oder bei der Notwendigkeit – nach 6 Wochen – auch die andere Seite zu operieren, kann versucht werden, den N. accessorius (Anheben der Schulter und Anheben des Armes über die Horizontale!) und möglichst

auch die V. jugularis interna und die Muskulatur der weniger betroffenen Seite zu schonen (modifizierte bzw. funktionelle Neck dissection). Bei topographischer Nachbarschaft wird die operative Entfernung von Primärtumor und Lymphabflußgebiet in einem Block vorgenommen.

Bei klinisch nicht nachweisbaren Metastasen, erfahrungsgemäß aber hoher Metastasierungswahrscheinlichkeit werden selektiv aus den in Frage kommenden Regionen Lymphknotenareale reseziert, histologisch untersucht (evtl. Schnellschnitt) und von dem Befund u. U. das weitere Vorgehen abhängig gemacht.

Eine Strahlentherapie ist nach der kurativen Neck dissection anzuschließen für den Bereich des Primärtumors und des Lymphabflußgebietes von der Schädelbasis bis zur Supraclaviculargrube.

Die Prognose eines Tumorleidens ist schlechter, wenn bei der Erstuntersuchung bereits Metastasen vorhanden sind.

Die Metastasierungshäufigkeit undifferenzierter Carcinome ist stärker als die ausdifferenzierter.

Bei Metastasennachweis ohne bekannten Primärtumor (CUP = Cancer with unknown Primary) muß sich die intensive Primärtumorsuche auf das Kopf-Halsgebiet, bei supraclaviculären Metastasen auch auf Thorax- und Abdominalorgane erstrecken. (Ein diagnostiziertes „branchiogenes Carcinom" erweist sich fast stets als Metastase eines zunächst nicht erkannten Primärtumors.)

B. Maligne Lymphome

▷ *Diagnose:* Durch Lymphknotenexstirpation *aus den Halsweichteilen* und histologische Untersuchung sind maligne Lymphome (lymphoreticuläre Tumoren) am leichtesten zu diagnostizieren, weil die Lymphknoten hier am besten erreichbar sind. Bei einem positiven Befund ist der lymphatische Rachenring sorgfältig nach tumorverdächtigen Abschnitten zu überprüfen und eine Allgemeinuntersuchung nach einem Befall weiterer Lymphknotenregionen und extralymphatischer Organe und Gewebe durchzuführen (Staging).

▷ *Therapie:* Radiotherapie oder Chemotherapie (Mehrfachkombination von Cytostatica) je nach Malignitätsgrad und Stadium.

Nach der neuen R.E.A.L.-Klassifikation (Revised European American Lymphoma Classification), die die bisherige „Kiel-Klassifikation" ersetzt hat, werden die malignen Lymphome in drei Gruppen unterteilt. Typisierung durch Immunhistologie mit monoclonalen Antikörpern möglich.

- **1. HODGKIN-Lymphom** (Morbus HODGKIN, Lymphogranulomatose)
  Stadieneinteilung I-IV je nach Anzahl befallener Lymphknotenregionen auf einer oder auf beiden Zwerchfellseiten oder extralymphatischer Organe.

- **2. B-Zell-Lymphome**
  a. Vorläufer-B-Zell-Neoplasien (Vorläufer-B-lymphoblastisches Lymphom).
  b. Periphere B-Zell-Neoplasien mit verschiedenen Subtypen.

- **3. T-Zell-Lymphome**
  a. Vorläufer-T-Zell-Neoplasien (Vorläufer-T-lymphoblastisches Lymphom).
  b. Periphere T-Zell-Neoplasien mit verschiedenen Subtypen.

IV. Plastische Chirurgie

Halsweichteildefekte entstehen z.B. nach großen Tumoroperationen und nach Entfernung voroperierter oder vorbestrahlter Carcinome von Kehlkopf und Hypopharynx oder deren Metastasen.

Die *Rekonstruktion* erfolgt durch **regionale Lappenbildungen** (unbestrahlte Haut!) mit Brusthautlappen oder mit einem myocutanen, gefäßgestielten Insellappen z.B. aus dem M. pectoralis major oder dem M. latissimus dorsi. Seltener werden Deltopectorallappen, Scapula- oder Nackenlappen verwendet. Die Entnahmestellen werden gegebenenfalls mit Spalthaut vom Oberschenkel gedeckt. Ist die Haut im Bereich der Regionallappen nach vorheriger Bestrahlung nicht zu verwenden oder sollen aus kosmetischen Gründen defektferne Hautpartien herangezogen werden, können – heute selten – **Rundstiellappen** (Rolllappen) aus der Abdominal- oder Flankenregion verwendet werden, um den Defekt auszugleichen.

Neue Möglichkeiten ergeben sich durch **freie Übertragung** eines dem gestielten regionalen Lappen entsprechenden fernen (myo-)cutanen Lappens, wenn eine *mikrochirurgische Gefäßanastomose* gelingt. Dazu können revascularisierte Lappen vom M. latissimus dorsi, vom Unterarm oder aus der Iliofemoralregion gewonnen werden. Das Gefäß ist mit einer Arterie (z.B. A. thyroidea oder A. facialis) und mindestens eine Vene mit einer Vene aus der Empfängerregion zu verbinden. (Siehe auch S. 299.)

Zur Rekonstruktion von Hypopharynx- und Oesophagusdefekten können revascularisierte freie Jejunumtransplantate oder hochgezogene
Magen-Darm-Abschnitte verwendet werden.

Bei allen plastischen Operationen im Gesicht und Hals sind die *Spannungslinien* der Haut (bei älteren Menschen u. U. auch die Faltenlinien
der Haut) zu beachten. Die Schnittlinien sollen – wenn möglich – mit ihnen übereinstimmen.

Prüfungsaufgaben zu Hals s. Anhang Aufgaben 281–289.

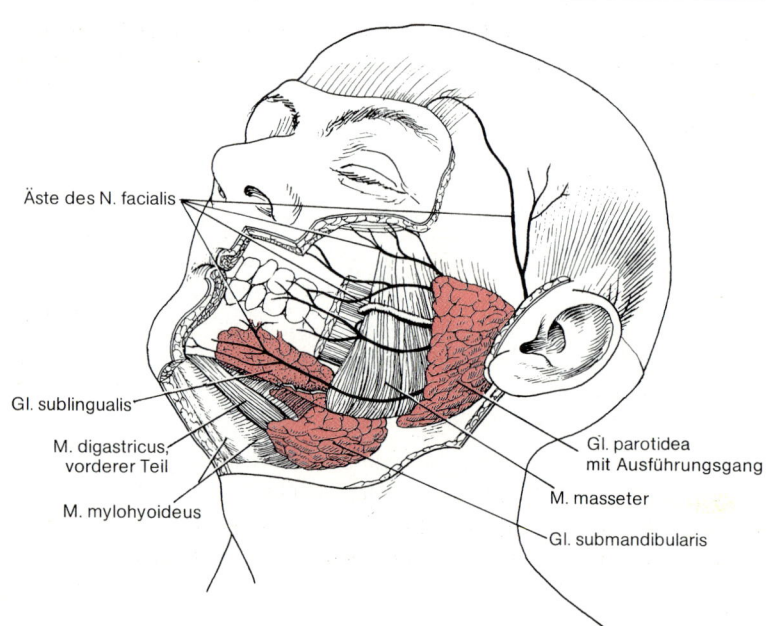

Abb. 158. Große Kopfspeicheldrüsen

Kopfspeicheldrüsen

Anatomie (Abb. 158)

Die **Glandula parotidea** (die Parotisdrüse, die „Parotis") sitzt vor und unter dem Gehörgang in der Fossa retromandibularis und auf dem M. masseter und reicht nach oben bis an den Jochbogen. Sie ist von einer Fascie bedeckt. Der Ausführungsgang (Ductus parotideus, STENON-Gang), oberhalb dessen sich gelegentlich ein kleiner accessorischer Drüsenlappen findet, zieht über den M. masseter und mündet in der Wangenschleimhaut auf einer Papille gegenüber dem zweiten oberen Molaren. Der Stamm des N. facialis tritt hinten in die Drüse ein und teilt sich in der Drüse in seine Hauptäste. Dadurch, daß die Facialisäste und weitere Verzweigungen etwa in einer Ebene liegen, kann man einen inneren und einen äußeren Anteil des Drüsenkörpers unterscheiden (Bedeutung für die Parotischirurgie!), ohne daß es sich um zwei getrennte Parotislappen handelt.

Die **Glandula sublingualis** befindet sich im Mundboden unter der Plica sublingualis, während die **Glandula submandibularis** teils auf dem M. mylohyoideus, teils weiter hinten und tiefer auf dem M. digastricus liegt. Der Ausführungsgang (Ductus submandibularis, WARTHON-Gang), in den auch ein Teil der kleinen Gänge der Gl. sublingualis ziehen, mündet in der Caruncula sublingualis (S. 258).

Außer den drei großen paarigen Speicheldrüsen finden sich mehrere hundert kleine Speicheldrüsen in der Gaumen-, Rachen-, Wangen- und besonders Lippenschleimhaut und befeuchten sie.

Sekretorische **Nerven** der Speicheldrüsen:
Gl. parotidea über N. petrosus minor – Ganglion oticum (S. 18).
Gl. submandibularis und Gl. sublingualis über Chorda tympani (S. 18).

Physiologie

I. Funktion der Kopfspeicheldrüsen

- Verdauungsfunktion (Aufspaltung von Stärkemolekülen durch α-Amylase. Emulgierung von Nahrungsbestandteilen).
- Exkretorische Funktion (Jod, Antikörper, Blutgerinnungsfaktoren sowie körperfremde Substanzen, z.B. Antibiotica, Schwermetalle, Viren – z.B. auch HIV).
- Reinigung und Schutzfunktion für Mundhöhle (Schleimhaut, Zähne!) und Rachen durch den Speichelfluß sowie durch im Speichel enthaltene antibakteriell wirksame Substanzen (Lysozym, IgA, Lactoferrin, α-Amylase).
- Durch die Befeuchtung der Mundhöhle wird die Geschmacksempfindung vermittelt und die Artikulation ermöglicht. Dysphagie bei Mundtrockenheit.

II. Speichel

Tägliche Produktion 1000 bis 1500 ml.
Organische Bestandteile: Enzyme (vorwiegend α-Amylase, Kallikrein), Immunglobuline, Serumproteine, Mucine und Kohlenhydrate.
Anorganische Bestandteile: Protonen, Natrium, Kalium, Calcium, Magnesium, Bicarbonat, Chlorid, Phosphat.
Die Gl. parotidea sondert serösen, die Gl. sublingualis vorwiegend mucösen und die Gl. submandibularis serös-mucösen Speichel ab.
Speichel wird nach Einbringen von dünnen Kunststoffkathetern in die Ausführungsgänge gewonnen, zunächst ohne und anschließend nach Stimulation (Zitronensäure, Pilocarpin). Es wird die jeweilige Speichelflußrate gemessen **(Sialometrie).** Zusätzlich können chemische, bakteriologische und immunologische Analysen des Sekretes durchgeführt werden. Durch den liegenden Katheter ist anschließend eine Sialographie (S. 384) möglich.

Sialorrhoe: Vermehrte Speichelproduktion (S. 419).

Xerostomie: Mundtrockenheit (S. 419).

Untersuchungsmethoden

I. Inspektion

Zu achten ist bei äußerer Inspektion auf
- Schwellungen der Drüse und der Umgebung (Beispiel: Mumps),
- Rötung (akute Entzündung),
- Verdickung der gesamten Drüse (Beispiel: Stauung bei Speichelstein),
- umschriebene Verdickung (Tumor),
- beiderseits Verdickungen (Sialadenose. Selten Tumor: Cystadenolymphome),
- Facialisparese bei tumorösen Erkrankungen der Gl. parotidea (Hinweis auf mögliche Malignität).

Zu achten ist bei Inspektion der Ausführungsgänge im Mund auf
- Rötung der Papillen bei Entzündung,
- Eiteraustritt aus der Papille bei bakterieller Infektion.

II. Palpation

Mit zwei Fingern oder bimanuell (von außen und vom Mund her).

Zu achten ist auf
- Verdickungen,
- diffuse Schwellungen,
- Konsistenz,
- Verschieblichkeit von Knoten,
- Schmerzhaftigkeit,
- Steine im Ausführungsgang.

Bei Verdacht auf einen Stein im Ausführungsgang oder eine Stenose wird der Ausführungsgang mit einer Silbersonde sondiert.

Bei Druck auf die Drüse von außen läßt sich im Mund beobachten, ob klarer Speichel oder Eiter aus der Papille austritt. Sialochemische oder bakteriologische Untersuchungen können angeschlossen werden.

III. Bildgebende Verfahren 7.2.3

Röntgenaufnahmen (Leeraufnahmen): Die Untersuchung in mehreren Ebenen dient der Lokalisation von Speichelsteinen. Für die Glandula submandibularis, die am häufigsten erkrankt, werden Mundbodenaufnahmen durch Einlegen eines Films in den Mund (enorale Aufnahme) und halbschräge Unterkiefer-Mundbodenaufnahmen angefertigt.

Sialographie: Röntgenaufnahmen nach Kontrastmittelfüllung des Ausführungsgangsystems der Drüse decken pathologische Befunde auf: Erweiterung oder kugel- und sackförmige Ektasien bei chronischer Entzündung, Verdrängung bei gutartigen Tumoren, Abbruch und Eindringen von Kontrastmittel ins Gewebe bei bösartigen Tumoren und Stopp bei Steinen oder Fremdkörpern im Gangsystem.

Szintigraphie: Durchführung mit Technetium (Nuclid ^{99m}Tc). Es zeigen sich Speicherdefekte bei Tumoren, verzögerte Ausscheidung bei Sialadenosen und Sialadenitiden im Endstadium sowie das Sekretionsverhalten der Drüse.

Computertomogramm und **Kernspintomogramm:** Sie geben differentialdiagnostische Hinweise auf gutartige oder bösartige, infiltrierend wachsende Tumoren und zeigen ihre Ausdehnung und Begrenzung an. (3D-Rekonstruktion S. 87.)

Ultraschalluntersuchungen (B-Mode): Abgrenzung solider von cystischen Processen und differentialdiagnostische Hinweise auf gutartige und bösartige Tumoren (Abb. 159). Nachweis von Speichelsteinen (Abb. 160).

IV. Bioptische Untersuchungen

Feinnadelaspirationsbiopsie und Cytologie: Schonend für N. facialis und keine Gefahr einer Tumorverschleppung wie bei Biopsien mit dicken Nadeln oder Stanzen, jedoch wegen geringer Materialmenge nicht immer aussagekräftig. Gezielte Feinnadelbiopsie in Verbindung mit Ultraschalluntersuchung oder Computertomographie.

Probeexcision und histologische Untersuchung: Gefahr für den N. facialis bei Probeexcisionen aus der Gl. parotidea, daher nur unmittelbar vor dem Tragus gestattet. Am besten operative Freilegung des Tumors (S. 390) und bei Zweifel an Gutartigkeit weiteres operatives Vorgehen von Schnellschnittuntersuchung abhängig machen.

V. Sialochemie siehe Text S. 382 7.2.4

VI. Untersuchung des N. facialis S. 88, 89 7.2.5

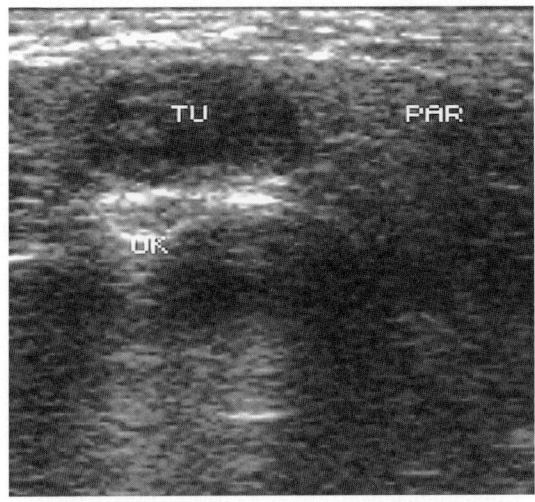

Abb. 159. Sonogramm der Parotis (PAR) mit Tumor (TU). (UK Unterkiefer)

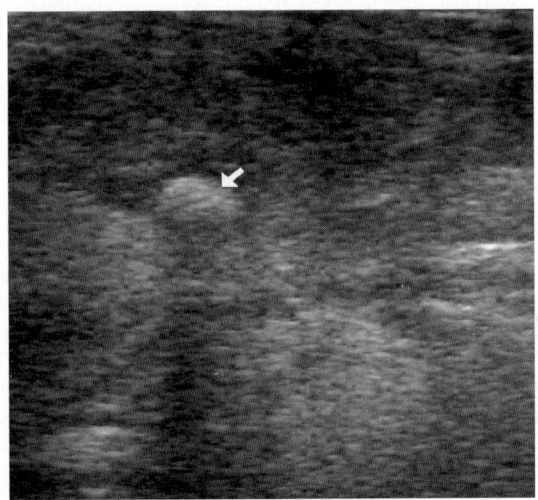

Abb. 160. Sonogramm der Glandula submandibularis mit Speichelstein (↙)

Klinik

I. Entzündung (Sialadenitis = Sialoadenitis)

a) Akute eitrige Sialadenitis

▷ *Ursache:* Bakterieneinwanderung (Streptokokken, Staphylokokken) infolge gestörten oder verringerten Speichelflusses bei reduzierter Nahrungsaufnahme, z. B. auch nach Laparotomien und bei marantischen Patienten (meist Glandula parotidea), bei Immunschwäche und bei Speichelsteinen (meist Glandula submandibularis).

▷ *Symptome und Befund:*
- Schwellung und Schmerzhaftigkeit der Drüse bei eitriger Entzündung.
- Schwellung des Ausführungsganges, Rötung der Papille, Austritt von Eiter aus der Papille bei Druck auf die Drüse. Fieber.
- Bei eitriger Einschmelzung Rötung der Haut, Fluktuation und Durchbruch nach außen oder in die Mundhöhle.

▷ *Therapie:*
- Antibiotica nach Antibiogramm, bevorzugt Cefalosporine. Trasylol® (Aprotinin = Kallikrein-Inhibitor). Antiplogistica, Antipyretica.
- Speichelfluß anregen und in Gang halten: Kaugummikauen, Zitrone essen, Ascorbinlutschtabletten (xitix®).
- Sanftes Ausmassieren der Drüse.
- Nach Einschmelzung Incision von außen (bei der Glandula parotidea und auch der Glandula submandibularis den Verlauf der Facialisäste beachten!).

b) Chronische rezidivierende Parotitis

▷ *Symptome und Befund:* In zeitlichen Abständen auftretende, Tage anhaltende, mäßig schmerzhafte Drüsenschwellung – nicht selten bei Kindern. Der flockige Speichel schmeckt salzig. Im Intervall kann die Drüse induriert sein. Bei der Sialographie oft perlschnurartige Gangektasien. Eine Verminderung und Störung der Sekretbildung (Dyschylie) ist nachweisbar. Es findet sich eine überschießende Aktivierung des intraglandulären Kallikrein-Kinin-Systems. Eine erhebliche Viscositätszunahme des Speichels, u. U. mit Verlegung des Ausführungsgangsystems, besteht bei der sog. *Elektrolyt-Sialadenitis* (u. a. Natriumgehalt und Phosphohexoseisomeraseaktivität erhöht, gelegentlich Speichelsteinbildung, *obstruktive Sialadenitis*).

▷ *Therapie:* Antibiotica, Trasylol® (S. 386). Für Speichelfluß sorgen. Bei Nichtansprechen der Therapie in seltenen Fällen totale Parotidektomie unter Schonung des N. facialis (S. 391) erforderlich.

▷ *Differentialdiagnose:*

Parotitis epidemica (Mumps, Ziegenpeter).

▷ *Ursache:* Virusinfektion mit 17–21tägiger Inkubationszeit.

▷ *Befund:* Schmerzhafte Schwellung der Parotis (ein- oder beiderseitig) ohne Eiterung. Fieber.

▷ *Komplikationen:*
Sensorineurale Schwerhörigkeit oder Taubheit. Meningitis, Encephalitis, Orchitis, Pankreatitis.

Strahlensialadenitis
Nach Tumorbestrahlungen im Kopf-Halsbereich treten entzündliche Schleimhautschäden (Mucositis) und infolge Azinuszellschädigung und verminderter Speichelsekretion funktionelle Störungen in den Speicheldrüsen – beginnend ab 15 Gy, irreversibel ab 40 Gy – auf:
Hyposialie, Viscositätsänderung des Speichels und Mundtrockenheit.

▷ *Therapie:* Symptomatisch mit synthetischem Speichel (Glandosane®).

Sonderformen der **chronischen Sialadenitis** („Immunsialadenitis") bei:

1. SJÖGREN-SYNDROM: Chronisch rezidivierende Gelenkentzündung, Xerostomie, Keratoconjunctivitis sicca, Rhinopharyngitis sicca, Speicheldrüsenschwellungen (lymphocytär-myoepitheliale Sialadenitis; Diagnose durch Biopsie von Lippenschleimhaut mit kleinen Speicheldrüsen). Später Untergang des sekretorischen Drüsenparenchyms. Meist Frauen in der Menopause. Autoimmunkrankheit (Nachweis von SSA- und SSB-Antikörpern). Retrovirusinfektion? Erhöhtes Risiko für das Auftreten von malignen Lymphomen in der Gl. parotidea! Nach längerer Krankheitsdauer wabenartige Veränderungen der Drüsenstruktur im Kernspintomogramm.

2. HEERFORDT-Syndrom: Uveitis, Speicheldrüsenschwellungen (epitheloidzellige Sialadenitis; Biopsie), Fieber, gelegentlich Facialisparese oder Recurrensparese bei Sarkoidose. Erkrankung aufgrund hyperergischer Reaktionen?

▷ *Therapie:* Corticosteroide, bei Xerostomie symptomatisch Glandosane®, zur Anregung der Speichelsekretion Pilocarpinlösung 1%.

3. Bei HIV-Infektion (S. 376): Histologisch Bild wie bei SJÖGREN-Syndrom (sog. HIV-salivary gland disease). Cystenbildungen in der Drüse.

II. Steinbildung (Sialolithiasis)

▷ *Vorkommen:* Fast stets in der Glandula submandibularis.

▷ *Zusammensetzung:* Calciumphosphat oder -carbonatsteine, deren Ursache vorausgehende dyschylische Prozesse oder kleine Gangfremdkörper sind.

▷ *Symptome und Befund:* Anfangs nur beim Essen Schwellung der Drüse und Spannungsschmerzen, später bleibende Verdickung der Drüse und durch sekundäre Entzündung Symptome der chronischen Sialadenitis.

▷ *Diagnose:* Steine im Ausführungsgang (siehe Abb. 117, S. 259) können sublingual getastet oder durch Sondierung des Ganges mit einer Silbersonde (Speichelgangsonde) nachgewiesen werden. Außerdem stellen sich Steine auf der enoralen Röntgenaufnahme oder – bei Sitz in der Drüse – auf der schrägen Mundbodenaufnahme dar und ergeben bei der Sialographie einen Kontrastmittelstopp. Steinnachweis auch durch Sonographie (Abb. 160, S. 385).

▷ *Therapie:*
Versuch einer Dilatation des Ausführungsganges durch Sondierung oder aufblasbare kleine Ballonsonden, danach spontaner Abgang oder:
● Steine im vorderen Teil des Ausführungsganges werden durch Schlitzen des Ganges sublingual entfernt (enorale Operation).
● Bei tiefliegenden oder im Bereich der Drüse liegenden Steinen und bei gleichzeitig bestehender chronischer Entzündung der Drüse muß die Drüse von außen exstirpiert werden. (Dabei Schonung des Ramus marginalis mandibulae des N. facialis, der entlang des horizontalen Unterkieferastes verläuft.)
● Lithotripsie mittels Ultraschall (Schockwellen extracorporal oder endoskopisch über Laser), oft ohne Dauererfolg.

III. Sialadenosen (Sialosen)

Grundlage ist wahrscheinlich oft eine Schädigung der vegetativen Nervenfasern der großen Kopfspeicheldrüsen. Rezidivierende nicht entzündliche, schmerzlose Schwellungen der Speicheldrüsen – meist Glandulae parotideae bds. – später oft verbunden mit verminderter Speichelproduktion und Trockenheit im Mund (Xerostomie) treten auf bei Stoffwechselkrankheiten. Es werden unterschieden:

1. Endokrine Sialadenosen durch hormonelle Störungen: Diabetes mellitus, Keimdrüsenstörungen, Klimakterium, Erkrankungen der Nebennierenrinde, Schilddrüsenfunktionsstörungen.

2. Dystrophisch-metabolische Sialadenosen bei Vitaminmangel, bei chronischem Eiweißmangel (Fehlernährung, Dystrophie), bei Lebercirrhose, bei Eßstörungen (Anorexie, Bulimie).

3. Neurogene Sialadenosen bei Dysfunktion des vegetativen Nervensystems, u. a. nach Antihypertonica und Psychopharmaka.

▷ *Symptome und Befund:* Weiche, schmerzlose Schwellung. Sonographisch homogene Vergrößerung der Drüse.

▷ *Diagnose* durch Tastbefund und evtl. Feinnadelbiopsie (Schwellung der Acinuszellen), Allgemeinuntersuchung.

▷ *Therapie:* Grundleiden behandeln, bei starkem Leidensdruck in Ausnahmefällen Parotidektomie bds.

▷ *Differentialdiagnose:*
Sog. Mikulicz-Krankheit: Keine einheitliche Ätiologie und keine selbständige Erkrankung. Die Schwellung der Speicheldrüsen (und der Tränendrüsen) könnte bedingt sein durch Speicheldrüsentumoren, Sialadenosen, epitheloidzellige Granulomatosen, chron. Sialadenitiden oder durch Erkrankung der Speicheldrüsenlymphknoten. Diagnose durch Biopsie klären.

Lipomatose bei Alkoholikern, dabei Atrophie des Drüsenparenchyms.

Masseterhypertrophie: Beim Zubeißen Hartwerden und Hervortreten der Schwellung (Palpation enoral und von außen!). B-Sonographie.

IV. Tumoren (Sialome)

▷ *Vorkommen:* Meist ausgehend von der Glandula parotidea.

Klassifizierung und Histologie der epithelialen Tumoren:

1. Adenome (gutartige Tumoren):

Pleomorphe Adenome (sog. Mischtumoren): Am häufigsten vorkommende, langsam wachsende Parotisgeschwülste mit buntem epithelialen Zellbild. (In pleomorphen Adenomen entwickeln sich mitunter – in etwa 5% – Carcinome = maligne Entartung besonders in stromaarmen pleomorphen Adenomen!) Die Tumoren reichen gelegentlich mit einem größeren Anteil bis ins Spatium parapharyngeum (Hanteltumor, Eisbergtumor)!

Monomorphe Adenome, z.B. **Cystadenolymphom** (WARTHIN-Tumor), mitunter beiderseits: Cystisch-papillärer, gutartiger, abgekapselter Tumor.

2. **Acinuszellcarcinome:** Neigen zu Rezidiven, selten hämatogene und lymphogene Metastasierung.

3. **Mucoepidermoidcarcinome:** Ausdifferenzierte Form prognostisch günstiger als die – seltenere – undifferenzierte Form mit Metastasierung.

4. Weitere Carcinome:

Adenoidcystische Carcinome (sog. Cylindrome). Langsames, aber besonders gefürchtetes unaufhaltsames Wachstum – nicht selten am N. facialis entlang. Lymphogene regionale und vor allem hämatogene Fernmetastasierung (Lunge, Leber) insbesondere beim soliden Typ.

Adenocarcinome, Plattenepithelcarcinome und **undifferenzierte Carcinome** sowie **Carcinome in pleomorphen Adenomen.**

▷ *Befund:*
Bei Adenom, Acinuszellcarcinom und Mucoepidermoidcarcinom knotige Verhärtung der Gl. parotidea, langsam wachsend, nicht oder kaum schmerzhaft (Farbaufnahme 53). Bei den meisten Carcinomen schnelleres Wachstum (außer beim adenoidcystischen Carcinom), Spontanschmerz und häufig Schmerz bei Druck in die Fossa retromandibularis. Verbackensein mit der Haut, Ulcerationen und Durchbruch nach außen oder in den Gehörgang sowie Facialisparese und Metastasierung sind sichere Zeichen für Malignität!

▷ *Diagnose:*
Feinnadelaspirationsbiopsie oder Probeexcision (nur vor dem Tragus). Evtl. Gewebeentnahme erst während der Tumoroperation nach Freilegung des Tumors unter Schonung des N. facialis und Schnellschnitt, davon weiteres operatives Vorgehen abhängig machen. Eine Sialographie (S. 384), eine Ultraschalluntersuchung (Abb. 159, S. 385) und ein Computertomogramm oder Kernspintomogramm können differentialdiagnostische Hinweise geben.

▷ *Therapie:* Operativ!
Bei der operativen Entfernung von Adenomen, insbesondere von pleomorphen Adenomen, besteht die Gefahr, Teile des höckerigen Tumors

oder der Kapsel zurückzulassen („Rezidiv"!). Daher genügt eine Enucleation nicht. Die Parotis ist teilweise (meist lateraler Anteil) oder vollständig *unter Schonung des N. facialis,* der am Foramen stylomastoideum aufgesucht und mit seinen Ästen durch die Drüse hindurch präpariert wird, zusammen mit dem Tumor zu exstirpieren **(partielle** – oft laterale –, **subtotale oder totale Parotidektomie** und **extratemporale Facialischirurgie).**

Bei Acinuszellcarcinomen, undifferenzierten Mucoepidermoidcarcinomen und Carcinomen **totale Parotidektomie mit Opferung von Facialisästen** oder des gesamten N. facialis (Facialisplastik S. 134). Bei Metastasen radikale Neck dissection. Nachbestrahlung. Bei Inoperabilität primäre Strahlentherapie.

▷ *Heilungsergebnisse* bei Malignomen: Abhängig vom histologischen Typ 40–50% 5 Jahre Überlebenszeit nach Operation.

Epitheliale Tumoren finden sich seltener auch in der Gl. submandibularis oder in der Gl. sublingualis und gehen gelegentlich sogar von den kleinen Speicheldrüsen der Gaumenschleimhaut aus.

Mesenchymale Tumoren im Bereich der Speicheldrüsen sind selten, z. B. Angiome (besonders bei Kindern), Neurinome, Lipome. Intraglanduläre Lymphome und metastatische Tumorabsiedlungen kommen häufiger vor.

Beim sog. KÜTTNER-Tumor handelt es sich um eine chronische Entzündung der verdickten, verhärteten und sklerotisch veränderten Glandula submandibularis, häufig verbunden mit einer Speichelsteinbildung.

Auriculo-temporales Syndrom (FREY).

▷ *Ursache:* Nach Parotidektomie fehlgeleitete Regeneration der sekretorischen Parotisnerven. Die sich regenerierenden parasympathischen Fasern folgen den sympathischen Fasern und innervieren die Schweißdrüsen der Haut. Vorkommen gelegentlich auch nach Kiefergelenkfraktur.

▷ *Symptome:* Hautrötung durch Vasodilatation und Schweißabsonderung im Wangenbereich vor dem Ohr auf gustatorische und masticatorische Reize während des Essens („Gustatorisches Schwitzen").

▷ *Therapie:* Örtlich Scopolaminsalbe oder Aluminiumchloridlösung. Empfohlen werden auch eine Neurektomie des N. tympanicus in der Pauke (S. 18) oder eine intracutane Botulinumtoxin-A-Injektion.

TNM-Einteilung

Kopfspeicheldrüsen (Gl. parotidea und Gl. submandibularis)

T – Tumor

T1 = Tumor mißt in seiner größten Ausdehnung 2 cm oder weniger
T2 = Tumor mißt in seiner größten Ausdehnung mehr als 2 cm, jedoch nicht mehr als 4 cm
T3 = Tumor mißt in seiner größten Ausdehnung mehr als 4 cm, jedoch nicht mehr als 6 cm
T4 = Tumor mißt in seiner größten Ausdehnung mehr als 6 cm

Alle Kategorien sind unterteilt in:

a kein klinischer oder makroskopischer Anhalt für einen Befall der Haut, Weichteile, Knochen oder Nerven (= keine lokale Ausbreitung)
b klinischer oder makroskopischer Anhalt für einen Befall der Haut, Weichteile, Knochen oder Nerven (= lokale Ausbreitung)

N – Regionäre Lymphknoten
(Gilt für alle Kopf-Halstumoren)

NX = regionäre Lymphknoten können nicht beurteilt werden
N0 = keine Lymphknoten
N1 = ein ipsilateraler Lymphknoten (nicht größer als 3 cm)
N2 = a in ipsilateraler Lymphknoten (größer als 3 cm, aber nicht größer als 6 cm)
b mehrere ipsilaterale Lymphknoten (nicht größer als 6 cm)
c bilaterale oder kontralaterale Lymphknoten (nicht größer als 6 cm)
N3 = Lymphknoten größer als 6 cm

M – Fernmetastasen

MX = Fernmetastasen können nicht beurteilt werden
M0 = keine Fernmetastasen
M1 = Fernmetastasen

V. Speichelfistel

▷ *Ursache:* Verletzungen der Drüse oder des Ausführungsganges, Operationen, spezifische oder unspezifische Entzündungen, angeboren.

▷ *Symptom:* Speichelabfluß nach außen, vor allem während des Essens.

▷ *Therapie:* Drüsenfisteln schließen sich von selbst, bei Gangfisteln muß die äußere Fistel operativ zu einer inneren gemacht werden oder Versuch der Herabsetzung der Speichelsekretion durch Röntgenstrahlen (Risiko eines Spätcarcinoms!) oder schließlich Exstirpation der Drüse.

VI. Ranula (Fröschleingeschwulst)

Retentionscyste unter der Zunge, angeboren oder durch Obliteration eines der kleinen Ausführungsgänge der Glandula sublingualis entstanden.

▷ *Befund:* Bläulich durchscheinend, Flüssigkeit enthaltende, pralle Schwellung, sichtbar bei Anheben der Zungenspitze (Farbaufnahme 42).

▷ *Therapie:* Exstirpation.

▷ *Differentialdiagnose:*

Dermoidcyste: Bei Betasten festes Gewebe.

▷ *Therapie:* Exstirpation.

VII. Facialisparesen S. 133   7.3.3

Prüfungsaufgaben zu Kopfspeicheldrüsen s. Anhang Aufgaben 290–300.

Stimm- und Sprech- bzw. Sprachstörungen $\boxed{8}$

Sprachstörungen (Sprechstörungen) haben eine zentrale Ursache oder entstehen durch fehlerhafte Artikulation, *Stimmstörungen* (Symptom Heiserkeit) dagegen durch fehlerhafte Phonation.
Die **Stimm- und Sprachheilkunde** – seit 1992 als **Phoniatrie/Pädaudiologie** ein Fachgebiet der Medizin – ist in manchen Orten eine selbständige Abteilung an Hals-Nasen-Ohrenkliniken.
Das Arbeitsgebiet der **Logopäden** umfaßt nach ärztlicher Verordnung Diagnose und Therapie der Stimm- und Sprachstörungen.

Manche Stimm- und Sprachstörungen haben ihre Ursache in einem fehlerhaften Gebrauch der Atemmuskulatur beim Sprechen und dadurch bedingter falscher *Atemtechnik:*
Gewöhnlich werden Brust- und Bauchatmung gleichzeitig ausgeführt (costoabdomineller Atemtyp), indem sich bei der Inspiration das Zwerchfell senkt und die Rippen heben. Eine lockere Atmung (vorwiegend durch Zwerchfellbewegungen) ist beim Reden und Singen wichtig, ungünstig sind übermäßiges Anheben des Brustkorbs mit Betonung der Brustatmung sowie eine Verkrampfung der Muskulatur beim Ausatmen.

Atemmuskulatur:

a) Zwerchfell.

b) Zwischenrippenmuskeln:
Mm. intercostales **ex**terni (**In**spiration) schräg von hinten oben nach vorn unten.
Mm. intercostales **in**terni (**Ex**spiration) schräg von hinten unten nach vorn oben.

c) Atemhilfsmuskulatur:
Bauchmuskeln, Brustmuskeln, lange Rückenstrecker, Mm. scaleni.

Sprach- und Stimmbildung

I. Bildung der Sprachlaute

Die verschiedenen Sprachlaute werden aus dem Stimmklang durch Veränderung des Ansatzrohres (Resonanzraum) gebildet. Es umfaßt den supraglottischen Raum sowie Rachen, Mundhöhle, Nase und Nebenhöhlen. Das Ansatzrohr kann durch die Bewegungen der „Sprechmuskulatur" in Lippe, Zunge, Kiefer und Gaumensegel geformt werden.

Vokale werden bei offenem Ansatzrohr gebildet (Abb. 161, S. 396).

Konsonanten entstehen durch Verschluß (Sprenglaute) oder Verengerung (Reibelaute) an einer der drei Artikulationszonen: 1. Lippen, 2. Zungenspitze und vorderer Gaumen, 3. Zungenrücken und Gaumen.

Die Konsonanten können stimmhaft oder stimmlos sein.

Nasallaute entstehen bei offener Verbindung vom Rachenraum zur Nase.

	stimmhaft	stimmlos	nasal
1. Verschlußlaut:	B	P	M
Reibelaut:	W	F	
2. Verschlußlaut:	D	T	N
Reibelaut:	S	SS	
3. Verschlußlaut:	G	K	Ng
Reibelaut:	J	Ch	

II. Stimmbildung

Die Stimmlippen treten zusammen **(Phonationsstellung)** (s. Abb. 139 b, S. 317).

Die Stimmlippenschwingungen werden durch die aus der Lunge strömende Luft verursacht (Myoelastische aerodynamische Theorie).

Stimme:

a) **Tonhöhe:** Sie hängt ab von der Zahl der Stimmlippenschwingungen pro Sekunde, diese wiederum von der anatomischen Beschaffenheit (Länge und Masse) und der Spannung der Stimmlippen sowie von der Atemstromgeschwindigkeit und dem Anblasedruck:

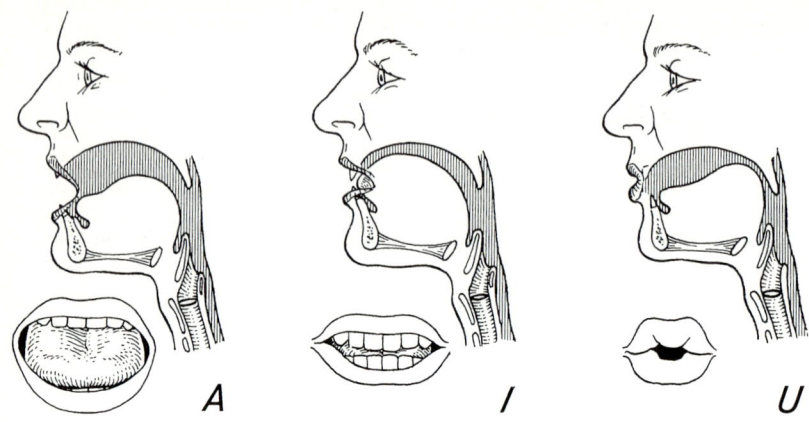

A   *I*   *U*

Abb. 161. Bildung der Vokale A, I, U

Tiefe Stimmlage: Lange Stimmlippen.
Hohe Stimmlage: Kurze Stimmlippen.
Je gespannter die Stimmlippen mit den Stimmbändern sind, desto höher ist der Stimmklang.
In der Pubertät sinkt durch das Wachsen des Kehlkopfes und die Verlängerung der Stimmlippen die Stimme der Knaben um eine Oktave, die der Mädchen um eine Terz (*Stimmwechsel*, Mutation).
Der *Sprachlaut* entsteht erst im Ansatzrohr oberhalb der Stimmbänder aus dem obertonreichen Stimmklang durch entsprechende Artikulation.

b) **Stimmumfang:** $1-2^1/_2$ Oktaven.

c) **Stimmregister:** Brust-, Mittel-, Kopfregister. Jodeln = Springen von der Brust- zur Kopfstimme.

d) **Sprechstimmlage:** Im unteren Drittel des individuellen Gesamtstimmumfanges, bei Männern eine Oktave tiefer als bei Frauen.

e) **Klangfarbe** (Stimmklang): Abhängig von den Verhältnissen im Ansatzrohr, offene und gedeckte Singstimme.
Nach b) bis e) wird die **Stimmgattung** bestimmt (♂: Baß, Bariton, Tenor; ♀: Alt, Mezzosopran, Sopran).

f) **Stimmstärke:** Abhängig von der Stärke des Anblasedruckes, von Form, Spannung und Schwingungsamplitude der Stimmlippen und von der Form des Ansatzrohres.

g) **Stimmeinsatz:** Gehaucht, weich = geöffnete Stimmlippen. Fest, hart, gepreßt = geschlossene Stimmlippen.

h) **Kommandostimme:** Große Stimmstärke nach tiefer Inspiration, harter Stimmeinsatz.

i) **Flüstern:** Stimmlippen geschlossen, „Flüsterdreieck" zwischen den Aryknorpeln offen.

j) **„Bauchreden":** Veränderung der Stimme durch Verengerung und Verstellung des Ansatzrohres.

k) **Taschenfaltenstimme:** Durch Zusammenpressen der Taschenfalten entsteht eine gepreßte, rauhe Stimme.

l) **Oesophagusersatzstimme:** Der Kehlkopflose bildet den Stimmklang durch Hochrülpsen der Luft aus dem Oesophagus, die dann am Oesophagusmund („Pseudoglottis") vorbeistreicht (S. 346).

m) **Stimmstörungen:** Sie treten auf, falls die Schwingungsfähigkeit der Stimmlippen und der Stimmlippenschluß behindert sind. Sie führen zu heiserer (dysphonischer) oder tonloser (aphonischer) Stimme!

Sprachstörungen dagegen treten bei Störungen der Artikulation auf.

Funktionsprüfungen 8.1

Zur Prüfung der Sprache und der Stimme gehört eine hals-nasen-ohren-ärztliche Untersuchung einschließlich erforderlicher Hörprüfungen (audiometrische Untersuchungen).

I. Sprachstatus

Geprüft werden u. a.:
Freies Sprechen, Lesen.
Nacherzählen, Nachsprechen.
Sprachverständnis, Wortfindung.
Artikulation, Sprechtempo.
Sprachlaute (einschließlich Nasallaute).
Gegebenenfalls Intelligenztests,
pädiatrische Untersuchung sowie
psychologische und neurologische Untersuchung.

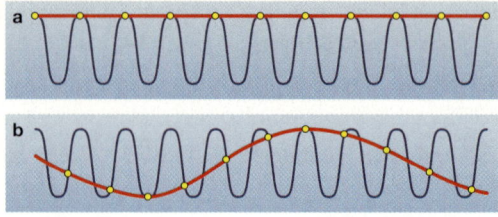

Abb. 162 a, b. Stroboskopie. **a** Stimmlippenschwingungen und Lichtblitze synchron, Stimmlippen stehen scheinbar still; **b** Phasenverschiebung zwischen Schwingungen und Blitzen; hierdurch scheinbar verlangsamter Ablauf der Stimmlippenschwingungen

II. Stimmstatus

Geprüft werden u. a.:
Qualität der Sprech-, Ruf- und Singstimme.
Stimmeinsätze.
Stimmumfang.
Tonhaltedauer.
Prüfung der Atemtechnik.

III. Stroboskopie

Hierbei werden die für die Betrachtung mit dem bloßen Auge zu schnellen Stimmlippenschwingungen sichtbar gemacht: Anstelle der gewöhnlichen Lichtquelle wird ein Gerät verwandt, das Lichtblitze erzeugt (Stroboskop). Die Zahl der Lichtblitze wird zunächst über ein Kehlkopfmikrophon mit der Zahl der Stimmlippenschwingungen (Frequenz eines Singtons) synchronisiert. Man sieht dann von jeder Stimmlippenschwingung die gleiche Phase. Die Stimmlippen stehen scheinbar still (Abb. 162 a).
Durch geringe Erhöhung oder Erniedrigung der Zahl der Lichtblitze wird von jeder Stimmlippenschwingung eine etwas verschobene Phase beleuchtet. Es ist dann ein scheinbar verlangsamter Ablauf einer Stimmlippenschwingung zu sehen, die sich aus den aufeinanderfolgenden verschiedenen Phasen zahlreicher Schwingungen zusammensetzt (Abb. 162 b).

Bei der Stroboskopie werden festgestellt:
Seitengleichheit und Regelmäßigkeit der Stimmlippenschwingungen,
Größe der Amplituden der Schwingungen,
Bewegungsablauf der Stimmlippenschwingungen (normal wellenförmig).
Randkantenverschiebungen.

Außer der Erkennung einer funktionellen Stimmstörung dient die Stroboskopie vor allem dem ersten Erkennen einer Infiltration einer Stimmlippe (Entzündung, Tumor), deren Schwingungsfähigkeit dadurch eingeschränkt oder aufgehoben wird.
Bei der Stroboskopie können zusätzlich ein Lupenendoskop oder ein Operationsmikroskop bei der Befunderhebung verwandt werden.

IV. Elektromyographie

Ableitung der Aktionspotentiale (Nadelelektrode!) von den inneren und äußeren Kehlkopfmuskeln zur Differentialdiagnose neurogener, myogener und arthrogener Funktionsstörungen.

V. Sonagraphie

Elektroakustische Aufzeichnung der Sprache durch Zerlegen der Schallwellen (Spektralanalyse) nach Frequenz, Lautheit und Zeitablauf.

Klinik   8.2

I. Sprachentwicklung   8.2.1

A. Normale Entwicklung

Ab 2. Monat Lallen.
Ab 8. Monat Echolalie und erstes Sprachverständnis.
Ab einem Jahr Einwortsätze.
Mit $1^1/_2$ Jahren Zweiwortsätze.
Mit 3 Jahren Mehrwortsätze.
Ab 4 Jahren vollständiger Spracherwerb.

B. Verzögerte Sprachentwicklung

Die Störung äußert sich in nicht altersgemäßem Wortschatz, Dysgrammatismus (unkorrekter Satzbau) und Stammeln.

▷ *Ursachen:* Schwach ausgebildeter Sprechantrieb, ungenügende sprachliche Anregung, familiäre Sprachschwäche, auditive Teilleistungsstörungen, allgemeiner Entwicklungsrückstand.

Falls keine Hirnschädigung vorliegt, harmlose Störung, die bei sonst ungestörter Intelligenz bei Beschäftigung mit dem Kind durch Eltern, Geschwister oder im Kindergarten bis zur Einschulung behoben ist.

▷ *Therapie:* Ab 3 bis 4 Jahren logopädische Behandlung.

▷ Weitere *Ursachen:*

1. Verzögerte Sprachentwicklung durch Hörstörungen

Taub geborene Kinder bleiben stumm **(Taubstummheit).** Bei Verlust des Gehörs vor dem 7. Lebensjahr geht die bis dahin erworbene Sprache wieder verloren. (Prälingual ertaubt = Taubheit, ehe die Sprache erworben werden konnte. Postlingual ertaubt = Taubheit und Sprachverlust nach vollständigem Spracherwerb.) Ein Restgehör versucht man durch Anpassung eines Hörgerätes im Alter von 4 bis 6 Monaten (S. 153) und ein Hörtraining für die Sprachanbildung auszunutzen. Schwerhörige sprechen Zischlaute und Reibelaute falsch oder gar nicht aus, da sie die in den hohen Frequenzen liegenden Formanten nicht hören. Für Sprachbehinderte stehen Sonderschulklassen bzw. -schulen zur Verfügung (Schwerhörigenschulen S. 156). Cochlea-Implantate bei gehörlosen Kindern S. 157.

2. Verzögerte Sprachentwicklung infolge Schwachsinns

Die Feststellung des Intelligenzquotienten ist in diesen Fällen durch sprachfreie Tests erforderlich.

3. Sprachentwicklungsbehinderung durch auditive Teilleistungsschwäche
(zentrale Wahrnehmungsstörung)

▷ *Ursache:* Frühkindlicher Hirnschaden. Erbliche oder geburtsbedingte Hirnreifungsverzögerung.

▷ *Symptome:* Störung der auditiven Aufmerksamkeit (Konzentration), der auditiven Merkfähigkeit, des Richtungshörens u. a. (s. S. 45).

▷ *Differentialdiagnose:*

Mutismus:
Es handelt sich um eine psychisch bedingte Stummheit. Sie tritt nach teilweisem oder vollzogenem Spracherwerb auf.

II. Sprach- bzw. Sprechstörungen

A. Stammeln

(Dyslalie, Lautbildungsfehler, Störungen der Artikulation)

Das physiologische Stammeln des Kleinkindes soll nach dem 4. Lebensjahr verschwunden sein. Danach bestehenbleibende Lautbildungsfehler bedürfen der Behandlung.
Stammeln kann funktionell oder organisch bedingt sein. Stets Schwerhörigkeit ausschließen bzw. behandeln (hörverbessernde Operation, Hörgerät).

1. **Sigmatismus** (Lispeln) = falsche Bildung der S-Laute (häufigstes Stammeln):
als Sigmatismus addentalis: Zungenspitze an der Hinterfläche der Schneidezähne,
als Sigmatismus interdentalis: Zunge vorn zwischen den Zähnen,
als Sigmatismus lateralis: Die Luft entweicht einseitig in die Backentasche.
Asigmatismus: S-Laute werden nicht gebildet, sondern durch andere Laute (meistens D) ersetzt.

2. **Gammazismus,** Kappazismus, Lambdazismus, Rhotazismus = Falschbildung der G-, K-, L- und R-Laute.

3. **Rhinophonie** (= Rhinolalie, Näseln) (Nachweis s. S. 172)

Als *Rhinophonia clausa* (geschlossenes Näseln):

▷ *Ursache* meist organisch. Verlegte Nase durch Schnupfen, Polypen, vergrößerte Rachenmandel, Tumoren, doppelseitige Choanalatresie: Nasallaute werden ohne Nasenresonanz gesprochen („Stockschnupfen").

Als *Rhinophonia aperta* (offenes Näseln):

▷ *Ursachen:*
Organisch bei Gaumenspalte oder Gaumensegellähmung bzw.
-schwäche (z. B. Diphtherie oder Myasthenia gravis pseudoparalytica):
Alle Laute haben einen nasalen Beiklang.
Funktionell bei Schonstellung des Gaumensegels.

Als *Rhinophonia mixta* (gemischtes Näseln) bei Kombination von verlegter Nasenatmung und Gaumensegelschwäche.

▷ *Therapie des Stammelns:* Bei organischer Ursache kausale Behandlung,
z. B. bei Gaumenspalten Operation, sonst Sprachübungsbehandlung
durch Logopäden mit Erlernen der richtigen Technik bei der Lautbildung, Training der Zungen- und Mundmotorik, u. U. Hörtraining.

Anmerkung: **Schnarchen** (Rhonchopathie) entsteht am häufigsten in
Rückenlage durch Flattern des im Schlaf erschlafften Gaumensegels
(mit Zäpfchen) beim Einatmen mit geöffnetem Mund (habituelles
Schnarchen).

▷ *Therapieversuche:* Gewichtreduzierung bei Adipösen. Seitenlage, Kinn
hochbinden, Nasenatmungsbehinderung beseitigen (u. U. operativ bei
Nasenscheidewandverbiegung, Polypenbildung, Muschelschwellung). In
Einzelfällen Resektion des Zäpfchens mit oder ohne schonende Teilresektion des weichen Gaumens und Tonsillektomie.

Bei Auftreten von Apnoephasen im Schlaf durch Verlegung des Rachens infolge der erschlafften Zungenmuskulatur (obstruktive Schlaf-
atemstörung mit Herz- und Kreislaufbelastung) Versuch mit kontinuier-
licher Überdruckbeatmung durch Nasenmaske.

B. Poltern

Sprachformulierungsschwäche. Hastiges, verwischtes Sprechen mit Aus-
lassungen, Umstellungen oder Wiederholungen von Lauten und Silben.

▷ *Therapie:* Erziehung zu langsamem Sprechen.

C. Stottern (Balbuties)

Redeflußstörung mit Störung der Koordination der Sprechmuskulatur,
die sich in Hemmungen und Unterbrechungen des Sprechablaufs äußert
(*tonisches* – Mmmmutter – oder *klonisches* – Ta Ta Ta Tante – Stottern).

Mitbewegung der Extremitäten. Singen meist nicht behindert. Beginn oft zwischen dem 3. und 4. Lebensjahr, bei der Einschulung oder in der Pubertät.

▷ *Ursachen:* Unbekannt. An der Entstehung sind körperliche, seelische und interpersonelle Faktoren beteiligt, meist familiäre Disposition.

▷ *Therapie:* Durch Logopäden und Psychologen. Sehr schwierig und nicht immer erfolgreich. Besteht in
- Atemschulung,
- Üben von langsamem und rhythmischem Sprechen,
- Verhaltenstherapie,
- Entspannungsübungen (z. B. autogenes Training).

D. Zentrale Sprachstörungen

1. Aphasien, Dysphasien

Bei organischen Gehirnerkrankungen (Blutung, Tumor) im Bereich der Sprachzentren kommt es zu Störungen oder dem Verlust der bereits erworbenen Sprache:

Motorische Aphasie:
Störung der Wortbildung bei nur geringfügig beeinträchtigtem Sprachverständnis durch Läsion im BROCA-Sprachzentrum (3. Stirnwindung).

Sensorische Aphasie:
Störung des Sprachverständnisses und der Ausdrucksfähigkeit bei erhaltenem Sprechvermögen durch Läsion im WERNICKE-Sprachzentrum (obere Schläfenwindung).

Amnestische Aphasie:
Störung der Worterinnerung, Wortfindungsstörungen, Gegenstände können nicht benannt werden (untere Schläfenwindung). Siehe S. 131, Otogener Hirnabsceß.

2. Dysarthrien

Sprachstörungen einschließlich Stimm- und Atemstörungen durch Erkrankungen cerebraler Zentren, zentraler Bahnen und der Kerne der Hirnnerven.
Vorkommen z. B. als spastische Lähmungsformen der Sprechmuskulatur. Der gesamte Sprechvorgang ist gestört.

▷ *Anmerkung:* Störungen der Sprechfunktion durch periphere infranucleäre Lähmung einzelner Hirnnerven (z.B. N. glossopharyngeus, N. hypoglossus) nennt man **Dysglossien.**

▷ *Therapie der zentralen Sprachstörungen:* Logopädische Behandlung.

III. Stimmstörungen

A. Organische Stimmstörungen
siehe bei Kehlkopferkrankungen ab S. 322

B. Funktionelle Stimmstörungen

1. Dyskinetische Stimmstörungen

Hyper- und hypofunktionelle Dysphonien entstehen durch Überlastung der Stimme, falsche Belastung der Stimmlippen oder falsche Stimmtechnik: Entweder zu starke Anspannung oder aber Schonhaltung der Stimmlippen beim Sprechen. Auftreten der Dysphonien besonders bei Berufen mit überforderter Stimme (Lehrer, Pfarrer) die dann meistens hyperfunktionell sind. „Internusschwäche" S. 308.

▷ *Symptome:* Die Stimme wird schon bei kleinen Belastungen heiser, rauh und wenig tragend, es können sich ein Druckgefühl im Kehlkopf, Kratzen im Hals und eine Rötung der freien Stimmlippenränder einstellen. Entstehung von Stimmlippenknötchen (S. 337) – fast nur bei Frauen – möglich.

▷ *Therapie:* Stimmübungsbehandlung, Atemübungen, lockeres Sprechen, u.U. Librium oder Valium.

▷ *Differentialdiagnose:*
- Spastische Dysphonie: Hochgradiges Pressen und Ächzen bei der Stimmbildung. Psychische Genese!
- Stimmstörung bei Myasthenia gravis pseudoparalytica: Leicht ermüdbare Stimme mit nachfolgender Erholung.
- Stimmstörung bei Globus pharyngis.
- Hormonelle Stimmstörungen im Klimakterium oder nach Hormonmedikation (z.B. Kombinationspräparaten mit androgenen Hormonen oder Anabolica: Die Stimme wird tiefer und brüchig infolge Zunahme der Muskulatur im Verhältnis zum Bindegewebe. Virilisierung der Stimme).

- Laryngopathia gravidarum: Heiserkeit durch Ödembereitschaft und Auflockerung der Stimmlippen, verschwindet nach der Entbindung. (Bei Auftreten auf Zeichen einer Präeklampsie achten.)
- Submucöse Blutung in der Stimmlippe nach Überschreien oder Überbeanspruchung der Stimme.

Anmerkung: Phonasthenie = anlagebedingte Stimmschwäche.

2. Psychogene Dysphonie und Aphonie

Psychische Traumen können dazu führen, daß die Stimmlippen beim Sprechen nicht in Phonationsstellung gebracht oder aber fest zusammengepreßt werden (Phononeurosen).

▷ *Symptome:*
Die Stimme ist heiser bzw. tonlos, klangvolles Husten möglich! Bei der Spiegeluntersuchung Beweglichkeit der Stimmlippen. Keine entzündlichen Zeichen. Häufiger bei Frauen als bei Männern.
Hypofunktionelle Form: Stimme heiser bzw. tonlos, kein Stimmlippenschluß, Epiglottis aufgerichtet.
Hyperfunktionelle Form: Stimme heiser bzw. tonlos, Stimmlippen und evtl. Taschenfalten zusammengepreßt, Epiglottis gesenkt.

▷ *Therapie:*
Aus dem klangvollen Husten heraus Entwicklung der Stimme oder Eingehen auf die seelischen Schwierigkeiten und mit Atem- und Stimmübungen versuchen, die Stimme aufzubauen. Die früher übliche Überrumpelung mit Einführen einer Metallkugel zwischen die Stimmlippen, um einen Würg- und Erstickungsanfall und danach eine laute Stimme auszulösen, sollte unterlassen werden.

3. Mutationsstörungen

Während des Stimmwechsels (S. 396, Stimmbruch) soll die Stimme, die zwischen hoch und tief schwankt, geschont werden.
Die **Mutationsfistelstimme** ist die Folge eines gestörten Stimmwechsels vor allem bei Knaben. Das Kehlkopfwachstum während der Pubertät führt in diesen Fällen zu einer zu starken Spannung der Stimmlippen. Die Mutationsfistelstimme tritt gelegentlich auch als funktionelle (psychisch bedingte) Störung auf, wenn die Freunde der Knaben noch nicht im Stimmbruch sind und weiter kindlich sprechen.

▷ *Therapie:* Stimmübungsbehandlung unter leichtem Druck auf den Schildknorpel zur Entlastung des Zuges des M. cricothyroideus.
Die unvollständige Mutation erfordert ebenfalls eine stimmtherapeutische (logopädische) Behandlung.
Das Ausbleiben der Mutation ist hormonell bedingt: persistierende Kinderstimme (früher durch Kastration von Knaben absichtlich herbeigeführt: Kastratenstimme).

4. Inspiratorischer funktioneller Stridor („Stimmritzenkrampf")

Bei der Einatmung öffnen sich die Stimmlippen nicht, sondern schließen sich im Gegenteil in der Mittellinie (paradoxe Stimmlippenbewegungen).

▷ *Therapie:* Atemübungen, Psychotherapie.

5. Ictus laryngis

Hustenanfall, der in einen Glottiskrampf übergeht, gelegentlich bei Männern.
Der Glottiskrampf kann von kurzer Bewußtlosigkeit gefolgt sein. Ursache unbekannt.

▷ *Differentialdiagnose:*

Laryngospasmus (Glottiskrampf) infolge Tetanie oder im Rahmen einer Spasmophilie bei Kindern.

▷ *Therapie:* Calcium und CO_2-Rückatmung.
An aspirierte Fremdkörper denken!

Singultus (Schluckauf). Ruckartiges Einatmen und rascher Glottisschluß ausgelöst durch nicht willkürlich steuerbare krampfartige Zwerchfellkontraktionen (Zwerchfellspasmus).

▷ *Therapie:* Atem anhalten (respiratorische Azidose) und Pressen. Plötzliches Erschrecken kann zur Unterbrechung des Reflexes führen. Bei lange anhaltendem Singultus nach zentral-nervösen oder peripheren organischen Ursachen suchen.

Prüfungsaufgaben zu Stimm- und Sprech- bzw. Sprachstörungen s. Anhang Aufgaben 301–315.

Begutachtung

Gutachten für die Rentenversicherung haben aufgrund der medizinischen Befunde zur *Berufsunfähigkeit* und *Erwerbsunfähigkeit* Stellung zu nehmen.

Bei der Begutachtung nach dem Bundesversorgungsgesetz, dem Bundesentschädigungsgesetz und der gesetzlichen Unfallversicherung muß durch Anamnese und Befund zunächst der Kausalzusammenhang zwischen dem schädigenden Ereignis und dem Schaden mit der nötigen Wahrscheinlichkeit festgestellt werden. Danach ist die schadensbedingte *Minderung der Erwerbsfähigkeit (MdE)* auf dem allgemeinen Arbeitsmarkt in Prozenten nach den bestehenden Richtlinien zu schätzen. Außerdem soll ein besonderes berufliches Betroffensein berücksichtigt werden. Im Schwerbehindertenrecht wird – anstelle der MdE – der *Grad der Behinderung (GdB)* festgesetzt. Die Prozentzahlen sind gleich. In der gesetzlichen Unfallversicherung unterscheidet man zwischen den Folgen eines Arbeitsunfalles und einer Berufskrankheit.

In der privaten Unfallversicherung wird ein Dauerschaden nach den in einer „Gliedertaxe" aufgeführten Prozentsätzen der Invalidität geschätzt.

Am häufigsten werden zur Zeit Gutachten zur Frage der Berufskrankheit „Lärmschwerhörigkeit" erstattet. Beurteilt werden müssen darüberhinaus Folgen von Schädeltraumen, Schädelhirntraumen, ärztlichem Fehlverhalten oder von Erkrankungen

- im Ohrbereich mit Hör- und Gleichgewichtsstörungen,
- im Gesichts-, Nasen- und Nebenhöhlenbereich mit Riech- und Geschmacksstörungen, Behinderung der Nasenatmung und Gesichtsentstellungen und
- im Kehlkopf- und Trachealbereich mit Stimmstörungen und Atemnot.

Richtlinien zur Schätzung einer MdE für die verschiedenen Funktionsstörungen (Sie entsprechen den Anhaltspunkten für die ärztliche Gutachtertätigkeit des Bundesministeriums für Arbeit und Sozialordnung):

Ohr:

Gehör: Aus Tabellen lassen sich aufgrund der Ergebnisse der Tonaudiometrie und vor allem der Werte der Sprachaudiometrie die prozentualen Hörverluste gegenüber dem Normalhörigen ablesen und danach die MdE festsetzen, z.B.:

Hörverlust	Umgangs-sprache	Schwerhörigkeitsgrad	Minderung der Erwerbsfähigkeit (MdE)	
			einseitig	doppelseitig
100%	∅	Taubheit	20%	80%
80%–95%	0,25 m	an Taubheit grenzende Schwerhörigkeit	15%	70%
60%–80%	0,25 m–1 m	hochgradige Schwerhörigkeit	10%	50%
40%–60%	1 m–4 m	mittelgradige Schwerhörigkeit	10%	30%
20%–40%	über 4 m	geringgradige Schwerhörigkeit	0%	15%

Ohrensausen   5–10% MdE

Gleichgewicht:
Objektivierbare Labyrinthstörungen mit
   geringem Schwindel   10–20% MdE
Objektivierbare Labyrinthstörungen mit deutlichem
   Belastungsschwindel   30% MdE
Objektivierbare Labyrinthstörungen und Unfähigkeit,
   mit geschlossenen Augen zu gehen oder zu stehen   40–50% MdE

Nase:
Verlust des Geruchsinnes   10–15% MdE
   (bei besonderen Berufen, wie Köchen, Chemikern,
   Weinprüfern u. U. Berufsunfähigkeit)
Behinderung bis Aufhebung der Nasenatmung   10–20% MdE
Ozaena   20–40% MdE
Gesichtsentstellungen   10–50% MdE
Facialisparese, einseitig (Restparese bis Paralyse)   10–30% MdE
Facialisparese, doppelseitig   30–50% MdE

Kehlkopf:
Heiserkeit   10–20% MdE
Recurrensparese einseitig   10–20% MdE
Dauerkanülenträger mit guter Sprechstimme   30–40% MdE
Atembehinderung durch Stenose   30–70% MdE
Kehlkopfverlust bis 5 Jahre Heilungsbewährung   100% MdE
   später – bei guter Oesophagusersatzstimme –   60–80% MdE

Prüfungsaufgaben zu Begutachtung s. Anhang Aufgaben 316–320.

Notfälle und Erstmaßnahmen

Alle Notfälle und Erstmaßnahmen wurden im Rahmen der Krankheiten und Verletzungen der einzelnen Organe abgehandelt. Es wird daher auf die entsprechenden Abschnitte verwiesen:

1. Blutungen `10.1`

Nasenbluten S. 243.
Gefäßunterbindungen bei schweren arteriellen Blutungen S. 246.

2. Luftnot `10.2`

Intubation S. 348.
Tracheotomie S. 348.
Kanülenträger S. 351.
Tracheobronchoskopie S. 355.

3. Fremdkörper `10.3`

Kehlkopffremdkörper S. 323.
Bronchialfremdkörper S. 359.
Oesophagusfremdkörper S. 357.

4. Verätzungen und Verbrühungen des oberen Speisewegs `10.4`

Mundhöhle S. 272.
Oesophagus S. 360.

5. Hörsturz S. 144 `10.5`

6. Akute Gleichgewichtsstörungen S. 103, 140, 146. `10.6`

7. Schmerzzustände bei Tumorerkrankungen S. 298. `10.7`

Zusammenstellung der Symptome in der Hals-Nasen-Ohrenheilkunde

---

Ohrerkrankungen

1. Schmerz

a) **Ohrenschmerzen** bei
Gehörgangsfurunkel
Perichondritis der Ohrmuschel
akuter Otitis media
Mastoiditis
Aufflackern einer chronischen Otitis media
Zoster oticus
Verletzungen

b) **Druckgefühl im Ohr** bei
Cerumen obturans
Fremdkörper im Gehörgang
Tubenmittelohrkatarrh
MENIÈRE-Krankheit
Hörsturz

c) **Ausstrahlende Schmerzen ins Ohr** *(Otalgie)* bei
Erkrankungen des Kiefergelenks (COSTEN-Syndrom)
Parotiserkrankungen
Zahnerkrankungen (Dentitio difficilis)
Rachenentzündungen (Seitenstrangentzündung, Tonsillitis)
Zungengrundentzündung und -tumoren
Kehlkopfentzündung (Perichondritis, Tumoren)
Lymphadenitis am Hals und Tumormetastasen
Neuralgien der Nn. V, IX und X
Halswirbelsäulenveränderungen

d) **Druckschmerz**
am Tragus bei Gehörgangsfurunkel
auf dem Warzenfortsatz bei Mastoiditis
in der Umgebung des Ohres bei Lymphadenitis

2. Absonderung

a) **Ohrenschmalz:**
gelb oder braun, flüssig oder fest

b) **Eiter:**
rein eitrig bei Furunkel
serös-eitrig im Beginn einer akuten Mittelohrentzündung unmittelbar nach der Trommelfellperforation oder bei nässendem Ekzem
schleimig-eitrig bei perforierter akuter Mittelohrentzündung oder chronischer Schleimhautentzündung
schmierig-eitrig und fötide bei chronischer Knocheneiterung (Cholesteatom) oder Gehörgangsekzem

c) **Blut:**
rein blutig bei Ohrverletzungen und Felsenbeinlängsfraktur
serös-blutig bei Grippeotitis
blutig-eitrig bei malignen Tumoren oder granulierender Entzündung

d) **Liquor:**
wasserklar oder mit Blut vermischt bei Felsenbeinlängsfraktur

3. Schwellung

a) **vor dem Ohr** bei
Parotitis, Parotistumor, Sialose
Gehörgangsfurunkel vor dem Tragus
Zygomaticitis am Jochbogenansatz
Lymphadenitis im Parotisbereich

b) **hinter dem Ohr** bei
Gehörgangsfurunkel in der Umschlagfalte
Mastoiditis auf dem Warzenfortsatz
Sinusthrombose am Emissarium mastoideum
Lymphadenitis (infolge Gehörgangsfurunkel oder infizierter Wunden)

c) **der hinteren oberen Gehörgangswand vor dem Trommelfell** bei
Mastoiditis (Durchbruch vom Antrum mastoideum)

4. Ohrgeräusche (Tinnitus aurium)

(Die subjektive Lautheit und Frequenz eines Geräusches kann mit dem Tonaudiometer erfaßt – „objektiviert" – werden.)

Sausen, Brummen, Rauschen (therapeutisch beeinflußbar) bei
Gehörgangsverschluß
Mittelohrkrankheiten
Otosklerose
Menière-Krankheit
Hörsturz

Zischen, Pfeifen (therapeutisch schwer zu beeinflussen) bei
akustischem Trauma
Innenohrkrankheiten
Erkrankungen des Hörnerven
Durchblutungsstörungen
Intoxikationen

Pulsierend (therapeutisch beeinflußbar durch Behandlung des Grund-
leidens) bei
akuter Otitis media und Mastoiditis (klopfend)
Hypertonie
Glomustumor
Angiomen
cerebralen Gefäßmißbildungen
Aneurysmen (gelegentlich objektiv mit Stethoskop nachweisbar)
Myoklonien des M. tensor tympani oder der Gaumenmuskulatur

5. Schwerhörigkeit

Schalleitungsstörung bei
Verlegung des Gehörgangs (Atresie, Cerumen, Fremdkörper)
Mittelohrerkrankungen, -verletzungen und -mißbildungen

Schallempfindungsstörung *(sensorineural)* bei
Innenohrmißbildungen
Intoxikationen
hereditärer Schwerhörigkeit
Altersschwerhörigkeit (vorwiegend sensorisch)

sensorisch bei
Labyrintherkrankungen (Corti-Organschäden: Recruitment positiv)
vasculären Schäden (Recruitment positiv)
Menière-Krankheit (Recruitment positiv)
Hörsturz (Recruitment positiv)

neural bei
Erkrankungen des Hörnerven (Recruitment positiv oder negativ)
Acusticusneurinom (Recruitment positiv oder negativ)
zentralen Schwerhörigkeiten

Kombinierte Schwerhörigkeit (Schalleitungs-Schallempfindungsschwerhörigkeit) bei
gleichzeitiger Erkrankung des Mittel- und des Innenohres, z. B.
bei Otosklerose oder
bei Mittelohrentzündung mit Labyrinthbeteiligung

6. Vestibulärer Schwindel

Periphere Labyrinthaffektionen
Labyrinthitis
Labyrinthausfall
Labyrinthtrauma, Labyrinthfistel
Labyrinthintoxikation
Labyrinthlues
MENIÈRE-Krankheit
Commotio labyrinthi
experimentelle Vestibularisprüfungen
Kinetosen

Retrolabyrinthäre Affektionen
Neuronitis vestibularis
Zoster oticus
Acusticusneurinom
Intoxikationen

Cerebrale Affektionen
Kleinhirnerkrankungen
Hirnerkrankungen
Hirntumoren
Hirndurchblutungsstörungen
Hirnverletzungen (Commotio oder Contusio cerebri)
Hirnstammerkrankungen

7. Facialisfunktionsstörungen bei

Entzündungen
sog. Otitis externa maligna
akute Otitis media
Mastoiditis
chronische epitympanale Otitis media (Cholesteatom)
Viruserkrankungen (Zoster oticus, Grippe)
idiopathische Parese (BELL)

Traumen
Felsenbeinlängsfraktur
Felsenbeinquerfraktur
Parotisverletzungen
iatrogen bei Operationen (Ohr, Gl. parotidea)

Tumoren
Parotismalignom
Mittelohrcarcinom
Glomustumor
Acusticusneurinom

Nasen- und Nasennebenhöhlenerkrankungen

1. Behinderte Nasenatmung bei

Muschelschwellung
Nasenpolypen
Septumdeviation
Tumoren der Nase und der Nebenhöhlen
Choanalatresie
Rachenmandel
juveniles Nasenrachenfibrom
Fremdkörper

2. Schmerzen bei

Nasenfurunkel
akuter und chronischer Nebenhöhlenentzündung
Tumoren der Nase und der Nebenhöhlen
Verletzungen (siehe unten bei 4b)
Kopfschmerzen (siehe S. 221)

3. Absonderung (Schnupfen)

a) wässrig-serös bei
allergischer Rhinitis
hyperreflektorischer Rhinitis
Liquorabfluss

b) serös-schleimig bei
akuter Rhinitis
serös-polypöser Nebenhöhlenentzündung

c) eitrig bei
eitriger Nebenhöhlenentzündung
odontogener Kieferhöhleneiterung

d) borkig bei
Rhinitis atrophicans
Ozaena

4. Blutung

a) Nasenbluten
örtlich bedingt
symptomatisch

b) Verletzungen
Nasenbeinfraktur
Mittelgesichtsfraktur
frontobasale Fraktur

c) Tumoren der Nase und der Nebenhöhlen

5. Schwellung

a) der äußeren Nase bei
Nasenfurunkel
Rhinophym
Basaliom

b) Wangenschwellung bei
Komplikationen der Nebenhöhlenentzündungen
Tumoren der Nase und der Nebenhöhlen
Verletzungen (siehe oben bei 4 b)

Mund-, Rachen- und Oesophaguserkrankungen
(Dysphagien, Schluckstörungen)

1. Schluckschmerzen bei

a) Entzündungen:
Glossitis
Stomatitis
Tonsillitis
Anginen
Peritonsillarabsceß
Mundbodenabsceß
Pharyngitis
Soor
Epiglottitis
Oesophagitis

b) Verletzungen:
Zungenbiß
Pfählungsverletzung
Verbrühung
Verätzung
Fremdkörper

c) Tumoren:
Zungencarcinom
Mundbodencarcinom
Oropharynxcarcinom
Hypopharynxcarcinom
Oesophaguscarcinom

d) Glossopharyngeusneuralgie

2. Schluckbeschwerden bei

Xerostomie
Pharyngitis sicca
Globus pharyngis
Tonsillenhyperplasie
chronischer Tonsillitis
Spaltbildungen
Zungengrundstruma
Hypopharynxdivertikel
Dysphagia lusoria

oesophago-trachealer Fistel
Oesophagusstenose
Refluxoesophagitis
Oesophagusvaricen
Amyloidose
Sklerodermie
Kardiospasmus
Funktionsstörungen der Halswirbelsäule
Erkrankungen der Schlundmuskulatur (myogene Dysphagie)

3. Schlucklähmung (neurogene Dysphagie) bei

Gaumensegelparese
Hirnnervenlähmung Nn. IX, X, XII
Bulbärparalyse
Hirntumor

Kehlkopf- und Tracheaerkrankungen

1. Heiserkeit bei

a) Entzündungen:
Laryngitis
REINKE-Ödem
Kehlkopfgranulom
Diphtherie

b) Mißbildungen:
Laryngocele
Segelbildung
Sulcus glottidis

c) Stimmlippenlähmungen:
Recurrensparese
myopathische Lähmung
bulbäre Lähmung (N. X)

d) Verletzungen:
stumpfe Kehlkopfverletzung
scharfe Kehlkopfverletzung
Intubationsschaden
Verbrühung
Verätzung

Fremdkörper
Synechie
Stenose

e) Tumoren:
Stimmlippenpolyp
Stimmlippenknötchen
Kehlkopfpapillom
Pachydermie
Kehlkopfcarcinom

f) Stimmstörungen:
dyskinetische Stimmstörung
Mutationsstörung
funktionelle Dysphonie und Aphonie
hormonelle Stimmstörung
Stimmstörung bei Globus pharyngis

2. Atemnot bei

a) Entzündungen:
Epiglottitis
Larynxödem
Pseudokrupp
Diphtherie

b) Mißbildungen:
Segelbildung
Laryngocele

c) Verletzungen:
stumpfe Verletzung
scharfe Verletzung
doppelseitige Recurrensparese
Fremdkörper
Stenose
Synechie

d) Tumoren:
Papillom
Kehlkopfcarcinom
Hypopharynxcarcinom
Trachealtumor
Bronchialtumor

e) Rhonchopathie

Speicheldrüsenerkrankungen

1. Schmerzen bei
Sialadenitis
Sialolithiasis
Carcinom

2. Schwellung bei
Sialadenitis
Sialolithiasis
Sjögren-Syndrom
Heerfordt-Syndrom
Sialose
Cyste
pleomorphem Adenom
Carcinom

3. Mundtrockenheit (Xerostomie) bei
vermindertem Speichelfluß (Sialopenie)
chronischer Sialadenitis
Strahlensialadenitis
Sjögren-Syndrom
Plummer-Vinson-Syndrom
HIV-Infektion
Psychopharmaka
Sympathicomimetica
Atropin

4. Vermehrter Speichelfluß (Sialorrhoe) bei
Entzündungen in Mund und Rachen
Tumoren in Mund und Rachen

Bei Halswirbelsäulen-Gefügestörungen:

Schwindelbeschwerden
Innenohrschwerhörigkeit
Tinnitus
Dysphonie
Dysphagie (Globusgefühl)
Migräne
Myogelosen
Occipitalneuralgie

Vom Hauptsymptom zur häufigsten Diagnose

(nach H.-G. Boenninghaus Hals-Nasen-Ohrenerkrankungen in Allgemeinmedizin;
Hrsg. W. Kruse, G. Schettler. Walter de Gruyter 1995)

Ohrenschmerzen

mit Schwerhörigkeit

ohne Schwerhörigkeit

mit Sekretion	ohne Sekretion	mit Sekretion	ohne Sekretion
Akute Otitis media nach Trommelfellperforation Chronische Otitis media	Akute Otitis media ohne Trommelfellperforation	Gehörgangsfurunkel (offen) Gehörgangsekzem (nässend)	Gehörgangsfurunkel (geschlossen) Gehörgangsekzem (trocken) Otalgie

Schwerhörigkeit

mit Ohrenschmerzen

ohne Ohrenschmerzen

entzündliche Ohrerkrankungen	Ohrverletzungen	Schalleitungsschwerhörigkeit (Mittelohrschwerhörigkeit)	Schallempfindungsschwerhörigkeit (Innenohrschwerhörigkeit)
Akute Otitis media Chronische Otitis media Otitis externa (mit verlegtem Gehörgang)	Trommelfellverletzungen Felsenbeinlängsfraktur Felsenbeinquerfraktur	Cerumen obturans Tubenkatarrh Otosklerose	Hörsturz Altersschwerhörigkeit Lärmschwerhörigkeit

420

Schwindel

mit Schwerhörigkeit   ohne Schwerhörigkeit

nach entzündlichen Ohrerkrankungen: Labyrinthitis	nach Schädel-traumen: Felsenbein-querfraktur	mit Ohrgeräusch: Morbus Menière	Neuronitis vestibularis Reisekrankheit Herz-Kreislauf-erkrankungen

Ohrgeräusch

Sausen bei Mittelohr-erkrankungen	Pfeifen bei Innenohr-erkrankungen	Pulsierend bei Hypertonie, Gefäß-erkrankungen

Otogene Fazialislähmung
bei
entzündlichen Ohrerkrankungen, Zoster oticus, Felsenbeinbrüchen, Acustikus-neurinom, Bell-Lähmung, Parotiserkrankungen

Blutung aus dem Ohr
bei
Grippeotitis, Gehörgangs- oder Trommelfellverletzung, Felsenbeinlängsbruch, Malignom

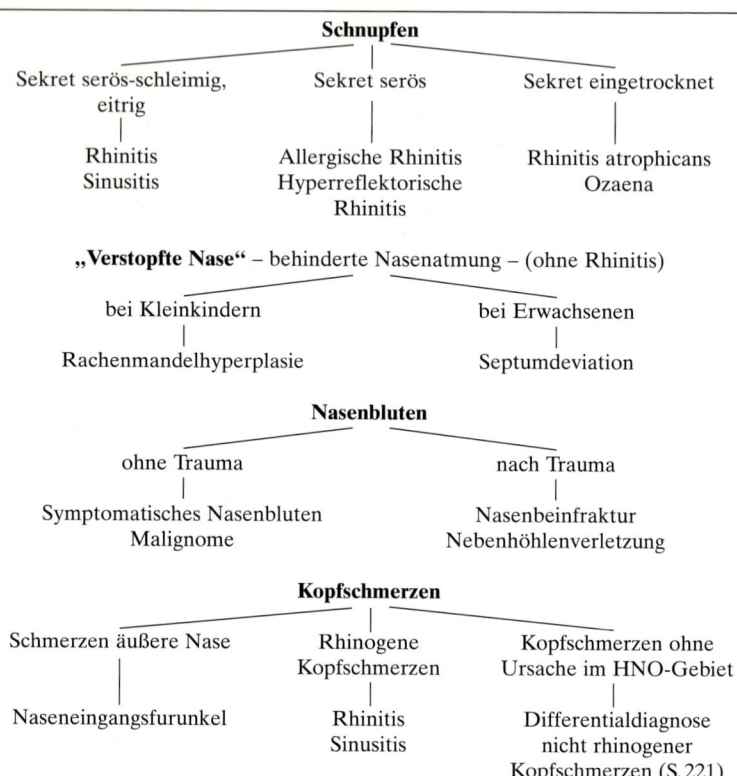

Schnupfen

Sekret serös-schleimig, eitrig	Sekret serös	Sekret eingetrocknet
Rhinitis Sinusitis	Allergische Rhinitis Hyperreflektorische Rhinitis	Rhinitis atrophicans Ozaena

„Verstopfte Nase" – behinderte Nasenatmung – (ohne Rhinitis)

bei Kleinkindern	bei Erwachsenen
Rachenmandelhyperplasie	Septumdeviation

Nasenbluten

ohne Trauma	nach Trauma
Symptomatisches Nasenbluten Malignome	Nasenbeinfraktur Nebenhöhlenverletzung

Kopfschmerzen

Schmerzen äußere Nase	Rhinogene Kopfschmerzen	Kopfschmerzen ohne Ursache im HNO-Gebiet
Naseneingangsfurunkel	Rhinitis Sinusitis	Differentialdiagnose nicht rhinogener Kopfschmerzen (S. 221)

Beschwerden in der Mundhöhle

Zungenerkrankungen	Stomatitis	Verletzungen	Malignome
Glossitis Veränderungen der Zungen-oberfläche	Stomatitis aphthosa Stomatitis ulcerosa Soor	Verbrühungen Verätzungen	Lippenkarzinom Karzinom der Zunge und des Mundbodens

Halsschmerzen (Rachen)

Rachenerkrankungen	Tonsillen-erkrankungen	Hyperplasien des lymphatischen Gewebes	Malignome
Pharyngitis acuta Pharyngitis chronica Globus pharyngis	Angina lacunaris (akute Tonsillitis) Peritonsillarabsceß Sepsis nach Angina Chronische Tonsillitis	Gaumenmandel-hyperplasie Seitenstrang-hypertrophie	Tonsillen- und Zungen-grundtumoren

Schluckstörungen, Dysphagie (Oesophagus)

Ver-ätzungen	Stenosen	Fremd-körper	Malignom	Divertikel (Zenker)	Kardio-spasmus	Schluck-lähmung

Heiserkeit

Entzündliche Kehlkopf-erkrankungen	Störungen der Stimm-lippenschwingung bzw. Beweglichkeit	Kehlkopftumoren
Laryngitis acuta Laryngitis subglottica Laryngitis chronica	Recurrenslähmung Berufsbedingte Stimm-störungen Funktionelle Aphonie (Dysphonie)	Gutartige Geschwülste Kehlkopfkrebs

Atemnot (Dyspnoe)

Verletzungen des Kehlkopfes Fremdkörper	Entzündungen Malignome	Doppelseitige Recurrenslähmung Trachealstenosen	Rhonchopathie

Speicheldrüsenschwellung

Sialadenitis (mit Schmerzen)	Sialose (ohne Schmerzen)	Sialolithiasis (mit Spannungs-gefühl)	Tumor (bei Malignom Druckschmerz)

Hand- und Lehrbücher des Fachgebietes

ARNOLD, W., GANZER, U.: Checkliste Hals-Nasen-Ohrenheilkunde. Stuttgart: Georg Thieme 1990.

BECK, C.: HNO-Therapie. Stuttgart: Ferdinand Enke 1995.

BIESALSKI, F., FRANKE, F.: Phoniatrie-Pädaudiologie. Stuttgart 2. Auflage: Georg Thieme 1994.

BIESALSKI, P., COLLO, D.: Hals-Nasen-Ohrenheilkunde im Kindesalter. 2. Aufl. Stuttgart: Georg Thieme 1991.

BOENNINGHAUS, H.-G.: Hals-Nasen-Ohrenheilkunde für den Allgemeinarzt. 3. Auflage. Berlin-Heidelberg-New York: Springer 1985.

DENECKE, H. J.: Die oto-rhino-laryngologischen Operationen im Mund- und Halsbereich. Kirschnersche Operationslehre Bd. V, Teil 3. 3. Auflage. Berlin-Heidelberg-New York: Springer 1980.

DENECKE, H. J., EY, W.: Die Operationen an der Nase und im Nasopharynx. Kirschnersche Operationslehre Bd. V, Teil 1. 3. Auflage. Berlin-Heidelberg-New York: Springer 1984.

DENECKE, H. J., DENECKE, M. U., DRAF, W., EY, W.: Die Operationen an den Nasennebenhöhlen und der angrenzenden Schädelbasis. Kirschnersche Operationslehre Bd. V, Teil 2. 3. Auflage. Berlin-Heidelberg-New York: Springer 1992

DIEROFF, H.-G.: Lärmschwerhörigkeit. 3. Auflage. Jena: Fischer 1994

FEDERSPIL, P.: Moderne HNO-Therapie. Die medikamentöse Therapie in der Hals-Nasen-Ohrenheilkunde. 2. Auflage. München: ecomed 1987.

FELDMANN, H.: Das Gutachten des Hals-Nasen-Ohrenarztes. 3. Auflage. Stuttgart: Georg Thieme 1994.

FELDMANN, H. unter Mitarbeit von LENARZ, Th. und v. WEDEL, H.: Tinnitus. Stuttgart: Georg Thieme 1992.

FREY, K. W., MEES, K., VOGL, T.: Bildgebende Verfahren in der Hals-Nasen-Ohrenheilkunde. Stuttgart: Ferdinand Enke 1989.

GREVERS, G.: Klinikleitfaden Hals-Nasen-Ohrenheilkunde. Stuttgart: Jungjohann 1993.

HAAS, E.: Plastische Gesichtschirurgie. Stuttgart: Georg Thieme 1991.

HAID, C. T.: Vestibularisprüfung und vestibuläre Erkrankungen. Berlin-Heidelberg-New York-Tokyo: Springer 1990.

HÜTTENBRINK, K.-B.: Manual der Untersuchungsmethoden: Hals-Nasen-Ohrenheilkunde. Stuttgart: Georg Thieme 1994.

KLEINSASSER, O.: Mikrolaryngoskopie und endolaryngeale Mikrochirurgie. 3. Aufl. Stuttgart: Schattauer 1991.

LEHNHARDT, E.: Praxis der Audiometrie. 6. Auflage. Stuttgart: Georg Thieme 1987.

MANN, W.: Ultraschall im Kopf-Hals-Bereich. Berlin-Heidelberg-New York-Tokyo: Springer 1984.

MÖDDER, U., LENZ, M.: Gesichtsschädel, Felsenbein, Speicheldrüsen, Pharynx, Larynx, Halsweichteile. Diagnostik mit bildgebenden Verfahren. Berlin-Heidelberg-New York-London-Paris-Tokyo: Springer 1991.

NAUMANN, H. H.: Kopf- und Halschirurgie. Operationsmanual in drei Bänden. 2. Aufl. Bd. 1: R. KASTENBAUER, M. E. TARDY. Stuttgart: Georg Thieme 1995.

NAUMANN, H. H.: Differentialdiagnostik in der Hals-Nasen-Ohrenheilkunde. Stuttgart: Georg Thieme 1990.

NAUMANN, H. H., HELMS, J., HERBERHOLD, C., KASTENBAUER, E.: Oto-Rhino-Laryngologie in drei Bänden. Bd. 1: HELMS, J.: Ohr. Bd. 2: KASTENBAUER, R.: Nase, Nebenhöhlen, Gesicht, Mundhöhle, Pharynx und Kopfspeicheldrüsen. Bd. 3: HERBERHOLD, C.: Hals. Stuttgart: Georg Thieme 1992–1995.

PLESTER, D., HILDMANN, H., STEINBACH, E.: Die Grundprinzipien der Ohrchirurgie. Stuttgart: Kohlhammer 1989.

SCHERER, H.: Das Gleichgewicht I. Berlin-Heidelberg-New York-Tokyo: Springer 1984.

SCHERER, H.: Das Gleichgewicht II. Berlin-Heidelberg-New York-London-Paris-Tokyo: Springer 1992.

SCHWAB, W.: Atlas der Kopf-Hals-Chirurgie. Stuttgart: Kohlhammer 1995.

STOLL, W., MATZ, D. R., MOST, E.: Schwindel und Gleichgewicht. 2. Aufl. Stuttgart: Georg Thieme 1992.

THEISSING, G., THEISSING, J.: Kurze HNO-Operationslehre. Zwei Bände. Stuttgart: Georg Thieme 1971 u. 1975. 2. Auflage (J. THEISSING) Mund-, Hals- und Nasenoperationen 1988.

WEIDAUER, H.: HIV und Aids im HNO-Bereich. Stuttgart: Georg Thieme 1992.

WIGAND, M. E.: Endoskopische Chirurgie der Nasennebenhöhlen und der vorderen Schädelbasis. Stuttgart: Georg Thieme 1989.

WIRTH, G.: Sprachstörungen, Sprechstörungen, Kindliche Hörstörungen. 4. Auflage. Dtsch. Ärzteverlag 1994.

WIRTH, G.: Stimmstörungen. 4. Auflage. Dtsch. Ärzteverlag 1995.

WULLSTEIN, H. L. und S. R.: Tympanoplastik. Osteoplastische Epitympanotomie. Stuttgart: Georg Thieme 1986.

ZENNER, H.-P.: Allergologie in der Hals-Nasen-Ohrenheilkunde. 2. Aufl. Berlin-Heidelberg-New York-London-Paris-Tokyo: Springer 1993.

ZENNER, H.-P.: Praktische Therapie von Hals-Nasen-Ohrenkrankheiten. Stuttgart-New York: Schattauer 1993.

Anhang

320 Prüfungsaufgaben

Die Aufgaben sind nach den Vorschriften des Instituts für medizinische und pharmazeutische Prüfungsfragen Mainz entwickelt und entsprechen den Aufgabentypen **A–F.**
Zu jeder Aufgabe werden 5 mögliche Antworten (A–E) angeboten, von denen nur eine einzige zutrifft.

Aufgabentyp **A** = Einfachauswahl

Auf eine Frage oder vollständige Aussage folgen 5 Antworten oder Ergänzungen (A–E), von denen eine einzige auszuwählen ist, die entweder die einzig richtige, die einzig falsche oder die beste von mehreren möglichen ist.
Beispiel Aufgabe 1.

Aufgabentyp **B** = Aufgabengruppe mit gemeinsamem Antwortangebot (Zuordnungsaufgaben)

Dieser Aufgabentyp besteht aus einer Liste mit numerierten Begriffen (Liste 1) und einer Liste mit durch A–E gekennzeichneten Antwortmöglichkeiten (Liste 2). Zu jeder numerierten Aufgabe der Liste 1 ist die eine Antwort (A–E) auszuwählen, die für zutreffend gehalten wird.
Beispiel Aufgaben 2 und 3.

Aufgabentyp **C** = Kausale Verknüpfung

Es ist zu prüfen, ob Aussage 1 richtig oder falsch ist, dann, ob Aussage 2 richtig oder falsch ist. Wenn beide Aussagen richtig sind, muß noch geprüft werden, ob die kausale Verknüpfung durch „weil" richtig oder falsch ist. Von den Antworten (A–E) ist eine auszuwählen, die für zutreffend gehalten wird.
Beispiel Aufgabe 4.

Aufgabentyp **D** = Aussagenkombination

Auf eine Frage oder unvollständige Aussage folgen mehrere numerierte Aussagen. Von den Antworten (A–E) ist eine auszuwählen, die für zutreffend gehalten wird. Beispiel Aufgabe 5.

Aufgabentyp **E** = Bildmaterial

Aufgaben mit Bildmaterial können nach den vorher beschriebenen Aufgabentypen aufgebaut sein oder
eine Frage bezieht sich auf fünf Abbildungen und nur eine der Abbildungen (A–E) zeigt die zutreffende Antwort und ist auszuwählen.
Beispiel Aufgabe 50.

Aufgabentyp **F** = Aufgabengruppe mit Fallbeschreibung

Auf eine Fallbeschreibung folgt eine Reihe von Aufgaben. Bei jeder Aufgabe ist von den Antworten (A–E) eine auszuwählen, die für zutreffend gehalten wird. Beispiel Aufgaben 66 und 67.

Der geklammerte Buchstabe hinter der Nummer jeder Aufgabe bezieht sich auf den Aufgabentyp.
Die Seitenzahl rechts neben der Aufgabe verweist auf die Darstellung im Text.

Lösung der Aufgaben S.476 und S.477.

Ohr

Entwicklung, Anatomie, Physiologie

Aufgabe:

1. **(A)** Aus wie vielen Schichten – von lockerem Bindegewebe getrennt   S. 9
   – besteht die **Pars flaccida** des Trommelfells?

   A) aus einer Schicht   D) aus vier Schichten
   B) aus zwei Schichten   E) aus fünf Schichten
   C) aus drei Schichten

   Ordnen Sie den **Paukenhöhlenwänden** (Liste 1) den entsprechen-   S. 13
   den topographisch-anatomischen Nachbarbegriff (Liste 2) zu.

   Liste 1   Liste 2
2. **(B)** Mediale Paukenhöhlenwand A) Bulbus v. jugularis
3. **(B)** Paukenboden   B) Promontorium
                                     C) Antrum mastoideum
                                     D) Tegmen tympani
                                     E) Trommelfell

4. **(C)** Der **vestibuläre Teil des Innenohres** weist häufiger Entwicklungsanomalien auf als der **cochleäre Teil** (1), *weil* der vestibuläre Teil sich zeitlich später entwickelt (2).

A) 1 richtig, 2 richtig, Verknüpfung richtig
B) 1 richtig, 2 richtig, Verknüpfung falsch
C) 1 richtig, 2 falsch –
D) 1 falsch, 2 richtig –
E) 1 falsch, 2 falsch –

S. 3

5. **(D)** Es entstammen
(1) das **häutige Labyrinth** dem Ektoderm, (2) das **Mittelohr** der 1. Schlundtasche, (3) die **Gehörknöchelchen** dem 1. und 2. Schlundbogen, (4) das **knöcherne Labyrinth** dem 3. Schlundbogen.

A) nur 1 ist richtig
B) nur 2 ist richtig
C) nur 1 und 3 sind richtig
D) nur 1 und 4 sind richtig
E) nur 1, 2 und 3 sind richtig

S. 3

6. **(D)** Von den Innenohrflüssigkeiten ist
(1) die **Perilymphe** natriumreich, (2) die **Endolymphe** kaliumreich, (3) die **„Cortilymphe"** kaliumreich, (4) die Perilymphe gleich der Endolymphe.

A) nur 1 ist richtig
B) nur 2 ist richtig
C) nur 1 und 2 sind richtig
D) nur 1 und 4 sind richtig
E) alle Aussagen sind richtig

S. 20

7. **(D)** Die **Schnecke**
(1) besteht aus $2^{1}/_{2}$ Windungen, (2) ihre Achse heißt Helicotrema, (3) ihre Basalwindung bildet das Promontorium, (4) ihre Lamina spiralis ossea enthält das Corti-Organ.

A) nur 1 ist richtig
B) nur 2 ist richtig
C) nur 1 und 3 sind richtig
D) nur 1 und 4 sind richtig
E) alle Aussagen sind richtig

S. 21

8. **(A)** Aus wie vielen Schichten besteht die **Pars tensa** des Trommelfells?

A) aus einer Schicht
B) aus zwei Schichten
C) aus drei Schichten
D) aus vier Schichten
E) aus fünf Schichten

S. 9

9. **(D)** Der **äußere Gehörgang**
(1) besteht aus einem knorpligen und einem knöchernen Anteil, (2) ist im knorpligen Anteil von Haut mit reichlich Anhangsgebilden ausgekleidet, (3) ist im knöchernen Teil nur von dünner Haut (ohne Anhangsgebilde) ausgekleidet, (4) besitzt einen Isthmus.

A) nur 1 ist richtig
B) nur 4 ist richtig
C) nur 1 und 2 sind richtig
D) nur 1 und 3 sind richtig
E) alle Aussagen sind richtig

S. 6

10. (**C**) Eine Gehörgangsreizung kann Husten auslösen (1), *weil* der äußere Gehörgang vom **Ramus auricularis n. vagi** sensibel innerviert wird (2).

S. 7

A) 1 richtig, 2 richtig, Verknüpfung richtig
B) 1 richtig, 2 richtig, Verknüpfung falsch
C) 1 richtig, 2 falsch   –
D) 1 falsch, 2 richtig   –
E) 1 falsch, 2 falsch   –

11. (**D**) Unter **Binnenohrmuskeln** versteht man
(1) den M. stapedius, (2) den M. tensor tympani, (3) den M. temporalis, (4) den M. levator veli palatini.

S. 16

A) nur 1 ist richtig   D) nur 1 und 3 sind richtig
B) nur 4 ist richtig   E) alle Aussagen sind richtig
C) nur 1 und 2 sind richtig

12. (**D**) Die Öffnung der **Tuba auditiva** erfolgt durch den
(1) M. temporalis, (2) M. tensor tympani, (3) M. tensor veli palatini, (4) M. levator veli palatini.

S. 16

A) nur 1 ist richtig   D) nur 2 und 3 sind richtig
B) nur 2 ist richtig   E) nur 3 und 4 sind richtig
C) nur 1 und 2 sind richtig

13. (**D**) Es entsprechen
(1) die **Endolymphe** einem Sekretionsprodukt der Stria vascularis, (2) der Elektrolytgehalt der **Perilymphe** etwa dem des Liquor cerebrospinalis, (3) die „CORTI-Lymphe" der Endolymphe, (4) die **Endolymphe** der Interzellularflüssigkeit.

S. 20

A) nur 1 ist richtig   D) nur 1 und 3 sind richtig
B) nur 4 ist richtig   E) alle Aussagen sind richtig
C) nur 1 und 2 sind richtig

14. (**D**) Der **N. facialis**
(1) ist ein motorischer Nerv, (2) führt sekretorische Fasern, (3) führt Geschmacksfasern, (4) führt sensible Fasern.

S. 88

A) nur 1 ist richtig   D) nur 2, 3 und 4 sind richtig
B) nur 1 und 4 sind richtig   E) alle Aussagen sind richtig
C) nur 1, 2 und 3 sind richtig

15. (**A**) Der **N. facialis** verläßt die knöcherne Schädelbasis durch

S. 18

A) das Foramen jugulare   C) das Foramen lacerum
B) das Foramen stylomastoideum D) das Foramen spinosum
                               E) das Foramen rotundum

16. (**D**) Die peripheren Endorgane des **N. vestibulocochlearis** sind
(1) die Maculae staticae, (2) die Cristae ampullares, (3) das CORTI-Organ, (4) der Saccus endolymphaticus.

S. 24

A) nur 1 ist richtig   D) nur 1, 2 und 4 sind richtig
B) nur 1 und 2 sind richtig   E) nur 1, 3 und 4 sind richtig
C) nur 1, 2 und 3 sind richtig

17. **(D)** Die **Pneumatisation der Mittelohrräume** wird gefördert durch (1) ein Mucotympanum, (2) eine gute Tubendurchgängigkeit im Kindesalter, (3) eine chronische epitympanale Otitis media, (4) eine Cholesteatomentwicklung. S.16

A) nur 1 ist richtig
B) nur 2 ist richtig
C) nur 4 ist richtig
D) nur 2 und 3 sind richtig
E) alle Aussagen sind richtig

18. **(A)** In welchem **Lebensalter** ist der Pneumatisationsprozeß des Warzenfortsatzes im allgemeinen beendet? S.16

A) bei der Geburt
B) im 6. Lebensjahr
C) mit Abschluß der Pubertät
D) im 20. Lebensjahr
E) im 25. Lebensjahr

19. **(A)** Welche Aussage zur Anatomie des Innenohres trifft zu? S.16

A) Die runde Fenstermembran schließt den Endolymphschlauch zum Mittelohr ab
B) Die Steigbügelfußplatte sitzt im ovalen Fenster zum Innenohr
C) Der Saccus endolymphaticus liegt im Vorhof
D) Die Ampullen des vertikalen Bogenganges enthalten Sacculus und Utriculus
E) Der Ductus perilymphaticus mündet in einer Duraduplikatur

20. **(A)** Welcher Nerv oder welches Gefäß verläuft **nicht** durch den **inneren Gehörgang**? S.24

A) N. vestibulocochlearis
B) N. cochlearis
C) N. facialis
D) A. facialis
E) A. labyrinthi

21. **(A)** Die **zentrale Hörbahn** kreuzt auf die andere Seite S.26

A) vollständig
B) zum großen Teil
C) zu gleichen Teilen
D) nur zum kleinen Teil
E) gar nicht

22. **(D)** Es reagiert der **Otolithenapparat** (1) auf Drehbeschleunigungen, (2) auf lineare Beschleunigungen, (3) auf die Schwerkraft, (4) auf Liftbewegungen. S.35

A) nur 2 ist richtig
B) nur 1 und 3 sind richtig
C) nur 1 und 4 sind richtig
D) nur 2, 3 und 4 sind richtig
E) alle Aussagen sind richtig

23. **(D)** Die **Schallanalyse** auf der Basilarmembran erfolgt (1) durch Resonanz, (2) durch die Reichweite der Wanderwelle, (3) durch Dispersion, (4) durch Hebelwirkung. S.31

A) nur 1 ist richtig
B) nur 2 ist richtig
C) nur 1 und 4 sind richtig
D) nur 2 und 3 sind richtig
E) alle Aussagen sind richtig

24. (**D**) Es erfolgt
(1) der **Schallantransport** über äußeres Ohr und Mittelohr, (2) die **Schalltransformation** in der Schnecke, (3) die **Reizfortleitung** im Hörnerven, (4) die **Weiterverarbeitung der akustischen Informati-on** in der zentralen Hörbahn.

A) nur 1 ist richtig
B) nur 1 und 2 sind richtig
C) nur 1 und 3 sind richtig
D) nur 2 und 3 sind richtig
E) alle Aussagen sind richtig

25. (**D**) Die **Schalldruckverstärkung** durch die Gehörknöchelchenkette resultiert aus

(1) dem **Größenverhältnis Trommelfell/Steigbügelfußplatte,**
(2) der **Bewegung der Gehörknöchelchen,**
(3) einer **Kontraktion der Binnenohrmuskeln,**
(4) einer **Kontraktion des Gaumensegels.**

A) nur 1 ist richtig
B) nur 4 ist richtig
C) nur 1 und 2 sind richtig
D) nur 1, 3 und 4 sind richtig
E) alle Aussagen sind richtig

26. (**D**) Im CORTI-Organ finden sich innere und äußere Haarzellen. (1) Die Sinnesempfindung „Hören" wird durch die inneren Haarzellen vermittelt. (2) Die äußeren Haarzellen unterstützen diese Funktion le-diglich, (3) indem sie das Amplitudenmaximum der Wanderwelle ver-stärken und (4) die Auslenkung benachbarter Basilarabschnitte dämpfen.

A) nur 1 ist richtig
B) nur 2 ist richtig
C) nur 1, 2 und 3 sind richtig
D) nur 2, 3 und 4 sind richtig
E) alle Aussagen sind richtig

Untersuchungsmethoden Ohr

Ordnen Sie den **Schwindelbegriffen** (Liste 1) den entsprechenden **zeitlichen Ablauf** (Liste 2) zu.

Liste 1
27. (**B**) Schwindelanfall
28. (**B**) Lagerungsschwindel

Liste 2
A) Sekunden
B) Minuten bis Stunden
C) Tage
D) eine Woche
E) mehrere Wochen

29. (**A**) Welcher Begriff in der Skala der Schwindelempfindlichkeit ist **kein Vestibularis-Schwindel?**

A) Drehschwindel
B) Schwankschwindel
C) Schwarzwerden vor den Augen
D) Liftgefühl
E) Ziehen nach einer Seite

30. **(C)** Mit der **thermischen Prüfung** wird die periphere vestibuläre Er-   S. 75
regbarkeit geprüft (1), *weil* jedes Vestibularorgan einzeln gereizt werden kann (2).

A) 1 richtig, 2 richtig, Verknüpfung richtig
B) 1 richtig, 2 richtig, Verknüpfung falsch
C) 1 richtig, 2 falsch   –
D) 1 falsch, 2 richtig   –
E) 1 falsch, 2 falsch   –

31. **(A)** Der **Valsalva-Versuch** ist eine Methode, um   S. 80

A) eine Otosklerose festzustellen
B) das Mittelohr zu belüften
C) einen latenten Nystagmus aufzudecken
D) eine Schalleitungsschwerhörigkeit festzustellen
E) einen Morbus MENIÈRE zu diagnostizieren

32. **(A)** Bei der **Spiegeluntersuchung des Ohres** läßt sich die Trommel-   S. 9
fellbeweglichkeit prüfen durch

A) den POLITZER-Ballon   D) eine auf den Knochen
B) die pneumatische Ohrlupe   aufgesetzte Stimmgabel
C) die FRENZEL-Brille   E) einen Audiometerton

33. **(D)** Die **Elektronystagmographie** gibt Aufschluß   S. 67
(1) über die Verschiebung der zwischen Cornea und Retina bestehenden Potentialdifferenz, (2) über die Funktionstüchtigkeit des Vestibularorgans in %, (3) über die Funktion der inneren Haarzellen,
(4) über die elektrischen Ströme in der Schnecke.

A) nur 1 ist richtig   D) nur 2 und 3 sind richtig
B) nur 2 ist richtig   E) alle Aussagen sind richtig
C) nur 1 und 4 sind richtig

34. **(D)** Der **Diskriminationsverlust**   S. 45
(1) ist der bei der Sprachaudiometrie trotz großer Verstärkung bleibende Verlust der Wörterverständlichkeit, (2) wird prozentual angegeben, (3) tritt vor allem bei Mittelohrschwerhörigkeit auf, (4) verschwindet meist im Alter.

A) nur 1 ist richtig   D) nur 1 und 3 sind richtig
B) nur 4 ist richtig   E) alle Aussagen sind richtig
C) nur 1 und 2 sind richtig

35. **(D)** Ein **Hörgerät** ist angezeigt,   S. 156
(1) wenn bei mindestens einer Frequenz von 500–3000 Hz auf dem
besseren Ohr ein Hörverlust von mindestens 30 dB besteht,
(2) wenn der Diskriminationsverlust für einsilbige Testwörter bei einer
Sprachlautstärke von 65 dB mindestens 20% ist, (3) wenn Umgangssprache nur aus *unter* 6 m Entfernung verstanden wird, (4)
wenn der Patient sich vor Lärm schützen will.

A) nur 1 ist richtig   D) nur 1, 2 und 3 sind richtig
B) nur 2 ist richtig   E) alle Aussagen sind richtig
C) nur 1 und 4 sind richtig

36. **(A)** Durch den **WEBER-Versuch** läßt sich unterscheiden   S. 46

A) ein zentraler Trommelfelldefekt von einem randständigen Trommelfelldefekt
B) eine Schalleitungsschwerhörigkeit von einer Schallempfindungsschwerhörigkeit
C) eine ererbte von einer erworbenen Schwerhörigkeit
D) eine Trommelfellnarbe von einem Trommelfelldefekt
E) eine Otosklerose von einem Tubenkatarrh

37. **(A)** Der **RINNE-Versuch** ist negativ, wenn   S. 46

A) die Luftleitung besser ist als die Knochenleitung
B) die Knochenleitung besser ist als die Luftleitung
C) das Ohr normalhörig ist
D) ein Innenohrschaden vorliegt.
E) Keine der Aussagen A–D ist richtig

38. **(A)** Bei einer **Schalleitungsschwerhörigkeit rechts** und normalem Gehör links finden sich bei den Stimmgabelprüfungen   S. 46

A) RINNE rechts positiv, links negativ. WEBER nach rechts
B) RINNE rechts negativ, links positiv. WEBER nach rechts
C) RINNE rechts positiv, links negativ. WEBER nach links
D) RINNE rechts negativ, links positiv. WEBER nach links
E) RINNE rechts positiv, links positiv. WEBER Mitte

39. **(A)** **Nystagmus** ist charakteristisch für   S. 66

A) Labyrinthitis   D) Cerumen obturans
B) Trommelfellperforation   E) Tubenmittelohrkatarrh
C) Otosklerose

40. **(A)** Spülung des rechten Ohres mit 10 ml kaltem Wasser **(thermische Prüfung)** bei einer Normalperson löst aus   S. 74

A) Nystagmus nach links   D) Nystagmus wechselnder
B) Nystagmus nach rechts   Schlagrichtung
C) keinen Nystagmus   E) Vertikalnystagmus

41. **(A)** Durch die Messung der **Impedanzänderung** stellt man fest   S. 59

A) eine Innenohrschwerhörigkeit
B) einen Morbus MENIÈRE
C) den Funktionszustand des Trommelfell-Gehörknöchelchenapparates (Schalleitungsapparates)
D) den Ausfall des N. vestibularis
E) eine Geschmacksstörung

42. **(A)** Bei der **Tympanometrie** bekommt man Aufschluß über   S. 60

A) die Größe eines Trommelfelloches
B) Sekretansammlungen in der Pauke
C) die normale Hörschwelle
D) die Erregbarkeit des Vestibularapparates
E) die Stärke einer Innenohrschwerhörigkeit

43. **(A)** Ein **positives Recruitment** wird gefunden bei   S. 52

A) einem eingeschränkten Dynamikbereich bei Schalleitungsschwer-
hörigkeit
B) einem übernormal starken Zuwachs an Lautheitsempfindung bei
Innenohrschwerhörigkeit
C) einem Ausfall der Funktion der inneren Haarzellen
D) einer gesteigerten Aktivität der äußeren Haarzellen
E) einem Ausfall des Hörnerven

44. **(A)** **Objektive Funktionsprüfungen** des Ohres sind **nicht**   S. 56

A) die ERA-Methoden
B) die Messung otoakustischer Emissionen
C) die Stapediusreflexprüfung
D) die überschwelligen Hörprüfungsmethoden
E) die Reflexaudiometrie beim Säugling

45. **(A)** Die **Kernspintomographie (MRT)** ermöglicht die Erfassung   S. 87

A) der Stapesfixierung bei der Otosklerose
B) der Stärke der vestibulären Untererregbarkeit bei der Neuronitis
vestibularis
C) eines kleinen Acusticusneurinoms
D) der Bewegung der äußeren Haarzellen
E) der Funktion der Mittelohrmuskeln

46. **(A)** Die **Hörschwelle** für jüngere erwachsene Normalpersonen liegt S. 48
bei der Hörverlustdarstellung im Tonaudiogramm bei

A) 0 dB   D) 60 dB
B) 20 dB   E) 80 dB
C) 40 dB

47. **(A)** Die **Electric Response Audiometry** = ERA ist eine Methode zur S. 56
Feststellung

A) einer Schalleitungs-   C) einer Lärmschwerhörigkeit
schwerhörigkeit   D) des Sprachgehörs
B) von subjektiven   E) objektiver Hörschwellen
Ohrgeräuschen

48. **(A)** Die Röntgenaufnahme nach Sᴄʜᴜ̈ʟʟᴇʀ eignet sich vor allem zur   S. 84
Darstellung

A) des Innenohres   D) der Pyramidenspitze
B) der Gehörknöchelchen   E) der oberen Pyramidenkante
C) der Warzenfortsatzzellen

49. **(A)** Die Röntgenaufnahme nach Sᴛᴇɴᴠᴇʀs eignet sich besonders zur   S. 84
Darstellung

A) des inneren Gehörganges   D) des Sinus sigmoideus
B) der Warzenfortsatzzellen   E) der Paukenhöhle
C) des Kiefergelenkes

50. **(E)** An welchem **Kurvenverlauf** auf den abgebildeten Tonaudio-   S. 49
grammen erkennt man eine reine **Schalleitungschwerhörigkeit?**

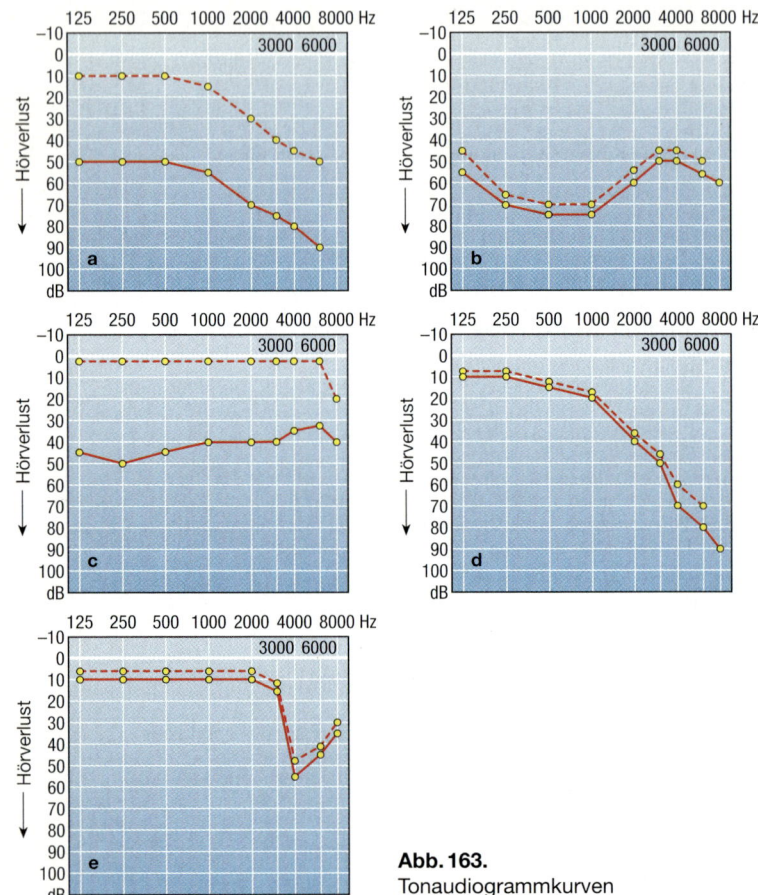

Abb. 163.
Tonaudiogrammkurven

51. **(A)** Die **Tube** kann belüftet werden durch   S. 80

A) den GELLÉ-Versuch   D) den FOWLER-Test
B) das POLITZER-Verfahren   E) den SISI-Test
C) die BÁRÁNY-Methode

52. **(A)** Zur **Tubenbelüftung** eignet sich **nicht**   S. 80

A) der VALSALVA-Versuch   D) der ROMBERG-Versuch
B) der Tubenkatheterismus   E) der TOYNBEE-Versuch
C) das POLITZER-Verfahren

53. **(A)** In der **Audiometrie** nennt man ein Vertäubungsgeräusch, das   S. 43
alle hörbaren Frequenzen enthält

A) objektives Ohrgeräusch   D) Recruitment
B) Geräuschpegel   E) BÁRÁNY-Rauschen
C) weißes Rauschen

54. **(A)** Mit dem **FOWLER**-Test unterscheidet man   S. 52

A) eine cochleäre von manchen retrocochleären Schwerhörigkeiten
B) eine Schalleitungs- von einer Schallempfindungsschwerhörigkeit
C) eine simulierte von einer echten Schwerhörigkeit
D) eine ererbte von einer erworbenen Schwerhörigkeit
E) eine Taubheit von einer Schwerhörigkeit

55. **(D) Otoakustische Emissionen**   S. 58
(1) kommen spontan vor, (2) beruhen auf Kontraktionen der äußeren
Haarzellen, (3) erlauben eine objektive Funktionsprüfung des Innenohres, (4) fehlen bei sensorischen Hörverlusten von mehr als 30 dB.

A) nur 1 ist richtig   D) nur 2 und 4 sind richtig
B) nur 1 und 2 sind richtig   E) alle Aussagen sind richtig
C) nur 1, 2 und 3 sind richtig

56. **(A)** Unter **Recruitmentmessung** versteht man   S. 52

A) Messung des Lautheitsausgleichs
B) Messung des Richtungsgehörs
C) Messung der Schmerzschwelle
D) Reflexaudiometrie
E) Messung der Impedanzänderung

Klinik äußeres Ohr

57. **(A) Gehörgangsspülungen** müssen unterbleiben bei   S. 93

A) akuter Mittelohreiterung
B) chronischer Mittelohreiterung
C) laterobasaler Fraktur
D) Gehörgangsfremdkörper
E) Cerumen obturans

58. (**A**) Zu den typischen Symptomen einer **Thalidomid-Schädigung**   S. 90
gehört **nicht**

A) bizarre Ohrmuschelmißbildung
B) Atresie des Gehörgangs
C) Facialisparese
D) Gaumenspalte
E) Mißbildung der oberen Extremitäten (Dysmelie)

59. (**A**) Das **Othämatom** entsteht durch Blut- oder Serumaustritt   S. 92

A) in den Knorpel der Ohrmuschel
B) zwischen Knorpel und Perichondrium der Ohrmuschel
C) in das Perichondrium der Ohrmuschel
D) in das Mittelohr
E) in den äußeren Gehörgang

60. (**A**) Ein **Ca der Ohrmuschel** (T_1) sollte behandelt werden durch   S. 96

A) Excision im Gesunden   D) Gabe von Cytostatica
B) UV-Bestrahlung   E) Incision
C) Punktion

61. (**D**) Bei der **Ohrmuschelperichondritis**   S. 94
(1) werden Pseudomonas aeruginosa gefunden, (2) werden Proteus
gefunden, (3) treten starke Schmerzen auf, (4) bestehen therapeutische Schwierigkeiten infolge Erregerresistenz.

A) nur 1 ist richtig   D) nur 2 und 3 sind richtig
B) nur 2 ist richtig   E) alle Aussagen sind richtig
C) nur 1 und 3 sind richtig

62. (**A**) Die erfolgversprechendsten Antibiotica gegen **Pseudomonas**   S. 94
aeruginosa sind neben Aminoglycosid-Antibiotica

A) Penicillin G, Penicillin V   D) Tetracyclin, Ampicillin
B) Azlocillin, Cefsulodin,   E) Lincomycin, Amoxicillin
    Ciprofloxacin, Fosfomycin
C) Chloramphenicol,
    Erythromycin

63. (**A**) **Druckschmerz** am Tragus und **Zugschmerz** an der Ohrmuschel   S. 95
sind Zeichen

A) eines Othämatoms   D) einer Mastoiditis
B) eines Gehörgangsfurunkels   E) einer Otosklerose
C) einer Makrotie

Klinik Mittelohr

64. **(A)** **Ohrenschmerzen** treten **nicht** auf bei   S. 137

A) Zoster oticus
B) Ohrmuschelperichondritis
C) Angina
D) Otosklerose
E) Lymphadenitis colli

65. **(A)** Bei einer **unklaren Schalleitungsschwerhörigkeit** mit intaktem   S. 138
Trommelfell macht man eine

A) Radikaloperation
des Mittelohres
B) Tympanoplastik
C) Probetympanotomie
D) Paracentese
E) Mastoidektomie (Antrotomie)

Fallbeschreibung:
Eine 28jährige Patientin bemerkt seit einigen Jahren eine **zunehmende Schwerhörigkeit** beiderseits (ein Ohr ist stärker betroffen)
und Ohrensausen.
In der Familie sind weitere Schwerhörigkeiten bekannt. Die Patientin
hat keine Ohrinfektionen durchgemacht. Beide Trommelfelle sind unauffällig. RINNE ist beiderseits negativ. WEBER wird ins schlechtere Ohr
lateralisiert.

66. **(F)** Welche **Wahrscheinlichkeitsdiagnose** stellen Sie?   S. 136

A) Paukensklerose
B) Hörsturz
C) Otosklerose
D) erbliche Innenohr-
schwerhörigkeit
E) akustisches Trauma

67. **(F)** Welche **Maßnahme** ist am besten geeignet, die Diagnose zu si-   S. 59
chern?

A) Nystagmographie
B) Stapediusreflexprüfung
C) rotatorische Prüfung
D) Geräuschaudiometrie
E) SISI-Test

68. **(A)** Die häufigste Ursache einer **Liquorrhoe aus dem Ohr** ist ein(e)   S. 100

A) chronische Mittelohrentzündung
B) Hydrocephalus
C) Mißbildung des Ohres
D) chirurgische Maßnahme am ovalen Fenster
E) Felsenbeinlängsbruch

69. **(A)** **Retroauriculäre Schmerzen** treten **nicht** auf bei   S. 137

A) Gehörgangsfurunkel
B) Thrombose des
Sinus sigmoideus
C) Mastoiditis
D) Otosklerose
E) Occipitalneuralgie

70. **(A)** Welches ist **kein** typisches Symptom für den **Felsenbeinlängs-** S. 100
bruch?

A) Blutung aus dem Ohr
B) Innenohrausfall
C) Liquorabfluß aus dem Ohr

D) Facialisparese
E) Luxation der
Gehörknöchelchenkette

71. **(A)** Welches ist **kein** typisches Symptom für den **Felsenbeinquer-** S. 103
bruch?

A) Taubheit
B) Vestibularisausfall
C) Gehörgangsfraktur

D) Hämatotympanum
E) Facialisparese

72. **(A)** Der **Felsenbeinquerbruch** ist am besten zu sehen auf der Rönt- S. 103
genaufnahme
(1) nach SCHÜLLER, (2) nach MAYER, (3) nach STENVERS, (4) nach WELIN.

A) nur 1 ist richtig
B) nur 2 ist richtig
C) nur 3 ist richtig

D) nur 1 und 2 sind richtig
E) nur 1, 2 und 4 sind richtig

73. **(A)** **Blutblasen** im Gehörgang und auf dem Trommelfell sprechen für S. 110

A) Felsenbeinlängsbruch
B) Grippeotitis
C) Morbus OSLER

D) akustisches Trauma
E) Otosklerose

74. **(D)** In welchem (n) Trommelfellquadranten soll die **Paracentese** S. 111
durchgeführt werden?
(1) hinten unten, (2) vorn unten, (3) hinten oben, (4) vorn oben.

A) nur 1 ist richtig
B) nur 2 ist richtig
C) nur 1 und 3 sind richtig

D) nur 3 und 4 sind richtig
E) alle Aussagen sind richtig

75. **(D)** Eine **Paracentese** bei akuter Otitis media ist indiziert bei S. 110
(1) Vorwölbung des Trommelfells, (2) Labyrinthreizung, (3) Facialisschwäche, (4) Meningismus.

A) nur 1 ist richtig
B) nur 1 und 3 sind richtig
C) nur 1 und 4 sind richtig

D) nur 1, 3 und 4 sind richtig
E) alle Aussagen sind richtig

76. **(A)** Bei einer **traumatischen schlitzförmigen Trommelfellperfora-** S. 98
tion besteht die Behandlung in

A) sterilem Abdecken
B) Tubendurchblasung
C) Ohrspülung

D) Tympanoplastik
E) Radikaloperation

77. **(A)** Bei einem **Mucotympanum** „Leimohr" ist die geeignete Behand-   S. 105
lungsmethode

A) die Paukendrainage
B) die Stapesplastik
C) die Radikaloperation des Mittelohres
D) die Thyreotomie
E) die Tympanoplastik

78. **(A)** Beim **Tubenmittelohrkatarrh** ist   S. 104

A) das Trommelfell vorgewölbt
B) das Trommelfell eingezogen
C) ein Nystagmus nachweisbar
D) ein Fistelsymptom nachweisbar
E) der Steigbügel ankylosiert

79. **(A)** Die sogenannte **Grippeotitis** ist eine   S. 110

A) Mucosus-Infektion
B) hämorrhagische Otitis media acuta
C) nekrotisierende Otitis media
D) Cholesteatomeiterung
E) latente Mastoiditis im Säuglingsalter

80. **(A)** Die Therapie der **Mastoiditis** besteht in   S. 114

A) Antibioticagaben
B) Bestrahlung
C) Radikaloperation des Mittelohres
D) Mastoidektomie
E) Tympanoplastik

81. **(A)** Wenn eine **Mastoiditis** zum Planum mastoideum durchbricht,   S. 113
handelt es sich um eine(n)

A) Subperiostalabsceß
B) Zygomaticitis
C) BEZOLD-Mastoiditis
D) Labyrinthitis
E) Petroapicitis

82. **(A)** Mit einer **Mastoiditis** muß gerechnet werden, wenn eine akute   S. 113
Otitis media nicht ausgeheilt ist

A) nach 2 Tagen
B) nach 4 Tagen
C) nach einer Woche
D) nach 10 Tagen
E) nach drei Wochen

83. **(A)** Die **chronische mesotympanale Otitis media** ist   S. 117

A) eine Schleimhauteiterung
B) eine Knocheneiterung
C) eine Begleitkrankheit der Otosklerose
D) eine Folgekrankheit des Morbus MENIÈRE
E) die Hauptursache der Cholesteatomentstehung

84. **(A)** Die **chronische mesotympanale Otitis media** ist gekennzeich-net durch   S. 117

A) den randständigen Trommelfelldefekt
B) die ständige foetide Sekretion
C) die Cholesteatombildung
D) die Labyrinthfistel
E) den zentralen Trommelfelldefekt

85. **(A)** Das **sekundäre Cholesteatom** setzt in der Ätiologie voraus ei-ne(n)   S. 119

A) zentralen Trommelfelldefekt
B) randständigen Trommelfell-
   defekt
C) Hörsturz
D) Otosklerose
E) Morbus MENIÈRE

86. **(D)** Typische Befunde bei der **chronischen epitympanalen Otitis media** sind   S. 119
(1) die schleimige Sekretion, (2) die Schalleitungsschwerhörigkeit, (3) die Neigung zu Komplikationen, (4) der randständige Trommelfelde-fekt.

A) nur 1 und 2 sind richtig
B) nur 1 und 4 sind richtig
C) nur 3 und 4 sind richtig
D) nur 2, 3 und 4 sind richtig
E) alle Aussagen sind richtig

87. **(A)** Der Nachweis eines positiven **Fistelsymptoms** dient zur Fest-stellung einer   S. 121

A) Gehörknöchelchenluxation
B) Arrosion des knöchernen
   horizontalen Bogenganges
C) Liquorfistel
D) Ohrmißbildung
E) Innenohrschwerhörigkeit

88. **(A)** Zu den **Komplikationen der entzündlichen Mittelohrerkran-kungen** gehört **nicht**   S. 122

A) Labyrinthitis
B) Sinuskomplikation
C) endokranielle Komplikation
D) Parotitis
E) Lähmung des N. facialis

89. **(A)** Bei der **Lumbalpunktion** beträgt die durchschnittliche Entfer-nung zwischen Hautoberfläche und Lumbalsack einer erwachsenen Normalperson   S. 130

A) unter 1 cm
B) 1–2 cm
C) 6–7 cm
D) 10 cm
E) mehr als 10 cm

90. **(D)** Symptome des otogenen **Kleinhirnabscesses** sind   S. 132
(1) Nystagmus, (2) Ataxie, (3) Adiadochokinese, (4) Schalleitungs-schwerhörigkeit.

A) nur 1 ist richtig
B) nur 1 und 2 sind richtig
C) nur 2 und 3 sind richtig
D) nur 1, 2 und 3 sind richtig
E) alle Aussagen sind richtig

91. **(A)** **Endokranielle Komplikationen** treten **nicht** auf bei   S. 129

A) Mastoiditis
B) Otitis media chronica epitympanalis mit Cholesteatom
C) Labyrinthitis
D) Scharlachotitis
E) Otosklerose

92. **(A)** Die **Mastoidektomie** ist angezeigt bei   S. 114

A) Ohrtuberkulose
B) Otitis media chronica epitympanalis mit Cholesteatom
C) Mastoiditis mit Zelleinschmelzungsvorgängen
D) Tubenmittelohrkatarrh
E) Gehörgangsfurunkel

93. **(A)** Die **Stapesplastik** ist eine Operationsmethode bei   S. 138

A) chronischer Mittelohrentzündung
B) Otosklerose
C) laterobasaler Fraktur
D) Labyrinthitis
E) allen genannten Erkrankungen

94. **(A)** Worin besteht **nicht** das Ziel der **Tympanoplastik** bei den chro-   S. 124
nischen Mittelohrentzündungen?

A) Sanierung des chronisch entzündlichen Mittelohrprozesses
B) Trockenlegung des Ohres
C) Wiederherstellung einer ausreichenden Hörleistung
D) Verbesserung der Innenohrleistung
E) Verschluß des Trommelfelldefektes

95. **(A)** Welches Krankheitsbild bietet **keine** Indikation zur **Tympanopla-**   S. 113
stik?

A) zentraler Trommelfelldefekt
B) chronische Mittelohrentzündung
C) Defekte des Schalleitungsapparates durch Traumen
D) Mastoiditis
E) Defekte des Schalleitungsapparates durch Mißbildungen

Ordnen Sie die Typen der **Tympanoplastik** (Liste 1) dem **Zustand**   S. 124
der **Gehörknöchelchenkette** (Liste 2) zu.

Liste 1
96. **(B)** Tympanoplastik Typ I
97. **(B)** Tympanoplastik Typ II

Liste 2
A) Fußplatte narbig fixiert
B) erhaltene intakte Gehörknöchelchenkette
C) postoperativ vollständige Kette
D) Amboß und Steigbügelbogen fehlen
E) Amboß fehlt

443

98. **(A)** Der GELLÉ-**Versuch** dient dem Nachweis   S. 46

A) eines Nystagmus
B) einer Bogengangsfistel
C) einer Steigbügelfixation
D) einer Tubenfunktionsstörung
E) einer Innenohrschwerhörig-
   keit

99. **(D)** Bei der **Otosklerose** findet man   S. 137
(1) typische Stapediusreflexe, (2) anfangs spongiöse Knochenherde, (3) eine retrocochleäre Schwerhörigkeit, (4) eine schlechte Tubendurchgängigkeit.

A) nur 1 ist richtig
B) nur 2 ist richtig
C) nur 1 und 3 sind richtig
D) nur 2 und 4 sind richtig
E) nur 2, 3 und 4 sind richtig

100. **(A)** Die Therapie der Wahl bei der **Otosklerose** besteht in   S. 138

A) Tubenbehandlung
B) Trommelfellmassage
C) Stapesplastik
D) Tympanoplastik
E) Halswirbelsäulenbehandlung

101. **(D)** **Glomustumoren** des Mittelohres   S. 135
(1) gehen von einem nichtchromaffinen Paragangliom in der Adventitia des Bulbus venae jug. aus, (2) lassen röntgenologisch nie Knochendestruktionen erkennen, (3) können angiographisch nachgewiesen werden, (4) werden meist bösartig.

A) nur 1 ist richtig
B) nur 4 ist richtig
C) nur 1 und 3 sind richtig
D) nur 1 und 4 sind richtig
E) alle Aussagen sind richtig.

102. **(A)** Die sofortige operative Aufdeckung des **N. facialis** bzw. seine   S. 102
Dekompression ist **nicht** indiziert bei

A) primärer traumatischer Facialisparese
B) sekundärer traumatischer Facialisparese
C) Operationsverletzungen des N. facialis
D) Cholesteatomeiterung und Facialisparese
E) Parotisschnittverletzungen und Facialisparese

103. **(A)** Die **Elektroneurographie (ENOG) bei Facialislähmungen** gibt   S. 89
prognostische Hinweise

A) in den ersten Stunden
   nach Lähmungsbeginn
B) in den ersten Tagen
C) ab dem 4. Tag
D) erst nach 12 Wochen
E) erst nach einem halben Jahr

104. **(C)** Bei einer kompletten **Facialislähmung** sollte man Massage und   S. 102
Elektrotherapie anwenden (1), *weil* nach Facialislähmung eine Muskelatrophie droht (2).

A) 1 richtig, 2 richtig, Verknüpfung richtig
B) 1 richtig, 2 richtig, Verknüpfung falsch
C) 1 richtig, 2 falsch   –
D) 1 falsch, 2 richtig   –
E) 1 falsch, 2 falsch   –

444

105. (**A**). Eine **Facialislähmung** kommt **nicht** vor bei   S. 137

A) Cholesteatomeiterung   D) Otosklerose
B) Felsenbeinquerbruch   E) Zoster oticus
C) Felsenbeinlängsbruch

106. (**D**) Zu der Gruppe der **Breitbandantibiotica** zählt man   S. 131
(1) Gyrasehemmer, (2) Aminoglycoside, (3) Cefalosporine, (4) Erythromycin

A) nur 1 ist richtig   D) nur 1, 2 und 3 sind richtig
B) nur 2 ist richtig   E) alle Aussagen sind richtig
C) nur 1 und 2 sind richtig

107. (**A**) Mit der **Hirnstammaudiometrie (BERA)** weist man nach ein(e)   S. 58

A) Cholesteatom   D) idiopathische Facialisparese
B) Seromucotympanum   E) Acusticusneurinom
C) Otosklerose

Klinik Innenohr

108. (**A**) Welches Symptom ist **nicht** typisch für **Innenohrerkrankungen?**   S. 140

A) Schwindel
B) Ohrgeräusche
C) Schallempfindungsschwerhörigkeit
D) Ohrschmerz
E) Nystagmus

109. (**A**) Beim **M. MENIÈRE** handelt es sich um eine   S. 140

A) cerebrale Erkrankung   D) Mittelohrerkrankung
B) Innenohrstörung   E) Infektionskrankheit
C) Kreislaufinsuffizienz

110. (**C**) Beim **Morbus MENIÈRE** findet sich unter Gabe von Glycerol eine   S. 140
Abnahme des vergrößerten Summationspotentials (1), *weil* ein Hy-
drops des Perilymphraumes zu Grunde liegt (2).

A) 1 richtig, 2 richtig, Verknüpfung richtig
B) 1 richtig, 2 richtig, Verknüpfung falsch
C) 1 richtig, 2 falsch   –
D) 1 falsch, 2 richtig   –
E) 1 falsch, 2 falsch   –

111. (**D**) Das **Recruitment** ist positiv in typischen Fällen von (1) M. MENIÈ-   S. 141
RE, (2) Acusticusneurinom, (3) Lärmschwerhörigkeit, (4) Schalleitungsschwerhörigkeit.

A) nur 1 ist richtig   D) nur 1 und 4 sind richtig
B) nur 2 ist richtig   E) alle Aussagen sind richtig
C) nur 1 und 3 sind richtig

112. **(A)** Ein **positives Recruitment** ist zu fordern bei   S. 147

A) retrocochleärer   D) Hämatotympanum
   Schwerhörigkeit   E) Neuronitis vestibularis
B) Lärmschwerhörigkeit
C) Mittelohrschwerhörigkeit

113. **(A)** Unter **Hörsturz** versteht man   S. 144

A) Innenohrreizung bei entzündlichen Mittelohrerkrankungen
B) plötzliche Innenohrschwerhörigkeit zunächst unbekannter Ursache
C) traumatische Innenohrschädigung
D) Hörverlust durch chronische Lärmeinwirkung
E) keines ist richtig

114. **(A)** Plötzlicher **Vestibularisausfall ohne Hörbeeinträchtigung**   S. 146
spricht für

A) Morbus MENIÈRE   D) Neuronitis vestibularis
B) Acusticusneurinom   E) Streptomycinschädigung
C) Multiple Sklerose

115. **(A)** Das **LERMOYEZ-Syndrom** findet sich bei einer Erkrankung   S. 143

A) des äußeren Gehörgangs   D) des Innenohres
B) der Ohrtube   E) des Trommelfells
C) der Gehörknöchelchenkette

116. **(A)** **Stellatumblockaden** sind zusätzlich mögliche Maßnahmen bei   S. 145

A) Nasenbluten   D) Verätzungen des
B) Luftnot   oberen Speisewegs
C) Hörsturz   E) Bronchialfremdkörpern

117. **(A)** Beim **Acusticusneurinom** tritt vorwiegend auf   S. 159

A) Schwindelanfall   D) Lagerungsschwindel
B) Dauerschwindel   E) meist kaum Schwindel oder
C) Lageschwindel   Schwindel nur bei
                               Belastungen

118. **(A)** In die Gruppe der **akustischen Traumen** gehört **nicht**   S. 147

A) Explosionstrauma   D) Lärmschwerhörigkeit
B) Knalltrauma   E) akutes Lärmtrauma
C) Hörsturz

119. **(D)** Die **Lärmschwerhörigkeit**   S. 148
(1) ist eine anerkannte Berufskrankheit, (2) verläuft auch nach Aufgabe der Lärmarbeit progredient, (3) tritt bei Lärmpegeln von 70 dB(A) auf, (4) führt häufig zu vestibulären Reizerscheinungen.

A) nur 1 ist richtig   D) nur 2 und 4 sind richtig
B) nur 4 ist richtig   E) alle Aussagen sind richtig
C) nur 1 und 2 sind richtig

20. **(C)** Auch **nach Ende der Lärmarbeit** nimmt die **Innenohrschwer-** S. 148
hörigkeit weiter zu (1), *weil* die lärmbedingte Innenohrdegeneration
fortschreitet (2).

A) 1 richtig, 2 richtig, Verknüpfung richtig
B) 1 richtig, 2 richtig, Verknüpfung falsch
C) 1 richtig, 2 falsch   –
D) 1 falsch, 2 richtig   –
E) 1 falsch, 2 falsch   –

21. **(C)** Die **Lärmschwerhörigkeit** ist durch einen Hörverlust im hohen S. 148
Frequenzbereich gekennzeichnet (1), *weil* der Maschinenlärm aus
hohen Tönen besteht (2).

A) 1 richtig, 2 richtig, Verknüpfung richtig
B) 1 richtig, 2 richtig, Verknüpfung falsch
C) 1 richtig, 2 falsch   –
D) 1 falsch, 2 richtig   –
E) 1 falsch, 2 falsch   –

22. **(A)** Bei der **Altersschwerhörigkeit** wird **nicht** geklagt über S. 149

A) Hörverlust im hohen Tonbereich
B) Schwierigkeiten beim Verstehen während Konferenzen
C) Störungen des Verstehens durch Nebengeräusche
D) Diplakusis
E) Ohrgeräusche

23. **(A)** Bei der Diagnosestellung eines **Acusticusneurinoms** ist **nicht** S. 158
erforderlich die

A) Ableitung der Hirnstammpotentiale
B) Röntgenaufnahme nach Stenvers
C) Computertomographie bzw. Kernspintomographie
D) Prüfung des Fistelsymptoms
E) Thermische Vestibularisprüfung

24. **(A)** Beim **Acusticusneurinom** besteht bereits im Frühstadium er- S. 158
heblicher Schwindel (1), *weil* es vom N. vestibularis ausgeht (2).

A) 1 richtig, 2 richtig, Verknüpfung richtig
B) 1 richtig, 2 richtig, Verknüpfung falsch
C) 1 richtig, 2 falsch   –
D) 1 falsch, 2 richtig   –
E) 1 falsch, 2 falsch   –

25. **(D) Kanamycin, Gentamicin** und **Neomycin** S. 150
(1) sind ototoxisch, (2) bedürfen strenger Indikationsmaßstäbe, (3) erfordern während der Medikation audiologische Kontrollen, (4) erfordern Kontrolle der Nierenfunktion.

A) nur 1 ist richtig   D) nur 1, 2 und 4 sind richtig
B) nur 1 und 2 sind richtig   E) alle Aussagen sind richtig
C) nur 2 und 3 sind richtig

126. **(A)** Bei **Zoster oticus** kommt es **nicht** zu S. 151

A) Bläschen an der Ohrmuschel   D) Schwindel
B) Trommelfellperforationen   E) Facialisparese
C) Innenohrschwerhörigkeit

127. **(A)** Die **Embryopathia rubeolosa** ist S. 152

A) ererbt   D) postnatal erworben
B) pränatal erworben   E) keines ist richtig
C) perinatal erworben

128. **(A)** Bei welchem klinischen Syndrom tritt **keine hereditäre Innen-** S. 153
ohrschwerhörigkeit auf?

A) REFSUM-Syndrom   D) MENIÈRE-Syndrom
B) USHER-Syndrom   E) PENDRED-Syndrom
C) ALPORT-Syndrom

129. **(A)** Einem Kind mit **Hörresten** sollte ein Hörgerät angepaßt werden S. 153

A) überhaupt nicht   D) ab schulpflichtigem Alter
B) ab dem 4.–6. Lebensmonat   E) bei Beginn
C) ab dem 4. Lebensjahr   der Berufsausbildung

Ordnen Sie den **Befunden** (Liste 1) die entsprechenden Krankheits- S. 146
bilder (Liste 2) zu. 147

Liste 1   Liste 2
130. **(B)** Nystagmus   A) Lärmtrauma
131. **(B)** Innenohrschwerhörigkeit   B) Mucotympanum
    C) Neuronitis vestibularis
    D) Otitis externa
    E) Tubenkatarrh

Ordnen Sie den mit Innenohrschwerhörigkeit einhergehenden S. 140
Ohrkrankheiten (Liste 1) die zugehörigen pathologischen Verände- 148
rungen (Liste 2) zu. 158

Liste 1   Liste 2
132. **(B)** Lärmschwerhörigkeit   A) Erweiterung des inneren Ge-
133. **(B)** Morbus MENIÈRE   hörgangs
134. **(B)** Acusticusneurinom   B) Steigbügelfixation
    C) Haarzellschaden
    D) Trommelfellvorwölbung
    E) endolymphatischer Hydrops

135. **(C)** Die **Hörgeräteversorgung** geschieht bei der **Presbyakusis** in S. 154
der Regel mit Taschengeräten (1), *weil* die Im-Ohr-Geräte eine zu
schwache Leistung für Altersschwerhörige aufweisen (2).

A) 1 richtig, 2 richtig, Verknüpfung richtig
B) 1 richtig, 2 richtig, Verknüpfung falsch
C) 1 richtig, 2 falsch   –
D) 1 falsch, 2 richtig   –
E) 1 falsch, 2 falsch   –

136. **(A) Cochlea-Implantate**   S. 156

A) sind vollelektronische Hörgeräte
B) sind konservierte, transplantierbare Innenohrpräparate
C) ersetzen den aus dem ovalen Fenster entfernten Steigbügel
D) ersetzen teilweise die Innenohrfunktion durch eine elektrische
   Prothese
E) ersetzen den ausgefallenen Schallantransport zum Innenohr

137. **(D) Subjektive Ohrgeräusche**   S. 157
(1) sind ein häufiges Symptom von Innenohrerkrankungen, (2) können mit ERA-Methoden objektiviert werden, (3) lassen sich leicht the-
rapieren, (4) können durch Tinnitusmasker unterdrückt werden.

A) nur 1 ist richtig   D) nur 2, 3 und 4 sind richtig
B) nur 1 und 2 sind richtig   E) alle Aussagen sind richtig
C) nur 1 und 4 sind richtig

Nase, Nebenhöhlen, Gesicht

Anatomie, Physiologie

Ordnen Sie den **Nasennebenhöhlen** (Liste 1) die entsprechenden   S. 165
Einmündungsstellen (Liste 2) zu.

Liste 1   Liste 2
138. **(B)** Kieferhöhle   A) oberer Nasengang
139. **(B)** Hintere Siebbeinzellen   B) mittlerer Nasengang
                                        C) unterer Nasengang
                                        D) Nasopharynx
                                        E) Nasenvorhof

140. **(A)** Die **Nebenhöhlen** sind ausgekleidet mit   S. 166

A) kubischem Epithel   D) Zylinderepithel mit Cilien
B) Plattenepithel   = Flimmerepithel
C) Riechepithel   E) verschiedenen Epithelien

141. **(A)** Welche **Nasen-** bzw. **Nebenhöhle** grenzt als einzige **nicht** direkt   S. 167
an die Schädelbasis?

A) Siebbein   D) Keilbeinhöhle
B) Kieferhöhle   E) Nasenhaupthöhle
C) Stirnhöhle

142. **(D)** Die **arterielle Versorgung** der Nase erfolgt   S. 166
(1) durch die **Aa. ethmoidales** aus der A. carotis int.,
(2) durch die **Aa. nasales post.** aus der A. carotis ext.,
(3) durch die **A. pharyngea ascendens** aus der A. carotis ext.,
(4) durch die **A. occipitalis** aus der A. carotis ext.

A) nur 1 ist richtig   D) nur 2 und 3 sind richtig
B) nur 1 und 2 sind richtig   E) alle Aussagen sind richtig
C) nur 1 und 4 sind richtig

Untersuchungsmethoden

143. **(A)** Mit der **Sonographie** (A-Bild-Verfahren) kann man **nicht** feststel-   S. 191
len, ob die Kieferhöhle

A) mit Sekret gefüllt ist
B) eine Schleimhautschwellung an der Vorderwand aufweist
C) frakturiert ist
D) lufthaltig ist
E) mit Schleimhaut oder Tumorgewebe ausgefüllt ist

144. **(A)** Welches **bildgebende Verfahren** zeigt die beste Darstellung der   S. 190
Siebbeinzellen?

A) Schüller-Aufnahme   D) Axiale Röntgenaufnahme
B) Stenvers-Aufnahme   E) Welin-Aufnahme
C) Computertomographie

145. **(A)** Mit der **Rhinomanometrie** mißt man   S. 180

A) die äußeren Anteile der Nase
B) den Geruchssinn
C) die Luftdurchgängigkeit der Nase
D) die Länge und Breite der Nasenmuscheln
E) den Durchmesser der Nebenhöhlenausführungsgänge

146. **(A)** Die **Prüfung des Riechvermögens** mit Reizschwellen in relati-   S. 181
ven oder absoluten Werten bezeichnet man als

A) Olfactometrie   D) Gustometrie
B) Rhinomanometrie   E) Audiometrie
C) Rhinoscopia media

147. **(A)** Bei der **qualitativen Riechprüfung** sind folgende Substanzen   S. 181
Riechstoffe mit Geschmackskomponenten

A) Wachs, Vanille   D) Menthol, Salmiak
B) Terpentinöl, Birkenteer   E) Zimt, Lavendel
C) Chloroform, Pyridin

450

148. **(A)** **Die Methode, das Naseninnere zu spiegeln,** nennt man   S. 174

A) Sinuskopie
B) Diaphanoskopie
C) Antroskopie

D) Rhinoskopie
E) Nasopharyngoskopie

149. **(A)** Die **Antroskopie** dient zur direkten Besichtigung der(s)   S. 182

A) Stirnhöhle
B) Keilbeinhöhle
C) Antrum mastoideum

D) Kieferhöhle
E) Siebbeinzellen

150. **(A)** Welche **Röntgenaufnahme** eignet sich besonders gut für eine   S. 186
Beurteilung der Kieferhöhlen?

A) SCHÜLLER-Aufnahme
B) STENVERS-Aufnahme
C) Occipito-nasale Aufnahme

D) Occipito-dentale Aufnahme
E) WELIN-Aufnahme

151. **(A)** Die **BECK-Bohrung** ist eine   S. 193

A) Bohrung der Keilbeinhöhle
B) Bohrung der Stirnhöhle
C) Operationsmethode bei frontobasalen Frakturen
D) spezielle Technik der Liquorgewinnung
E) Operationsmethode bei Choanalatresie

152. **(D)** Die **spitze Spülung der Kieferhöhle vom unteren Nasengang**   S. 192
(1) ist gebräuchlich, (2) ist die einzige Möglichkeit, die Kieferhöhle zu
spülen, (3) erfolgt durch den natürlichen Ausführungsgang, (4) darf
erst nach Lufteinblasung in die Kieferhöhle durchgeführt werden.

A) nur 1 ist richtig
B) nur 1 und 2 sind richtig
C) nur 1 und 4 sind richtig

D) nur 2, 3 und 4 sind richtig
E) alle Aussagen sind richtig

153. **(D)** Die **Punktion und Spülung der Kieferhöhle** dient   S. 192
(1) diagnostischen Zwecken, (2) ist eine therapeutische Maßnahme,
(3) gibt Auskunft über die Durchgängigkeit des Ausführungsganges,
(4) wird grundsätzlich in Narkose durchgeführt.

A) nur 1 ist richtig
B) nur 2 ist richtig
C) nur 4 ist richtig

D) nur 3 und 4 sind richtig
E) nur 1, 2 und 3 sind richtig

154. **(C)** Die **Punktion der Kieferhöhle** erfolgt unter der unteren Muschel   S. 192
(1), *weil* die Punktion dort am ungefährlichsten ist (2).

A) 1 richtig, 2 richtig, Verknüpfung richtig
B) 1 richtig, 2 richtig, Verknüpfung falsch
C) 1 richtig, 2 falsch   –
D) 1 falsch, 2 richtig   –
E) 1 falsch, 2 falsch   –

Klinik Nase, Nebenhöhlen

155. **(A)** Das **Rhinophym** ist S. 238

A) eine Infektionskrankheit
B) ein Erreger der spezifischen Rhinitis
C) eine Hyperplasie der Talgdrüsen
D) die Folge eines Nasentraumas
E) das erste Symptom einer Riechstörung

156. **(A)** Als Folgezustand oder Komplikation nach **Nasenbeinfraktur** S. 195
kommt **nicht** vor

A) Schiefnase D) Septumabsceß
B) Septumhämatom E) respiratorische Anosmie
C) Rhinophym

157. **(A)** Welches sind die häufigsten **Keime** beim Naseneingangsfurun- S. 205
kel?

A) Influenzabakterien D) Pneumokokken
B) Streptokokken E) Pseudomonas aeruginosa
C) Staphylokokken

158. **(D)** Die **Thrombose des Sinus cavernosus** ist S. 206
(1) eine ernste Erkrankung, (2) läßt sich leicht heilen, (3) kommt nur
bei alten Menschen vor, (4) kann nach Oberlippenfurunkeln auftreten.

A) nur 1 ist richtig D) nur 2, 3 und 4 sind richtig
B) nur 1 und 3 sind richtig E) alle Aussagen sind richtig
C) nur 1 und 4 sind richtig

159. **(C)** In der korrektiven Nasenchirurgie wird die **subperichondrale** S. 254
Septumresektion zunehmend verdrängt durch die **Septumplastik**
(1), *weil* die Septumplastik operationstechnisch wesentlich einfacher
ist (2).

A) 1 richtig, 2 richtig, Verknüpfung richtig
B) 1 richtig, 2 richtig, Verknüpfung falsch
C) 1 richtig, 2 falsch –
D) 1 falsch, 2 richtig –
E) 1 falsch, 2 falsch –

160. **(D) Nasenmedikamente** in öliger Lösung S. 215
(1) wirken stärker abschwellend als solche in wäßriger Lösung, (2)
sind indiziert bei trockenen Schleimhäuten, (3) können auch als Ohrtropfen genommen werden, (4) sind auch zur Inhalation geeignet.

A) nur 1 ist richtig D) nur 1, 2 und 3 sind richtig
B) nur 2 ist richtig E) alle Aussagen sind richtig
C) nur 1 und 3 sind richtig

161. **(A)** **Eitrige Nasensekretion** ist **kein** typisches Symptom für S. 218

A) Sinusitis
B) Choanalatresie
C) Fremdkörper
D) Tumoren
E) hyperreflektorische Rhinitis

162. **(A)** **Einseitige eitrige Nasensekretion** ist verdächtig auf S. 248

A) Nasenpolyposis
B) Septumdeviation
C) allergische Rhinitis
D) Nasenfremdkörper
E) Subluxation des Septum

163. **(A)** Die Verdachtsdiagnose einer **nasalen Liquorrhoe** wird bestätigt durch S. 202

A) einseitige eitrige Nasensekretion
B) β_2-Transferrin Immunelektrophorese
C) Röntgenuntersuchung der Nebenhöhlen
D) Druckerhöhung des Liquors bei der Lumbalpunktion
E) Veränderung der Zellzahlen im Liquor

164. **(A)** Eine **Rhinoliquorrhoe** findet sich **nicht** bei S. 201

A) laterobasalen Frakturen
B) frontobasalen Frakturen
C) Frakturen im Keilbeinbereich
D) Kieferhöhlenfrakturen
E) Frakturen der Lamina cribrosa

165. **(A)** **Common-cold Viren** sind die Erreger S. 207

A) des Schnupfens
B) der Angina lacunaris
C) der Ozaena
D) der hyperreflektorischen Rhinitis
E) keiner der genannten Krankheiten

166. **(A)** Bei der **allergischen Rhinitis** kommt es **nicht** zu S. 217

A) Niesanfällen
B) Muschelschwellungen
C) Borkenbildung
D) wäßriger Sekretion
E) Behinderung der Nasenatmung

167. **(D)** Die **hyperreflektorische Rhinitis** S. 218
(1) ist allergisch bedingt, (2) ist Folge des Überwiegens des Parasympathicus, (3) ist Ig-E abhängig, (4) wird durch Freisetzung von neurogenen Peptiden ausgelöst.

A) nur 1 ist richtig
B) nur 2 ist richtig
C) nur 1 und 3 sind richtig
D) nur 2 und 4 sind richtig
E) nur 2, 3 und 4 sind richtig

168. **(A)** Unter **Ozaena** versteht man S. 214

A) eine spezifische Rhinitis
B) eine Rhinitis atrophicans cum foetore
C) eine allergische Rhinitis
D) eine hyperreflektorische Rhinitis
E) keine der genannten Krankheiten

169. **(A)** Die **allergische Rhinitis** wird **nicht** ausgelöst durch   S. 219

A) Nahrungsmittel
B) Tierhaare
C) Pollen
D) Bettfedern
E) Rauwolfia-Alkaloide

170. **(A)** Die BELLOCQ-Tamponade ist eine Methode zur Stillung einer Blutung   S. 246

A) aus der Gaumentonsille
B) aus den vorderen Nasenabschnitten
C) aus den hinteren Nasenabschnitten
D) aus einer Zahnalveole
E) aus dem Zungengrund

171. **(D)** Beim **Nasenbluten** wird die umschriebene Blutung schonend gestillt durch   S. 244
(1) Ätzung mit einer Chromsäureperle, (2) durch Tamponade der gesamten Nase mit blutstillender „ätzender" Watte, (3) durch Verschorfung des Gefäßes mit dem Thermokauter, (4) durch isolierte Ätzung mit Trichloressigsäure.

A) nur 1 ist richtig
B) nur 2 ist richtig
C) nur 3 und 4 sind richtig
D) nur 1 und 4 sind richtig
E) alle Aussagen sind richtig

Ordnen Sie die **Beschaffenheit des Nasensekretes** (Liste 1) den entsprechenden Krankheitsbildern (Liste 2) zu.   S. 218
229

Liste 1
172. **(B)** eitrig
173. **(B)** wäßrig

Liste 2
A) Morbus OSLER
B) odontogene Kieferhöhlenentzündung
C) Subluxatio septi
D) Rhinophym
E) hyperreflektorische Rhinitis

174. **(A)** Unter **Blow-out Fraktur** versteht man   S. 198

A) eine frontobasale Fraktur
B) eine laterobasale Fraktur
C) eine Alveolarkammfraktur
D) eine Orbitabodenfraktur
E) eine Jochbogenfraktur

175. **(A)** Bei Vorliegen einer **frontobasalen Fraktur mit endokraniellen Komplikationen** besteht die Behandlungsmethode der Wahl in   S. 203

A) Abwarten
B) Anlegen eines Gips-Kopfverbandes
C) operativer Freilegung der Schädelbasis und der Nebenhöhlen zum frühestmöglichen Termin
D) Nebenhöhlenspülung
E) CALDWELL-LUC-Operation

176. **(D)** Eine **Meningitisgefahr** besteht bei
(1) einer laterobasalen Fraktur, (2) einer Blow-out Fraktur, (3) einer frontobasalen Fraktur, (4) einer LE FORT I-Fraktur. S. 99 200

A) nur 1 ist richtig
B) nur 3 ist richtig
C) nur 1 und 3 sind richtig
D) nur 2, 3 und 4 sind richtig
E) alle Aussagen sind richtig

177. **(A)** Die transversalen **Oberkieferfrakturen** werden eingeteilt nach S. 200

A) LE FORT
B) JANSEN-RITTER
C) CALDWELL-LUC
D) UFFENORDE
E) REHRMANN

178. **(A)** Ein **Brillenhämatom** ist ein Zeichen einer S. 201

A) Iritis beiderseits
B) frontobasalen Fraktur
C) Stirnhöhlenmucocele beiderseits
D) Fraktur des Jochbogens
E) odontogenen Kieferhöhlenentzündung beiderseits

179. **(A)** Die Behandlung der **akuten Kieferhöhlenentzündung** besteht **nicht** in S. 222

A) abschwellenden Nasentropfen
B) Wärmeanwendung
C) BECK-BOHRUNG
D) Antibioticagaben
E) Kamillendampfbädern

180. **(A)** **Kopfschmerzen bei Nebenhöhlenentzündungen** sind in den meisten Fällen am stärksten S. 220

A) beim Aufwachen
B) in den Vormittagsstunden
C) am Abend
D) beim Schlafengehen
E) nachts

181. **(C)** Die **Kieferhöhlenradikaloperation nach** CALDWELL–LUC wird heute vermehrt ausgeführt (1), *weil* Nebenhöhlenerkrankungen, bei denen eine Operation indiziert ist, durch endonasale Eingriffe nicht zur Ausheilung gebracht werden können (2). S. 236

A) 1 richtig, 2 richtig, Verknüpfung richtig
B) 1 richtig, 2 richtig, Verknüpfung falsch
C) 1 richtig, 2 falsch   –
D) 1 falsch, 2 richtig   –
E) 1 falsch, 2 falsch   –

182. **(A)** Die **chronische Kieferhöhlenentzündung** tritt **nicht** auf S. 225

A) in serös-polypöser Form
B) in eitriger Form
C) in atrophischer Form
D) odontogen
E) nach akuter Kieferhöhlenentzündung

183. **(A)** **Komplikationen der entzündlichen Nebenhöhlenerkrankungen** sind nicht S. 223

A) Durchbruch nach außen
B) Orbitalphlegmone
C) endokranielle Komplikationen
D) Stirnbeinosteomyelitis
E) Rhinophym

184. **(A)** **Choanalpolypen** gehen im allgemeinen aus von S. 225

A) der Kieferhöhle oder den Siebbeinzellen
B) dem Nasenseptum
C) dem Nasopharynx
D) der Keilbeinhöhle
E) der Stirnhöhle

185. **(D)** Die **Mucocele der Stirnhöhle** S. 230
(1) macht eine Protrusio bulbi, (2) zeigt auf dem Röntgenbild Abbauvorgänge am Stirnhöhlenboden, (3) wölbt den Stirnhöhlenboden vor, (4) hat keinen Abfluß zur Nase.

A) nur 1 ist richtig
B) nur 3 ist richtig
C) nur 1 und 4 sind richtig
D) nur 1, 2, und 3 sind richtig
E) alle Aussagen sind richtig

186. **(A)** Bei älteren Menschen muß der Verdacht auf ein **Nebenhöhlenmalignom** bestehen, wenn eine einseitige Nasensekretion von folgender Beschaffenheit vorliegt: S. 240

A) rein eitrig
B) blutig-eitrig
C) rein blutig
D) wäßrig
E) schleimig

187. **(C)** **Lymphknotenmetastasen beim Kieferhöhlencarcinom** treten frühzeitig und häufig auf (1), *weil* die Lymphdrainage der Nebenhöhle in die Fossa pterygopalatina erfolgt (2), S. 241

A) 1 richtig, 2 richtig, Verknüpfung richtig
B) 1 richtig, 2 richtig, Verknüpfung falsch
C) 1 richtig, 2 falsch   –
D) 1 falsch, 2 richtig   –
E) 1 falsch, 2 falsch   –

Ordnen Sie den Krankheitsbildern (Liste 1) die entsprechenden **bildgebenden Verfahren** (Liste 2) zu, mit den sie am besten darzustellen sind. S. 190
321

Liste 1
188. **(B)** Knochenprozesse
189. **(B)** Weichteiltumoren

Liste 2
A) Kernspintomographie
B) Lymphographie
C) Computertomographie
D) Angiographie
E) Dopplersonographie

190. **(C)** Die **Kieferhöhleneiterung ist** besonders gefährlich (1), *weil* eine S. 167
Kieferhöhlenentzündung zu endokraniellen Komplikationen neigt (2).

A) 1 richtig, 2 richtig, Verknüpfung richtig
B) 1 richtig, 2 richtig, Verknüpfung falsch
C) 1 richtig, 2 falsch   –
D) 1 falsch, 2 richtig   –
E) 1 falsch, 2 falsch   –

191. **(C)** Bei einer **doppelseitigen Choanalatresie** ist die Nahrungsauf- S. 249
nahme behindert (1), *weil* die Choanen verschlossen sind (2).

A) 1 richtig, 2 richtig, Verknüpfung richtig
B) 1 richtig, 2 richtig, Verknüpfung falsch
C) 1 richtig, 2 falsch   –
D) 1 falsch, 2 richtig   –
E) 1 falsch, 2 falsch   –

192. **(D)** Im Rahmen einer **rekonstruktiven Nasenplastik** werden ver- S. 256
wendet
(1) freie Hauttransplantate, (2) Composite grafts, (3) Nahlappen, (4)
Fernlappen.

A) nur 1 ist richtig
B) nur 1 und 2 sind richtig
C) nur 3 und 4 sind richtig

D) nur 2, 3 und 4 sind richtig
E) alle Aussagen sind richtig

Mundhöhle, Pharynx

193. **(A)** Bei der **Geschmacksprüfung** wird folgende Geschmacksquali- S. 269
tät nicht angeboten

A) süß
B) salzig
C) würzig

D) bitter
E) sauer

194. **(D)** Die **Tonsillen** S. 265
(1) bilden Antikörper, (2) haben afferente Lymphgefäße, (3) bilden   266
Lymphocyten, (4) bilden Granulocyten.

A) nur 1 ist richtig
B) nur 4 ist richtig
C) nur 1 und 2 sind richtig

D) nur 1 und 3 sind richtig
E) alle Aussagen sind richtig

195. **(A)** Eine **Himbeerzunge** ist typisch für S. 278

A) Leukämie
B) Pilzerkrankung
C) Scharlach

D) Erythema exsudativum
multiforme
E) Lichen ruber planus

196. (A) **Zungenbrennen** kommt **nicht** vor bei S. 276
278

A) Anaemia perniciosa
B) PLUMMER-VINSON-Syndrom
C) Vitaminmangel
D) Glossitis
E) Haarzunge

197. (A) Bei einer rechtsseitigen **Hypoglossusparese** S. 267

A) tritt beim Herausstrecken der Zunge eine Linksabweichung auf
B) tritt beim Herausstrecken der Zunge eine Rechtsabweichung auf
C) ist keine Bewegungsstörung der Zunge vorhanden
D) ist die ganze Zunge unbeweglich
E) kann die Zungenspitze nicht angehoben werden

198. (A) Das erfolgversprechende **Antibioticum** gegen **Candida albi-cans** (Soor)-Infektionen ist S. 275

A) Streptomycin
B) Chloramphenicol
C) Nystatin
D) Polymyxin-B
E) Neomycin

199. (A) **Zahnverfärbungen** können bei Kindern auftreten, die mit folgendem **Antibioticum** behandelt wurden S. 278

A) Streptomycin
B) Penicillin
C) Tetracyclin
D) Erythromycin
E) Neomycin

200. (A) Stechende **Schmerzattacken** in der **Tonsillenregion** deuten hin auf S. 284

A) Trigeminusneuralgie
B) Arteriitis temporalis
C) Glossopharyngeusneuralgie
D) Tic douloureux
E) Migräne

201. (A) **Papulöse schleierartige weißliche Schleimhautflecke** am weichen Gaumen und an der Tonsille sind verdächtig auf S. 283

A) Leukoplakie
B) Carcinom
C) Lues I
D) Lues II
E) Lues III

202. (D) Die **infektiöse Mononucleose** S. 284
(1) ist eine Viruserkrankung, (2) macht Lymphknotenvergrößerungen, (3) bietet an den Tonsillen einen diphtherieähnlichen Befund, (4) wird bestätigt durch einen positiven BUNNELL-Test.

A) nur 1 ist richtig
B) nur 1 und 2 sind richtig
C) nur 2 und 3 sind richtig
D) nur 2, 3 und 4 sind richtig
E) alle Aussagen sind richtig

203. (A) Das Synonym für die **Angina PLAUT-VINCENT** ist S. 283

A Angina lacunaris
B) Herpangina
C) Angina ulcero-membranacea
D) Rachendiphtherie
E) Monocytenangina

204. **(A)** Die Erreger der **Herpangina** sind   S. 284

A) Coxsackie-A-Viren
B) Herpes simplex-Viren
C) Zosterviren
D) β-hämolysierende Streptokokken
E) Staphylokokken

205. **(A)** **Schmutzige Nekrosen** auf den **Tonsillen** sprechen für   S. 283

A) Scharlachangina
B) PFEIFFER-Drüsenfieber
C) Angina agranulocytotica
D) Angina specifica
E) Herpangina

206. **(A)** Häufigste Erreger bei der akuten **Gaumenmandelentzündung**   S. 282
(Angina) sind

A) Staphylokokken
B) β-hämolysierende Streptokokken
C) Enterokokken
D) α-hämolysierende Streptokokken
E) Pneumokokken

207. **(A)** Eine **Kieferklemme** (bzw. Kiefersperre) kommt **nicht** vor   S. 286

A) bei Peritonsillarabsceß
B) bei Tetanus
C) bei Jochbogenfraktur
D) bei Durchbruch eines Weisheitszahnes
E) bei polypöser Kieferhöhlenentzündung

208. **(A)** Welches ist **keine** typische **Komplikation einer Entzündung**   S. 277
des lymphatischen Rachengewebes?

A) Peritonsillarabsceß
B) Tonsillogene Sepsis
C) Retropharyngealabsceß
D) Mundbodenabsceß
E) Zungengrundabsceß

209. **(D)** Die **Sepsis nach Angina** kann entstehen   S. 286
(1) hämatogen, (2) lymphogen, (3) phlegmonös, (4) canaliculär.

A) nur 1 ist richtig
B) nur 1 und 2 sind richtig
C) nur 1 und 3 sind richtig
D) nur 1, 2 und 3 sind richtig
E) alle Aussagen sind richtig

210. **(A)** Die Therapie der Wahl bei der **chronischen Tonsillitis** besteht in   S. 289

A) Tonsillektomie
B) Ausquetschen von Pfröpfen
C) Absaugen der Tonsillen
D) Antibioticagaben
E) Tonsillotomie

211. **(A)** Eine **Gegenindikation zur Tonsillektomie** ist   S. 290

A) eine chronische Tonsillitis
B) ein Focusverdacht
C) eine Angina agranulocytotica
D) eine Sepsis nach Angina
E) ein Peritonsillarabsceß

459

212. **(A)** **Dysphagien** (Schluckstörungen) treten **nicht** auf bei

S. 300
364
415

A) Pharyngitis
B) Traktionsdivertikel
C) Bulbärparalyse
D) Globus pharyngis
E) Kardiospasmus

213. **(A)** Die **Adenotomie** ist

S. 291

A) die Entfernung der Gaumenmandeln
B) die Entfernung der Rachenmandel
C) die Entfernung der Zungenmandeln
D) die Entfernung eines pleomorphen Adenoms der Parotis
E) die Entfernung eines Seitenstranges

214. **(A)** Das **juvenile Nasenrachenfibrom** kommt vor

S. 292

A) bei männlichen Jugendlichen
B) bei weiblichen Jugendlichen
C) bei Neugeborenen
D) bei Kleinkindern
E) im 1. Lebensjahr

215. **(A)** Beim **juvenilen Nasenrachenfibrom** ist die Therapie der Wahl

S. 292

A) Bestrahlungsbehandlung
B) Operation
C) cytostatische Behandlung
D) antibiotische Behandlung
E) Fibrinolyse

216. **(D)** Eine **Zungengrundstruma**

S. 295

(1) liegt in der Gegend des Foramen caecum, (2) läßt sich durch Szintigraphie feststellen, (3) kann ohne Bedenken entfernt werden, (4) findet sich stets bei Morbus BASEDOW.

A) nur 1 ist richtig
B) nur 1 und 2 sind richtig
C) nur 1, 2 und 3 sind richtig
D) nur 2 und 3 sind richtig
E) nur 2 und 4 sind richtig

217. **(D)** EPSTEIN-BARR-Viren findet man

S. 296

(1) beim undifferenzierten Nasopharynxcarcinom, (2) beim BURKITT-Lymphom, (3) beim Plattenepithelcarcinom der Tonsille, (4) beim adenoidcystischen Carcinom im Kopf-Halsbereich.

A) nur 1 ist richtig
B) nur 1 und 2 sind richtig
C) nur 1, 2 und 3 sind richtig
D) nur 2 und 4 sind richtig
E) alle Aussagen sind richtig

218. **(C)** Das **Nasopharynxcarcinom** wird besser einer Operation als einer Bestrahlung zugeführt (1), *weil* sich dieses Carcinom relativ gut im Gesunden entfernen läßt (2).

S. 297

A) 1 richtig, 2 richtig, Verknüpfung richtig
B) 1 richtig, 2 richtig, Verknüpfung falsch
C) 1 richtig, 2 falsch   –
D) 1 falsch, 2 richtig   –
E) 1 falsch, 2 falsch   –

219. (D) Die **Ausdehnung des Primärtumors beim Oropharynxcarci-** S. 294
nom kann bestimmt werden durch
(1) das histopathologische Grading, (2) das T des TNM-Systems, (3)
die Kernspintomographie, (4) die Computertomographie.

A) nur 1 ist richtig   D) nur 2, 3 und 4 sind richtig
B) nur 1 und 2 sind richtig   E) alle Aussagen sind richtig
C) nur 1, 2 und 4 sind richtig

220. (D) Für **plastisch rekonstruktive Maßnahmen nach Tumoropera-** S. 299
tionen im Mundboden-Oropharynxbereich verwendet man
(1) mikrovasculär-anastomosierte myocutane Lappen, (2) gefäßgestielte myocutane Insellappen, (3) Transpositionslappen vom Hals,
(4) selten Rundstiellappen.

A) nur 1 ist richtig   D) nur 2, 3 und 4 sind richtig
B) nur 1 und 2 sind richtig   E) alle Aussagen sind richtig
C) nur 2 und 3 sind richtig

221. (A) Das **Nasopharynxcarcinom** metastasiert meist zuerst S. 297

A) in die nuchalen Lymphknoten
B) in die submandibulären Lymphknoten
C) in die paratrachealen Lymphknoten
D) in die supraclaviculären Lymphknoten
E) in die retroauriculären Lymphknoten

Larynx, Trachea

Anatomie, Physiologie, Untersuchungsmethoden

222. (A) Der **M. cricoarytaenoideus posterior** (M. posticus) S. 308

A) öffnet die Stimmritze
B) schließt die Stimmritze
C) kippt den Ringknorpel gegen den Schildknorpel
D) spannt die Stimmlippe
E) bringt die Aryknorpel zusammen

223. (D) Der **N. recurrens** S. 312
(1) versorgt die inneren Kehlkopfmuskeln motorisch, (2) übernimmt
die sensible Versorgung der oberen Kehlkopfabschnitte mit, (3) verläuft links um den Aortenbogen, (4) verläuft rechts um die A. subclavia.

A) nur 1 ist richtig   D) nur 1, 2 und 3 sind richtig
B) nur 2 ist richtig   E) nur 1, 3 und 4 sind richtig
C) nur 1 und 3 sind richtig

224. **(A)** Die **Stroboskopie** ist eine Methode zur Beurteilung S. 398

A) des Schwingungsablaufes der Stimmlippen
B) der Stimmstärke
C) der Sprechstimmlage
D) der Beweglichkeit der Aryknorpel
E) der Glottisweite

225. **(A)** Die **Laryngographie** ist eine Methode zur Beurteilung S. 321

A) der Stimmlippenschwingungen
B) der Stimmregister
C) der Konturen des lufthaltigen Kehlkopflumens
D) von Schildknorpelfrakturen
E) der Stimmstärke

226. **(A)** Die **Mikrolaryngoskopie** ist eine Methode zur Beurteilung S. 318

A) der Stimmgattung
B) des Kehlkopflumens durch das Operationsmikroskop
C) des Larynx mit Hilfe kleinster Spiegel
D) feinster Stimmlippenschwingungen
E) von Kehlkopfbiopsien

Klinik

227. **(A)** Eine **Heiserkeit** sollte wegen Carcinomverdachts laryngosko- S. 329
pisch und evtl. histologisch abgeklärt werden, wenn sie länger anhält als

A) 8 Tage
B) 4 Wochen
C) 8 Wochen
D) 3 Monate
E) 1 Jahr

228. **(A)** **Stumpfe Kehlkopftraumen** mit Schildknorpelbruch und Ver- S. 322
schiebung der Knorpelfragmente werden behandelt durch

A) alleinige medikamentöse Maßnahmen
B) innere Schienung des Kehlkopfes
C) Anlegen einer breiten Laryngotrachealrinne
D) Dehnung durch Bougies und Bolzen
E) Recurrensplastik

229. **(A)** Ein **Intubationsgranulom** im Kehlkopf findet man meist lokalisiert S. 323

A) in der vorderen Kommissur
B) in der Gegend des Processus vocalis des Aryknorpels
C) am freien Rand der Epiglottis
D) im subglottischen lockeren Bindegewebe
E) auf einer Taschenfalte

230. **(A)** Das **Reinke-Oedem** ist lokalisiert S. 329

A) am Mundboden
B) an der Tonsille
C) an der Uvula
D) an der Stimmlippe
E) an der Epiglottis

231. **(A)** Der **Kehlkopfpolyp** ist am häufigsten lokalisiert   S. 336

A) an der Epiglottis
B) an der Taschenfalte
C) subglottisch
D) am freien Rand der Stimmlippe
E) an beiden Stimmlippen an korrespondierenden Stellen

232. **(A)** Als **Schreiknötchen** werden bezeichnet   S. 337

A) symmetrische Epithelverdickungen auf den Stimmlippen
B) schmal gestielte flottierende Kehlkopfpolypen
C) äußere Laryngocelen
D) dyschylische Pseudotumoren der Taschenfalte
E) Kehlkopfpapillome bei Kindern

233. **(A)** Welches **bildgebende Verfahren** hat heute **keine** diagnostische   S. 373
Bedeutung bei **Hals- und Kehlkopferkrankungen** mehr?

A) Computertomographie   D) Sonographie
B) Kernspintomographie   E) Laryngographie
C) Lymphographie

234. **(A)** Die Therapie der **einseitigen Recurrensparese** (Paramedian-   S. 334
stellung der Stimmlippe) besteht in

A) Einpflanzen eines Knorpelspanes
B) Inhalationen
C) Laterofixation der gelähmten Stimmlippe
D) logopädischer Behandlung
E) Sprechverbot

235. **(A)** Die **doppelseitige Recurrensparese** führt zu   S. 334

A) sehr starker Heiserkeit   D) Stammelfehlern
B) Atemnot   E) funktioneller Aphonie
C) Schluckstörungen

236. **(A)** Mit einer **Laterofixation** wird erreicht   S. 336

A) eine Verbesserung der Stimmbildung
B) eine palliative Behandlung des Kehlkopfcarcinoms
C) eine Glottiserweiterung
D) Die Versteifung einer besonders weichen, kindlichen Epiglottis
E) eine Glottisverengerung

237. **(A)** Welcher Kehlkopfbefund ist bei der **Kehlkopftuberkulose** am   S. 331
häufigsten?

A) narbige Stenose   D) Ankylose der Kehlkopf-
B) Ulceration   gelenke
C) Stimmlippenlähmung   E) Perichondritis

463

238. (A) Die **Pachydermien des Kehlkopfes** sitzen gewöhnlich S. 339

A) an der Epiglottis
B) auf den Taschenfalten
C) auf den Stimmlippen
D) im subglottischen Raum
E) in der oberen Trachea

Ordnen Sie den **Kehlkopfkrankheiten** (Liste 1) die erforderlichen S. 326
Behandlungsmethoden (Liste 2) zu. 329

Liste 1
239. (B) Laryngitis chron.
         hyperplastica
240. (B) Laryngitis subglottica

Liste 2
A) Strahlentherapie
B) Corticosteroide
C) Kehlkopfteilresektion
D) Decortikation
E) Stimmübungen

Ordnen Sie den **Kehlkopfkrankheiten** (Liste 1) die erfolgverspre- S. 336
chendste **Therapieform** (Liste 2) zu. 337

Liste 1
241. (B) Schreiknötchen
242. (B) Stimmlippenpolyp

Liste 2
A) logopädische Therapie
B) Strahlentherapie
C) operative Therapie
D) antibiotische Therapie
E) cytostatische Therapie

243. (C) Bei der **Laryngitis subglottica** tritt Heiserkeit auf (1), *weil* der S. 326
N. recurrens geschädigt ist (2).

A) 1 richig, 2 richtig, Verknüpfung richtig
B) 1 richtig, 2 richtig, Verknüpfung falsch
C) 1 richtig, 2 falsch   –
D) 1 falsch, 2 richtig   –
E) 1 falsch, 2 falsch   –

244. (A) Maligne Entartungen des **Kehlkopfpapilloms** S. 339

A) sind häufiger bei Kindern als bei Erwachsenen
B) sind häufiger bei Erwachsenen als bei Kindern
C) sind bei Kindern und Erwachsenen gleich häufig
D) sind bei Knaben häufiger als bei Mädchen
E) sind bei Mädchen häufiger als bei Knaben

245. (D) Eine **Strahlentherapie** ist angezeigt bei S. 342
(1) Kehlkopftuberkulose, (2) pleomorphem Adenom, (3) Stimmlippencarcinom, (4) Larynxpapillom beim Kind.

A) nur 1 und 3 sind richtig
B) nur 1, 2 und 4 sind richtig
C) nur 2, 3 und 4 sind richtig
D) nur 3 ist richtig
E) nur 3 und 4 sind richtig

246. (A) Ein **supraglottisches Carcinom** hat seinen Sitz S. 340

A) im Recessus piriformis
B) im MORGAGNI-Ventrikel
C) auf der Stimmlippe
D) in der vorderen Commissur
E) in der Postcricoidgegend

247. **(A)** Im **TNM-System** für den prätherapeutischen Befund bedeutet N_3 S. 391

A) Primärtumor sehr ausgedehnt
B) drei Fernmetastasen
C) mehrere ipsilaterale Lymphknoten (nicht größer als 6 cm)
D) Lymphknoten größer als 6 cm
E) gleichzeitiges Auftreten von Tumor, regionärer Lymphknotenmetastase und Fernmetastase

248. **(A)** Welcher **TNM-Kategorie** entspricht ein einseitiges Stimmlippencarcinom mit erhaltener Beweglichkeit ohne regionäre Metastasen und ohne Fernmetastasen?   S. 341

A) $T_2N_0M_0$ D) $T_3N_{1-2}M_1$
B) $T_1N_1M_0$ E) $T_3N_0M_0$
C) $T_1N_0M_0$

249. **(C)** **Örtlich begrenzte Stimmlippencarcinome** (T_1) kann man heute   S. 343
einer alleinigen percutanen Hochvolttherapie zuführen (1), *weil* die Heilungsaussichten bei der Strahlentherapie bei dieser Lokalisation etwa gleichgünstig sind wie bei der Chordektomie (2).

A) 1 richtig, 2 richtig, Verknüpfung richtig
B) 1 richtig, 2 richtig, Verknüpfung falsch
C) 1 richtig, 2 falsch   –
D) 1 falsch, 2 richtig   –
E) 1 falsch, 2 falsch   –

250. **(A)** Ein **subglottisch lokalisiertes Carcinom** wird behandelt durch   S. 344

A) supraglottische Teilresektion   D) Laryngektomie
B) frontolaterale Teilresektion   E) Chordektomie
C) Hemilaryngektomie

251. **(A)** Ein **Kehldeckelcarcinom** wird behandelt durch   S. 344

A) Thyreotomie   D) Laryngektomie
B) supraglottische Teilresektion   E) frontolaterale Teilresektion
C) Hemilaryngektomie

252. **(A)** Die anzustrebende **Herddosis** bei der percutanen Bestrahlung   S. 343
eines **Ca im Kopf-Hals-Bereich** beträgt

A) 10 Gy   D) 60 Gy
B) 20 Gy   E) 100 Gy
C) 30 Gy

253. **(A)** Welches der aufgeführten Carcinome macht am häufigsten regionäre **Lymphknotenmetastasen?**   S. 346

A) Hypopharynxcarcinom   D) Stimmlippencarcinom
B) subglottisches Carcinom   E) Epiglottiscarcinom
C) supraglottisches Carcinom

254. **(C)** Ein **Stimmlippencarcinom** metastasiert frühzeitig (1), *weil* das Stimmband reichlich Lymphbahnen enthält (2).

S. 342

A) 1 richtig, 2 richtig, Verknüpfung richtig
B) 1 richtig, 2 richtig, Verknüpfung falsch
C) 1 richtig, 2 falsch   –
D) 1 falsch, 2 richtig   –
E) 1 falsch, 2 falsch   –

Ordnen Sie die **Operationen** (Liste 1) den **Kehlkopfkrankheiten** (Liste 2) zu

S. 344

Liste 1
255. **(B)** Kehlkopfteilresektion
256. **(B)** Laryngektomie

Liste 2
A) Kehldeckelcarcinom
B) REINKE-Ödem
C) Stimmlippenpolyp
D) Stimmlippen- und Taschen-
bandcarcinom beiderseits
E) kindliche Kehlkopfpapillome

257. **(A)** Unter **Oesophagusersatzstimme** versteht man

S. 346

A) Bauchreden
B) Kommandostimme
C) Stimme der Laryngektomierten
D) Sprechen mit elektronischer Sprechhilfe
E) geflüsterte Sprache

258. **(C)** Der CO_2-Laser eignet sich zur **palliativen Tumorverkleinerung** (1), *weil* blutarm und für den Patienten wenig belastend operiert werden kann (2).

S. 347

A) 1 richtig, 2 richtig, Verknüpfung richtig
B) 1 richtig, 2 richtig, Verknüpfung falsch
C) 1 richtig, 2 falsch   –
D) 1 falsch, 2 richtig   –
E) 1 falsch, 2 falsch   –

259. **(A)** Eine **Indikation** zur **Tracheotomie** besteht **nicht** bei

S. 334
348

A) der Notwendigkeit einer künstlichen Dauerbeatmung
B) länger dauernder Bewußtlosigkeit nach Schädel-Hirn-Verletzungen
C) stumpfem Kehlkopftrauma mit Knorpelfrakturen
D) einseitiger Recurrenslähmung mit „Kadaverstellung" der Stimmlippe
E) ausgedehnten Kehlkopftumoren

260. **(A)** Eine **Tracheotomie** nimmt man vor

S. 348

A) in Höhe des 2. Trachealringes
B) unmittelbar über dem Sternum
C) mittels Spaltung des Ringknorpels
D) mittels Durchtrennung des Ligamentum conicum
E) mittels Durchtrennung der Membrana hyothyroidea

466

261. **(D)** Bei einer **Trachealstenose**   S. 324
(1) tritt inspiratorischer Stridor auf, (2) tritt exspiratorischer Stridor
auf, (3) kommt es zu einem Stauungsödem der Kehlkopfschleimhaut,
(4) kommt es stets zur Stimmlippenlähmung.

A) nur 1 ist richtig   D) nur 1, 2 und 3 sind richtig
B) nur 1 und 2 sind richtig   E) alle Aussagen sind richtig
C) nur 2 und 4 sind richtig

262. **(A)** Zur Behandlung einer **Trachealstenose** ist **nicht** geeignet   S. 352

A) die Bildung einer Neoglottis
B) die Spaltung des Ringknorpels
C) die quere Resektion der Trachea
D) die Bildung einer Laryngotrachealrinne
E) die Einlage eines Kunststoffrohres nach Narbenausschneidung

Oesophagus, Bronchien

263. **(A)** Die **Länge der Speiseröhre** beträgt beim Erwachsenen   S. 353

A) ca. 25 cm   D) 60 cm
B) ca. 30 cm   E) 70 cm
C) 40–50 cm

264. **(D)** Für die Pathogenese des **Pulsionsdivertikels** sind bedeutsam   S. 353
(1) ein Dauerkontraktionszustand der Pars fundiformis, (2) ein mus-   363
kelschwaches Dreieck oberhalb des Schleudermuskels, (3) eine angeborene Oesophagusstenose, (4) ein Kardiospasmus.

A) nur 1 ist richtig   D) nur 1 und 2 sind richtig
B) nur 2 ist richtig   E) alle Aussagen sind richtig
C) nur 4 ist richtig

265. **(A)** Ein **Pulsionsdivertikel** von über Pflaumengröße behandelt man   S. 364
am erfolgreichsten und risikoärmsten durch

A) Einstülpung
B) alleinige Durchtrennung des Schleudermuskels
C) Abtragung mit Durchtrennung des Schleudermuskels
D) Sprengung mit einem Dilatator
E) Bougierung

266. **(A)** Das **Traktionsdivertikel** des Oesophagus   S. 364

A) behandelt man mit Dilatatoren
B) behandelt man mit Bougierungen
C) operiert man endoskopisch
D) operiert man thoraxchirurgisch
E) bedarf meist keiner Behandlung

267. **(A) Dysphagia lusoria** ist   S. 365

A) regelmäßige Begleiterscheinung eines Pulsionsdivertikels
B) Folge einer Speiseröhrenverätzung
C) Symptom eines Oesophaguscarcinoms
D) entwicklungsgeschichtlich bedingt durch eine Gefäßvariante zur A. subclavia dextra
E) psychogene Schluckstörung

268. **(A) Fremdkörper des oberen Speisewegs** sind am häufigsten loka-   S. 357
lisiert

A) in Höhe des Kehlkopfeinganges
B) in der 1. Oesophagusenge (Oes.-Eingang)
C) in Höhe der 2. Oesohagusenge (Bifurkation)
D) in der Kardia (3. Oesophagusenge)
E) in Höhe des Aortenbogens

269. **(A)** Unkomplizierte **Speiseröhrenfremdkörper** werden behandelt   S. 358
durch

A) indirekte Entfernung ohne optische Kontrolle
B) Bougierung
C) direkte Entfernung unter endoskopischer Sicht
D) medikamentös
E) primär thoraxchirurgisch

270. **(A)** Eine **Oesophagusperforation** im obersten thorakalen Abschnitt   S. 358
bei einer Fremdkörperextraktion durch das Oesophagoskop oder ei-
nen spitzen Fremdkörper muß behandelt werden durch

A) Oesophagoskopie und Verätzen der Perforation
B) collare Mediastinotomie und Naht
C) Schlucken von Antibioticalösungen
D) Oesophagusbougierungen über einen Faden
E) Thoracotomie

271. **(A)** Nach einer **Oesophagusverätzung** empfiehlt sich eine Magen-   S. 361
spülung, wenn

A) die Verätzung länger als zwei Stunden zurückliegt
B) der Verdacht auf eine gleichzeitige Tabletteneinnahme besteht
C) der Verdacht auf eine Oesophagusperforation besteht
D) der Verdacht auf eine Magenperforation besteht
E) Zeichen einer Mediastinitis vorliegen

272. **(A)** Worin besteht **nicht** der Wert der Gabe von Corticosteroiden bei   S. 361
der **frischen Verätzung des oberen Speiseweges?**

A) Schockbekämpfung
B) Entzündungs- und Ödembremsung
C) Hemmung von Bindegewebsbildung
D) Strikturprophylaxe
E) Neutralisation von Giften

468

273. **(A)** Eine **Frühbougierung** ab dem 8. Tag nach der Verätzung ist   S. 362
durchzuführen bei

A) nachgewiesenen stärkeren   C) Mediastinitis
     Schleimhautveränderungen   D) Divertikelbildung
B) Oesophagusperforation   E) Magenperforation

274. **(A)** 30 CHARRIÈRE (Eichmaß für **Speiseröhrenbougies**) entsprechen   S. 362

A) 1 mm   D) 21 mm
B) 5 mm   E) 30 mm
C) 10 mm

275. **(A)** Eine **Oesophagusperforation** nach einer Laugenverätzung führt   S. 361
zu einer

A) Perikarditis   D) Peritonitis
B) Ringknorpelperichondritis   E) Mediastinitis
C) Strumitis

276. **(A)** Bei der **Aufbougierung** einer erheblichen **Oesophagusstenose**   S. 362
wird eine Perforation am sichersten vermieden durch

A) Bougierung in Vollnarkose
B) Gabe von Spasmolytica vor der Bougierung
C) Bougierung unter endoskopischer Sicht
D) Bougierung über einen Leitfaden
E) Anwendung von Gleitmitteln für die Bougies

277. **(D)** Der **Kardiospasmus**   S. 366
(1) ist eine Folge von Oesophagusvarizen, (2) muß differentialdiagnostisch stets gegen ein Carcinom abgegrenzt werden, (3) führt zu Pul-
sionsdivertikeln, (4) drückt auf die Glottis.

A) nur 1 ist richtig   D) nur 1 und 4 sind richtig
B) nur 2 ist richtig   E) alle Aussagen sind richtig
C) nur 3 ist richtig

278. **(A)** Für die **Aspiration eines Fremdkörpers** sprechen alle folgenden   S. 359
Symptome außer

A) Hustenreiz
B) Schluckbehinderung
C) Erstickungsanfall
D) Überblähung eines Lungenabschnittes
E) Atelektase eines Lungenabschnittes

279. **(A)** Eine Indikation zur **Bronchoskopie** besteht **nicht** für eine   S. 356

A) Fremdkörperentfernung aus den Bronchien
B) Behandlung eines tuberkulösen Lungeninfiltrates
C) Entnahme von Geweben für bioptische Untersuchungen
D) diagnostische Abklärung von Bronchustumoren
E) „Bronchialtoilette"

280. **(A)** Ein **Bronchusadenom** diagnostiziert man am sichersten durch S.367

A) Röntgenaufnahme
des Thorax
B) Probethoracotomie

C) Bronchoskopie
D) Auskultation
E) Spirometrie

Hals

281. **(A)** Unter **Neck dissection** versteht man S.377

A) Teilresektion des Larynx
B) totale Entfernung des Larynx
C) radikale Halsausräumung
D) Teilresektion des Hypopharynx
E) breite Incision eines entzündlichen Prozesses der Halsweichteile

282. **(A)** Bei der radikalen **Neck dissection** wird unter anderem entfernt S.377

A) N. vagus
B) V. jug. int.
C) N. phrenicus

D) N. hypoglossus
E) A. carotis comm.

283. **(A)** Die **Scalenusbiopsie** (DANIELS) dient zur Diagnostik S.372

A) einer Halsrippe
B) einer Gefäßanomalie im Halsbereich
C) eines HWS-Syndroms
D) eines Lymphknotenbefalls bei Erkrankungen im Thorax- bzw. Abdominalbereich
E) einer Malacie der Trachea

284. **(A)** Bei **Lymphknotenbiopsien** im seitlichen Halsdreieck ist vor allem gefährdet S.372

A) der N. hypoglossus
B) der N. recurrens
C) der N. accessorius

D) der N. vagus
E) der N. phrenicus

285. **(D)** Mit der **Mediastinoskopie** erreicht man S.356
(1) das hintere Mediastinum, (2) das vordere Mediastinum, (3) tiefsitzende Trachealfremdkörper, (4) den Ductus thoracicus.

A) nur 1 ist richtig
B) nur 2 ist richtig
C) nur 1 und 2 sind richtig

D) nur 2 und 4 sind richtig
E) alle Aussagen sind richtig

286. **(A)** Der **Lymphabfluß** aus dem **Nasopharynx** geht vorwiegend über S.370

A) LK hinter dem
M. sternocleidomastoideus
B) submentale LK
C) praetracheale LK

D) supraclaviculäre LK
E) LK am Kieferwinkel

287. **(D) Mediane Halscysten** und **Fistelgänge** — S. 374
(1) werden auf eine Entwicklungshemmung des Ductus thyroglossus zurückgeführt, (2) gehen meist durch das Zungenbein, (3) münden oft in der Plica sublingualis, (4) können im Foramen caecum münden.

A) nur 1 ist richtig   D) nur 1, 2 und 4 sind richtig
B) nur 3 ist richtig   E) alle Aussagen sind richtig
C) nur 2 und 4 sind richtig

288. **(D)** Bei der Untersuchung der **Halsweichteile** lassen sich feststellen — S. 373
(1) Lymphknotenvergrößerungen mit der Ultraschalluntersuchung, (2) die großen Halsgefäße zusammen mit den Weichteilen mit der Kernspintomographie (MRT), (3) Weichteiltumoren mit der Röntgentomographie, (4) die Carotisdurchströmung mit der Dopplerultraschalluntersuchung.

A) nur 1 ist richtig   D) nur 1, 2 und 4 sind richtig
B) nur 2 ist richtig   E) alle Angaben sind richtig
C) nur 2 und 3 sind richtig

289. **(A) Metastatisch vergößerte Lymphknoten** werden durch folgende Verfahren nicht erfaßt — S. 373

A) Palpation
B) Ultraschalluntersuchung (B-Mode)
C) Computertomographie
D) Kernspintomographie
E) Ultraschalluntersuchung (Dopplertechnik)

Kopfspeicheldrüsen

90. **(A)** Die Inkubationszeit der **Parotitis epidemica** (Mumps) beträgt — S. 387

A) 1– 2 Tage   D) 17–21 Tage
B) 8–10 Tage   E) mehr als 30 Tage
C) 12–15 Tage

91. **(A)** Am häufigsten kommen **Speichelsteine** vor in — S. 388

A) der Gl. parotidea   D) den kleinen Speicheldrüsen
B) der Gl. submandibularis   E) in den Mandelkrypten
C) der Gl. sublingualis

92. **(A)** Ein **Speichelstein** im Ausführungsgang einer Speicheldrüse wird behandelt — S. 388

A) medikamentös
B) durch Mikrowellendurchflutung der Drüse
C) durch enorale Steinentfernung
D) durch Exstirpation der Drüse von außen
E) durch Röntgenreizbestrahlung

293. **(A)** Der am häufigsten vorkommende **Parotistumor** ist   S. 389

    A) das pleomorphe Adenom   D) das Adenocarcinom
    B) das Cystadenolymphom   E) das adenoidcystische
    C) das Mucoepidermoidcarcinom   Carcinom

294. **(A)** Unter **Mischtumoren** der Speicheldrüsen versteht man   S. 389

    A) Carcinosarkome   D) Cystadenolymphome
    B) Pleomorphe Adenome   E) Mucoepidermoidcarcinome
    C) Hämangiofibrome

295. **(A)** Eine **Speicheldrüsenschwellung** beim Essen spricht für   S. 388

    A) Carcinom   D) Speichelstein
    B) Sialadenose   E) Sialadenitis
    C) pleomorphes Adenom

296. **(A)** Bei einem **pleomorphen Adenom** der **Parotis** ist therapeutisch   S. 390
die Methode der Wahl

    A) die Enucleation
    B) die partielle Parotidektomie unter Schonung des N. facialis
    C) Behandlung mit Cytostatica
    D) Neck dissection mit Parotidektomie
    E) Röntgenbestrahlung

297. **(A)** Eine **Parotidektomie** mit Opferung des N. facialis wird notwen-   S. 391
dig bei

    A) Carcinom   D) Cystadenolymphom
    B) pleomorphem Adenom   E) Sialadenitis
    C) Sialadenose

298. **(A)** Zum SJÖGREN-**Syndrom** gehört **nicht**   S. 387

    A) myoepitheliale Sialadenitis   D) Xerostomie
     der Parotis   E) chronisch rezidivierende
    B) Keratoconjunctivitis sicca   Gelenkentzündungen
    C) Uveitis

299. **(A)** Die **Ranula** ist eine   S. 393

    A) Retentionscyste der Glandula parotidea
    B) Rententionscyste der Glandula submandibularis
    C) Retentionscyste eines Ausführungsganges der Glandula sublin-
     gualis
    D) Dermoidcyste
    E) Mundschleimhauterkrankung

300. **(C)** Ein **pleomorphes Adenom** hat eine schlechte Prognose (1), *weil*   S. 389
das pleomorphe Adenom zur Metastasierung neigt (2).

    A) 1 richtig, 2 richtig, Verknüpfung richtig
    B) 1 richtig, 2 richtig, Verknüpfung falsch
    C) 1 richtig, 2 falsch   –
    D) 1 falsch, 2 richtig   –
    E) 1 falsch, 2 falsch   –

Stimmstörungen, Sprechstörungen, Sprachstörungen

301. **(A)** Im Rahmen der **normalen Sprachentwicklung** ist ab einem Jahr zu erwarten   S. 399

A) Lallen
B) Einwortsatz
C) beginnendes Sprachverständnis
D) vollständiger Spracherwerb
E) geformte Mehrwortsätze

302. **(A)** Unter **Taubstummheit** versteht man   S. 400

A) akustische Agnosie
B) Mutismus
C) mangelnder Spracherwerb infolge Taubheit
D) Apraxie
E) Balbuties

303. **(D)** Die **Mutationsfistelstimme**   S. 405
(1) ist eine Sprachstörung, (2) ist durch eine Mißbildung im Kiefer-Gaumen-Bereich verursacht, (3) tritt vor allem bei Knaben in Erscheinung, (4) wird hormonell behandelt.

A) nur 1 ist richtig   D) nur 1, 2 und 3 sind richtig
B) nur 3 ist richtig   E) alle Aussagen sind richtig
C) nur 4 ist richtig

304. **(D)** Eine **verzögerte Sprachentwicklung** kann bedingt sein   S. 400
(1) durch ungenügende sprachliche Anregung, (2) durch Hörstörungen, (3) durch Schwachsinn, (4) durch zentrale Wahrnehmungsstörungen.

A) nur 1 und 2 sind richtig   D) nur 2 und 3 sind richtig
B) nur 1 und 3 sind richtig   E) alle Aussagen sind richtig
C) nur 1, 2 und 3 sind richtig

305. **(D)** Welche Aussage trifft zu?   S. 402
(1) die Aphasie ist eine psychogene Sprachstörung, (2) beim Stottern unterscheidet man klonisches und tonisches Stottern, (3) der Kranke mit auditiver Teilleistungsschwäche ist taubstumm, (4) Sigmatismus ist eine Stimmstörung.

A) nur 2 ist richtig   D) nur 2, 3 und 4 sind richtig
B) nur 1 und 2 sind richtig   E) alle Aussagen sind richtig
C) nur 2 und 4 sind richtig

306. **(A)** Der **stimmhafte Verschlußlaut** der **ersten** Artikulationszone ist das   S. 395

A) B   D) T
B) P   E) G
C) D

473

307. (D) Als **Stammeln** wird bezeichnet   S. 401
(1) das Lispeln, (2) der Kappazismus, (3) der Gammazismus, (4) das
Näseln.

A) nur 1 ist richtig   D) nur 3 und 4 sind richtig
B) nur 3 ist richtig   E) alle Aussagen sind richtig
C) nur 2 und 4 sind richtig

308. (A) **Offenes Näseln** ist bedingt durch   S. 402

A) Gaumenspalte   D) Rachenmandelhyperplasie
B) Septumdefekt   E) Mediane Nasenfistel
C) Choanalatresie

309. (A) Unter **Rhinophonia clausa** versteht man   S. 401

A) harten Stimmeinsatz   D) die Kehlkopflosensprache
B) geschlossenes Näseln   E) offenes Näseln
C) Sprechen von Verschlußlauten

310. (D) **Balbuties** (Stottern)   S. 402
(1) ist eine Redeflußstörung, (2) wird in tonisches und klonisches
Stottern unterteilt, (3) wird erfolgreicher therapiert als Poltern, (4)
wird durch Atemschulung, Erziehung zu langsamem Sprechen und
durch Verhaltenstherapie behandelt.

A) nur 1 ist richtig   D) nur 1, 2 und 4 sind richtig
B) nur 2 ist richtig   E) alle Aussagen sind richtig
C) nur 1 und 2 sind richtig

311. (D) **Aphasie**   S. 403
(1) ist eine Sprachstörung aufgrund erworbener organischer Defekte
zentraler Großhirnregionen, (2) kommt vor als amnestische Aphasie
mit Wortfindungsstörungen, (3) kommt vor als motorische Aphasie
mit Störung der Wortbildung, (4) kommt vor als sensorische Aphasie
mit Störung des Sprachverständnisses.

A) nur 1 ist richtig   D) nur 1 und 4 sind richtig
B) nur 1 und 2 sind richtig   E) alle Aussagen sind richtig
C) nur 1 und 3 sind richtig

312. (A) Die **Stimmgattung** wird **nicht** bestimmt nach   S. 396

A) Stimmumfang   D) Klangfarbe der Stimme
B) Stimmregister   E) Stimmstärke
C) Sprechstimmlage

313. (A) Der tpyische laryngoskopische Befund bei der **psychogenen**   S. 405
Aphonie ist

A) Internusschwäche
B) Transversusschwäche
C) Stimmlippen beweglich, Stimme tonlos
D) Stillstand der Stimmlippen in Intermediärstellung
E) Stillstand der Stimmlippen in Respirationsstellung

314. (**D**) Die **Dysarthrie**   S. 403
(1) ist eine Sprachstörung, (2) entsteht durch eine Erkrankung der Kerne, (3) entsteht durch eine Erkrankung der zentralen Bahnen, (4) ist verursacht durch eine narbige Fixation des Aryknorpels.

A) nur 1 und 2 sind richtig   D) nur 2 und 3 sind richtig
B) nur 1 und 4 sind richtig   E) alle Aussagen sind richtig
C) nur 1, 2 und 3 sind richtig

315. (**A**) Zu den **Lautbildungsfehlern** (dem **Stammeln**) gehört   S. 401

A) die Aphasie   D) das Stottern
B) das Poltern   E) das Lispeln
C) die funktionelle Aphonie

Begutachtung

316. (**A**) Welche **MdE** wird durch eine **mittelgradige Schwerhörigkeit**   S. 408
beiderseits bedingt?

A) 0%   D) 30%
B) 15%   E) 50%
C) 20%

317. (**A**) Welche **MdE** wird durch eine **einseitige Taubheit** bedingt?   S. 408

A) 0%   D) 20%
B) 5%   E) 30%
C) 15%

318. (**A**) Welche **MdE** wird durch eine **Taubheit beiderseits** bedingt?   S. 408

A) 0%   D) 80%
B) 30%   E) 100%
C) 50%

319. (**A**) Welche **MdE** wird durch eine einseitige **Facialisparese** bedingt?   S. 408

A) 0%   D) 50–60%
B) 10–30%   E) 70–80%
C) 30–40%

320. (**A**) Welche **MdE** wird 5 Jahre nach einer **Laryngektomie** bedingt?   S. 408

A) 0%   D) 40%
B) 10%   E) 60–80%
C) 20%

Lösung der Aufgaben

1.	B	33.	A	65.	C	97.	C	129.	B
2.	B	34.	C	66.	C	98.	C	130.	C
3.	A	35.	D	67.	B	99.	B	131.	A
4.	E	36.	B	68.	E	100.	C	132.	C
5.	E	37.	B	69.	D	101.	C	133.	E
6.	C	38.	B	70.	B	102.	B	134.	A
7.	C	39.	A	71.	C	103.	C	135.	E
8.	C	40.	A	72.	C	104.	A	136.	D
9.	E	41.	C	73.	B	105.	D	137.	C
10.	A	42.	B	74.	B	106.	D	138.	B
11.	C	43.	B	75.	E	107.	E	139.	A
12.	E	44.	D	76.	A	108.	D	140.	D
13.	C	45.	C	77.	A	109.	B	141.	B
14.	E	46.	A	78.	B	110.	C	142.	B
15.	B	47.	E	79.	B	111.	C	143.	C
16.	C	48.	C	80.	D	112.	B	144.	C
17.	B	49.	A	81.	A	113.	B	145.	C
18.	B	50.	C	82.	E	114.	D	146.	A
19.	B	51.	B	83.	A	115.	D	147.	C
20.	D	52.	D	84.	E	116.	C	148.	D
21.	B	53.	C	85.	B	117.	E	149.	D
22.	D	54.	A	86.	D	118.	C	150.	D
23.	D	55.	E	87.	B	119.	A	151.	B
24.	E	56.	A	88.	D	120.	E	152.	A
25.	C	57.	C	89.	C	121.	C	153.	E
26.	E	58.	D	90.	D	122.	D	154.	A
27.	B	59.	B	91.	E	123.	D	155.	C
28.	A	60.	A	92.	C	124.	D	156.	C
29.	C	61.	E	93.	B	125.	E	157.	C
30.	A	62.	B	94.	D	126.	B	158.	C
31.	B	63.	B	95.	D	127.	B	159.	C
32.	B	64.	D	96.	B	128.	D	160.	B

161. E	193. C	225. C	257. C	<u>289.</u> E
162. D	194. D	226. B	258. A	290. D
163. B	195. C	227. B	259. D	291. B
164. D	196. E	228. B	260. A	292. C
165. A	197. B	229. B	261. B	293. A
166. C	198. C	230. D	<u>262.</u> <u>A</u>	294. B
167. D	199. C	231. D	263. A	295. D
168. B	200. C	232. A	264. D	296. B
169. E	201. D	233. C	265. C	297. A
170. C	202. E	234. D	266. E	298. C
171. D	203. C	235. B	267. D	299. C
172. B	204. A	236. C	268. B	<u>300.</u> E
173. E	205. C	237. B	269. C	301. B
174. D	206. B	238. C	270. B	302. C
175. C	207. E	239. D	271. B	303. B
176. C	208. D	240. B	272. E	304. E
177. A	209. D	241. A	273. A	305. A
178. B	210. A	242. C	274. C	306. A
179. C	211. C	243. C	275. E	307. E
180. B	212. B	244. B	276. D	308. A
181. E	213. B	245. D	277. B	309. B
182. C	214. A	246. B	278. B	310. D
183. E	215. B	247. D	279. B	311. E
184. A	216. B	248. C	<u>280.</u> <u>C</u>	312. E
185. E	217. B	249. A	281. C	313. C
186. B	218. E	250. D	282. B	314. C
187. E	219. D	251. B	283. D	<u>315.</u> E
188. C	220. E	252. D	284. C	316. D
189. A	<u>221.</u> <u>A</u>	253. A	285. B	317. D
190. E	222. A	254. E	286. A	318. D
191. A	223. E	255. A	287. D	319. B
<u>192.</u> <u>E</u>	224. A	256. D	288. D	320. E

Gegenstandskatalog 3
für den schriftlichen Teil der ärztlichen Prüfung

Teilkatalog Hals-Nasen-Ohren-Heilkunde 1993

Der Abdruck des Teilkatalogs Hals-Nasen-Ohren-Heilkunde 1993 erfolgt mit freundlicher Genehmigung des Instituts für medizinische und pharmazeutische Prüfungsfragen, Mainz

Prüfungsstoff

nach der Neufassung der Approbationsordnung für Ärzte vom 14. 7.
1987 (betrifft Prüfungsfach Hals-Nasen-Ohrenheilkunde)

a) 1. Abschnitt der Ärztlichen Prüfung

II. Umgang mit Patienten, Grundlagen der klinischen Untersuchung, der Erstver-
sorgung akuter Notfälle und der Radiologie.
Gesprächsführung und Krankenbeobachtung.
Technik der Anamneseerhebung; Methoden der unmittelbaren Krankenuntersu-
chungen (Inspektion, Palpation, Auskultation, Reflexprüfung) und der einfachen
Spiegelverfahren (Augen, Ohren, Nase, Kehlkopf); typische Befunde und deren
Aussagewert.
Symptomatologie und erste Versorgung der akut-lebensbedrohlichen Zustände.

b) 2. Abschnitt der Ärztlichen Prüfung

II. Operatives Stoffgebiet.
Funktionsstörungen, Mißbildungen, Erkrankungen und Verletzungen im Gebiet
des Gesichtsschädels, der angrenzenden Schädelbasis und des Halses. Oto-
Neurologie. Notfälle in der Hals-, Nasen-, Ohrenheilkunde. Grundlagen der Pho-
niatrie, Hör- und Sprechhilfen.

Farbtafeln

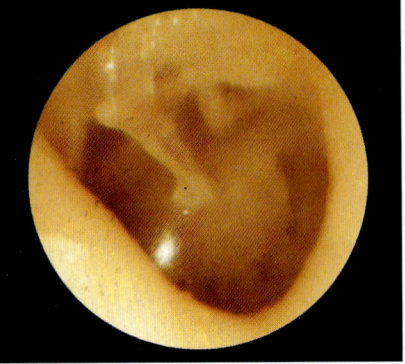

Abb. 1. Normales Trommelfell links (Text S. 7)

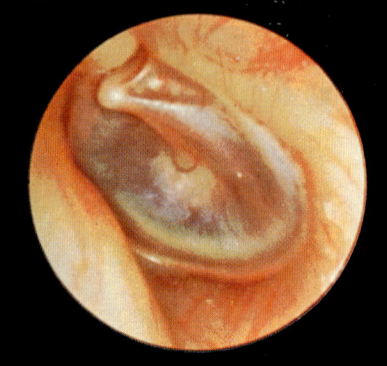

Abb. 2. Retrahiertes Trommelfell (Text S. 10 u. 104)

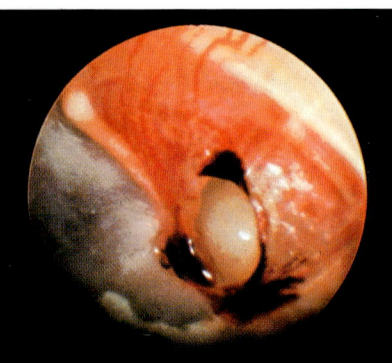

Abb. 3. Traumatische Trommelfell-perforation (Text S. 10 u. 98)

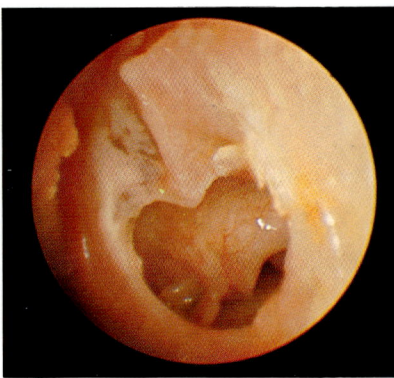

Abb. 4. Zentraler (mesotympanaler) Trommelfelldefekt (Text S. 11 u. 117)

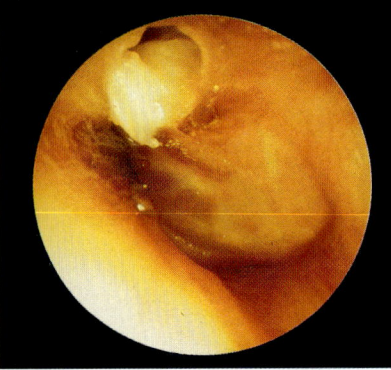

Abb. 5. Randständiger (epitympanaler) Trommelfelldefekt (Text S. 11 u. 120) mit Cholesteatom, das in den Gehörgang durchbricht

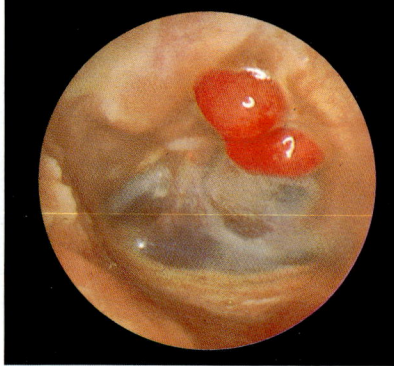

Abb. 6. Granulationen in einem rand-ständigen Trommelfelldefekt (Knochen-eiterung) (Text S. 11 u. 119)

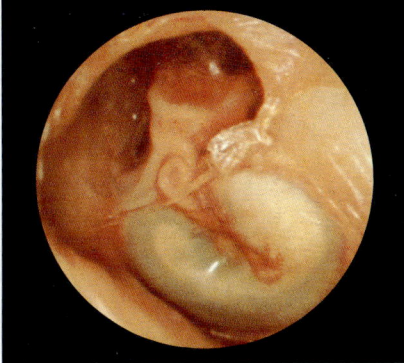

Abb. 7. Kleine Radikaloperationshöhle
(Text S. 122)

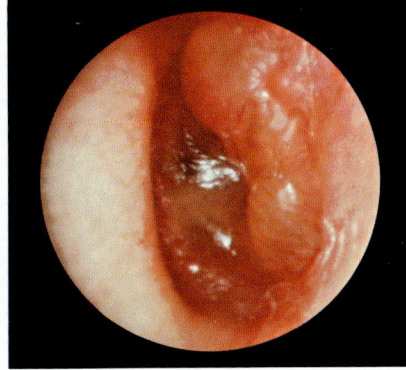

Abb. 8. Akute Otitis media, Rötung und
Trommelfellvorwölbung (Text S. 12 u. 110)

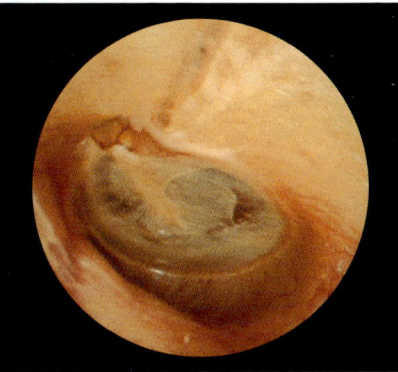

Abb. 9. Felsenbeinlängsbruch überhäutet
(Text S. 100)

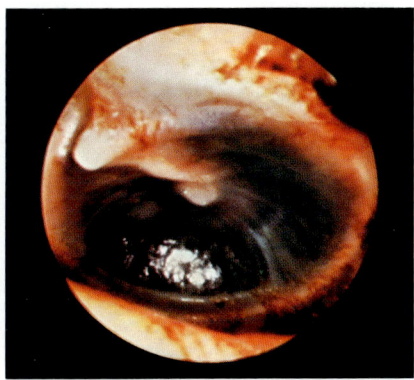

Abb. 10. Hämatotympanum (Text S. 11
u. 103)

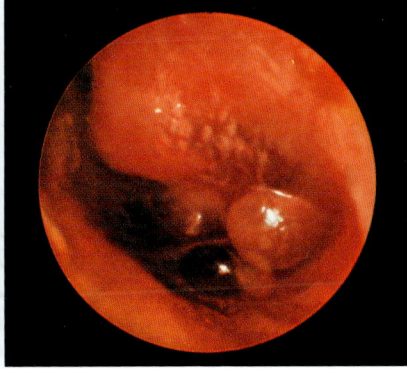

Abb. 11. Grippeotitis mit Blutblasen
(Text S. 11 u. 110)

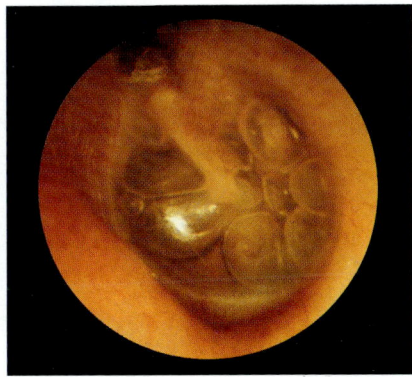

Abb. 12. Mittelohrerguß mit Flüssigkeitsblasen (Text S. 11 u. 104)

483

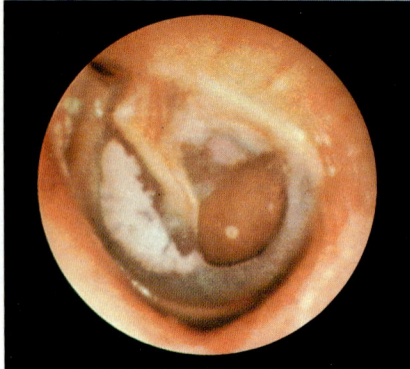

Abb. 13. Kalkeinlagerung und Narbe im Trommelfell (Text S. 12 u. 107)

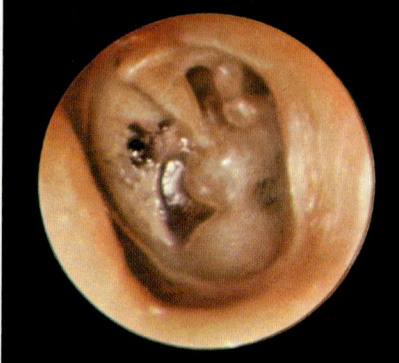

Abb. 14. Mittelohradhaesivprozeß (Text S. 12 u. 107)

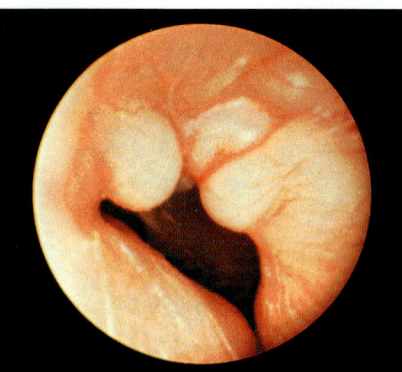

Abb. 15. Gehörgangsexostosen (Text S. 93)

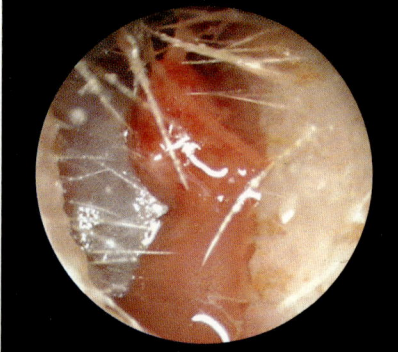

Abb. 16. Sog. Otitis externa maligna; Granulationen an der knöchernen Gehörgangshinterwand (Text S. 95)

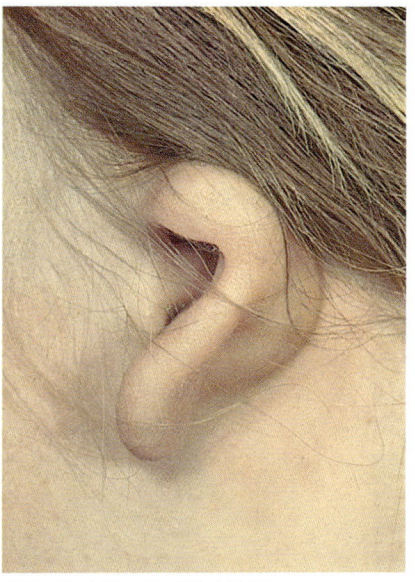

Abb. 17. Mikrotie (Text S. 90)

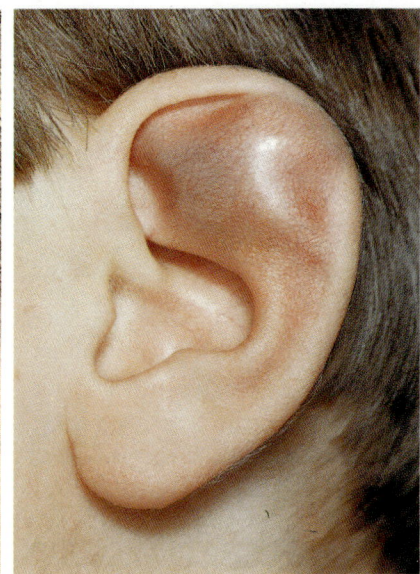

Abb. 18. Othämatom (Text S. 92)

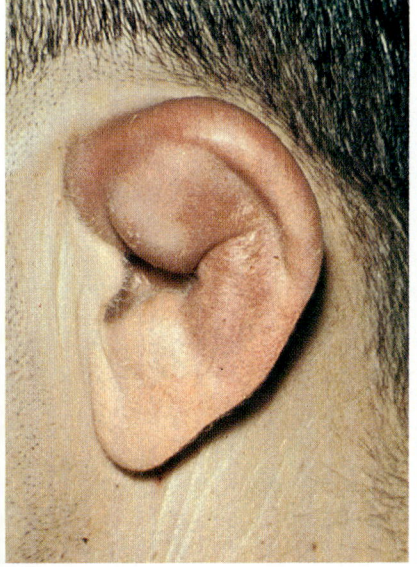

Abb. 19. Perichondritis der Ohrmuschel
(Text S. 94)

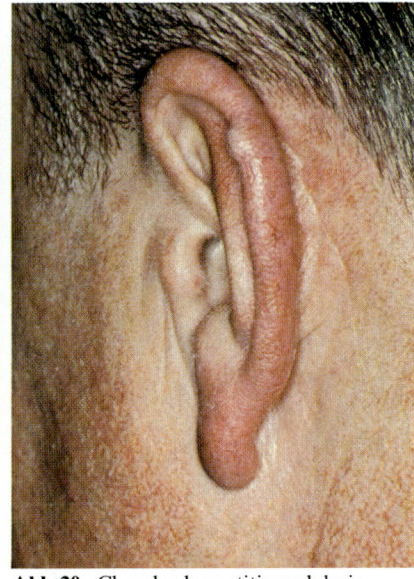

Abb. 20. Chondrodermatitis nodularis
helicis chronica (Text S. 97)

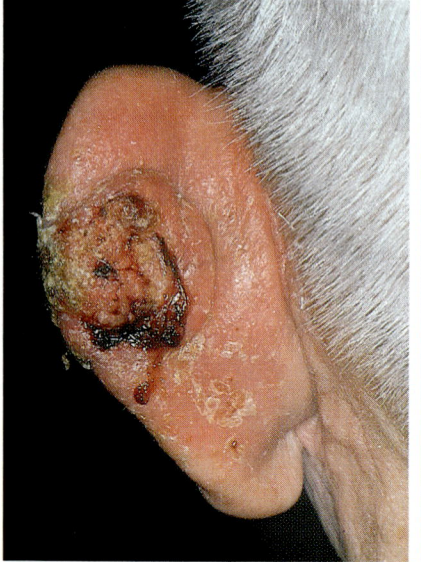

Abb. 21. Ohrmuschelbasaliom
(Text S. 96)

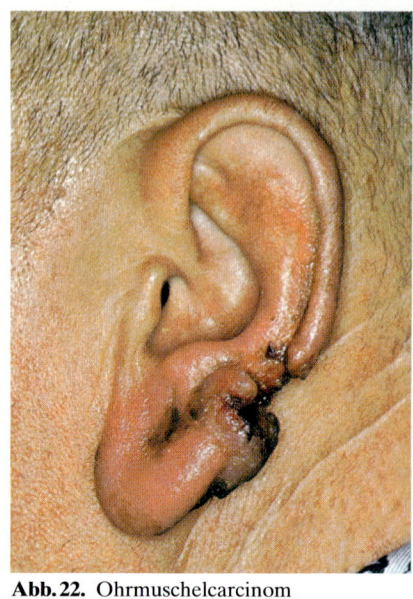

Abb. 22. Ohrmuschelcarcinom
(Text S. 96)

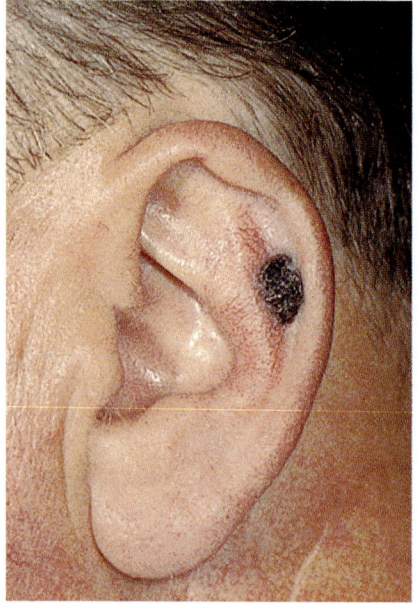

Abb. 23. Ohrmuschelmelanom (Text S. 96)

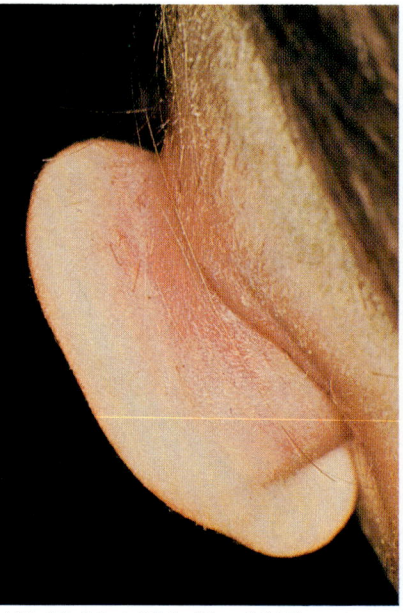

Abb. 24. Mastoiditis (Text S. 113)

486

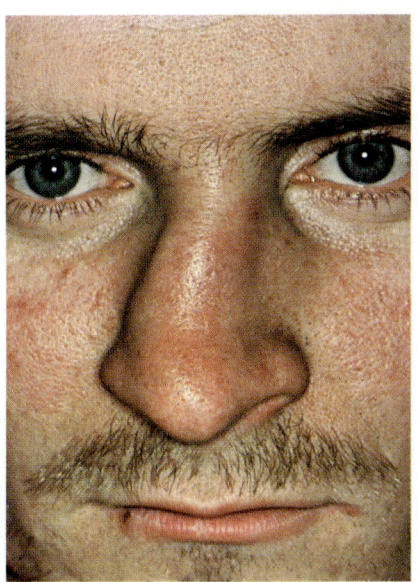
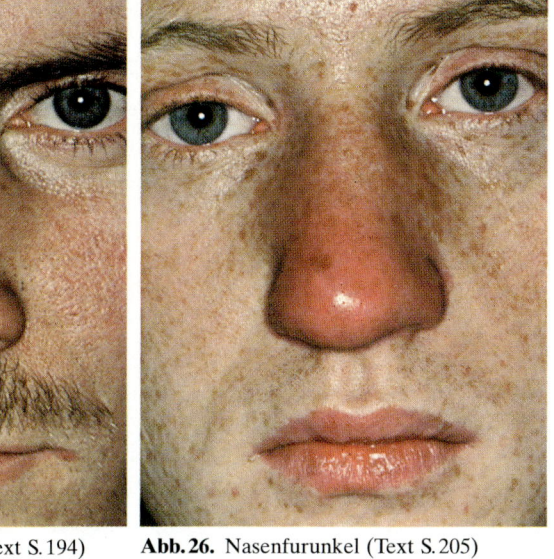

Abb. 25. Nasenbeinfraktur (Text S. 194) **Abb. 26.** Nasenfurunkel (Text S. 205)

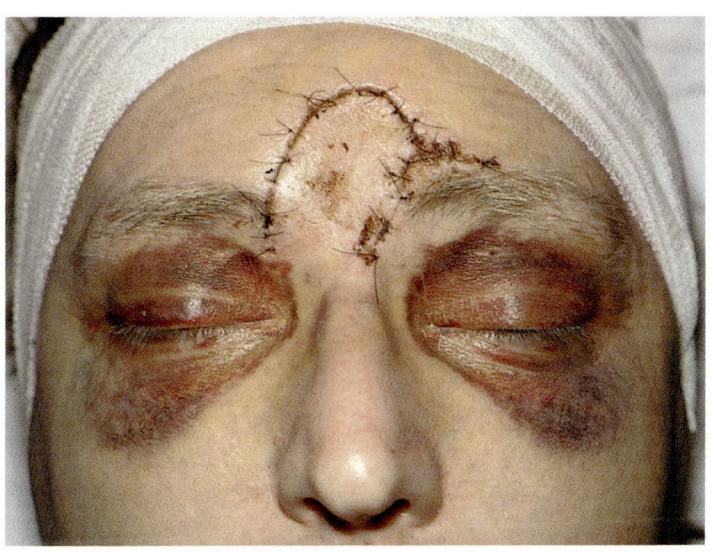

Abb. 27. Brillenhämatom (Text S. 201)

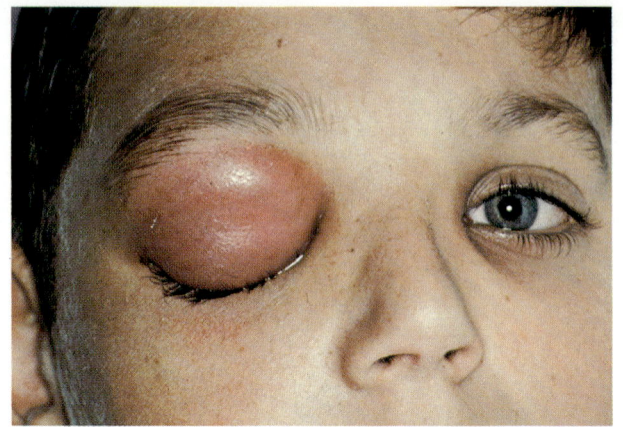

Abb. 28. Lidödem bei Durchbruch einer Stirnhöhleneiterung (Text S. 224)

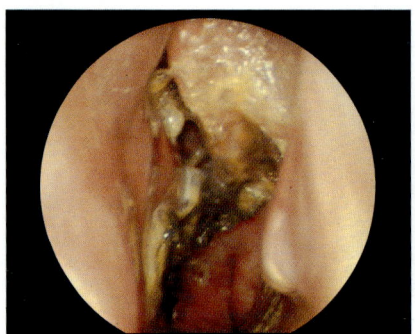

Abb. 29. Ozaena (Text S. 215)

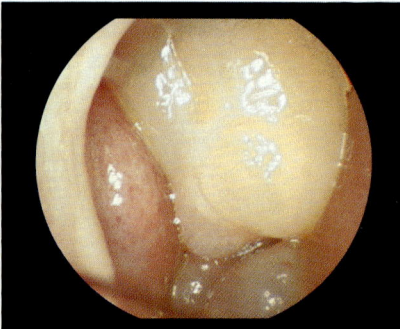

Abb. 30. Endonasale Polypen (Text S. 226)

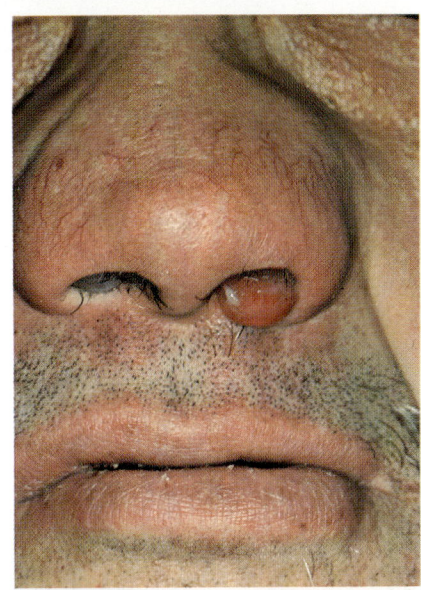

Abb. 31. Endonasale Polypen
(Text S. 226)

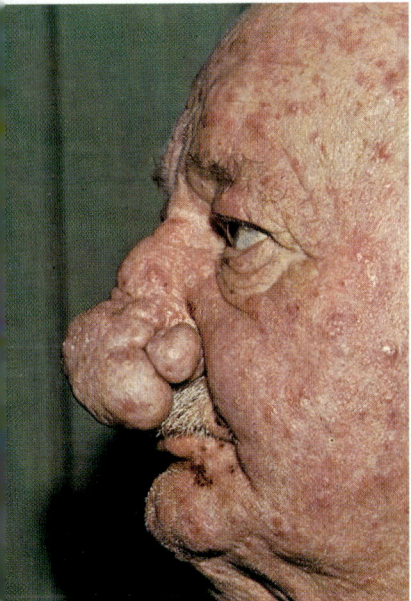

Abb. 32. Rhinophym (Text S. 238)

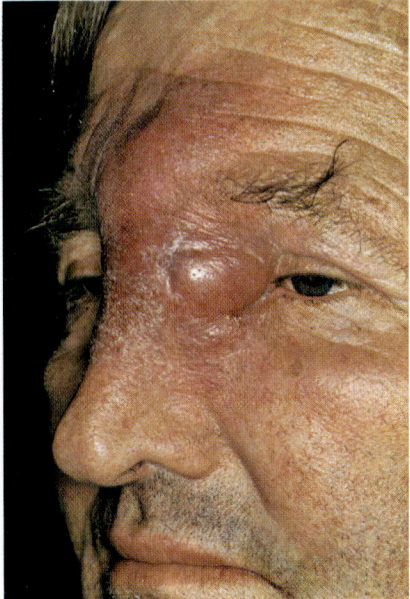

Abb. 33. Durchbruch eines Nebenhöhlen-
carcinoms im Augen-Nasenwinkel (Text
S. 241)

489

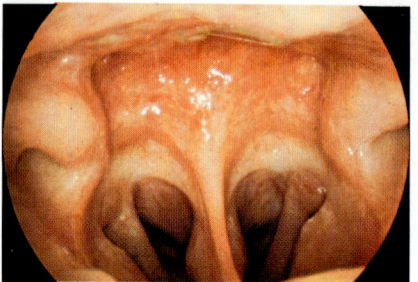

Abb. 34. Normaler postrhinoskopischer Spiegelbefund (Text S. 176 u. S. 177)

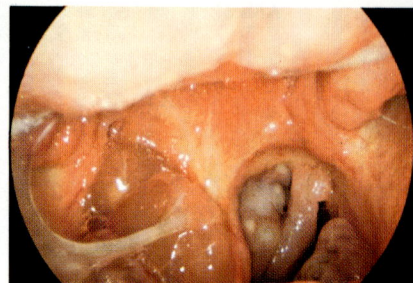

Abb. 35. Choanalpolyp rechts (darüber Schleimfaden) (Text S. 226)

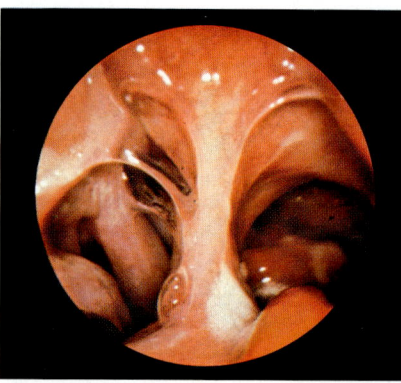

Abb. 36. Nebenhöhlencarcinom in die linke Nasenhaupthöhle durchgebrochen (Text S. 241)

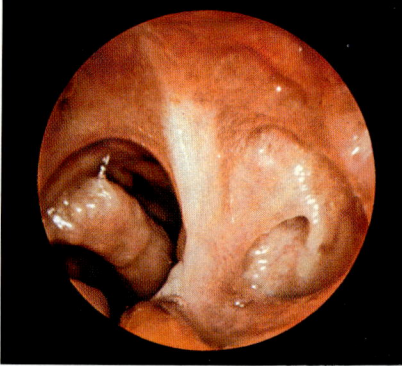

Abb. 37. Choanalatresie links (Text S. 249)

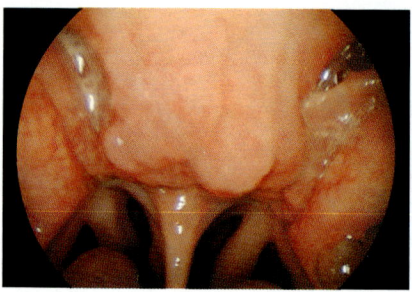

Abb. 38. Rachenmandel (Text S. 281)

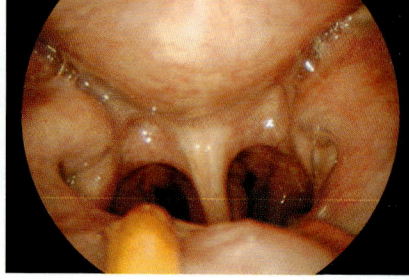

Abb. 39. Nasopharynxcyste (Text S. 293)

490

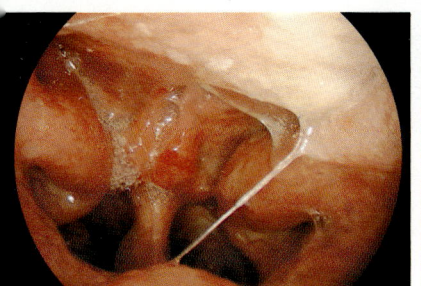

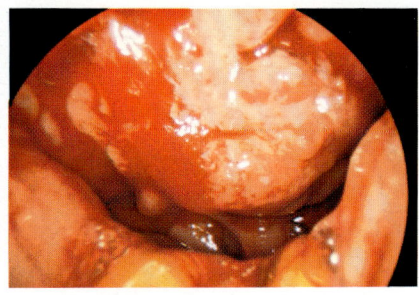

Abb. 40. Lymphoepithelialer Tumor (SCHMINCKE-REGAUD) $T_2N_1M_0$ (Text S. 297)

Abb. 41. Nasopharynxcarcinom $T_3N_0M_0$ (Text S. 297)

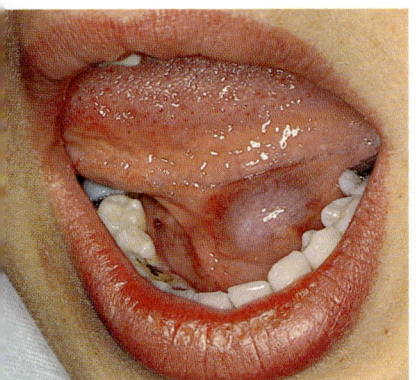

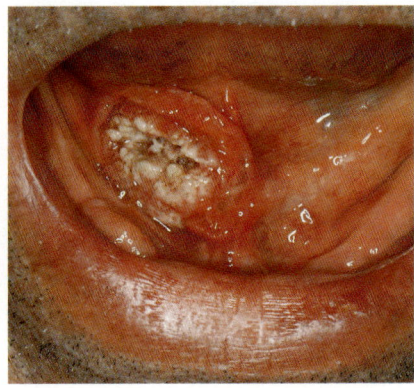

Abb. 42. Ranula (Text S. 393)

Abb. 43. Mundbodencarcinom (Text S. 295)

Anmerkung: Die Farbaufnahmen Abb. 34–41, 55–58 und 60–72 sind als Spiegelbefunde wiedergegeben (s. S. 177)

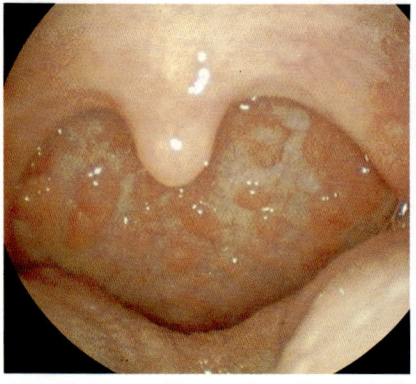

Abb. 44. Pharyngitis granulosa (Text S. 280)

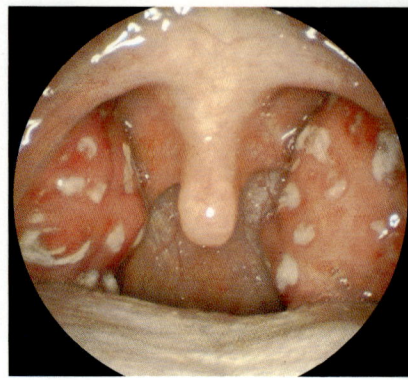

Abb. 45. Angina lacunaris (Text S. 283)

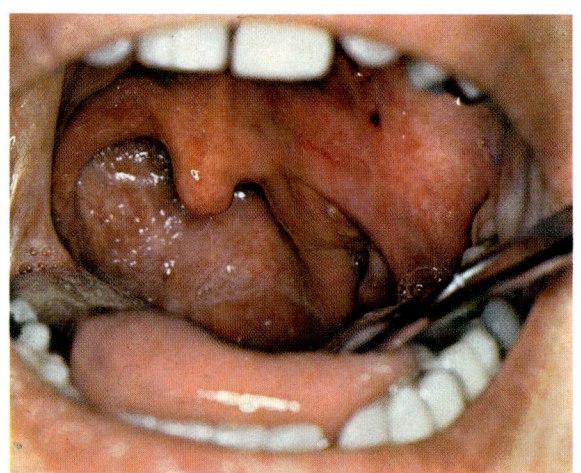

Abb. 46. Peritonsillarabsce
links (Text S. 285)

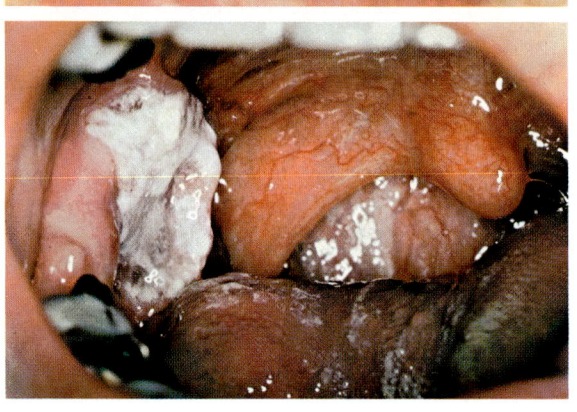

Abb. 47. Tonsillencarcinon
rechts $T_2N_3M_0$ (Text S. 298

492

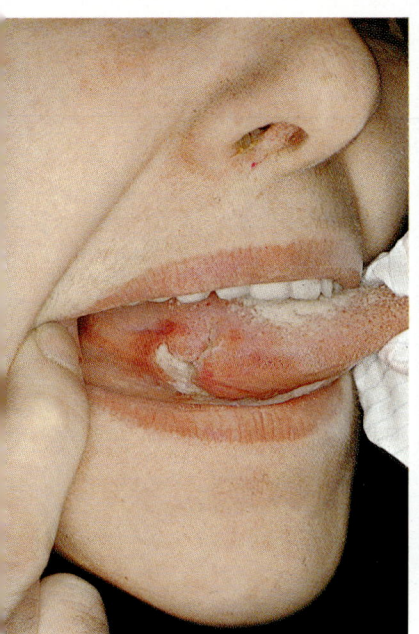

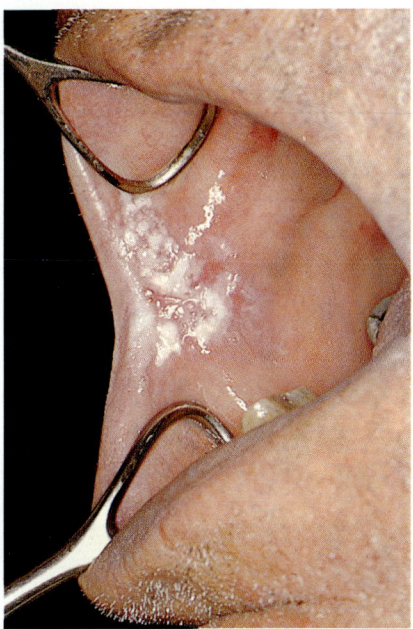

Abb. 48. Zungencarcinom (Text S. 295)

Abb. 49. Leukoplakie im Mundwinkel (Text S. 276)

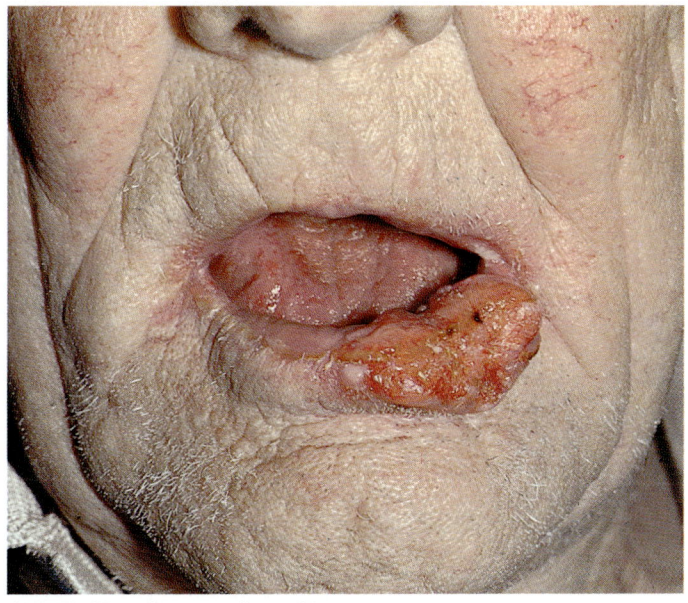

Abb. 50. Unterlippencarcinom (Text S. 296)

493

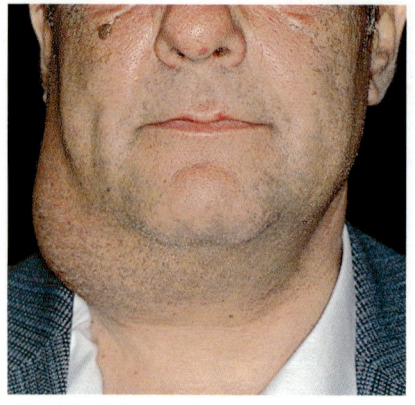

Abb. 51. Halslymphknotenmetastasen eines Tonsillencarcinoms $T_2N_3M_0$ (Text S. 298 u. S. 377)

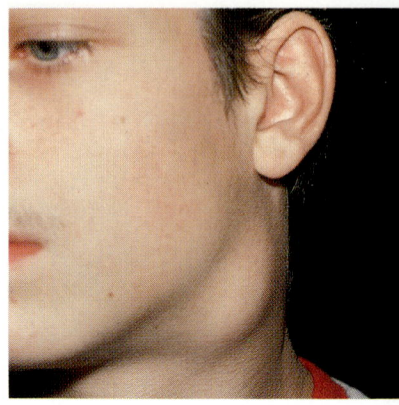

Abb. 52. Laterale Halscyste (Text S. 374)

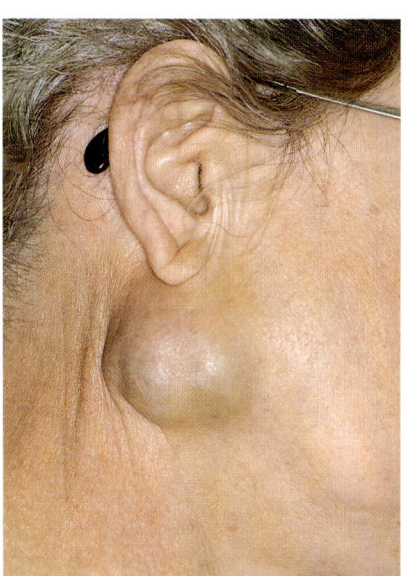

Abb. 53. Pleomorphes Adenom der Glandula parotidea (Text S. 390)

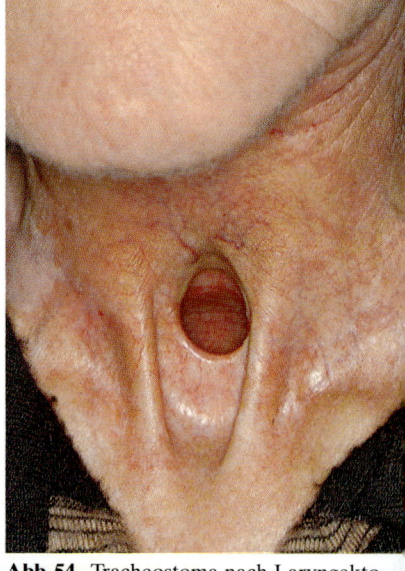

Abb. 54. Tracheostoma nach Laryngektomie (Text S. 345)

494

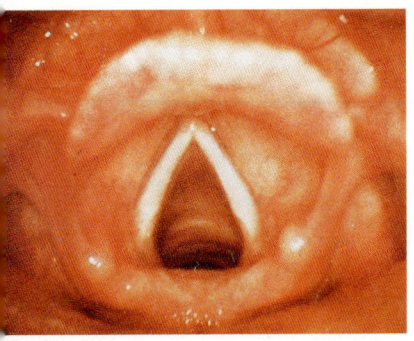

Abb. 55. Normaler Kehlkopfspiegelbefund (Respirationsstellung der Stimmlippen) (Text S. 316)

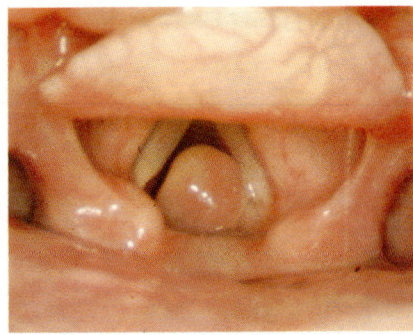

Abb. 56. Intubationsgranulom links (Text S. 323)

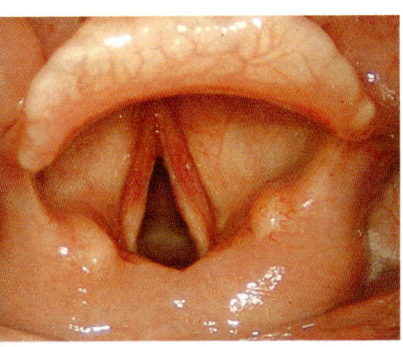

Abb. 57. Akute Laryngitis (Text S. 326)

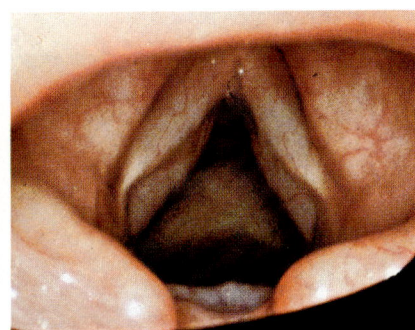

Abb. 58. Subglottische Schleimhautschwellung beiderseits (Text S. 326)

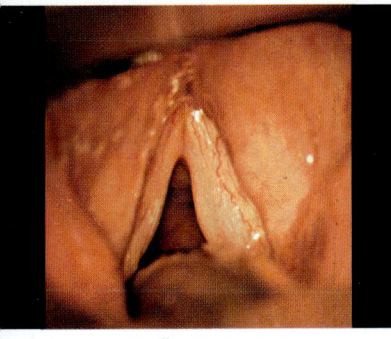

Abb. 59. REINKE-Ödem rechts (Direkte Laryngoskopie in Intubationsnarkose) (Text S. 329)

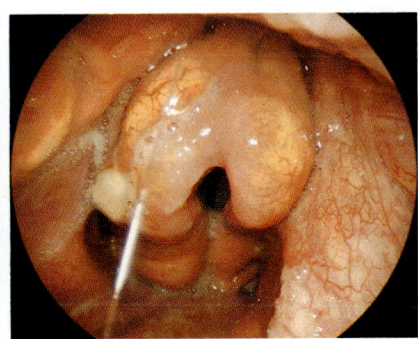

Abb. 60. Epiglottisabsceß (Text S. 327)

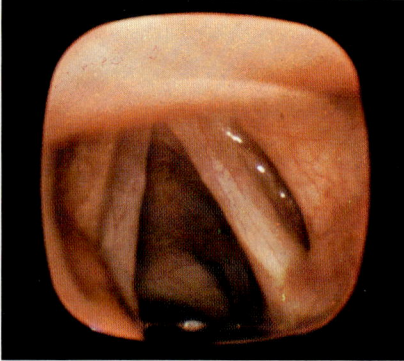

Abb. 61. Recurrensparese rechts (Text S. 334)

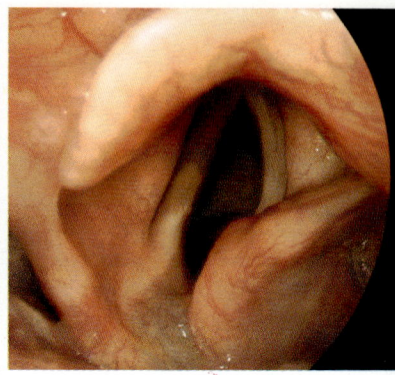

Abb. 62. Sog. Kadaverstellung der linken Stimmlippe (Text S. 334)

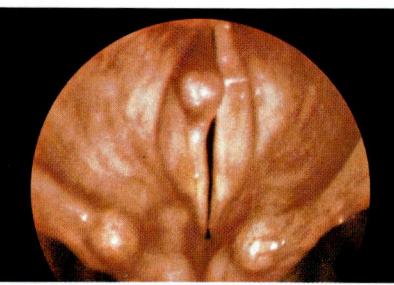

Abb. 63. Stimmlippenpolyp rechts (Text S. 336)

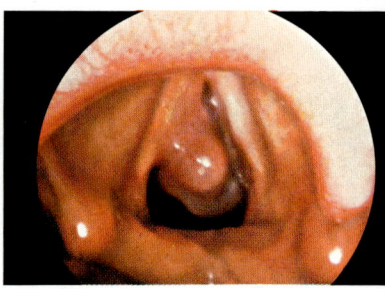

Abb. 64. Großer Stimmlippenpolyp rechts (Text S. 336)

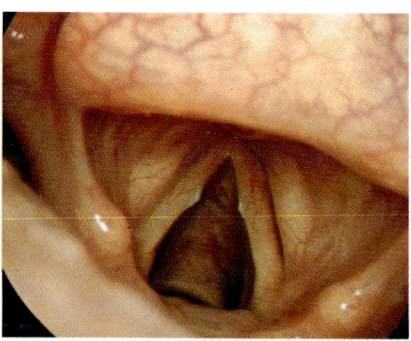

Abb. 65. Stimmlippenknötchen beiderseits (Text S. 337)

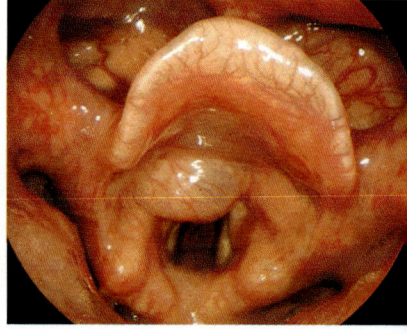

Abb. 66. Innere Laryngocele (Text S. 302)

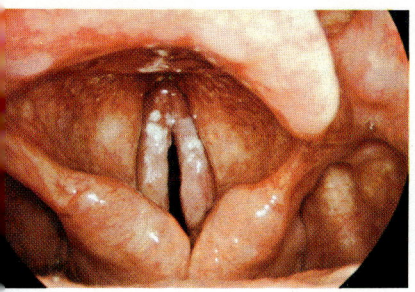

Abb. 67. Stimmlippenleukoplakie beider-seits (Text S. 339)

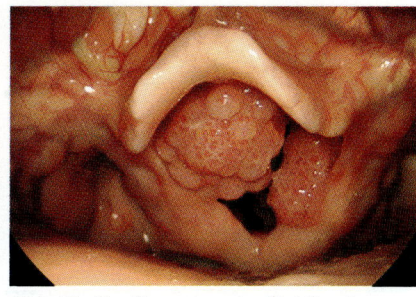

Abb. 68. Papillomatose des Kehlkopfes (Text S. 339)

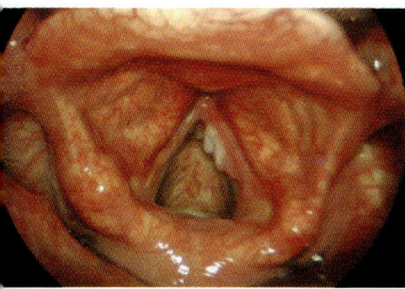

Abb. 69. Stimmlippencarcinom links bis fast in die vordere Kommissur reichend $T_{1a}N_0M_0$ (Text S. 342)

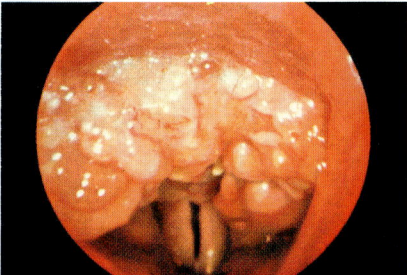

Abb. 70. Taschenfaltencarcinom beider-seits und Epiglottiscarcinom $T_2N_0M_0$ (Text S. 344)

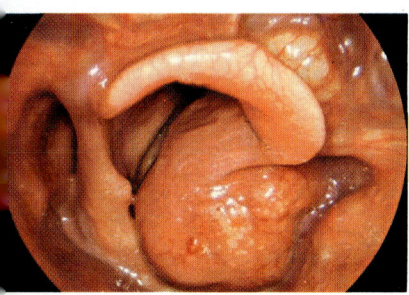

Abb. 71. Hypopharynxcarcinom links $T_3N_0M_0$ (Text S. 346)

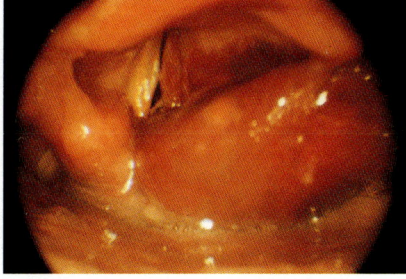

Abb. 72. Hämatom Taschenfalte und Aryknorpel links (Text S. 322)

Sachverzeichnis

508

Springer-Verlag und Umwelt

Als internationaler wissenschaftlicher Verlag sind wir uns unserer besonderen Verpflichtung der Umwelt gegenüber bewußt und beziehen umweltorientierte Grundsätze in Unternehmensentscheidungen mit ein.

Von unseren Geschäftspartnern (Druckereien, Papierfabriken, Verpakkungsherstellern usw.) verlangen wir, daß sie sowohl beim Herstellungsprozeß selbst als auch beim Einsatz der zur Verwendung kommenden Materialien ökologische Gesichtspunkte berücksichtigen.

Das für dieses Buch verwendete Papier ist aus chlorfrei bzw. chlorarm hergestelltem Zellstoff gefertigt und im pH-Wert neutral.

Wie können wir unsere Bücher noch besser machen?

Diese Frage können wir nur mit Ihrer Hilfe beantworten. Zu den unten angesprochenen Themen interessiert uns Ihre Meinung ganz besonders. Natürlich sind wir auch für weitergehende Kommentare und Anregungen dankbar.

Unter allen Einsendern der ausgefüllten Karten aus Büchern unseres **Lehrbuchprogrammes** verlosen wir pro Semester **Überraschungspreise** im Wert von insgesamt **DM 2.000,–!**

(Der Rechtsweg ist ausgeschlossen)

Springer-Verlag
Abt. Med. Lehrbücher

Haben Sie die Prüfungsfragen im Anhang durchgearbeitet?
☐ Ja
☐ Nein
☐ Teilweise

Finden Sie, daß das Lehrbuch übersichtlich gegliedert ist?
☐ Ja, eine Orientierung ist immer leicht möglich.
☐ Nein, die Gliederung ist verwirrend.
☐ Manchmal verliert man den Überblick.

Würden Sie es begrüßen, wenn wir bei der nächsten Auflage noch mehr didaktische Lernhilfen einarbeiten?
☐ Nein, das Lehrbuch sollte so bleiben.
☐ Ja, zusätzliche Lernhilfen fände ich gut.

Wenn ja, welche Lernhilfen halten Sie für besonders sinnvoll?
☐ Einleitungen am Kapitelanfang
☐ Tabellarische Übersichten im Text
☐ Fallbeispiele
☐ Hinweise zum praktischen Vorgehen
☐ Noch mehr Fotos
☐

Sollten die Farbfotos in den Text integriert werden?
☐ Ja, das erspart das Hin- und Herblättern.
☐ Nein, die Plazierung am Ende soll bleiben.

Welches Kapitel hat Ihnen besonders gut gefallen? Warum?

Welches Kapitel sollten wir bei der nächsten Auflage auf jeden Fall verbessern? Wie?

Was sollten wir bei der nächsten Auflage sonst noch ändern?

Übrigens . . .

Sie können uns auch per E-Mail erreichen:
med.lehrbuch@springer.de
Wir freuen uns über Nachricht!

Boenninghaus:
Hals-Nasen-Ohrenheilkunde – 10. Auflage

Absender:

_____

_____

_____

(Ihre Angaben werden nicht gespeichert)

Ich bin:

☐ Medizinstudent/in im _____ Semester
an der Universität

☐ im PJ

☐ A/ÄiP

☐ in der Weiterbildung zum/zur _____

☐ Ich möchte mehr über die Springer-Lehr-
bücher wissen! Senden Sie mir bitte das
aktuelle Verzeichnis.

Antwort

An
Springer-Verlag
z. Hd. Frau Anne C. Repnow
Koordination Lehrbuch
Tiergartenstr. 17

69121 Heidelberg

Bitte
freimachen